H. Herberhold, A. Dubbeldam

Ernährungsstrategien in der Physiotherapie

Malte Herberhold, Anneke Dubbeldam

Ernährungsstrategien in der Physiotherapie

1. Auflage

ELSEVIER

Elsevier GmbH, Bernhard-Wicki-Str. 5, 80636 München, Deutschland
Wir freuen uns über Ihr Feedback und Ihre Anregungen an kundendienst@elsevier.com

ISBN 978-3-437-45059-4
eISBN 978-3-437-05741-0

Aus Gründen der Barrierefreiheit sind die Bilder in elektronischen Ausgaben dieses Buches mit Alt-Text-Beschreibungen versehen, die von Elsevier bereitgestellt werden. Mehr Informationen erhalten Sie unter https://www.elsevier.com/about/accessibility.

Elsevier nimmt eine neutrale Position in Bezug auf territoriale Meinungsverschiedenheiten oder Zuständigkeitsansprüche in seinen veröffentlichten Inhalten ein, einschließlich Landkarten und institutionellen Zugehörigkeiten.

1. Auflage 2025

Wichtiger Hinweis: Die medizinischen Wissenschaften unterliegen einem sehr schnellen Wissenszuwachs. Der stetige Wandel von Methoden, Wirkstoffen und Erkenntnissen ist allen an diesem Werk Beteiligten bewusst. Sowohl der Verlag als auch die Autorinnen und Autoren und alle, die an der Entstehung dieses Werkes beteiligt waren, haben große Sorgfalt darauf verwandt, dass die Angaben zu Methoden, Anweisungen, Produkten, Anwendungen oder Konzepten dem aktuellen Wissensstand zum Zeitpunkt der Fertigstellung des Werkes entsprechen.
Der Verlag kann jedoch keine Gewähr für Angaben zu Dosierung und Applikationsformen übernehmen. Es sollte stets eine unabhängige und sorgfältige Überprüfung von Diagnosen und Arzneimitteldosierungen sowie möglicher Kontraindikationen erfolgen. Jede Dosierung oder Applikation liegt in der Verantwortung der Anwenderin oder des Anwenders. Die Elsevier GmbH, die Autorinnen und Autoren und alle, die an der Entstehung des Werkes mitgewirkt haben, können keinerlei Haftung in Bezug auf jegliche Verletzung und/oder Schäden an Personen oder Eigentum, im Rahmen von Produkthaftung, Fahrlässigkeit oder anderweitig übernehmen.

Für die Vollständigkeit und Auswahl der aufgeführten Medikamente übernimmt der Verlag keine Gewähr.
Geschützte Warennamen (Warenzeichen) werden in der Regel besonders kenntlich gemacht (®). Aus dem Fehlen eines solchen Hinweises kann jedoch nicht automatisch geschlossen werden, dass es sich um einen freien Warennamen handelt.

Bibliografische Information der Deutschen Nationalbibliothek
Die Deutsche Nationalbibliothek verzeichnet diese Publikation in der Deutschen Nationalbibliografie; detaillierte bibliografische Daten sind im Internet über https://www.dnb.de abrufbar.

25 26 27 28 29 5 4 3 2 1

In ihren Veröffentlichungen verfolgt die Elsevier GmbH das Ziel, genderneutrale Formulierungen für Personengruppen zu verwenden. Um jedoch den Textfluss nicht zu stören sowie die gestalterische Freiheit nicht einzuschränken, wurden bisweilen Kompromisse eingegangen. Selbstverständlich sind **immer alle Geschlechter** gemeint.

Planung: Elisa Imbery
Projektmanagement: Birgit Pietzsch
Redaktion: Esther Kinateder, Waldkirchen
Rechteklärung: Elisabeth Pilhofer, Mainz
Herstellung: Dietmar Radünz, Leipzig
Satz: Thomson Digital, Noida/Indien
Druck und Bindung: Drukarnia Dimograf Sp. z o. o., Bielsko-Biała/Polen
Umschlaggestaltung: SpieszDesign, Neu-Ulm
Titelfotografie: stock.adobe.com, Einklinker: colourbox.com

Aktuelle Informationen finden Sie im Internet unter **www.elsevier.de**

Vorwort

„Lass Nahrung deine Medizin sein und Medizin deine Nahrung!“

Hippokrates von Kos

Warum ein Buch über Ernährungsstrategien in der Physiotherapie?

In der Therapie stehen wir oft vor entscheidenden Fragen: Warum sprechen manche Patient*innen auf die Behandlung an, während bei anderen keine Fortschritte zu erkennen sind? Was sind die zugrunde liegenden Ursachen von Beschwerden, und wie können wir die Heilung nachhaltig unterstützen?

In meiner langjährigen Arbeit als Physiotherapeut und Osteopath stand ich immer wieder vor dieser Herausforderung und der Frage: Was sind die Mechanismen hinter Erkrankungen, Verletzungen und Entzündungen, und welche Komponenten braucht Heilung und Gesundheit?

Der Mensch als biologisches System kann nur funktionieren, wenn die dafür erforderlichen Ressourcen und Bedürfnisse erfüllt sind. Und unsere Ernährung spielt dabei, gemeinsam mit anderen Lebensstilfaktoren, eine zentrale Rolle.

Mit der gemeinsamen Vision, Gesundheit ganzheitlich und interdisziplinär zu betrachten, etablierte ich zusammen mit mit meiner geschätzten Kollegin und Co-Autorin dieses Buches, Anneke Dubbeldam, in meinem damaligen Therapiezentrum eine eigene Ernährungsberatung. Dieses Angebot hat es uns ermöglicht, Patient*innen umfassend zu betreuen und ihre Heilungsprozesse deutlich erfolgreicher zu unterstützen als zuvor.

Dieses Buch ist daher aus der Überzeugung entstanden, dass Therapeut*innen ihre Patient*innen nur dann bestmöglich begleiten können, wenn sie die Ernährung als integralen Bestandteil ihrer Therapie betrachten. Unsere Mission ist es, Ihnen – ob Physiotherapeut*in, Osteopath*in oder Mediziner*in – wissenschaftlich fundiertes Wissen und praktische Ansätze an die Hand zu geben, mit denen Sie Ihre Therapie um diesen entscheidenden Baustein erweitern können.

Wir laden Sie ein, gemeinsam mit uns in die Welt der Ernährung einzutauchen und Ihre therapeutische Arbeit nachhaltig zu bereichern. Statt „Ihr MH und Ihre AD“ lieber:

Oldenburg und Kiel, Frühjahr 2025

Malte Herberhold, Anneke Dubbeldam

Autoren

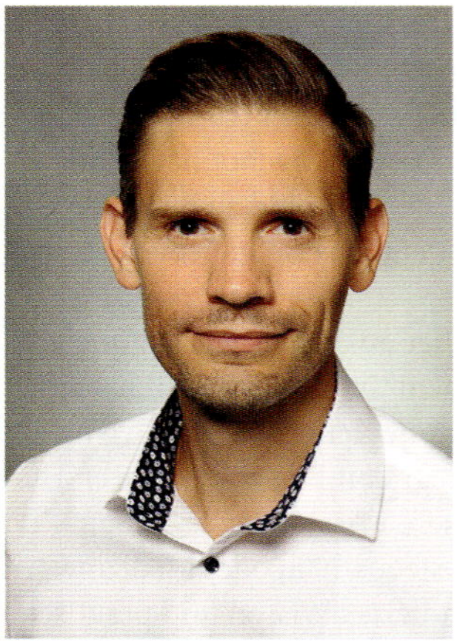

Malte Herberhold ist (Sport-)physiotherapeut und Osteopath mit zusätzlicher Spezialisierung in Ernährungsmedizin und orthomolekularer Medizin sowie einem Masterabschluss in klinischer Psychoneuroimmunologie (kPNI).

Seit mehr als 20 Jahren ist er als Therapeut im Gesundheitswesen tätig. Zunächst in der physiotherapeutischen Betreuung von Leistungssportlern, leitet er anschließend über ein Jahrzehnt hinweg ein eigenes Therapiezentrum für Physiotherapie, Osteopathie und Ernährungstherapie in Ostwestfalen-Lippe. Derzeit liegt sein Fokus auf seiner Tätigkeit als Dozent und Autor in den Bereichen Physiologie, Ernährungsphysiologie, Schmerzphysiologie sowie Psychoneuroimmunologie.

Die Ernährung spielt in seiner therapeutischen Tätigkeit als ein wesentlicher Baustein der Lebensstilmedizin eine übergeordnete Rolle.

Sowohl in der Therapie als auch in der Lehre möchte Malte Herberhold mit seinem breit gefächerten Wissen aus unterschiedlichen Fachbereichen und der langjährigen praktischen Erfahrung die klinische Relevanz der Wechselwirkungen und Interaktionen der verschiedenen Körpersysteme aufzeigen und nutzbar machen.

Kontakt: moin@growing-health.de

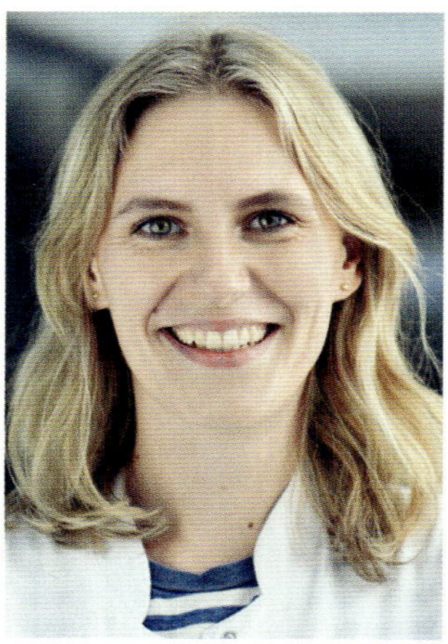

Anneke Dubbeldam ist Ökotrophologin mit dem Schwerpunkt Ernährungs- und Lebensmittelwissenschaften und setzte sich bereits während ihres B.Sc. Studiums intensiv mit dem Einfluss von Ernährungsfaktoren auf physiotherapeutisch relevante Erkrankungen auseinander.

Nach ihrem Studium an der Christian-Albrechts-Universität zu Kiel sammelte sie wertvolle Berufserfahrung im Bereich Ernährungstherapie in einem Therapiezentrum für Physiotherapie, Osteopathie und Ernährungstherapie sowie in einer Praxis für allgemeine und funktionelle Medizin. Neben dem Aufbau des ernährungsmedizinischen Bereiches war sie für die ernährungstherapeutische Betreuung und Begleitung der Patientinnen und Patienten verantwortlich.

Parallel zu ihrem anschließenden Studium M.Sc. Ernährungstherapie vertiefte sie ihr Wissen an der Klinik für Nieren- und Hochdruckerkrankungen am Universitätsklinikum Schleswig-Holstein. Neben der Studienkoordination arbeitet sie hier an der Verbesserung der Ernährungsversorgung nephrologischer Patientinnen und Patienten und erweitert ihre Expertise in der klinischen Ernährungstherapie.

Das Thema Ernährung in der interdisziplinären Therapie von Erkrankungen liegt Anneke Dubbeldam besonders am Herzen. Daher ist es ihr Anliegen, über die Betreuung von Patientinnen und Patienten hinaus, ihr fundiertes Wissen über die Ernährungsphysiologie, die Ernährungspsychologie und die Ernährungsmedizin möglichst vielen Berufsgruppen zugänglich zu machen.

Kontakt: anneke@dubbeldam.de

Abkürzungen

5-HTP	5-Hydroxytryptophan
AA	Arachidonsäure
ADHS	Aufmerksamkeitsdefizit-/Hyperaktivitätsstörung
ADMA	asymmetrisches Dimethylarginin
ADP	Adenosindiphosphat
AGE	fortgeschrittenes Glykationsendprodukt (advanced glycation end-product)
ALA	Alpha-Linolensäure
ALS	amyotrophe Lateralsklerose
AMP	Adenosinmonophosphat
AMPK	AMP-aktivierte Proteinkinase
ANP	atriales natriuretisches Peptid
APZ	antigenpräsentierende Zellen
ASS	Acetylsalicylsäure
ATI	Amylase-Trypsin-Inhibitor
ATP	Adenosintriphosphat
BCAA	verzweigtkettige Aminosäuren (branched-chain amino acids)
BDNF	Brain-Derived Neurotrophic Factor
BHB	β-Hydroxybutyrat
BLE	Bundesanstalt für Landwirtschaft und Ernährung
BMI	Body-Mass-Index
BMEL	Bundesministerium für Ernährung und Landwirtschaft
C	Kohlenstoff
cAMP	zyklisches Adenosinmonophosphat
CCK	Cholecystokinin
CED	chronisch-entzündliche Darmerkrankung
CFS/ME	chronisches Fatigue-Syndrom/myalgische Enzephalomyelitis
cGMP	zyklisches Guanosinmonophosphat
CGRP	Calcitonin Gene-Related Peptide
CMV	Zytomegalievirus
CoA	Coenzym A
COX	Cyclooxygenase
CR	Kalorienrestriktion (caloric restriction)
CRP	C-reaktives Protein
CTP	Creatinphosphat
CVD	kardiovaskuläre Erkrankung (cardiovascular disease)
DAMP	Schaden-assoziierte molekulare Muster (damage-associated molecular patterns)
DGE	Deutsche Gesellschaft für Ernährung
DHA	Decosahexaensäure
DNA	Desoxyribonucleinsäure (deoxyribonucleic acid)
DSMS	deszendierendes schmerzmodulierendes System
EBV	Epstein-Barr-Virus
ECM	extrazelluläre Matrix (extracellular matrix)
EEA	essenzielle Aminosäure (essential amino acid)
EFIC	European Pain Federation
EGCG	Epigallocatechingallat
EGFR	epidermaler Wachstumsfaktor-Rezeptor (epidermal growth factor receptor)
EPA	Eicosapentaensäure
ER	endoplasmatisches Retikulum
ER	Östrogenrezeptor
ETC	Elektronentransportkette (electron transport chain)
EVOO	natives Olivenöl extra (extra virgin olive oil)
FABP	Fatty-Acid-Binding-Protein
FAD	Flavin-Adenin-Dinucleotid
FFA	freie Fettsäuren (free fatty acids)
FLI	Fatty-Liver-Index
FMN	Flavinmononucleotid
FS	Frozen Shoulder
g	Gramm
GABA	Gamma-Amino-Buttersäure
GALT	darmassoziiertes Immunsystem (gut-associated lymphoid tissue)
GBA	Darm-Hirn-Achse (gut-brain axis)
GI	Glykämischer Index
GL	Glykämische Last
GLP-1	Glucagon-Like Peptide 1
HAPA	Health Action Process Approach
HDL	High-Density-Lipoprotein

HMG-CoA-Reduktase 3-Hydroxy-3-Methylglutaryl-Coenzym-A-Reduktase
HMO Humanmilch-Oligosaccharide
HMP Human Microbiome Project
HPA Hypothalamus-Hypophysen-Nebennieren-Achse (hypothalamic-pituitary-adrenal axis)
IASP International Association for the Study of Pain
IDL Intermediate-Density-Lipoprotein
IE Internationale Einheit
IF intermittierendes Fasten
IF Intrinsic Factor
IFN Interferon
IGF Insulin-Like Growth Factor
IL Interleukin
IR Insulinresistenz
kcal Kilokalorien
KG Körpergewicht
KGFR Keratinozyten-Wachstumsfaktor-Rezeptor (keratinocyte growth factor receptor)
KH Kohlenhydrate
KHK koronare Herzerkrankung
kJ Kilojoule
L. Lactobacillus
LA Linolsäure (linolenic acid)
LC Long-COVID-Syndrom
LDL Low-Density-Lipoprotein
LGI niedriggradige Entzündung (low-grade inflammation)
LGS Leaky-Gut-Syndrom
LR Leptinresistenz
MAG Myelin-Associated Glycoprotein
MAMP metabolisch assoziierte molekulare Muster (metabolism-associated molecular patterns)
MBP Myelin-Based Protein
MCT mittelkettiges Trigylcerid (medium-chain triglyceride)
MCT Monocarboxylattransporter
MMP Matrix-Metalloproteinase
MS Multiple Sklerose
MSU Mononatriumurat (monosodium urate)
mtDNA mitochondriale DNA
MUFAs einfach ungesättigte Fettsäuren (monounsaturated fatty acids)
NAC N-Actylcystein
NaCl Natriumchlorid
NAD Nikotinamidadenindinucleotid
NADH Nikotinamidadenindinucleotid in reduzierter Form
NADP Nikotinamidadenindinucleotidphosphat
NAFLD nicht-alkoholische Fettleber-Erkrankung (non-alcoholic fatty liver disease)
NASH nicht-alkoholische Steatohepatitis
Neu5Ac N-Acetylneuraminsäure
Neu5Gc N-Glycolylneuraminsäure
NK-Zellen natürliche Killerzellen
NMDAR N-Methyl-D-Aspartat-Rezeptor
NO Stickstoffmonoxid
NSAR nicht-steroidale Antirheumatika
NVS Nationale Verzehrsstudie
OPG Osteoprotegerin
OXLAMs oxidierte Linolsäure-Metaboliten (oxidized linoleic acid metabolites)
oxLDL oxidiertes LDL
OXPHOS oxidative Phosphorylierung
PAG periaquäduktales Grau
PAL Physical-Activity-Level
PALP Pyridoxalphosphat
PAMP Pathogen-assoziierte molekulare Muster (pathogen-associated molecular patterns)
PASC post-acute sequelae of COVID
PC Post-COVID-Syndrom
PCOS polyzystisches Ovarialsyndrom
PDGF aus Blutplättchen stammender Wachstumsfaktor (platelet-derived growth factor)
PDH Pyruvatdehydrogenase
PEA Palmitoylethanolamid
PKB Proteinkinase B
POMC Proopiomelanocortin
PPI Protonenpumpenhemmer (proton pump inhibitor)
PRR Mustererkennungsrezeptoren (pattern recognition receptors)
PTH Parathormon
PUFAs mehrfach ungesättigte Fettsäuren (polyunsaturated fatty acids)
RA rheumatoide Arthritis
RAAS Renin-Angiotensin-Aldosteron-System
RAE Retinol-Aktivitäts-Äquivalent (retinol activity equivalent)

RANKL	Receptor Activator of NF-κB Ligand
RDA	empfohlene Tagesdosis (recommended daily allowance)
RKI	Robert Koch-Institut
RNA	Ribonucleinsäure (ribonucleic acid)
RNS	reaktive Stickstoff-Spezies/Stickstoff-monoxid-Radikale
ROM	Range Of Motion
ROS	reaktive Sauerstoffspezies (reactive oxygen species)
SAMS	statinassoziierte Muskelsymptome
SCFAs	kurzkettige Fettsäuren (short-chain fatty acids)
SCN	suprachiasmatischer Nucleus
sd-LDL	small-dense LDL
SFAs	gesättigte Fettsäuren (saturated fatty acids)
SIGLECS	Sialic Acid-Binding Immunoglobulin-Type Lectins
SGLT-1	Sodium-Glucose-Like-Transporter 1
sIgA	sekretorisches Immunglobulin A
SOD	Superoxiddismutase
T2D	Typ-2-Diabetes
T3	Trijodthyronin
T4	Thyroxin
TGF-β	antiproliferativer Wachstumsfaktor-β (transforming growth factor-β)
TH	T-Helferzelle
THF	Tetrahydrofolsäure
TIMP	Tissue Inhibitors of Metalloproteinases
TLR	Toll-Like-Rezeptoren
TMAO	Trimethylaminoxid
TNF	Tumornekrosefaktor
TOR	Target Of Rapamycin
TRE	zeitlich begrenztes Essen (time-restricted eating)
Treg	regulatorische T-Zellen
TTM	Transtheoretisches Modell
TyG	Triglyceride-Glucose-Index
UCP1	Uncoupling Protein 1
VLDL	Very-Low-Density-Lipoprotein
VZV	Varizella-Zoster-Virus
WGA	Weizenkeim-Agglutinin (wheat germ agglutinin)
WHO	Weltgesundheitsorganisation (World Health Organization)
WHR	Waist-Hip-Ratio
WHtR	Waist-Height-Ratio

Fehler gefunden?

An unsere Inhalte haben wir sehr hohe Ansprüche. Trotz aller Sorgfalt kann es jedoch passieren, dass sich ein Fehler einschleicht oder fachlich-inhaltliche Aktualisierungen notwendig geworden sind.
Sobald ein relevanter Fehler entdeckt wird, stellen wir eine Korrektur zur Verfügung. Mit diesem QR-Code gelingt der schnelle Zugriff.

https://else4.de/978-3-437-45059-4

Wir sind dankbar für jeden Hinweis, der uns hilft, dieses Werk zu verbessern. Bitte richten Sie Ihre Anregungen, Lob und Kritik an folgende E-Mail-Adresse: kundendienst@elsevier.com

Abbildungsnachweis

Der Verweis auf die jeweilige Abbildungsquelle befindet sich bei allen Abbildungen im Werk am Ende des Legendentextes in eckigen Klammern.

H285-002 Peters, A., Kubera, B., Hubold C., et al.: The Selfish Brain: Stress and Eating Behavior. In: Frontiers in Neuroscience 5, 75 (2011).

H369-002 Mercola, J., D'Adamo, C.R.: Linoleic Acid: A Narrative Review of the Effects of Increased Intake in the Standard American Diet and Associations with Chronic Disease. In: Nutrients 2023, 15, 3129.

H423-004 Brain, K., Burrows, T.L., Bruggink, L. et al.: Diet and Chronic Non-Cancer Pain: The State of the Art and Future Directions. J. Clin. Med. 2021, 10, 5203.

H438-002 Grace, P., Hutchinson, M., Maier, S. et al.: Pathological pain and the neuroimmune interface. In: Nat Rev Immunol 14, 217–231 (2014).

H525-001 Papamichael, M.M., Katsardis, C., Tsoukalas, D. et al.: Plasma lipid biomarkers in relation to BMI, lung function, and airway inflammation in pediatric asthma. In: Metabolomics 17, 63 (2021).

H550-001 Ratna, H., Jeyaraman, M., Yadav, S. et al.: Is Dysbiotic Gut the Cause of Low Back Pain? In: Cureus 15(7): e42496.

F1201 Kong, F., Akoh, C. C., Li, A., et al.: Predicting intestinal effective permeability of different transport mechanisms: Comparing ex vivo porcine and in vitro dialysis models. In: Journal of Food Engineering. 338, February 2023.

F201-066 Parhofer, K. G., Laufs, U.: Lipiddiagnostik unter besonderer Berücksichtigung von Lipoprotein(a). In: Dtsch Arztebl Int 2023; 120: 582-8.

F737-005 Al-Aly, Z., Topol, E.: Solving the puzzle of Long Covid. In: Science 2024, Vol 383, Issue 6685, pp. 830-832.

G1165 Salvo, S.G.: Massage Therapy : Principles and Practice. Elsevier Health Sciences, 2019.

G1357 Raman Mehrzad, Inflammation and Obesity: A New and Novel Approach to Manage Obesity and its Consequences. Academic Press 2023.

G1366 Catherine Stanton, Niall Hyland. The Gut-Brain Axis: Dietary, Probiotic, and Prebiotic Interventions on the Microbiota, Second Edition. 2024 Elsevier Inc.

G1367 Stockert, K.: Allergie, Mikrobiom und weitere epigenetische Faktoren. In: Allergieprävention. Springer, 2020.

G1368 Rajendram, R., Patel, V., Preedy, V. R.: The Neuroscience of Pain, Anesthetics, and Analgesics. Elsevier 2022.

H526-001 Innes, J.K., Calder, P.C.: Omega-6 fatty acids and Inflammation. In: Prostaglandins, Leukotrienes and Essential Fatty Acids, 132 (2018), 41-48.

H527-001 Bahr, L.S., Bellmann-Strobl, J., Michalsen, A.: Die ketogene Diät – was sie kann, wie sie wirkt und wie sie gelingt. In: Zeitschrift für Komplementärmedizin 10, 2 (2018), 22-29.

H528-001 Sinnott, B.P.: Pseudohypoparathyroidism-Literature Update 2018. In: Annals of Endocrinology and Metabolism 2, 1 (2018), 26-33.

H529-001 Mistry, H.D., Williams, P.J.: The Importance of Antioxidant Micronutrients in Pregnancy. In: Oxidative Medicine and Cellular Longevity, 2011, 841749, 12 pages, 2011.

H530-001 Straub, R.H.: The memory of the fatty acid system. In: Progress in Lipid Research, 2020, 79, 101049.

H547-001 Ristow, M., Schmeisser, K.: Mitohormesis: Promoting Health and Lifespan by Increased Levels of Reactive Oxygen Species (ROS). Dose-Response. 2014;12(2).

H548-001 Schaible, H. G.: Periphere und zentrale Sensibilisierung durch das Immunsystem. Schmerz.Therapie 2022; 5(01): 18-24.

J787 Colourbox.com

L138 Martha Kosthorst, Borken

L141 Stefan Elsberger, Planegg

L143 Heike Hübner, Berlin

L190 Gerda Raichle, Ulm

L231 Stefan Dangl, München

P1514 Anneke Dubbeldam, Kiel

P1515 Malte Herberhold, Apen

T1482 Prof. Dr. oec. troph. Nicolai Worm: Die Flexi-Carb-Pyramide für den Gewichtserhalt © 2016 riva Verlag, ein Imprint der Münchner Verlagsgruppe GmbH, München. https://www.riva-verlag.de All rights reserved. Mit freundlicher Genehmigung des Verlags.

T605 Prof. Dr. Friedemann Schulz von Thun, Schulz von Thun-Institut für Kommunikation

Inhaltsverzeichnis

KAPITEL

1 Grundlagen der Ernährung

1.1 Kohlenhydrate

Kohlenhydrate zählen zu den Makronährstoffen und sind Hauptbestandteil und damit auch essenzieller Energielieferant vieler Ernährungsweisen. Bei Kohlenhydraten handelt es sich um organische Verbindungen, die fast ausschließlich in pflanzlichen Lebensmitteln zu finden sind. Einen hohen Kohlenhydratgehalt in Form von Stärke weisen Getreide, Kartoffeln und Hülsenfrüchte auf. Etwa die Hälfte des Kohlenhydratverzehrs machen in der Ernährung der deutschen Bevölkerung die einfachen Kohlenhydrate aus, wie sie in Süßwaren, Weißmehlprodukten oder Fertiggerichten zu finden sind. Einen geringeren Kohlenhydratanteil weisen stärkearme Gemüsesorten und Milch bzw. Milchprodukte auf.

1.1.1 Einteilung der Kohlenhydrate

Kohlenhydrate lassen sich je nach Kettenlänge in Mono-, Di-, Oligo- oder Polysaccharide unterteilen. ➢ Abb. 1.1 gibt einen Überblick über die Einteilung der Kohlenhydrate und die Kettenlängen.

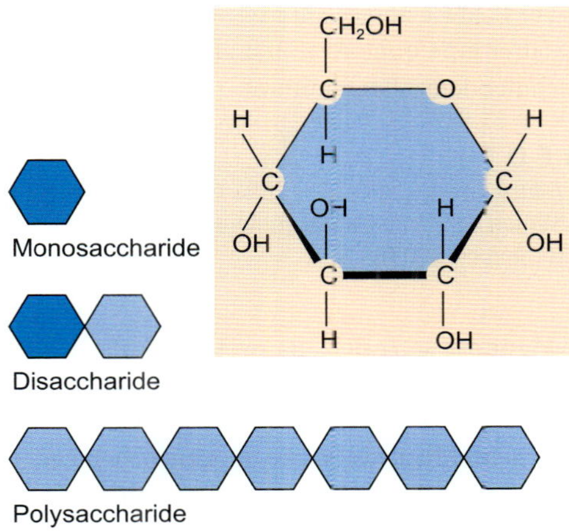

Abb. 1.1 Einteilung der Kohlenhydrate. Monosaccharide sind Einfachzucker aus denen über Glykosidbindungen Disaccharide und Polysaccharide gebildet werden können. Die chemische Struktur des Monosaccharids Glucose ist in der Abbildung gezeigt. [L231]

Monosaccharide

Zu den Monosacchariden (auch Einfachzucker genannt) gehören die Hexosen Glucose, Galactose und Fructose sowie die Pentosen Ribose, Xylose und Arabinose. Das wichtigste Monosaccharid ist die Glucose. **Glucose** kommt selten als einzelnes Molekül in natürlichen Lebensmitteln vor. In Pflanzen findet man Glucose als Baustein von Stärke oder Cellulose, im tierischen Organismus in Form von Glykogen. In Disacchariden kommt Glucose auch gekoppelt an andere Monosaccharide vor.

Galactose kommt in unserer Nahrung vor allem in gebundener Form gemeinsam mit Glucose im Milchzucker, der Lactose, vor.
Fructose findet sich in relevanten Mengen vor allem in Obst oder auch Honig und wird aus diesem Grund umgangssprachlich auch als Fruchtzucker bezeichnet.
Ribose ist als Pentose vor allem wichtig für die Bildung von Nucleotiden und damit für die Synthese von RNA (Ribonukleinsäure, auch RNS) oder auch die Speicherung von Energie.

Disaccharide

Als Disaccharide bezeichnet man zwei gebundene Monosaccharide.

Die **Saccharose,** unser Haushaltzucker, ist in der Lebensmittelindustrie das am häufigsten genutzte Süßungsmittel und setzt sich aus einem Molekül Glucose und einem Molekül Fructose zusammen. In Pflanzen ist Saccharose zum Transport von Kohlenhydraten und zur Speicherung von Energie vorhanden. Einen besonders hohen Gehalt an Saccharose weisen Zuckerrohr und Zuckerrüben auf.

Lactose, auch bekannt als Milchzucker, besteht aus einem Molekül Glucose und einem Molekül Galactose. Lactose wird im menschlichen Organismus durch das Enzym Laktase aufgespalten. Dieses weist im Säuglingsalter eine hohe Aktivität auf, welche aber mit zunehmendem Alter abnimmt.

INFO

In Deutschland sind ca. 15–20 % der erwachsenen Bevölkerung von einer Lactoseintoleranz betroffen (Terjung und Lammert 2007).

Die **Mannose** setzt sich aus zwei Molekülen Glucose zusammen. In natürlichen Lebensmitteln ist Mannose eher weniger zu finden, da sie vor allem beim enzymatischen Abbau von Stärke in pflanzlichen Lebensmitteln oder bei der Stärkeverdauung entsteht.

Oligosaccharide

Oligosaccharide bestehen aus drei bis zehn Monosacchariden, sind in natürlichen Lebensmitteln aber eher weniger zu finden. Sie entstehen beispielsweise beim Stärkeabbau **(Maltotriose)** oder kommen natürlicherweise in Hülsenfrüchten vor. **Stachyose** und **Verbascose** sind zwei Oligosaccharide, die in Hülsenfrüchten vorliegen, im Verdauungstrakt des Menschen aber nur unvollständig aufgespalten werden und so bis in den Dickdarm gelangen.

Praxistipp

Der Abbau der Oligosaccharide durch Mikroorganismen kann zur Entstehung von Gasen führen, die Blähungen und Verdauungsbeschwerden hervorrufen können.

Polysaccharide

Polysaccharide sind langkettige Kohlenhydrate. Wichtige Polysaccharide sind die Stärke und das Glykogen.

Stärke setzt sich zu etwa 20 % aus Amylose und 80 % aus Amylopektin zusammen. Amylose liegt in der Stärke als unverzweigte α-1,4-glykosidisch gebundene Amylose vor, Amylopektin ist verzweigt und enthält sowohl α-1,4-glykosidische als auch α-1,6-glykosidische Bindungen. Stärke kommt vor allem in Kartoffeln, Getreide und Leguminosen vor.

Glykogen ist ein langkettiges, hochverzweigtes Polymer, das als Kohlenhydratspeicher im tierischen Gewebe vorkommt. Es weist einen höheren Verzweigungsgrad als Amylopektin auf und kann bei Bedarf im tierischen Organismus und damit auch beim Menschen zu Glucose abgebaut werden. Hauptspeicherorte für Glykogen sind die Leber und die Skelettmuskulatur.

Polysaccharide können auch als Ballaststoffe im Lebensmittel vorliegen. Hierbei sind die Monosaccharide ß-glykosidisch gebunden, weshalb sie vom menschlichen Organismus nicht aufgespalten werden können. Zu den Ballaststoffen gehören unter anderem Cellulose, Hemicellulose und Pektin. Aber auch die resistente Stärke, die beim Prozess des Abkühlens entsteht und von den Enzymen im menschlichen Organismus nicht mehr abgebaut wird, kann als Polysaccharid in diese Kategorie eingeordnet werden.

1.1.2 Verdauung der Kohlenhydrate

Vor der Absorption erfolgt die Aufspaltung der langkettigen Kohlenhydrate im Verdauungstrakt durch spezifische Enzyme. Dies ist wichtig, da Kohlenhydrate nur als Monosaccharide in den Blutkreislauf aufgenommen werden können. Der Verdauungsprozess bis zur Aufnahme über die Darmschleimhaut ist in ➢ Abb. 1.2 dargestellt.

Die Verdauung von langkettigen Kohlenhydraten beginnt im **Mund** mit der Zerkleinerung und Vermischung bzw. Einspeichelung des Nahrungsbreis. Gutes Kauen und Einspeicheln spielt hierbei eine entscheidende Rolle, da sich im Speichel die α-1,4-Amylase Ptyalin befindet, die die α-1,4-glykosidischen Bindungen in Amylose, Amylopektin und Glykogen im Mund aufspaltet. Es entstehen Maltose und Maltotriose sowie α-Grenzdextrine.

Im **Magen** wird die Verdauung der Kohlenhydrate durch das stärkespaltende Enzym Ptyalin fortgeführt. Ptyalin arbeitet optimal bei einem pH-Wert von 5,7.

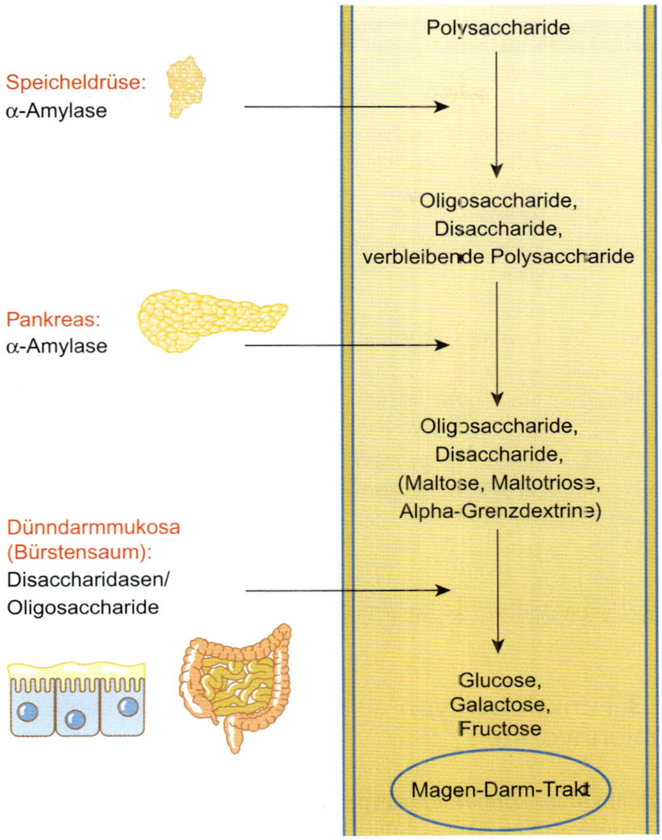

Abb. 1.2 Kohlenhydratverdauung: Ptyalin im Mundspeichel zerlegt langkettige Kohlenhydrate in kleinere Bruchstücke. Oligo- und Disaccharidasen (Mehr- und Zweifachzucker umwandelnde Enzyme) spalten diese im Dünndarm weiter auf zu Monosacchariden (Einfachzucker, z. B. Glucose), die über die Darmwand ins Blut gelangen. [L143]

Die Abnahme des pH-Wertes durch die Salzsäure im Magen führt zur Abnahme der Ptyalin-Aktivität. Es kommen keine weiteren Enzyme zur Kohlenhydratverdauung in diesem Abschnitt des Verdauungstraktes hinzu.

Der **Dünndarm** stellt den Hauptort der Kohlenhydratverdauung dar. Aus dem Pankreas wird hier das Enzym α-1,4-Amylase über das Pankreassekret in das Darmlumen eingeschleust, welches für die weitere Aufspaltung der Glucoseketten im Dünndarm verantwortlich ist. In der Bürstensaummembran der Dünndarmschleimhaut befinden sich Disaccharidasen, die als Enzyme die bereits aufgespaltenen oder aus der Nahrung aufgenommenen Disaccharide im Dünndarm aufspalten. Hierbei spaltet die Saccharase die Saccharose, die Laktase die Lactose und die Maltase die Maltose. Die enzymatische Spaltung der Disaccharide erfolgt an der Dünndarmschleimhaut, um die Monosaccharide hier direkt aufnehmen zu können.

Die **Absorption** der Monosaccharide Glucose und Galactose erfolgt als sekundär aktiver Transportprozess über SGLT-1 (Sodium-Glucose-Like-Transporter 1). Treibende Kraft ist hier ein elektrochemischer Gradient an der Dünndarmschleimhaut (➤ Tab. 1.1).

Die Fructose wird mithilfe des Fructosetransporters GLUT 5 durch erleichterte Diffusion durch die Dünndarmschleimhaut geschleust. Dieser Prozess ist an ein Konzentrationsgefälle zwischen Darmlumen und Blutbahn gekoppelt.

Nach der Absorption werden die Monosaccharide durch den Transporter GLUT 2 aus den Epithelzellen in das Blut transportiert und gelangen so zur **Leber,** dem zentralen Organ im Stoffwechsel der Kohlenhydrate.

Tab. 1.1 Übersicht der Glucosetransporter (nach Pantaleon und Kaye 1998)

Transporter	Gewebeverteilung	Funktion
SGLT-1	Niere, Darm	Natrium-abhängiger aktiver Transport von Glucose; höhere Konzentrationen an Epithelmembranen
GLUT1	Ubiquitär; hohes Vorkommen in Erythrozyten, der Plazenta und fetalem Gewebe, dem Gehirn, Endothelien und unsterblichen Zelllinien	Basale Glucoseversorgung der Gewebe unabhängig von Insulin
GLUT2	Leber, Niere, ß-Zellen des Pankreas, Dünndarm	Glucosetransporter für Transport durch Membranen; Niedrige Affinität, aber hohe Transportkapazität und Unabhängigkeit von Insulin
GLUT3	Neuronen, Plazenta	Glucosetransporter für Glucoseversorgung der Nervenzellen
GLUT4	Skelett- und Herzmuskulatur, braunes und weißes Fettgewebe	Insulin-abhängiger Glucosetransporter
GLUT5	Dünndarm, Spermatozoen, geringere Mengen im Fettgewebe, Muskulatur, Gehirn und der Niere	Fructosetransporter
GLUT7	Leber	Sorgt für Freisetzung von Glucose aus dem endoplasmatischen Retikulum im Rahmen der Gluconeogenese

SGLT-1: Sodium-Glucose-Like-Transporter 1

1.1.3 Funktionen von Kohlenhydraten

Kohlenhydrate können im Körper verschiedenste Funktionen erfüllen. Die wichtigsten sind im Folgenden dargestellt:

- **Bereitstellung von Energie:** Glucose ist einer der wichtigsten Energielieferanten im Körper. Es gibt sogar einige Gewebe, wie die Erythrozyten und das Nierenmark, in denen die Zellen nur Glucose als Energiequelle nutzen können.
- **Speicherung von Energie:** Im menschlichen Organismus kann Glucose in Form von Glykogen in der Leber und der Skelettmuskulatur gespeichert werden. Die Glykogenspeicher in der Leber dienen hierbei der Konstanthaltung des Blutzuckerspiegels und der Versorgung der Organe, besonders derjenigen Organe und Zellen, welche nur Glucose als Energiequelle nutzen können.
- **Synthese von Nucleotiden und Nucleinsäure:** In Form der Ribose sind Kohlenhydrate Bestandteile von Nucleotiden und unserer DNA (Desoxyribonucleinsäure, auch DNS) und RNA (auch RNS). Zusätzlich spielen sie eine Rolle bei der Bildung von cAMP (zyklisches Adenosinmonophosphat) und cGMP (zyklisches Guanosinmonophosphat), welche als Second-Messenger an endokrinen Stoffwechselvorgängen beteiligt sind.
- **Ausgangssubstanz für die Synthese von Metaboliten im Lipid- und Aminosäurestoffwechsel:** Die Monosaccharide werden für die Bildung von Acetyl-CoA benötigt und sind dadurch wichtig für die Bildung von Triglyceriden, Cholesterol, Steroidhormonen und nicht-essenziellen Aminosäuren.
- **Synthese von Glykoproteinen und Proteoglykanen:** Als Glykoproteine spielen Kohlenhydrate eine Rolle in Form von Strukturkomponenten wie z. B. Kollagen, bei Enzymen wie der Amylase, für Peptidhormone, Immunglobuline, Fibrinogen und auch Blutgruppensubstanzen.
  Die Proteoglykane bestehen ebenfalls zum Teil aus Kohlenhydraten und werden unter anderem zum Aufbau des Bindegewebes herangezogen, wo sie für Elastizität und Struktur sorgen.
- **Synthese von Glykolipiden:** Im Nervensystem befinden sich hohe Konzentrationen an Glykolipiden, Verbindungen aus Kohlenhydraten und Lipiden, wie z. B. Cerebrosiden oder Gangliosiden, die eine wichtige Rolle für die Nervenzellmembran spielen.
- **Detoxifikation von Xenobiotika:** z. B. von Pestiziden in Form von Glucuronsäure

1.1.4 Intermediärer Kohlenhydratstoffwechsel

Im intermediären Stoffwechsel spielt die **Glucose** eine zentrale Rolle. Wie bereits erwähnt, kann Glucose als einzige Energiequelle von allen Zellen im menschlichen Organismus genutzt werden. Zentraler Metabolit ist hierbei Glucose-6-Phosphat, welches den Umbau und Abbau von Glucose ermöglicht.

In der Leber können alle Reaktionen des Glucosestoffwechsel (➤ Abb. 1.3) stattfinden, weshalb sie als zentrales Organ angesehen wird. Je nach Ausgangssituation des Stoffwechsels kann hier **bei einem Überfluss an Glucose Glykogen zur Speicherung** gebildet werden oder **die überschüssige Glucose in Fett umgewandelt** werden, um im Fettgewebe als Energiereserve zur Verfügung zu stehen. Bei einem Mangel an Glucose kann dieses aus Glykogen wiederhergestellt werden. Die Neubildung von Glucose bezeichnet man als Gluconeogenese. **In Bezug auf Glucose steuert die Leber also vor allem die Konstanthaltung des Blutzuckerspiegels und die Versorgung anderer Organe und erfüllt so eine Pufferfunktion.** Neben Glucose werden aber auch Fructose und Galactose in der Leber verstoffwechselt.

Nach der Absorption durch die Dünndarmschleimhaut ins Blut werden die Monosaccharide in die Hepatozyten transportiert. In den Hepatozyten werden die Monosaccharide durch Anhängen einer Phosphatgruppe (Phosphorylierung) aktiviert, um für weitere Stoffwechselreaktionen zur Verfügung zu stehen. Die Phosphorylierung der Monosaccharide erfolgt unter Verbrauch von ATP (Adenosintriphosphat).

Der größte Anteil der Glucose wird im Zytosol über die **Glykolyse** zur **Energiegewinnung** abgebaut. Die Monosaccharide Fructose und Galactose können in der Leber zu Metaboliten der Glykolyse abgebaut und so ebenfalls zur Energiegewinnung ge-

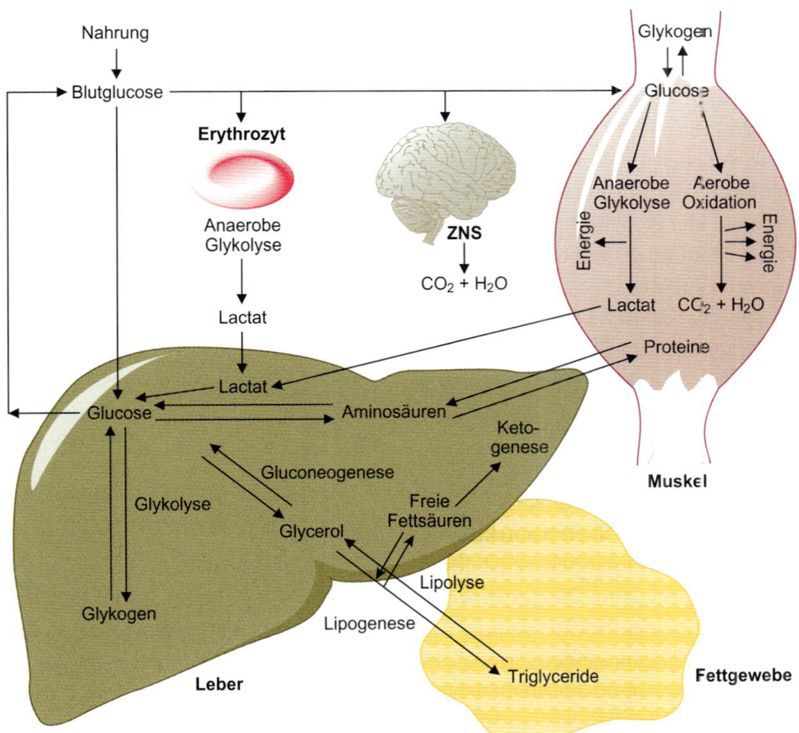

Abb. 1.3 Übersicht über den Glucosestoffwechsel (Silbernagl und Despopoulos 1991). CO_2: Kohlendioxid; H_2O: Wasser; ZNS: Zentralnervensystem. [L141]

nutzt werden. Am Ende der Glykolyse entsteht unter ATP-Gewinnung das Pyruvat, welches **unter aeroben Bedingungen** in den Citratzyklus eingeschleust werden kann und über die Atmungskette Energie liefert.

Unter **anaeroben Bedingungen** wird das bei der Glykolyse entstandene Pyruvat zu Lactat reduziert. Das Lactat wird ins Blut abgegeben und zur Leber transportiert, welche das Lactat wieder in Pyruvat umwandelt und in die Gluconeogenese oder den Citratzyklus einschleust. Dieser Kreislauf zwischen Organen, die Glucose verbrauchen, und der Leber wird als **Cori-Zyklus** bezeichnet. Außerdem läuft unter anaeroben Bedingungen der **Glucose-Alanin-Zyklus** ab, bei dem durch Übertragung von Aminogruppen auf das Pyruvat die Aminosäure Alanin gebildet wird. Alanin kann von der Skelettmuskulatur aus über das Blut zur Leber transportiert werden und dort für die Gluconeogenese genutzt werden.

Glykogenstoffwechsel

Um in Mangelsituationen schnell Glucose bilden zu können, speichert der menschliche Organismus diese in Form von Glykogen in der Leber und der Skelettmuskulatur. Insgesamt verfügt der Mensch so über ca. 400 g Glykogen, wovon sich 100–150 g in der Leber befinden und der Rest in der Muskulatur gespeichert wird. Die gespeicherte Menge sichert im nüchternen Zustand eine bis zu 24-stündige Versorgung der Gewebe und Organe mit Glucose.

Die **Glykogenspeicher in der Leber** dienen vor allem der Konstanthaltung des Blutzuckerspiegels. Wird über einen längeren Zeitraum keine Nahrung zugeführt, kann der Glykogenbestand auf 10 g absinken. Der Mindestbestand wird dann durch Gluconeogenese aufrechterhalten, um die auf Glucose angewiesenen Zellen und Organe zu versorgen.

Der **Glykogenspeicher in der Skelettmuskulatur** dient vor allem der schnellen Energiebereitstellung bei Beanspruchung der Muskulatur. Das gespeicherte Glykogen wird hier nicht zur Aufrechterhaltung des Blutzuckerspiegels herangezogen, sondern ermöglicht es dem Menschen, sich auch im nüchternen Zustand ohne Energiezufuhr von außen bewegen zu können. Das Glykogen kann hier aufgrund der fehlenden Glucose-6-Phosphatase im Muskelgewebe nicht in Glucose umgewandelt werden und dient daher nur der Energiebereitstellung. Allerdings kann Glykogen in der Muskulatur indirekt beim Abbau zu Pyruvat über den Cori-Zyklus zur Aufrechterhaltung des Glucosespiegels beitragen.

Cori-Zyklus

Der Cori-Zyklus beschreibt den **Austausch zwischen Lactat aus der Muskulatur und Glucose aus der Leber.** Wenn bei der anaeroben Glykolyse in der Muskulatur Lactat entsteht, wird dieses über das Blut zur Leber transportiert und kann dort durch die Lactatdehydrogenase in Pyruvat umgewandelt werden. Pyruvat kann dann entweder über den Citratzyklus und die Atmungskette zur Energiegewinnung genutzt werden oder in die Gluconeogenese eingeschleust werden. Die dabei entstehende Glucose kann dann über den Blutkreislauf wieder zur Muskulatur oder zu anderen Zellen gelangen.

Gluconeogenese

Kommt es zu einer **mangelhaften Aufnahme an Kohlenhydraten** und damit auch an Glucose, kann der Körper über die **endogene Synthese** Glucose herstellen – es kommt zur Gluconeogenese. Der Glucosebedarf wird in Hungerphasen zunächst aus den Glykogenspeichern gedeckt. Hierbei wird sichergestellt, dass eine Mindestkonzentration von Glucose im Blut nicht unterschritten wird, um alle Organe, die nur Glucose als Energiequelle nutzen, versorgen zu können. Die Gluconeogenese läuft hierbei verstärkt im Zytosol, im endoplasmatischen Retikulum und in den Mitochondrien der Leber, aber auch in den Nieren unter Verbrauch von ATP ab.

Neben Glykogen kann Glucose auch aus anderen Stoffen im menschlichen Organismus hergestellt werden. Ausgangssubstanzen können Pyruvat, Lactat, Glycerol oder glucogene Aminosäuren sein (siehe ➢ Abb. 1.4). Verbindungen, bei deren Abbau Acetyl-CoA entsteht, können nicht zur Gluconeogenese verwendet werden, da Acetyl-CoA nicht wieder in Pyruvat überführt werden kann, sondern in den Citratzyklus eingeschleust oder zur Bildung von Ketonkörpern genutzt wird. Hierzu gehören beispielsweise die Fettsäuren. Die glucogenen Aminosäuren, die zur

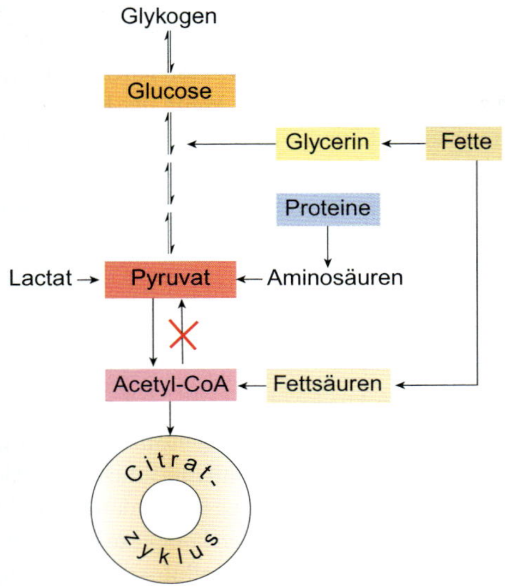

Abb. 1.4 Gluconeogenese. Verschiedene Ausgangsstoffe (Lactat, Glycerin, Aminosäuren) können an verschiedenen Stellen in die Gluconeogenese eintreten. Aus Fettsäuren kann im menschlichen Organismus keine Glucose gebildet werden, weil Acetyl-CoA nicht in Pyruvat überführt werden kann. [L190]

Gewinnung von Glucose genutzt werden, stammen aus dem Abbau von körpereigenem Protein. Der Proteinabbau wird hier durch das Hormon Cortisol ausgelöst.

Im **Hungerzustand** läuft nicht nur die Gluconeogenese vermehrt ab, auch die **Lipolyse** (siehe ➤ Kapitel 1.2.6), der Abbau von Fett, wird durch das Hormon Glucagon angeregt. Bei der Lipolyse entsteht zum einen Glycerol als Ausgangssubstanz für die Gluconeogenese, zum anderen können die frei gewordenen Fettsäuren zur Energiegewinnung durch Bildung von Ketonkörpern genutzt werden.

Da die Neubildung von Glucose **bei einer mehrtägigen Fastenphase** nach Leerung der Glykogenspeicher vom Abbau der körpereigener Fett- und Proteinspeicher abhängig ist, passt sich der Glucosestoffwechsel des zentralen Nervensystems bei einer andauernden Glucosemangelsituation an. Der Glucosebedarf des zentralen Nervensystems wird hierbei gesenkt, so dass weniger Glucose gebildet und damit weniger körpereigenes Protein abgebaut werden muss.

Pentosephosphatweg

Ein weiterer Stoffwechselweg, bei dem Glucose verbraucht wird, ist der Pentosephosphatweg (Hexosemonophosphatweg). Dieser dient zum einen zur Bildung von Pentosephosphaten für die Synthese von Nucleinsäuren und Nucleotiden als auch zur Bildung von NADPH als Reduktionsäquivalente sowie als Coenzym der Glutathionreduktase. Glutathion wirkt als Antioxidans im Körper, weshalb Kohlenhydrate auch für die körpereigene antioxidative Abwehr eine Rolle spielen.

Der Pentosephosphatweg läuft vor allem im Zytosol von Zellen mit hoher Syntheseleistung ab, da der Ablauf der Reaktion an den Bedarf des Gewebes angepasst ist. Hierzu zählt beispielsweise die Leber, bei der der Pentosephosphatweg einen großen Anteil des Glucoseverbrauchs ausmacht.

1.1.5 Regulation des Glucosestoffwechsels

Um den Blutzuckerspiegel konstant zu halten und alle Gewebe mit Energie versorgen zu können, bedarf es verschiedener Regulationsmechanismen im Kohlenhydratstoffwechsel. Die Regulation erfolgt über Hormone sowie über allosterische Liganden.

Hormonelle Regulation

Die hormonelle Regulation des Glucosestoffwechsels erfolgt über die Peptidhormone Insulin und Glucagon, über das Katecholamin Adrenalin und das Steroidhormon Cortisol.

Insulin ist als Hormon für die Steigerung der Reaktionen verantwortlich, die den Blutzuckerspiegel nach der Nahrungsaufnahme wieder senken. Die Synthese von Insulin erfolgt in den ß-Zellen der Langerhans'schen Inseln des Pankreas, die Speicherung von Insulin in ß-Granula. Steigt der Blutzuckerspiegel beim Verzehr von kohlenhydrathaltigen Lebensmitteln an, wird Insulin ausgeschüttet. Das freigesetzte Insulin kann an Rezeptoren auf der Zelloberfläche binden. Bindet das Insulin an den Rezeptor, kommt es zur Aufnahme von Glucose in die Zellen der Skelettmuskulatur und des Fettgewebes, indem der

Glucosetransporter GLUT-4 in die Zellmembranen eingelagert wird. Auf Ebene des intermediären Stoffwechsels sorgt Insulin für die verstärkte Bildung der Schlüsselenzyme der Glykolyse, also dem Prozess des Abbaus von Glucose, der Glykogensynthese sowie der Fettsäuresynthese. Die Synthese der Schlüsselenzyme der Gluconeogenese wird gesenkt, da alle Zellen durch die über die Nahrung aufgenommene Glucose versorgt werden können und die endogene Bildung nicht notwendig ist.

Glucagon gilt als Gegenspieler von Insulin und regt gegenteilige Stoffwechselprozesse an, um den Blutzuckerspiegel während einer Nüchternphase beim Erreichen eines kritischen Wertes zu steigern und konstant zu halten. Glucagon wird in den α-Zellen des Pankreas gebildet und ebenfalls in spezifischen Granula gespeichert. Die Wirkung von Glucagon wird über spezifische Rezeptoren vermittelt. Bei Bindung an den Rezeptor kommt es zur Aktivierung des Enzyms Adenylatcyclase und dadurch zur Synthese von cAMP. Durch cAMP werden Faktoren, die zur Insulinausschüttung führen, gehemmt und die Enzyme der Gluconeogenese aktiviert, so dass diese verstärkt abläuft, um den Blutzuckerspiegel zu erhöhen. Außerdem wird die Glykogensynthese gehemmt und die Glykogenolyse, also der Abbau von Glykogen, stimuliert. Kommt es zur Nahrungsaufnahme und einem erneuten Anstieg des Blutzuckerspiegels sowie der Insulinausschüttung, hemmt Insulin durch Senkung des zellulären cAMP-Spiegels die Wirkung von Glucagon.

Adrenalin aus dem Nebennierenrindenmark und **Cortisol** aus den Nebennieren führen ebenfalls zur Erhöhung des Blutzuckerspiegels, um dem Körper in einer Stresssituation ausreichend Energie zur Verfügung zu stellen. Die Wirkung von Adrenalin läuft wie bei Glucagon über cAMP und es kommt zum Abbau des Glykogens in Leber und Muskulatur sowie zur Gluconeogenese. Cortisol steigert die Gluconeogenese und regt gleichzeitig den Abbau von körpereigenem Protein zur Bereitstellung von glucogenen Aminosäuren als Ausgangssubstanzen an.

Allosterische Regulation

Beim Abbau von Glucose durch die Glykolyse kommt es zur Bildung von Citrat und zur ATP-Synthese in der Atmungskette. ATP und Citrat wirken daher als allosterische Hemmstoffe dem Abbau von Glucose entgegen, da dem Körper eine ausreichende Energieversorgung signalisiert wird. Wenn der Körper nicht ausreichend mit Energie in Form von ATP versorgt ist, werden die Gluconeogenese und die Glykogenolyse über AMP (Adenosinmonophosphat) angeregt. AMP entsteht bei der ATP-Spaltung.

1.1.6 Ballaststoffe

Ballaststoffe sind Bestandteile pflanzlicher Nahrungsmittel, die im menschlichen Organismus nicht aufgespalten werden können. Grund hierfür ist das Fehlen von Enzymen zur Aufspaltung im Verdauungstrakt.

Zu den Ballaststoffen zählen komplexe Polysaccharide wie **Cellulose** und **Hemicellulose,** die nicht aus Stärke bestehen, und die **resistente Stärke,** die beim Prozess des Abkühlens als irreversible Veränderung in stärkehaltigen Produkten entsteht.

Ein wichtiges Unterscheidungskriterium ist die Einteilung der Ballaststoffe in **lösliche und unlösliche Ballaststoffe.** Beispiele für wasserlösliche Ballaststoffe sind Inulin und Pektin aus Obst und Gemüse. Zu den unlöslichen Ballaststoffen gehören unter anderem Cellulose, Hemicellulosen, Lignin oder die resistente Stärke.

Neben der Wasserlöslichkeit variieren Ballaststoffe auch in ihrem **Wasserbindungsvermögen.** Das Wasserbindungsvermögen beeinflusst hierbei die Quellfähigkeit und die Viskosität eines Lebensmittels.

Ballaststoffe können zwar nicht vom menschlichen Organismus abgebaut werden, es gibt aber einige Bakterien im Dickdarm, die bestimmte Ballaststoffe verstoffwechseln können. Hierbei entstehen unterschiedliche Stoffwechselprodukte, wie kurzkettige Fettsäuren und Gase.

Ballaststoffe kommen fast ausschließlich in pflanzlichen Nahrungsmitteln vor. Eine hohe Ballaststoffkonzentration ist in Hülsenfrüchten zu finden, aber auch Vollkornprodukte und Nüsse tragen wesentlich zur Ballaststoffaufnahme bei. Gemüse und Obst enthalten je nach Sorte eher weniger unlösliche Ballaststoffe. In dieser Lebensmittelgruppe sind vor allem die wasserlöslichen Pektine zu finden.

Funktionen von Ballaststoffen

Ballaststoffe weisen durch ihre Eigenschaften unterschiedlichste positive Effekte für den Verdauungstrakt und den menschlichen Organismus auf, die in ➤ Abb. 1.5 dargestellt sind.

Angefangen im **Mund** führen Ballaststoffe durch ihre faserige Struktur oft zu vermehrtem Kauen. Durch das Kauen wird die Sekretion von Speichel angeregt, wodurch die Verdauungsprozesse im Mund unterstützt werden. Zusätzlich dazu wirkt der Speichel durch seine alkalische Zusammensetzung aber auch als Puffer, um die Zähne vor durch Bakterien gebildeten Säuren zu schützen, so dass Ballaststoffe auch einen positiven Effekt auf unsere Zahngesundheit ausüben.

Im **Magen** kommt es durch Bindung von Wasser und dem Quellvermögen der Ballaststoffe zu einer Erhöhung des Volumens und der Viskosität. Dadurch verweilt der Nahrungsbrei länger im Magen und es kommt zu einem verbesserten und länger anhaltenden Sättigungsgefühl. Die Sättigung wird auch im weiteren Verlauf durch das Ausschütten von Sättigungshormonen durch Ballaststoffe positiv beeinflusst.

Auch den **Dünndarm** passiert der Nahrungsbrei durch das erhöhte Volumen bei einer ballaststoffreichen Ernährung langsamer als bei ballaststoffarmen Mahlzeiten. Hier lässt sich der Effekt vor allem bei löslichen Ballaststoffen aufzeigen. Unlösliche Ballaststoffe können die Passagezeit im Dünndarm sogar eher verkürzen.

Im oberen Dünndarmabschnitt läuft die Verstoffwechselung der Makronährstoffe bei einer ballaststoffreichen Mahlzeit langsamer ab. Grund hierfür ist eine verminderte Aufspaltung der Nährstoffe durch die Verdauungsenzyme und eine langsamere Absorption aufgrund des größeren Volumens des Nahrungsbreis. In Bezug auf die Verstoffwechselung der Kohlenhydrate kommt es hierdurch zu einem langsameren und gleichmäßigeren Anstieg des Blutzuckerspiegels, wodurch auch der Insulinspiegel in Folge langsamer ansteigt und die Insulinsensitivität der Zellen aufrechterhalten oder verbessert werden kann. Dieser Effekt zeigt sich auch im glykämischen Index eines Lebensmittels.

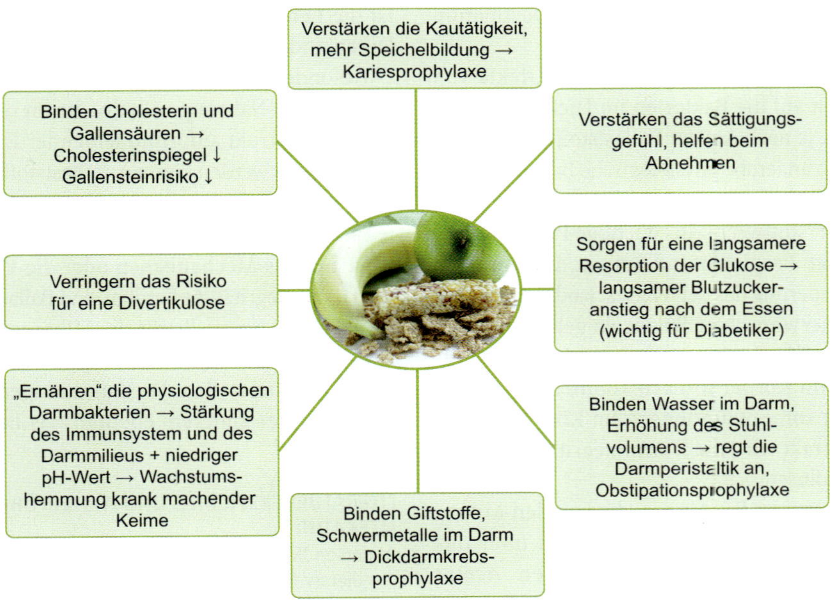

Abb. 1.5 Ballaststoffe. Obwohl weitgehend unverdaulich, sind sie für den Körper alles andere als Ballast – ganz im Gegenteil, sie haben viele gesunderhaltende Effekte für den Körper. [J787, L143]

1

Definition

Glykämischer Index (GI) und Glykämische Last (GL)

Der **Glykämische Index (GI)** beschreibt die Wirkung eines kohlenhydrathaltigen Lebensmittels auf den Blutzuckerspiegel im Vergleich zu reinem Traubenzucker. Je geringer der Glykämische Index, desto geringer und langsamer steigt der Blutzuckerspiegel an. Die **Glykämische Last (GL)** ergänzt den Glykämischen Index um die zugeführte Menge der Kohlenhydrate und berücksichtigt damit Portionsgrößen.

Ballaststoffe haben außerdem die Fähigkeit, **Gallensäure** zu adsorbieren, so dass diese vom Körper ausgeschieden werden kann. Da Gallensäure aus Cholesterin gebildet wird, wird durch diesen Effekt auch der Cholesterinspiegel im Körper durch Neubildung von Gallensäure gesenkt.

Auch im **Dickdarm** führen die Ballaststoffe weiterhin zu einem erhöhten Volumen des Nahrungsbreis, was im weiteren Verlauf des Verdauungstraktes auch das Stuhlvolumen und die Stuhlkonsistenz positiv beeinflusst. Durch das erhöhte Volumen kommt es zu einer Steigerung der Darmperistaltik und einer verkürzten Passagezeit, wodurch einer Obstipation vorgebeugt werden kann.

Besonders herauszuheben sind die Effekte von Ballaststoffen auf die Bakterien im Dickdarm – das **Mikrobiom.** Je nach Art der Ballaststoffe vermehren sich vor allem anaerobe physiologische Bakterien. Diese können die Ballaststoffe vermehrt zu kurzkettigen Fettsäuren verstoffwechseln. Wichtige Produkte sind hierbei Acetat, Propionat und Butyrat. Es kommt zu einer Verminderung des pH-Wertes, wodurch die Vermehrung unerwünschter Bakterien gehemmt wird, die durch Stoffwechselprodukte beispielsweise Entzündungen im Körper fördern könnten. Durch die Vermeidung von Entzündungen im Körper und im Verdauungstrakt wird die Darmintegrität insgesamt positiv beeinflusst.

Die kurzkettigen Fettsäuren, die von den Mikroorganismen gebildet wurden, können über das Dickdarmepithel aufgenommen werden. Acetat und Propionat werden über die Pfortader zur Leber transportiert, wo Propionat direkt für die Energieversorgung genutzt werden kann. Außerdem hemmt Propionat die Cholesterinsynthese in der Leber, wodurch der Cholesterinspiegel zusätzlich positiv beeinflusst werden kann. Acetat wird vor allem zur Energiegewinnung in der Skelettmuskulatur verwendet. Butyrat wird als Hauptenergiesubstrat der Enterozyten im Darm genutzt und beeinflusst hier die Proliferation und Differenzierung der Zellen.

1.1.7 Zusammenfassung

Kohlenhydrate werden je nach Kettenlänge in Mono-, Di-, Oligo- oder Polysaccharide unterteilt. Sie kommen fast ausschließlich in pflanzlichen Lebensmitteln vor. Langkettige Kohlenhydrate müssen vor der Absorption im Dünndarm in die Monosaccharide Glucose, Galactose und Fructose aufgespalten werden.

Kohlenhydrate erfüllen verschieden Funktionen. Hierzu zählen die **Gewinnung und Speicherung von Energie** sowie die **Synthese** verschiedener anderer Stoffe, wie Proteoglykane, Glykoproteine, Triglyceride und nicht-essenzielle Aminosäuren. Dabei stellen Kohlenhydrate aber keine essenziellen Nährstoffe dar, da der menschliche Organismus über die Gluconeogenese den obligatorischen Glucosebedarf decken kann.

Das zentrale Stoffwechselorgan der Kohlenhydrate ist die **Leber,** in der alle Stoffwechselvorgänge ablaufen und koordiniert werden.

Gesondert betrachtet werden die **Ballaststoffe** aus pflanzlichen Nahrungsmitteln, die im menschlichen Verdauungstrakt aufgrund fehlender Enzyme nicht aufgespalten werden können. Ballaststoffe erfüllen im Körper zahlreiche positive Effekte, wie eine verbesserte Sättigung, die Senkung des Cholesterinspiegels über verschiedene Mechanismen oder die Verbesserung der Darmintegrität. Außerdem sind Ballaststoffe wichtig als Nahrungsquelle für die Mikroorganismen im Dickdarm, die als Stoffwechselprodukte kurzkettige Fettsäuren herstellen. Die kurzkettigen Fettsäuren können unter anderem ebenfalls als Energiequelle dienen.

LITERATURVERZEICHNIS UND WEITERFÜHRENDE LITERATUR

Anderson JM, Baird P, Davis RA, et al. Health benefits of dietary fiber. Nutr Rev 2009; 67(4): 188–205. https://doi.org/10.1111/j.1753-4887.2009.00189.x.

Arola L, Bonet ML, Delzenne NM, et al. Summary and general conclusions/outcomes on the role and fate of sugars

in human nutrition and health. Obes Rev 2009; 10: 55–58. https://doi.org/10.1111/j.1467-789x.2008.00565.x.
Barclay AW, Petocz P, McMillan-Price J, et al. Glycemic index, glycemic load, and chronic disease risk – a meta-analysis of observational studies. Am J Clin Nutr 2008; 87(3): 627–637. https://doi.org/10.1093/ajcn/87.3.627.
Brown LM, Rosner B, Willett WC, Sacks FM. Cholesterol-lowering effects of dietary fiber: a meta-analysis. Am J Clin Nutr 1999; 69(1): 30–42. https://doi.org/10.1093/ajcn/69.1.30.
Du H, Van Der A DL, Boshuizen HC, et al. Dietary fiber and subsequent changes in body weight and waist circumference in European men and women. Am J Clin Nutr 2010; 91(2): 329–336. https://doi.org/10.3945/ajcn.2009.28191.
Eastwood M. The Physiological Effect of Dietary Fiber: An Update. Annu Rev Nutr 1992; 12(1): 19–35. https://doi.org/10.1146/annurev.nu.12.070192.000315.
Hua Q. Insulin: a small protein with a long journey. Protein Cell 2010; 1(6): 537–551. https://doi.org/10.1007/s13238-010-0069-z.
Jiang G, Zhang B. Glucagon and regulation of glucose metabolism. Am J Physiol Endocrinol Metab 2003; 284(4): E671–E678. https://doi.org/10.1152/ajpendo.00492.2002.
Jørgensen W, Rud KA, Mortensen OS, Frandsen L, Grunnet N, Quistorff B. Your mitochondria are what you eat: a high-fat or a high-sucrose diet eliminates metabolic flexibility in isolated mitochondria from rat skeletal muscle. Physiol Rep 2017; 5(6): e13207. https://doi.org/10.14814/phy2.13207.
Katz J, Tayek JA. Recycling of glucose and determination of the Cori Cycle and gluconeogenesis. Am J Physiol 1999; 277(3): E401–E407. https://doi.org/10.1152/ajpendo.1999.277.3.e401.
Ma W, Nguyen LH, Song M, et al. Intake of Dietary Fiber, Fruits, and Vegetables and Risk of Diverticulitis. Am J Gastroenterol 2019; 114(9): 1531–1538. https://doi.org/10.14309/ajg.0000000000000363.
Mann JJ, Cummings JR, Englyst HN, et al. FAO/WHO Scientific Update on carbohydrates in human nutrition: conclusions. Eur J Clin Nutr 2007; 61(S1): S132–S137. https://doi.org/10.1038/sj.ejcn.1602943.
Max Rubner-Institut Bundesforschungsinstitut für Ernährung und Lebensmittel. Nationale Verzehrsstudie II. Karlsruhe: Max Rubner-Institut Bundesforschungsinstitut für Ernährung und Lebensmittel; 2008.
Pantaleon M, Kaye P. Glucose transporters in preimplantation development. Rev Reprod 1998; 3(2): 77–81. https://doi.org/10.1530/ror.0.0030077.
Prasad KN, Bondy SC. Dietary fibers and their fermented short-chain fatty acids in prevention of human diseases. Bioact Carbohydr Diet Fibre 2019; 17: 100170. https://doi.org/10.1016/j.bcdf.2018.09.001.
Sawicki CM, Jacques PF, Lichtenstein AH, et al. Whole- and Refined-Grain Consumption and Longitudinal Changes in Cardiometabolic Risk Factors in the Framingham Offspring Cohort. J Nutr 2021; 151(9): 2790–2799. https://doi.org/10.1093/jn/nxab177.
Silbernagl S., Despopoulos A. Taschenatlas der Physiologie. 4. Auflage. Stuttgart: Thieme; 1991.
Terjung B, Lammert F. Laktoseintoleranz: Neue Aspekte eines alten Problems. Dtsch Med Wochenschr 2007; 132(6): 271–275. https://doi org/10.1055/s-2007-959320.
Weickert MO, Pfeiffer A. Impact of Dietary Fiber Consumption on Insulin Resistance and the Prevention of Type 2 Diabetes. J Nutr 2018; 148(1): 7–12. https://doi.org/10.1093/jn/nxx008.
Wolever TM. Dietary carbohydrates and insulin action in humans. Br J Nutr 2000; 83(S1): S97–S102. https://doi.org/10.1017/s0007114500001021.

1.2 Lipide

Die Fette bzw. Lipide gehören zu den Makronährstoffen und erfüllen im menschlichen Organismus unterschiedliche Aufgaben. Die in der Nahrung vorkommenden **Triglyceride** dienen als Energielieferanten, **Fettsäuren** werden in die Zellmembranen eingebaut und **Cholesterin** dient als Ausgangssubstanz für die Synthese von Steroidhormonen. Lipide kommen in unterschiedlichen Nahrungsmitteln vor. Hohe Gehalte finden sich in Fettkonzentraten wie Speiseölen, Butter oder Margarine, aber auch in fettreichem Fisch oder Nüssen. Bei der Nahrungsaufnahme sollte vor allem auch auf versteckte Fette in verarbeiteten Nahrungsmitteln geachtet werden. Einen geringen Fettanteil weisen pflanzliche Lebensmittel wie Gemüse, Obst, Getreide oder Leguminosen auf.

1.2.1 Einteilung der Lipide

Lipide sind wasserunlösliche Substanzen, die sich je nach Zusammensetzung und Funktion in unterschiedliche Gruppen einteilen lassen. Um ein besseres Verständnis für die eher heterogene Stoffgruppe zu bekommen, erfolgt eine Beschreibung wichtiger Lipidgruppen.

1

Fettsäuren

Fettsäuren sind Bausteine von Fetten mit verschiedenen Eigenschaften und Funktionen. Eingebaut sind Fettsäuren in **Acylglyceride, Phosphoglyceride, Sphingolipide und Cholesterinester.** Je nach **Kettenlänge** sowie Zahl und Lokalisation der **Doppelbindung** weisen Fettsäuren unterschiedliche Eigenschaften auf. Unterschieden wird zwischen **kurzkettigen Fettsäuren** mit bis zu vier Kohlenstoff-(C-) Atomen, **mittelkettigen Fettsäuren** mit sechs bis zwölf C-Atomen und **langkettigen Fettsäuren** mit über zwölf C-Atomen. Fettsäuren ohne Doppelbindung werden als **gesättigt** bezeichnet, Fettsäuren mit einer Doppelbindung als **einfach ungesättigt** bzw. mit mehreren Doppelbindungen als **mehrfach ungesättigt.** In Lebensmitteln sind vor allem die mittel- und langkettigen Fettsäuren enthalten. Wichtig ist auch die Konfiguration der Fettsäuren. Natürlicherweise kommen Fettsäuren **cis-konfiguriert** in Lebensmitteln vor. Durch die industrielle Härtung von Lebensmitteln bei der Verarbeitung oder starkes Erhitzen können **Trans-Fettsäuren** entstehen.

INFO

Trans-Fettsäuren haben negative Effekte auf den menschlichen Organismus und können das Risiko für Herz-Kreislauf-Erkrankungen erhöhen, weshalb ihr Verzehr möglichst geringgehalten werden sollte.

Eine besondere Stellung haben die **essenziellen und semi-essenziellen Fettsäuren Arachidonsäure, α-Linolensäure, Eicosapentaensäure und Docosahexaensäure,** die über die Nahrung zugeführt werden müssen. Diese werden in ➢ Kapitel 1.2.2 näher beschrieben.

Acylglyceride

Acylglyceride bestehen aus **Glycerol und Fettsäuren** und werden je nach Anzahl der Fettsäuren in **Monoglyceride** mit einer Fettsäure, **Diglyceride** mit zwei oder **Triglyceride** mit drei Fettsäuren unterteilt. In Lebensmitteln sind vor allem Triglyceride enthalten, die bei der Fettverdauung in Mono- und Diglyceride aufgespalten werden. Für die Eigenschaften der Triglyceride und damit auch eines Lebensmittels, sind die enthaltenen Fettsäuren entscheidend. Ein hoher Gehalt an einfach und mehrfach ungesättigten Fettsäuren führt beispielsweise dazu, dass pflanzliche Öle bei Raumtemperatur flüssig sind.

Phosphoglyceride

Phosphoglyceride ähneln in ihrer Struktur den Triglyceriden. **Glycerol wird mit zwei Fettsäuren und einem Phosphorsäurerest verestert.** Im menschlichen Organismus spielen Phosphoglyceride eine wichtige Rolle, da sie an der **Signaltransduktion** beteiligt sind. Außerdem sind sie als Teil der **Lipiddoppelschichten** Bausteine für die Zellmembranen.

Cholesterin

Cholesterin erfüllt im menschlichen Organismus unterschiedliche Funktionen. Es ist wichtige **Komponente von Zellmembranen** und beeinflusst dadurch deren Fluidität und Permeabilität. Außerdem dient es als Steroid als **Ausgangssubstanz für Steroidhormone** sowie für die **Synthese von Gallensäuren** und spielt dadurch eine Rolle bei der Fettverdauung. Als weitere wichtige Funktion ist Cholesterin bedeutend bei der **Embryogenese.**

Cholesterin kann entweder über die Nahrung aufgenommen oder endogen über Leber und Dünndarm aus Acetyl-CoA gebildet werden. Das Schlüsselenzym für die Cholesterinsynthese ist die **3-Hydroxy-3-Methylglutaryl-Coenzym-A-Reduktase (HMG-CoA-Reduktase).** Das Enzym wird durch Insulin, Schilddrüsenhormone sowie ATP aktiviert, Glucagon und AMP wiederum führen zu einer Hemmung. Wird viel Cholesterin über die Nahrung aufgenommen, wird die Synthese der HMG-CoA-Reduktase durch einen hohen Cholesterinspiegel gesenkt. Es wird weniger Cholesterin endogen synthetisiert. Die einzige Möglichkeit des Körpers zur **aktiven Ausscheidung von Cholesterin ist über die Gallensäure.**

Praxistipp

Bei einem erhöhten Cholesterinspiegel kann das ursächliche Problem eine hohe Kohlenhydrataufnahme darstellen, da Insulin zu einer Hemmung des körpereigenen Rückkopplungsmechanismus über die HMG-CoA-Reduktase führen kann. So wird trotz ausreichender Cholesterinzufuhr über die Nahrung endogen weiter Cholesterin synthetisiert. Daher sollte bei erhöhten Cholesterinspiegeln auch immer der Verzehr von Kohlenhydraten betrachtet werden.

Weitere Fette

Weitere relevante Fette sind die **Sphingolipide** sowie die **Isoprenderivate.**

Sphingolipide enthalten anstelle des Glycerols Sphingosin, welches mit Fettsäuren verestert wird. Sphingolipide sind vor allem wichtiger Bestandteil neuronaler Strukturen.

Zu den Isoprenderivaten gehören unter anderem Terpene wie Menthol, die fettlöslichen Vitamine A, D, E und K (siehe ➤ Kapitel 1.5), aber auch Steroide wie das Cholesterin.

1.2.2 Essenzielle Fettsäuren

Eine Sonderstellung bei den Fettsäuren nehmen die **essenzielle Omega-3-Fettsäure α-Linolensäure (ALA)** und die **essenzielle Omega-6-Fettsäure Linolsäure (LA),** sowie die **semi-essenziellen Omega-3-Fettsäuren Eicosapentaensäure (EPA)** und **Docosahexaensäure (DHA)** ein. ALA und LA können vom menschlichen Organismus nicht synthetisiert werden. Die endogene Synthese der semi-essenziellen Fettsäuren EPA und DHA ist theoretisch möglich, jedoch wird immer wieder gezeigt, dass die Konversionsrate von ALA in EPA und DHA im menschlichen Körper bei unter 5 % liegt.

Limitierender Faktor für die Synthese von höher ungesättigten Fettsäuren ist das Enzym **Delta-6-Desaturase.** Das Enzym wird neben dem Substratangebot auch durch Insulin und Glucagon beeinflusst, wobei **Insulin eine hemmende und Glucagon eine stimulierende Wirkung ausübt.** ➤ Abb. 1.6 zeigt die Stoffwechselwege in der Synthese der Omega-3- und Omega-6-Fettsäuren.

Die essenziellen Fettsäuren γ-Linolensäure, Arachidonsäure (AA) und EPA dienen als Ausgangssubstanz für die **Eicosanoide.** Eicosanoide entstehen bei der Fettsäureoxidation und wirken durch **hormonähnliche Effekte im Entzündungsstoffwechsel.** ➤ Tab. 1.2 zeigt eine Übersicht der Eicosanoide und der jeweiligen Wirkung.

Die Synthese von Prostaglandinen, Prostacyclinen und Thromboxanen der 1er-, 2er- und 3er-Serie wird durch das Enzym **Cyclooxygenase (COX)** katalysiert. Bei Leukotrienen der 4er- oder 5er-Serie dient die **Lipoxygenase** als Schlüsselenzym. Für die gebildete Menge sowie das Verhältnis der pro- und antiinflammatorischen Eicosanoide sind die über die Nahrung aufgenommen Fettsäuren verantwortlich.

1.2.3 Verdauung der Fette

Da Fette nicht wasserlöslich sind, müssen sie **für die Absorption und den Transport zunächst zerkleinert und anschließend in eine wasserlösliche Form gebracht werden.**

Im **Mund und Magen** werden die Fettpartikel aus der Nahrung durch Kauen und Magenkontraktion zerkleinert. Die eigentliche Fettverdauung beginnt im oberen Dünndarmabschnitt, dem **Duodenum.** Hier wird das Hormon Cholecystokinin freigesetzt, welches wiederum die Gallenblase sowie die exokrine Pankreassekretion stimuliert. Im Duodenum kommt es durch die Darmperistaltik zur Durchmischung der Fettemulsion mit dem Pankreassekret sowie den Gallensäuren. Das Pankreassekret enthält die **Lipasen,** die Schlüsselenzyme der Fettverdauung. Die Triglyceride aus der Nahrung werden im Duodenum durch die Pankreaslipase gemeinsam mit der Colipase aufgespalten. Die beiden Enzyme aus dem Pankreassekret werden zunächst als inaktive Stufen sezerniert und dann durch Trypsin im Dünndarm aktiviert. Aus einem Triglycerid werden durch Aufspaltung freie Fettsäuren und 2-Monoglyceride. Für die Aufspaltung der Phospholipide ist die Phospholipase aus dem Pankreas verantwortlich. Cholesterinester aus der Nahrung werden von der Cholesterinesterase aufgespalten. Damit die Abbauprodukte aus dem Dünndarm in die Mukosazellen aufgenommen werden

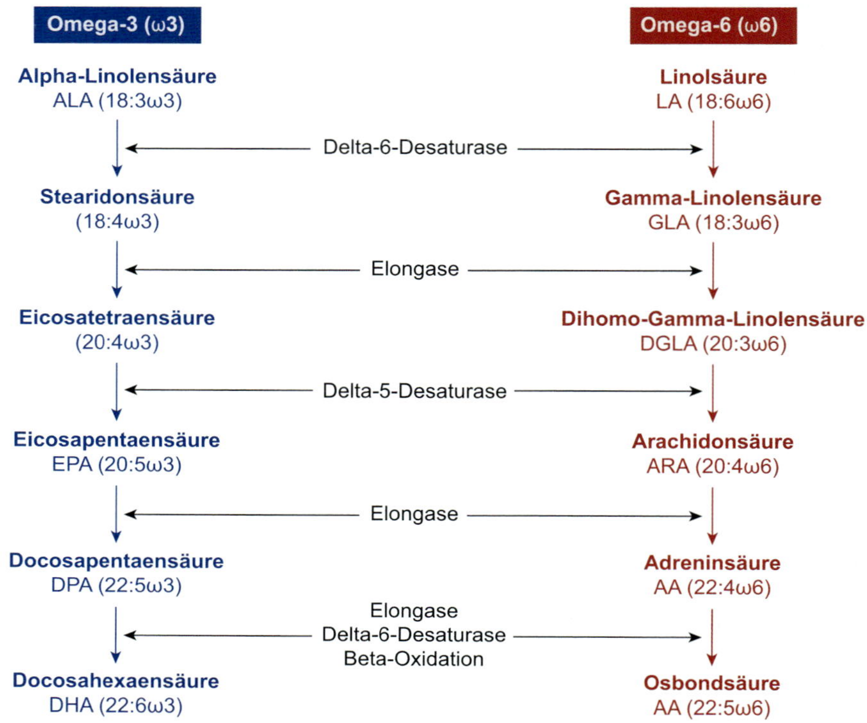

Abb. 1.6 Stoffwechselwege in der Synthese der Omega-3- und Omega-6-Fettsäuren. [L231 / H525-001 / H526-001]

Tab. 1.2 Übersicht und Wirkung von Eicosanoiden

Eicosanoid	Beschreibung und Wirkung
Thromboxane	• Synthetisiert in den Thrombozyten • Schlüsselenzym Cyclooxygenase (COX) • Thrombozytenaggregation • Vasokonstriktorisch • Inflammatorische Wirkung von Thromboxan A2 aus Arachidonsäure
Prostaglandine	• Schlüsselenzym Cyclooxygenase (COX) • Vasodilatorisch • Chemotaxis • Antiaggregatorisch • Inflammatorische Wirkung von Prostaglandin E2 aus Arachidonsäure (Schmerzen, Rötung und Schwellung)
Leukotriene	• Schlüsselenzym Lipoxygenase • Stark inflammatorische und chemotaktische Wirkung von Leukotrien B4 aus Arachidonsäure • Schwach antiinflammatorische und chemotaktische Wirkung von Leukotrien B5 aus Eicosapentaensäure

können, werden **wasserlösliche Micellen aus den Fettabbauprodukten und Gallensäuren** gebildet.

INFO

Eine Ausnahme bei der Fettverdauung bilden die kurz- und mittelkettigen Fettsäuren, da diese direkt in die Mukosazellen absorbiert und ins Blut aufgenommen werden können.

In den **Mukosazellen** werden die Fettabbauprodukte, vor allem freie Fettsäuren und Monoglyceride, wieder abgegeben. Die Lipide gelangen über Diffusion und langkettige Fettsäuren durch die Fettsäure-Translokase in die Enterozyten. Die Aufnahme von Cholesterin verläuft Carrier-vermittelt. In den **Enterozyten** werden die freien Fettsäuren an Fatty-Acid-Binding-Protein 1 und 2 (FABP 1 und 2) gebunden und anschließend zum glatten endoplasmatischen Retikulum (ER) der Mukosazellen transportiert, wo sie wieder zu Triglyceriden umgewandelt werden. Die Triglyceride gelangen zum rauen ER, wo sie mit anderen Fettkomponenten in Chylomikronen verpackt werden. Mittels **Chylomikronen** erfolgt der Transport der wasserunlöslichen Lipide durch Blut und Lymphe zu den Zielorganen. Sie werden durch Exozytose aus den Mukosazellen transportiert und gelangen dann über die Lymphgefäße zum Blut.

1.2.4 Distribution von Fetten

Im wässrigen Milieu werden die wasserunlöslichen Lipide als **Lipoproteine** transportiert. Triglyceride oder Cholesterinester werden in einem hydrophoben Kern, Apoproteine und amphiphile Lipide wie die Phospholipide als hydrophile Hülle transportiert. Die Lipoproteine werden entsprechend ihrer Dichte eingeteilt. Angefangen mit den **Chylomikronen** und **Chylomikronen-Remnants** folgen das **Very Low-Density Lipoprotein (VLDL)**, das **Intermediate-Density Lipoprotein (IDL), Low-Density Lipoprotein (LDL) und High-Density Lipoprotein (HDL)** (siehe > Abb. 1.7). Je geringer der Lipidanteil und je größer der Proteinanteil im Lipoprotein, desto höher die Dichte, wobei der Durchmesser abnimmt. Apolipoproteine sorgen für die Löslichkeit und damit Transportfähigkeit der Fette im Blut. Außerdem aktivieren sie die Enzyme des Lipoproteinstoffwechsels und können an Zellmembranen binden, um die Lipide in die Zellen zu befördern. Die einzelnen Lipoproteine können durch Abgabe und Aufnahme von Lipiden ineinander umgewandelt werden.

Die Distribution von Fetten beginnt mit der Bildung der Chylomikronen. Diese transportieren die Triglyceride sowie Cholesterin aus der Nahrung zur Muskulatur, dem Fettgewebe und der Leber. Im Blut werden die Chylomikronen durch die Lipoproteinlipase abgebaut, welche sich in der Membran von Gefäßendothelzellen sowie Zellen des extrahepatischen Gewebes befindet. Aufgabe der Lipoproteinlipase ist es, die Triglyceride zu freien Fettsäuren und Glycerin aufzuspalten. Die freien Fettsäuren können von Organen und Geweben zur Energiegewinnung oder zur Energiespeicherung in Form von neuen Triglyceriden genutzt werden. Es verbleiben Chylomikronen-Remnants, die in der Leber abgebaut werden.

Von der Leber werden Triglyceride, Phospholipide und Cholesterin in VLDL verpackt und ins Blut abgegeben. Auch die VLDL werden von der Lipoproteinlipase hydrolysiert und die freien Fettsäuren ins periphere Gewebe abgegeben, wo sie zur Energiegewinnung oder -speicherung genutzt werden. So wird aus VLDL IDL, welches entweder in der Leber abgebaut oder durch die hepatische Lipase in LDL umgewandelt wird. LDL transportiert vor allem Cholesterin zu den peripheren Geweben. LDL wird dort teils abgebaut und das Cholesterin als Membranbaustein oder zur Synthese von Steroidhormonen genutzt. Das verbleibende LDL zirkuliert weiter im Blutstrom und wird zum Teil von der Leber wieder abgebaut.

INFO

Ein **erhöhter LDL-Spiegel gilt als Risikofaktor für atherosklerotische Erkrankungen** mit der höchsten Korrelation für das **small-dense LDL (sdLDL).** sdLDL wird vor allem durch die Palmitinsäure erhöht, welche ubiquitär in Nahrungslipiden vorhanden ist und aus Glucose im Rahmen der De-novo-Lipogenese synthetisiert wird. **Protektiv gegen koronare Herzerkrankungen kann dagegen das HDL-Cholesterin wirken.**

HDL ist für den Transport von Cholesterin aus der Peripherie zurück zur Leber verantwortlich. Hierfür nimmt HDL überschüssiges Cholesterin aus den peripheren Organen und Geweben auf. Die Lecithin-Cholesterin-Acyltransferase sorgt für die Veresterung von Cholesterin im HDL. Die Cholesterinester werden dann im HDL-Kern gelagert, um die Aufnahme von weiterem Cholesterin zu ermöglichen. Das HDL gelangt schließlich wieder zur Leber, wo es aufgenommen und abgebaut werden kann. Das freigesetzte Cholesterin wird z. B. zur Bildung von Gallensäuren genutzt.

1.2.5 Funktion der Fette

Eine der Hauptfunktionen von Fett ist wie bei den Kohlenhydraten die **Versorgung des Organismus mit Energie.** Fett liefert mit 9 kcal/g doppelt so viel Energie wie Kohlenhydrate oder Proteine und ist damit der energiereichste Makronährstoff. Neben der Bereitstellung von Energie aus der Nahrung erfüllen Fette aber auch weitere wichtige Funktionen:

- **Energiespeicherung:** In Form von Depotfett im Fettgewebe ist die Energieversorgung auch bei Nahrungskarenz für einige Wochen sichergestellt.

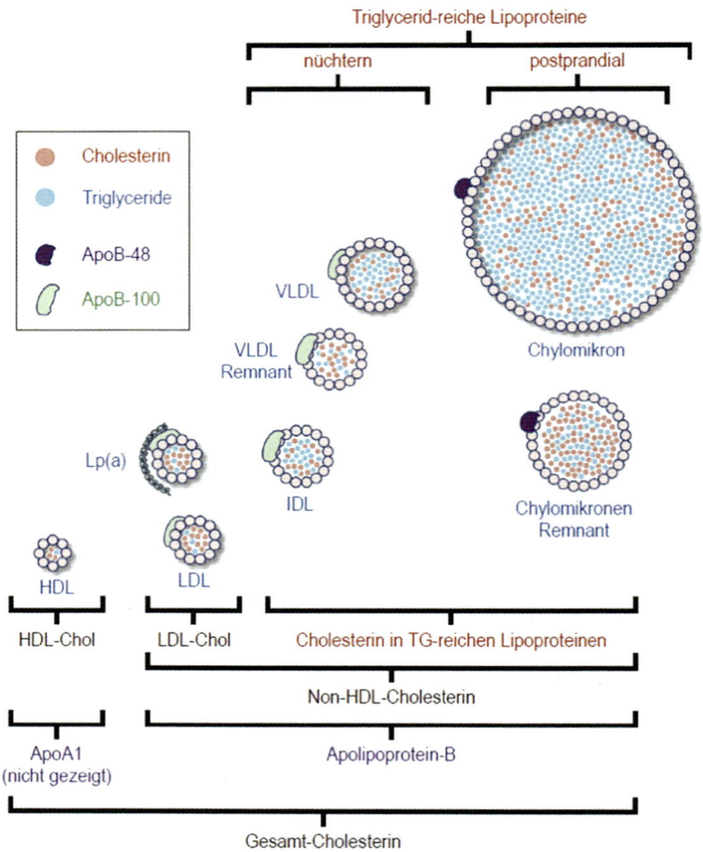

Zuordnung Lipide – Lipoproteinfraktionen
ApoB, Apolipoprotein B; Chol, Cholesterin; HDL, High Density Lipoprotein; IDL, Intermediate Density Lipoprotein; LDL, Low Density Lipoprotein; Lp(a); Lipoprotein (a); VLDL, Very Low Density Lipoprotein; TG, Triglyceride

Abb. 1.7 Abbildung der unterschiedlichen Lipoproteine in Bezug auf die Größe und Dichte. Die Lipoproteine lassen sich in HDL-Cholesterin und LDL-Cholesterin oder Non-HDL-Cholesterin einteilen, welche sich wiederum zum Gesamtcholesterin zusammensetzen. [F201-066]

- **Schutz der Organe:** Als Druckpolster schützt Fett die inneren Organe vor Verletzungen.
- **Thermoregulation:** Im subkutanen Gewebe dient Fett zur Kälteisolierung und ist dadurch an der Regulierung des Wärmehaushaltes beteiligt.
- **Bestandteil von Zellmembranen:** Fett ist in Form von Phosphoglyceriden, Sphingolipiden und Cholesterin Bestandteil von Zellmembranen und beeinflusst dadurch die Membranfluidität und -permeabilität.
- **Neuronale Erregungsleitung:** Im Nervengewebe finden sich hohe Konzentrationen an Sphingomyelinen, Cerebrosiden und Gangliosiden, die an der Nervenzellisolierung sowie dem Aufbau des elektrischen Erregungspotentials beteiligt sind.
- **Lipidanker:** Über Lipidanker können Enzyme (z. B. Acetylcholinesterase) mit Membranen interagieren und an diese binden.
- **Oberflächenerkennung:** In Form von Glykolipiden sind Fette Bestandteil von Zelloberflächenstrukturen, dienen der Zell-Zell-Erkennung sowie der Gewebsimmunität.
- **Zell-Kommunikation:** Fette spielen durch die Funktion als Second-Messenger (z. B. Diacylglycerol) eine Rolle bei der Signaltransduktion der Zelle.

- **Endokrine Funktion:** Cholesterin dient als Ausgangssubstanz für Steroidhormone.
- **Auto- und parakrine Funktionen:** Omega-3- und Omega-6-Fettsäuren dienen als Ausgangssubstanzen für die Bildung von Eicosanoiden.
- **Einfluss auf Entzündungsreaktionen:** Eicosanoide aus Omega-3- bzw. Omega-6-Fettsäuren können den Entzündungsstoffwechsel beeinflussen, ebenso Cholesterin über pro- und antiinflammatorische Wirkungen.
- **Geschmacksträger**

1.2.6 Lipidstoffwechsel

Im Lipidstoffwechsel sind die **Lipolyse,** der Abbau von Fett, und die **Lipogenese,** die Neubildung, zentrale Stoffwechselvorgänge. Wichtige Organe und Gewebe sind hierbei die **Leber** und das **Fettgewebe,** wobei die Lipolyse und die Lipogenese auch in anderen Organen ablaufen können. In den Hepatozyten spielt vor allem auch die Bildung von **Ketonkörpern** bei Nahrungskarenz eine wichtige Rolle. Der zentrale Metabolit im Fettstoffwechsel ist das **Acetyl-CoA,** von dem verschiedene Stoffwechselwege wie z. B. die ß-Oxidation zur Energiegewinnung abgehen.

Nach der Aufnahme von Fett, der Verdauung und der Distribution gelangen freie Fettsäuren in die Zellen der peripheren Gewebe. Kommt es zu einem Überschuss an Energie, werden die freien Fettsäuren hauptsächlich von den Adipozyten zur Energiespeicherung aufgenommen, bei körperlicher Aktivität vor allem vom Muskelgewebe.

Lipogenese

Wenn keine Energie benötigt wird bzw. ein Überschuss an Energie besteht, kommt es zur Lipogenese. Die freien Fettsäuren werden **in den Adipozyten des Fettgewebes wieder zu Triglyceriden verestert, um die Energie so zu speichern.**

Lipolyse

Bei der Lipolyse werden die Triglyceride in freie Fettsäuren und Glycerin aufgespalten. Schlüsselenzym ist hier die Triacylglycerinlipase, deren Aktivität bei einem Mangel an Energie zunimmt. Die freien Fettsäuren werden an Albumin gebunden zu den verbrauchenden Organen, vor allem der Leber und der Muskulatur, zur **Energiegewinnung** transportiert. Das **Glycerin** kann wiederum in der Leber als Substrat für die **Gluconeogenese** genutzt werden.

ß-Oxidation

Die ß-Oxidation beschreibt die **Energiegewinnung aus freien Fettsäuren** und ist lokalisiert in den **Mitochondrien** aller Gewebe. Ausnahmen sind das Gehirn, die Erythrozyten und das Nebennierenmark, die keine Energie aus Fettsäuren gewinnen können und daher auf Glucose angewiesen sind. Zunächst entsteht durch Aktivierung der Fettsäuren das Acyl-CoA, welches durch die innere Mitochondrienmembran transportiert wird. In den Mitochondrien werden C2-Einheiten von Acyl-CoA abgespalten. Es entstehen Acetyl-CoA sowie NADH und FADH2 als Reduktionsäquivalente. Acetyl-CoA wird wiederum auf Oxalacetat übertragen und unter Bildung von Citrat in den Citratzyklus eingeschleust. Der Transport von Acyl-CoA durch die Mitochondrienmembran bestimmt die Effizienz des Fettsäureabbaus, da dieser Schritt durch hormonelle oder allosterische Faktoren reguliert werden kann.

Ketogenese

Wenn es in der Leber zu einer hohen Konzentration an freien Fettsäuren oder einem Mangel an Oxalacetat in Folge eines Glucosemangels kommt, läuft die ß-Oxidation schneller ab als Acetyl-CoA in den Citratzyklus aufgenommen werden kann. Es kommt zu einem Anstieg der Konzentration an Acetyl-CoA-Molekülen. Dies kann durch **Fasten, ketogene Ernährung, aber auch durch unbehandelten Diabetes Typ 1** hervorgerufen werden. In den Mitochondrien der Leber kann das Acetyl-CoA in Ketonkörper abgebaut werden. Es entstehen **Acetacetat, 3-Hydroxybutyrat und Aceton.** Aufgrund ihrer Wasserlöslichkeit können die Ketonkörper leichter transportiert werden und dienen in peripheren Geweben als **Energiesubstrate.** Kurzfristig greifen vor allem das Herz und die

Skelettmuskulatur auf die Ketonkörper zur Energiegewinnung zurück, längerfristig sind die Substrate auch vom Gehirn nutzbar. Die energetische Verwertung der Ketonkörper erfolgt durch Rückumwandlung in Acetyl-CoA und dessen Einschleusung in den Citratzyklus.

1.2.7 Regulation des Lipidstoffwechsels

Die Regulation von Lipolyse und der ß-Oxidation sowie der Lipogenese wird über Hormone wie Insulin, Glucagon oder Adrenalin und über allosterische Liganden wie Adenosintriphosphat (ATP) oder Citrat gesteuert.

Hormonelle Regulation

Insulin bremst die Fettverbrennung und führt zu einem vermehrten Ablauf der Lipogenese sowie der Neubildung von Fettsäuren. Dies geschieht durch gesteigerte Synthese der Lipoproteinlipase. Es kommt zur Spaltung von Chylomikronen und VLDL und freie Fettsäuren werden vermehrt ins Fettgewebe eingelagert. Zusätzlich dazu wird auch Glucose ins Fettgewebe geschleust und dort über den Pentosephosphatweg abgebaut. Es kommt zu einer gesteigerten Bildung von NADPH und α-Glycerophosphat. NADPH dient der vermehrten Fettsäuresynthese, α-Glycerophosphat zur Veresterung der freien Fettsäuren zu Triglyceriden. Außerdem steigert Insulin die Bildung von freien Fettsäuren über Aktivierung der Acetyl-CoA-Carboxylase.

Bei fehlender Nahrungsaufnahme oder einem erhöhten Energiebedarf kommt es zur Bildung der Hormone **Glucagon** und **Adrenalin.** Über eine cAMP-vermittelte Phosphorylierung bewirken die Hormone eine Steigerung der Effizienz der Triacylglycerinlipase zum Abbau der Triglyceride. Dabei kommt es zur Freisetzung von Fettsäuren und einem verstärkten Ablauf der ß-Oxidation über eine erhöhte Synthese der Carnitin-Acyltransferase. Durch ein erhöhtes Aufkommen von NADH wird dieser Prozess gehemmt und die freien Fettsäuren werden vermehrt zu Ketonkörpern. Im Gegensatz zu Insulin unterdrücken Glucagon und Adrenalin die Acetyl-CoA-Carboxylase und damit auch die Fettsäuresynthese.

Allosterische Regulation

ATP und **Citrat** sind zentrale Metabolite biochemischer Vorgänge und signalisieren dem Organismus eine ausreichende Versorgung mit Energie. Um Fettsäuren für eine spätere Energieversorgung während einer Mangelsituation speichern zu können, führen erhöhte Konzentrationen von ATP und Citrat zu einer Aktivierung der Fettsäuresynthase. Wenn weniger Energie zur Verfügung steht, wird die Acetyl-CoA-Carboxylase durch einen erhöhten Spiegel an AMP inaktiviert und die Synthese von Fettsäuren gestoppt.

1.2.8 Zusammenfassung

Lipide sind wasserunlösliche Makronährstoffe, die meist in Form von **Trigylceriden** aus der Nahrung aufgenommen werden. Sie kommen in tierischen Lebensmitteln wie fettreichem Fisch, Fleisch oder Butter, aber auch in pflanzlichen Lebensmitteln wie Ölen oder Nüssen vor.

Die Triglyceride werden durch die **Lipase** als Schlüsselenzym der Fettverdauung in Glycerol und freie Fettsäuren aufgespalten. Die Fettsäuren können je nach Kettenlänge in **kurz-, mittel- oder langkettige Fettsäuren** unterteilt werden. Im Gegensatz zu den langkettigen Fettsäuren erfolgt die Absorption der kurz- und mittelkettigen Fettsäuren über die Mukosazellen direkt ins Blut. So stehen diese den Organen schneller zur Energiegewinnung zur Verfügung. Eine weitere Unterteilung erfolgt nach den **Doppelbindungen** in **gesättigte, einfach oder mehrfach ungesättigte Fettsäuren.** Eine besondere Stellung nehmen die essenziellen Fettsäuren Arachidonsäure **(Omega-6-Fettsäure)** und Alpha-Linolensäure **(Omega-3-Fettsäure)** sowie die semi-essenziellen Omega-3-Fettsäuren Eicosapentaensäure und Docosahexaensäure ein. **Trans-Fettsäuren** sollten in der Ernährung möglichst vermieden werden, da diese das kardiovaskuläre Risiko erhöhen können.

Lipide erfüllen unterschiedliche Funktionen wie z. B. die **Energiespeicherung** in den Adipozyten, die **Thermoregulation** oder die **Signaltransduktion.** Phospholipide bilden die Lipiddoppelschicht der **Zellmembranen** und Cholesterin dient über die Stabilisierung von Zellmembranen hinaus als Ausgangssubstanz für **Steroidhormone** oder auch **Gallensäure.**

Durch die **Ketogenese** kann bei geringer Kohlenhydratzufuhr die Energiezufuhr zum Großteil über Lipide gedeckt werden. Omega-3- und Omega-6-Fettsäuren spielen eine essenzielle Rolle bei der Bildung von Eicosanoiden im **Entzündungsstoffwechsel.** Aus Omega-3-Fettsäuren werden antientzündliche Eicosanoide gebildet, aus Omega-6-Fettsäuren entzündungsfördernde Eicosanoide. Daher ist das Verhältnis von großer Relevanz und sollte möglichst bei höchstens 1 : 5 liegen.

LITERATURVERZEICHNIS UND WEITERFÜHRENDE LITERATUR

Aguilar-Ballester M, Herrero-Cervera A, Vinué Á, Martínez-Hervás S, González-Navarro H. (2020). Impact of cholesterol metabolism in immune cell function and atherosclerosis. Nutrients 2020; 12(7): 2021. https://doi.org/10.3390/nu12072021.

Cardoso D, Perucha E. Cholesterol metabolism: a new molecular switch to control inflammation. Clin Sci (Lond) 2021; 135(11): 1389–1408. https://doi.org/10.1042/cs20201394.

Gazi IF, Tsimihodimos V, Tselepis AD, Elisaf M, Mikhailidis DP. Clinical importance and therapeutic modulation of small dense low-density lipoprotein particles. Expert Opin Biol Ther 2006; 7(1): 53–72. https://doi.org/10.1517/14712598.7.1.53.

Gerster H. Can adults adequately convert alpha-linolenic acid (18:3N-3) to eicosapentaenoic acid (20:5N-3) and docosahexaenoic acid (22:6N-3)? Int J Vitam Nutr Res 1998; 68(3): 159–173. https://pubmed.ncbi.nlm.nih.gov/9637947.

Innes JK, Calder PC. Omega-6 fatty acids and inflammation. Prostaglandins Leukot Essent Fatty Acids 2018; 132: 41–48. https://doi.org/10.1016/j.plefa.2018.03.004.

Lee Y, Lai H, De Oliveira Otto, MC, et al. Serial biomarkers of de novo lipogenesis fatty acids and incident heart failure in Older Adults: the Cardiovascular Health Study. J Am Heart Assoc 2020; 9(4): e014119. https://doi.org/10.1161/jaha.119.014119.

Murru E, Manca C, Carta G, Banni S. Impact of dietary palmitic acid on lipid metabolism. Front Nutr 2022; 9: 861664. https://doi.org/10.3389/fnut.2022.861664.

Papamichael MM, Katsardis C, Tsoukalas D, Itsiopoulos C, Erbas B. Plasma lipid biomarkers in relation to BMI, lung function, and airway inflammation in pediatric asthma. Metabolomics 2021; 17(7): 63. https://doi.org/10.1007/s11306-021-01811-5.

Santos HO, Earnest CP, Tinsley GM, Izidoro LFM, Macedo RCO. Small dense low-density lipoprotein-cholesterol (sdLDL-C): Analysis, effects on cardiovascular endpoints and dietary strategies. Prog Cardiovasc Dis 2020; 63(4): 503–509. https://doi.org/10.1016/j.pcad.2020.04.009.

Utarwuthipong T, Komindr S, Pakpeankitvatana V, Songchitsomboon S, Thongmuang N. Small Dense Low-Density Lipoprotein Concentration and Oxidative Susceptibility Changes after Consumption of Soybean Oil, Rice Bran Oil, Palm Oil and Mixed Rice Bran/Palm Oil in Hypercholesterolaemic Women. J Int Med Res 2009; 37(1): 96–104. https://doi.org/10.1177/147323000903700111.

1.3 Proteine

Proteine sind als Makromoleküle an unterschiedlichen Aufgaben im Körper beteiligt. Sie befinden sich als Strukturkomponenten in Zellen und tragen durch ihre Aktivität unter anderem als Enzyme, Signalstoffe oder Transporter zur Funktionalität des menschlichen Organismus bei. Auch das Immunsystem ist auf eine ausreichende Proteinzufuhr angewiesen, um beispielsweise Antikörper bilden zu können. Im Gegensatz zu Kohlenhydraten und Fetten dienen Proteine daher nicht primär der Energieversorgung. Proteine bestehen aus einer Vielzahl von Aminosäuren, von denen einige essenziell sind und über die Nahrung aufgenommen werden müssen. Hohe Proteingehalte finden sich vor allem in tierischen Produkten wie Fleisch, Fisch, Käse, aber auch in Hülsenfrüchten. Niedrige Gehalte sind in Gemüse, Obst und Speisefetten zu finden.

1.3.1 Einteilung und Aufbau der Proteine

Proteine bestehen aus einzelnen **Aminosäuren.** Die Aminosäuren setzen sich zusammen aus einem Kohlenstoffatom verbunden mit einer freien Aminogruppe, einer Carboxylgruppe und einer für die Aminosäure spezifischen Seitenkette. Die verschiedenen Seitenketten sind für die vielfältigen Funktionen der Proteine verantwortlich.

Einteilung der Aminosäuren

Die Aminosäuren lassen sich in **proteinogene und nicht-proteinogene Aminosäuren** unterteilen. Die proteinogenen Aminosäuren dienen dem Aufbau von Proteinen, während die nicht-proteinogenen Aminosäuren meist im intermediären Proteinstoffwechsel entstehen. Hierzu gehören beispielsweise Ornithin und Citrullin aus der Harnstoffsynthese oder das Homocystein, welches beim Abbau von Methionin entsteht. Nicht-proteinogene Aminosäuren können Bestandteile von Vitaminen oder von Coenzymen sein.

Neben der Unterscheidung von proteinogenen und nicht-proteinogenen Aminosäuren lassen sich diese auch in **essenzielle, semi-essenzielle und nicht-essenzielle Aminosäuren** unterteilen.

Definition

Essenzielle Aminosäuren sind Aminosäuren, die über die Nahrung zugeführt werden müssen

Phenylalanin, Isoleucin, Tryptophan, Methionin, Leucin, Valin, Lysin, Threonin, Histidin

Semi-essenzielle Aminosäuren sind Cystein und Tyrosin, deren Synthese von einer ausreichenden Aufnahme an Methionin und Phenylalanin abhängig ist. Auch Arginin, Glutamin, Glycin und Prolin gehören zu den semi-essenziellen Aminosäuren, da sie vor allem in Situationen von metabolischem Stress und dem dadurch gesteigerten Bedarf über die Nahrung zugeführt werden sollten.

Peptide und Proteine

Je nach Kettenlänge der Aminosäuren werden die Proteine unterteilt. Ähnlich wie bei den Kohlenhydraten besteht ein **Dipeptid** aus zwei Aminosäuren, ein **Oligopeptid** aus drei bis neun Aminosäuren, **Polypeptide** aus zehn bis 100 Aminosäuren und ein **Protein** aus über 100 verbundenen Aminosäuren. Die Peptide spielen vor allem in der Proteinverdauung eine Rolle.

Aufbau der Proteine

Die molekulare Struktur der Proteine kann durch verschiedene Ebenen beschrieben werden (siehe ➤ Abb. 1.8). Die **Primärstruktur** beschreibt die vorliegende Aminosäuresequenz. Die Informationen hierzu sind in der DNA gespeichert und können durch Transkription und Translation in die Aminosäuresequenz übersetzt werden. Die **Sekundärstruktur** stellt die lokale räumliche Struktur eines Proteins dar. Es wird unterschieden zwischen der α-Helix-Struktur und der ß-Faltblatt-Struktur. Mit der **Tertiärstruktur** folgt die dreidimensionale Struktur der Peptidkette. Die **Quartärstruktur** beschreibt schlussendlich die räumliche Anordnung verschiedener Polypeptidketten als Untereinheiten des gesamten Proteins.

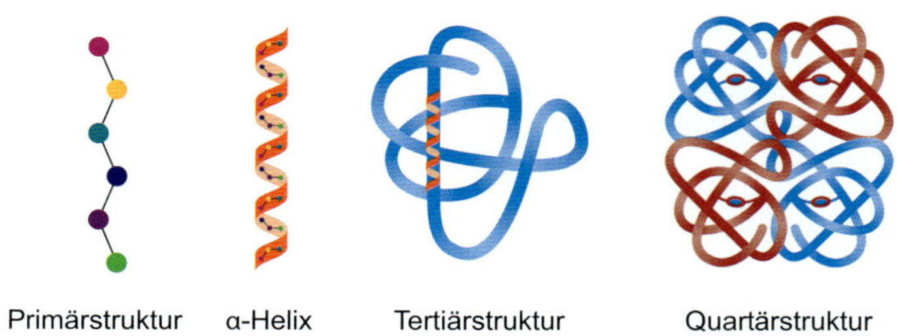

Abb. 1.8 Strukturhierarchie von Proteinen am Beispiel des Hämoglobins. Die höchste Organisationsebene ist die Quartärstruktur. Sie existiert nur für solche Proteine, die aus einer Zusammenlagerung mehrerer Polypeptidketten bestehen. Bei genauerer Betrachtung wird die Aufgliederung in unterschiedliche Polypeptidketten deutlich, diese haben eine Tertiärstruktur. Weitere Vergrößerung zeigt, dass die Faltung des Proteins von Komponenten der Sekundärstruktur (hier: α-Helices) geprägt ist. Diese Elemente werden durch die räumliche Ordnung der sequenziell verknüpften Aminosäuren, die Primärstruktur, erzeugt. [L231]

1.3.2 Verdauung der Proteine

Proteine müssen vor der Absorption zunächst in kleinere Bestandteile wie Di- und Tripeptide aufgespalten werden. Eine Übersicht über die an der Proteinverdauung beteiligten Organe und Enzyme liefert ➤ Abb. 1.9. Neben der Transportfähigkeit verhindert die Aufspaltung auch eine Reaktion des Immunsystems auf die artfremden Proteine. Die für die Proteinverdauung **wichtigen Enzyme sind die Proteasen und Peptidasen.** Diese werden im Magen, im Pankreas und im Dünndarmepithel als inaktive Vorstufen synthetisiert und sezerniert. Die Aktivierung der Proteasen erfolgt im Magen und Dünndarm. So wird einer Selbstverdauung der sezernierenden Organe vorgebeugt.

In den Zellen der Magenschleimhaut werden Salzsäure, Mucine und Pepsinogen, die inaktive Vorstufe von Pepsin, produziert und in den **Magen** abgegeben. Durch den sauren pH-Wert im Magen wird Pepsin aus Pepsinogen freigesetzt. Pepsin beginnt mit der Aufspaltung der Proteine in Poly- und Oligopeptide. Die weitere Verdauung der Proteine läuft vor allem im **Dünndarm** ab. Im **Duodenum** werden Nahrungsbrei, Pankreas- und Dünndarmsekret durchmischt. Im Pankreassekret befinden sich Trypsinogen, Chymotrypsinogen und die Vorstufen der Carboxypeptidasen A und B. Trypsinogen wird im Dünndarm zu Trypsin umgewandelt. Neben der Aufspaltung von Poly- und Oligopeptiden in Di-, Tri- und Oligopeptide ist Trypsin auch für die Aktivierung anderer Enzymvorstufen, beispielsweise in der Fettverdauung, verantwortlich. Auch die Umwandlung von Chymotrypsinogen in Chymotrypsin wird durch das Trypsin katalysiert. Chymotrypsin spaltet ebenfalls Peptide im Dünndarm weiter auf.

Als Endprodukte der Proteinverdauung entstehen im Dünndarm Di- und Tripeptide und freie Aminosäuren. Die Aminosäuren werden über sekundär aktive Natrium-abhängige Mechanismen und Di- bzw. Tripeptide an Wasserstoff gekoppelt in die Enterozyten aufgenommen. Die absorbierten Peptide werden dann in den Enterozyten ebenfalls zu freien Aminosäuren hydrolysiert. Über erleichterte Diffusion gelangen die freien Aminosäuren aus den Enterozyten über das Pfortadersystem zur **Leber,** wo sie in den Proteinstoffwechsel des Organismus eingeschleust werden. Bei einige Aminosäuren wie z. B. Glutamin, Arginin, Prolin oder Leucin beginnt der Ab- und Umbau bereits in den Enterozyten.

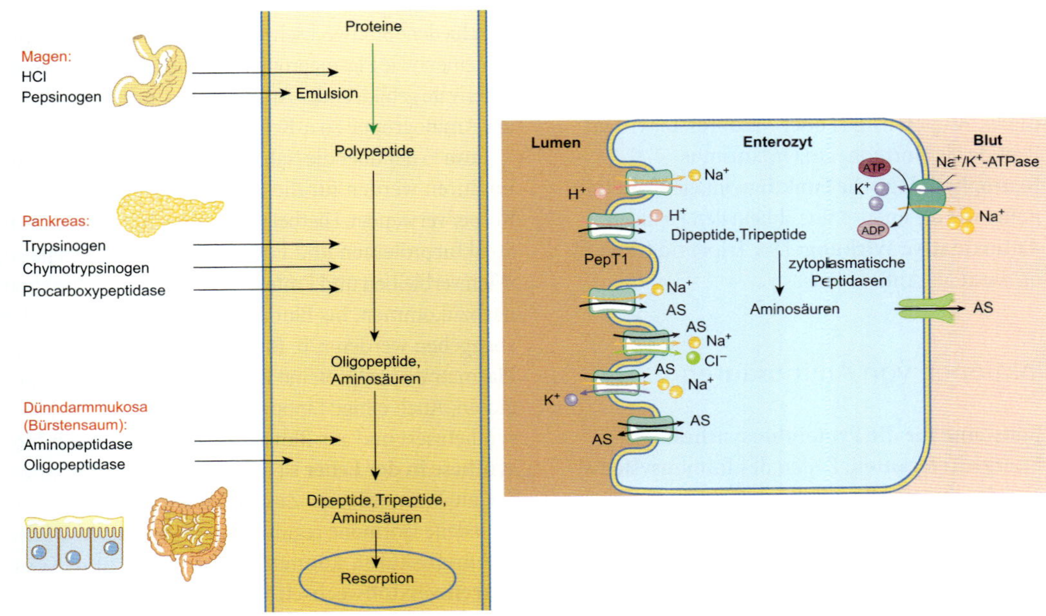

Abb. 1.9 Verdauung und Resorption der Proteine. AS = Aminosäuren. [L143]

1.3.3 Funktionen der Proteine

Proteine und ihre Bestandteile erfüllen unterschiedlichste Funktionen im Körper. Die wichtigsten sind im Folgenden dargestellt:

- **Strukturkomponenten:** Als Bestandteil von Zellmembranen tragen Proteine zur Stabilität der Zellen bei (z. B. Kollagen im Bindegewebe).
- **Kontraktile Proteine:** Aktin und Myosin sorgen für die Muskelkontraktion.
- **Beteiligung an Stoffwechselprozessen:** Als Enzyme, Hormone und Rezeptoren nehmen Proteine oft Schlüsselrollen in verschiedenen Stoffwechselprozessen ein.
- **Funktion als Carrierproteine und Ionenkanäle:** Transport hydrophober Moleküle durch Zellmembranen.
- **Transport von Nährstoffen zwischen den Organen:** Lipoproteine dienen dem Transport von Lipiden im wässrigen Milieu, Hämoglobin transportiert Sauerstoff durch den Körper und der Transport von Eisen erfolgt über Transferrin.
- **Funktionen im Immunsystem:** z. B. Bildung von Antikörpern (Immunglobuline) oder den Blutgerinnungsproteinen Fibrinogen und Thrombin.

Funktionen von Peptiden

- **Endokrine Funktion:** In Form von Insulin, Glucagon, Angiotensin II oder Vasopressin wirken Peptide als Hormone im Organismus.
- **Neurophysiologische Funktion:** Einige Neurotransmitter wie die Endorphine ähneln den Peptiden.
- **Antioxidative Wirkung:** Das Tripeptid Glutathion wirkt als Antioxidans.

Funktionen von Aminosäuren

- **Bausteine für die Proteinbiosynthese**
- **Energielieferanten:** Zellen des Immunsystems und des Darms können durch Oxidation einiger Aminosäuren wie Glutamin, Glutamat oder Aspartat ihren Energiebedarf decken.
- **Gluconeogenese:** Aus glucogenen Aminosäuren können α-Ketosäuren gebildet werden, die der Gluconeogenese dienen.
- **Bildung von biogenen Aminen:** z. B. Histamin aus Histidin, Gamma-Aminobuttersäure (GABA) als Neurotransmitter aus Glutamat.
- **Lieferant von Methylgruppen v. a. aus Methionin:** z. B. wichtig bei der Purin- und Pyrimidinsynthese sowie dem Abbau von Homocystein.
- **Methionin und Cystein liefern Sulfatgruppen**
- **Wirkung von Glycin und Glutamat als Neurotransmitter**
- **Tyrosin als Ausgangssubstanz für Katecholamine**
- **Aufrechterhaltung des Säure-Basen-Haushaltes**

1.3.4 Intermediärer Proteinstoffwechsel

Auch im Proteinstoffwechsel spielt die **Leber** als Organ eine entscheidende Rolle. Alle Stoffwechselwege der Proteine können in der Leber ablaufen. Wichtig ist vor allem auch die hier stattfindende **Entgiftung von Ammoniak über die Harnstoffsynthese,** die ausschließlich in den Hepatozyten abläuft.

Nach der Absorption im Darm werden die Aminosäuren über das Blut in der Pfortader zur Leber geleitet, wo sie über spezifische Carrier in die Hepatozyten aufgenommen werden können. In den Hepatozyten laufen verschiedene Stoffwechselwege ab. Es werden lebereigene Proteine sowie Plasmaproteine synthetisiert, Aminosäurederivate gebildet oder Aminosäuren unter Abspaltung der Aminogruppe zu α-Ketosäuren umgewandelt.

Etwa ⅓ der über die Nahrung aufgenommenen Aminosäuren werden für die Synthese von Proteinen im Körper verwendet. Hierbei wird unterschieden zwischen Strukturproteinen und Enzymen, die in den Hepatozyten verbleiben und Proteinen, die, um ihrer Funktion nachzukommen, ins Blut abgegeben werden. Ins Blut abgegeben werden z. B. Blutgerinnungsfaktoren oder Plasmatransportproteine wie Transferrin oder Hämoglobin. Auch einige Lipoproteine werden in der Leber synthetisiert und ans Blut abgegeben. Die **Proteinbiosynthese in der Leber** ist abhängig vom Substratangebot an Aminosäuren. Zusätzlich wird sie durch verschiedene Hormone reguliert (siehe ➤ Kapitel 1.3.8).

Aminosäuren können in der Leber zu **α-Ketosäuren** verstoffwechselt werden. Die α-Ketosäuren dienen als Energielieferanten oder als Ausgangssubstanz für die Gluconeogenese bzw. die Lipogenese und Ketogenese. Werden **glucogene Aminosäuren** abgebaut, entstehen Pyruvat oder andere Produkte des Citratzyklus. Diese können dann in die Gluconeogenese eingeschleust werden. Bei den **ketogenen Aminosäuren** wird durch den Abbau Acetyl-CoA oder Acetacetyl-CoA gebildet. Dieses kann wiederum für die Lipogenese oder Ketogenese genutzt werden. Abgebaut werden Aminosäuren hauptsächlich in der Leber. Ausnahme bilden die verzweigtkettigen Aminosäuren Valin, Leucin und Isoleucin, die vorwiegend durch die Muskulatur abgebaut werden.

1.3.5 Harnstoffzyklus

Der in Aminosäuren enthaltene Stickstoff ist für die Funktion des menschlichen Organismus essenziell. Beim **Abbau der Aminosäuren** entsteht durch den Stickstoffgehalt allerdings **Ammoniak,** welcher in freier Form **bereits in geringen Mengen neurotoxisch** wirkt. Aus diesem Grund muss überschüssiges Ammoniak gebunden und ausgeschieden werden. Dies geschieht in peripheren Organen und Geweben durch die Bindung von Ammoniak an spezifische Trägermoleküle. Da in allen Geweben Aminosäuren verstoffwechselt werden, fällt Ammoniak in allen Zellen und Organen an. Das entstandene Ammoniak wird zur Fixierung über die Glutamatdehydrogenase-Reaktion an α-Ketoglutarat gebunden. Als zweiter Schritt wird durch die Glutaminsynthetase eine zweite Aminogruppe an Glutamat gebunden, wodurch Glutamin entsteht. In der Muskulatur wird Ammoniak besonders durch synthetisiertes Alanin transportiert. Das gebundene Ammoniak wird aus der Peripherie zur Leber transportiert, wo die **Entgiftung über die Synthese von Harnstoff** abläuft. In den Hepatozyten wird die Aminogruppe von Alanin wieder auf α-Ketoglutarat übertragen. Hierbei entsteht Pyruvat, welches wiederum in den Citratzyklus bzw. die Gluconeogenese einfließt. Dies wird auch als Glucose-Alanin-Zyklus bezeichnet. Glutamin wird in der Leber durch Freisetzung von Ammoniak zu Glutamat umgewandelt. Die Harnstoffsynthese aus Ammoniak ist ein energieverbrauchender Prozess, der ausschließlich in den Hepatozyten abläuft. Die Intensität der Harnstoffsynthese variiert in Abhängigkeit von der aufgenommenen Proteinmenge. Bei einer durchschnittlichen Ernährung werden täglich ca. 30 g Harnstoff synthetisiert. Der Harnstoff wird schließlich von der Leber zur Niere transportiert und dort gemeinsam mit freiem Ammoniak aus den Nierenzellen über den Urin ausgeschieden. ➤ Abb. 1.10 liefert einen zusätzlichen Überblick über den Abbau und die Ausscheidung der Proteine in Leber und Niere.

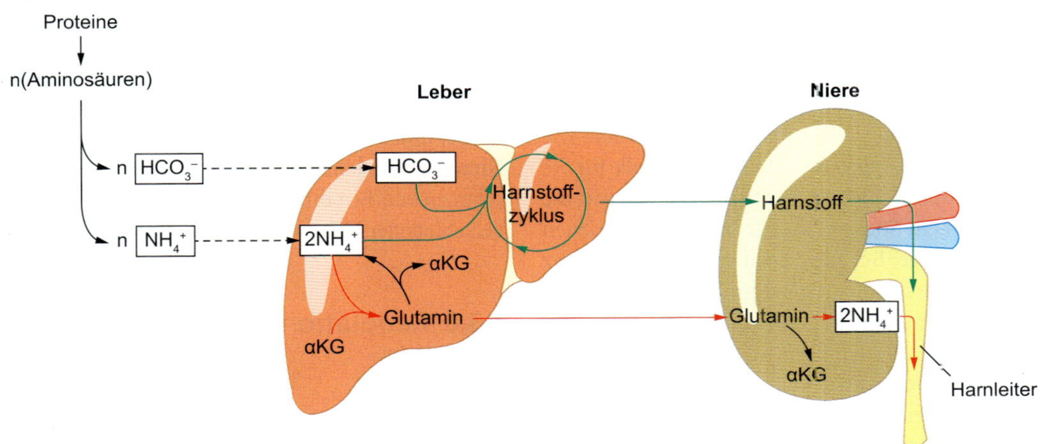

Abb. 1.10 Der Proteinkatabolismus in Leber und anderen Organen produziert NH_4^+ und HCO_3^-, die beide in periportalen Hepatozyten mittels Harnstoffzyklus eliminiert werden. Geringe NH_4^+-Mengen werden auch durch die Glutaminsynthese in perivenösen Hepatozyten entgiftet. Durch den interzellulären Glutamin-Shuttle zwischen periportalen und perivenösen Hepatozyten können HCO_3^--Verbrauch und NH_4^+-Entgiftung differenziert reguliert werden. α-KG = α-Ketoglutarat. [L231]

1

1.3.6 Proteinumsatz

Der menschliche Organismus besteht zu etwa 15 % aus Proteinen, wovon etwa die Hälfte auf die Skelettmuskulatur sowie ca. 25 % auf das Bindegewebe entfallen. Es befinden sich keine größeren Proteinspeicher im Körper, weshalb eine Zufuhr über die Nahrung wichtig ist. **Der Proteinbestand befindet sich mit 3–5 g pro kg Körpergewicht am Tag in einem ständigen Auf- und Abbau.** Dieser Proteinumsatz wird durch unterschiedliche Faktoren beeinflusst. In der Leber, der Dünndarmschleimhaut und dem Pankreas wird im Vergleich zur Muskulatur und dem Bindegewebe mehr Protein umgesetzt. Dies liegt unter anderem an der Art der überwiegend vorliegenden Proteine. Während die Halbwertszeit von Signalproteinen und einigen Enzymen nur wenige Minuten beträgt, kann der Abbau von Strukturproteinen in der Muskulatur Monate betragen. Auch das Alter trägt entscheidend zum Proteinumsatz bei, wobei dieser mit zunehmendem Alter abnimmt.

Der Proteinumsatz beeinflusst die zur Verfügung stehenden Aminosäuren. Außerdem wird der Aminosäure-Pool auch durch das aufgenommene Nahrungsprotein, reabsorbierte körpereigene Proteine und den während der Proteolyse entstehenden Aminosäuren beeinflusst. Die bei der Proteolyse anfallenden Aminosäuren können bis zu 90 % wiederverwertet werden.

Proteinverluste treten vor allem in Form von Stickstoffverlusten auf. Täglich wird 54 mg Stickstoff pro kg Körpergewicht, z. B. als Harnstoff im Urin oder über den Stuhl, ausgeschieden. Die Stickstoffverluste müssen über eine ausreichende Proteinzufuhr über die Nahrung wieder ausgeglichen werden. Die **Stickstoffbilanz** spielt also eine wichtige Rolle für die Proteinsynthese. Ist sie ausgeglichen, entspricht die aufgenommene Stickstoffmenge der ausgeschiedenen Stickstoffmenge. Bei einer positiven Stickstoffbilanz wird mehr Stickstoff aufgenommen als ausgeschieden. In dieser anabolen Stoffwechselsituation kann körpereigenes Protein vermehrt aufgebaut werden, was beispielsweise in der Wachstumsphase oder auch bei Sportlern eine wichtige Rolle spielt. Eine negative Stickstoffbilanz kann durch längerfristige Fastenphasen entstehen, sollte vor allem aber bei Erkrankungen beachtet werden, die zu einer **katabolen Stoffwechselsituation** führen. Hierzu gehören unter anderem Unfälle, Operationen oder Tumorerkrankungen.

1.3.7 Limitierende Aminosäuren und biologische Wertigkeit

Um ausreichend körpereigenes Protein synthetisieren zu können, benötigt der menschliche Organismus eine bestimmte Menge sowie ein spezifisches Muster an Aminosäuren. Die Proteinsynthese wird vor allem durch die essenziellen Aminosäuren beeinflusst. Werden diese nicht ausreichend über die Nahrung zugeführt, werden sie zur **limitierenden Aminosäure** und senken damit die **biologische Wertigkeit** des Nahrungsproteins. Die biologische Wertigkeit beschreibt die Qualität des Nahrungsproteins zur Herstellung des körpereigenen Proteins. Je höher die biologische Wertigkeit, desto besser kann körpereigenes Protein aus dem Nahrungsprotein synthetisiert werden. Verschiedene Lebensmittel enthaltenen unterschiedliche limitierende Aminosäuren. So liegt in Weizen, Roggen und Reis vor allem Lysin in geringen Mengen vor. Bei Mais ist das Tryptophan die limitierende Aminosäure, in Hülsenfrüchten das Methionin.

Praxistipp

Die Kombination verschiedener Lebensmittel kann die biologische Wertigkeit über den Ergänzungseffekt erhöhen. Beispiele hierfür sind die Kombination von Kartoffeln und Ei oder Getreide mit Hülsenfrüchten.

Die biologische Wertigkeit sollte vor allem bei einer beschränkten Proteinzufuhr Beachtung finden. Dies ist beispielsweise bei Patienten mit chronischer Niereninsuffizienz der Fall, aber auch bei einer rein pflanzlichen Ernährung sollte auf die Kombination verschiedener Nahrungsproteine geachtet werden.

1.3.8 Regulation des Proteinstoffwechsels

Der Proteinumsatz wird durch verschiedene hormonelle Faktoren beeinflusst.

Insulin und der Insulin-like Growth Factor 1 (IGF-1) führen zu einer Steigerung der Aufnahme von Aminosäuren in die Zellen. Über die Bildung von Ribosomen läuft verstärkt die Transkription und damit die Proteinbiosynthese ab. Zusätzlich hemmt Insulin die intrazelluläre Proteolyse und sorgt für eine anabole Stoffwechsellage.

Adrenalin, Glucagon und die Glucocorticoide bewirken gegenteilige Effekte zu Insulin und IGF-1. Bei erhöhten Konzentrationen dieser Hormone wird vor allem die Proteolyse angeregt.

Auch die **Schilddrüsenhormone** können den Proteinstoffwechsel beeinflussen. Das Trijodthyronin (T3) führt zu einer Steigerung der Proteinsynthese bei gleichzeitiger Hemmung der Proteolyse. Bei einer Hypothyreose kommt es zu gegenteiligen Effekten.

Neben den hormonellen Faktoren beeinflusst auch die **Konzentration an freien Aminosäuren** den Proteinstoffwechsel. Wenn intrazellulär viele Aminosäuren zur Verfügung stehen, kommt es zur vermehrten Translation und damit zu einer vermehrten Proteinsynthese.

1.3.9 Zusammenfassung

Proteine bestehen aus einzelnen **Aminosäuren.** Je nach Kettenlänge unterscheidet man Dipeptide mit 2 Aminosäuren, Oligopeptide mit 3–9 Aminosäuren, Polypeptide mit 10–100 Aminosäuren sowie Proteine mit über 100 Aminosäuren. Sie kommen in tierischen Produkten wie Fisch, Fleisch oder Käse oder in pflanzlichen Produkten wie den Hülsenfrüchten vor.

Einige der Aminosäuren sind essenziell und müssen über die Nahrung aufgenommen werden. Sie bestimmen die **biologische Wertigkeit** eines Proteins, welche die Proteinqualität in Bezug auf die Herstellung von körpereigenem Protein beschreibt. Die biologische Wertigkeit kann durch die Kombination von Lebensmitteln mit einem unterschiedlichen Aminosäuremuster gesteigert werden.

Proteasen und Peptidasen sind die Schlüsselenzyme bei der Proteinverdauung. Sie werden zunächst als Vorstufen synthetisiert und dann in Magen und Dünndarm sezerniert und hier aktiviert, um die Proteine in ihre Bestandteile aufzuspalten. Die Bildung von Vorstufen dient dem Schutz der sezernierenden Organe vor Selbstverdauung. Das zentrale Stoffwechselorgan der Proteine ist die **Leber.** Hier können alle Stoffwechselwege des Makronährstoffs ablaufen. Auch die Entgiftung des neurotoxischen Ammoniak, welches im Abbau der Aminosäuren entsteht, findet über den **Harnstoffzyklus** in den Hepatozyten der Leber statt.

Proteine erfüllen verschiedene Funktionen. Unter anderem dienen sie als **Strukturkomponenten,** sind wichtige Bestandteile des **Immunsystems** oder sind an **Stoffwechsel- und Transportprozessen** beteiligt.

LITERATURVERZEICHNIS UND WEITERFÜHRENDE LITERATUR

Brosnan JT. Interorgan amino acid transport and its regulation. J Nutr 2003; 133(6): 2068S–2072S. https://doi.org/10.1093/jn/133.6.2068s.

Brosnan ME, Brosnan JT. Hepatic glutamate metabolism: A tale of 2 hepatocytes. Am J Clin Nutr 2009; 90(3), 857S–861S. https://doi.org/10.3945/ajcn.2009.27462z.

Liu Z, Barrett EJ. Human Protein Metabolism: Its Measurement and Regulation. Am J Physiol Endocrinol Metab 2002; 283(6): E1105–E1112. https://doi.org/10.1152/ajpendo.00337.2002.

Liu Z, Long W, Fryburg DA, Barrett EJ. The regulation of body and skeletal muscle protein metabolism by hormones and amino acids. J Nutr 2006; 136(1): 212S–217S. https://doi.org/10.1093/jn/136.1.212s.

Martin W, Armstrong LE, Rodriguez NR. Dietary protein intake and renal function. Nutr Metab (Lond) 2005; 2(1): 25. https://doi.org/10.1186/1743-7075-2-25.

Tomé D. Criteria and Markers for Protein Quality Assessment – a review. Br J Nutr 2012; 108(S2): S222–S229. https://doi.org/10.1017/s0007114512002565.

Wu G. Amino acids: metabolism, functions, and nutrition. Amino Acids 2009; 37(1): 1–17. https://doi.org/10.1007/s00726-009-0269-0.

Wu G. Dietary protein intake and human health. Food Funct 2016; 7(3): 1251–1265. https://doi.org/10.1039/c5fo01530h.

1.4 Gewichtung der Makronährstoffe

1.4.1 Energiebedarf

Der Energiebedarf des Menschen setzt sich aus dem **Grundumsatz, dem Leistungsumsatz und der nahrungsinduzierten Thermogenese** zusammen.

Definition

Grundumsatz

Der Grundumsatz ist die Energie, die der Körper im Ruhezustand zur Aufrechterhaltung der essenziellen Organfunktionen benötigt. Hierzu gehören z. B. Stoffwechselprozesse, Atmung und Herzschlag, aber auch die Synthese von Körpersubstanz.

Dabei verbrauchen die **Leber** und das **Gehirn** aufgrund ihrer hohen Stoffwechselaktivität je rund 25 % des Grundumsatzes. Ein Richtwert für den Grundumsatz kann über die **Harris-Benedict-Formel** berechnet werden. Allerdings lassen sich über diese Formeln nur Richtwerte ermitteln. Der genaue Grundumsatz wird von diversen Einflussfaktoren gesteuert, wie in ➤ Tab. 1.3 zu erkennen ist. Vor allem der Energieverbrauch der Organe kann hierbei zu Schwankungen im Grundumsatz führen.

Um den Gesamtenergiebedarf des Menschen zu bestimmen, wird zum Grundumsatz der Leistungsumsatz addiert.

Definition

Leistungsumsatz

Der Leistungsumsatz ist die Menge an Energie, die für körperliche Aktivitäten und Prozesse benötigt wird. Der Leistungsumsatz wird bei der Berechnung des Gesamtenergiebedarfs als Physical-Activity-Level (PAL) angegeben. Ein PAL von z. B. 1,4 entspricht einer größtenteils sitzenden Tätigkeit, ein PAL von 1,8 einer überwiegend stehend oder gehenden Tätigkeit.

Tab. 1.3 Einflussfaktoren auf den Grundumsatz

- Alter (Grundumsatz sinkt mit zunehmendem Alter)
- Körpergröße
- Körperzusammensetzung (je mehr Magermasse, desto größer ist der Grundumsatz)
- Geschlecht und Hormonstatus
- Stoffwechselaktivität der Organe im Ruhezustand

Um den Gesamtbedarf zu berechnen, wird der Grundumsatz in Kilokalorien mit dem PAL multipliziert (➤ Tab. 1.4). Aufgrund der Ungenauigkeit durch die unterschiedlichen Einflussfaktoren sollte allerdings auch der berechnete Gesamtbedarf eher als Richtwert verstanden werden.

In der **Nationalen Verzehrsstudie II (NVS II)** (Max Rubner-Institut Bundesforschungsinstitut für Ernährung und Lebensmittel 2008) entsprach die durchschnittliche Energieaufnahme bei Männern 2.413 kcal/Tag, bei Frauen 1.833 kcal/Tag, was in etwa der empfohlenen Energiezufuhr bei niedriger Aktivität entspricht.

1.4.2 Deckung des Energiebedarfs – Verteilung der Makronährstoffe

Der Energiebedarf einer gesunden Person wird zunächst vor allem durch die Kohlenhydrate und Fette als Makronährstoffe gedeckt. Kommt es zu einer Energiemangelsituation, kann der Körper auch Proteine als Energiequelle verwenden. Der Energiegehalt der Makronährstoffe ist in ➤ Tab. 1.5 dargestellt.

Nach der Deutschen Gesellschaft für Ernährung (DGE) sollte der Energiebedarf zu über 50 % aus Kohlenhydraten, zu 30 % aus Fetten und zu ca. 15 % aus Proteinen gedeckt werden. Aufgrund der höheren

Tab. 1.4 Richtwerte für die Energiezufuhr von Erwachsenen in kcal/Tag (Deutsche Gesellschaft für Ernährung (DGE) e.V., Österreichische Gesellschaft für Ernährung (ÖGE) 2024)

Alter	PAL-Wert 1,4		PAL-Wert 1,6		PAL-Wert 1,8	
	Männlich	Weiblich	Männlich	Weiblich	Männlich	Weiblich
19 bis < 25 Jahre	2.400	1.900	2.800	2.200	3.100	2.500
25 bis < 51 Jahre	2.300	1.800	2.700	2.100	3.000	2.400
51 bis < 65 Jahre	2.200	1.700	2.500	2.000	2.800	2.200
Ab 65 Jahren	2.100	1.700	2.500	1.900	2.800	2.100

Tab. 1.5 Energiegehalt der energieliefernden Nährstoffe (EG-Richtlinie 90/496/EWG, Europäische Union 1990)

Makronährstoffe	Weitere energieliefernde Nährstoffe
• Kohlenhydrate 4 kcal/g • Fett 9 kcal/g • Protein 4 kcal/g	• Ballaststoffe 2 kcal/g • Alkohol 7 kcal/g

Energiedichte von Fetten empfiehlt die Fachgesellschaft eine eher eingeschränkte Fettzufuhr, auch, um die Zufuhr an gesättigten und Trans-Fettsäuren gering zu halten. Die hohe Zufuhr an Kohlenhydraten soll neben der Energiezufuhr auch eine ausreichende Zufuhr an Ballaststoffen sowie sekundären Pflanzenstoffen sicherstellen. Die Ergebnisse der NVS II zeigten, dass die Empfehlungen der DGE in der deutschen Bevölkerung in etwa eingehalten werden. So nehmen Männer ca. 46 % der Energie am Tag aus Kohlenhydraten auf, bei Frauen lag der Wert bei 49 %. Allerdings sind ca. die Hälfte der aufgenommenen Kohlenhydrate Mono- und Disaccharide, die zu einem schnellen Anstieg des Blutzuckerspiegels führen und den Stoffwechsel belasten. Die empfohlene Ballaststoffzufuhr von 30 g/Tag wurde mit 25 g/Tag bei den Männern und 23 g/Tag bei den Frauen nicht erreicht. Auch die Fettzufuhr entsprach in der NVS II etwa den Empfehlungen der DGE.

Trotz der groben Einhaltung der DGE-Richtwerte in Bezug auf den Energiebedarf und die Verteilung der Makronährstoffe, ist die **Prävalenz von Übergewicht mit etwa 46 % bei Frauen und 60 % bei Männern in Deutschland hoch.** Darüber hinaus weisen fast 20 % dieser Personen eine Adipositas auf. Daher sind die Empfehlungen der DGE zur Makronährstoffverteilung umstritten. Auch in Hinblick auf die Einflüsse von Makronährstoffen im Körper sowie Pathophysiologien sollten die Empfehlungen kritisch hinterfragt werden.

1.4.3 Low-Carb-Diät und ketogene Ernährung

Bei der Low-Carb- bzw. ketogenen Ernährung wird ein **Großteil des Energiebedarfs über die Fette aufgenommen und die Kohlenhydratzufuhr im Vergleich stark gesenkt.** Der Anteil der Fette an der Energiezufuhr schwankt zwischen 65 % bei einer Low-Carb-Diät und ca. 86 % Fett bei einer ketogenen Ernährung. Der Kohlenhydratanteil macht bei letzterer nur etwa 6 % der Energiezufuhr aus, was ca. 20–40 g Kohlenhydraten am Tag entspricht. Die Energiegewinnung erfolgt bei reduzierter Kohlenhydratzufuhr vor allem aus der Oxidation von Fettsäuren sowie der Bildung von Ketonkörpern aus der Leber, wie ➤ Abb. 1.11 darstellt.

Eine kohlenhydratreduzierte Ernährung kann sich positiv auf verschiedene Erkrankungen auswirken und ist z. B. in der Epilepsie-Behandlung seit langer Zeit etabliert. Aber auch bei Übergewicht und Adipositas, Diabetes oder Autoimmunerkrankungen wie der Multiplen Sklerose zeigt die klinische Forschung Erfolge. Detaillierte Informationen zu den einzelnen Krankheitsbildern sind ➤ Kapitel 4 zu entnehmen.

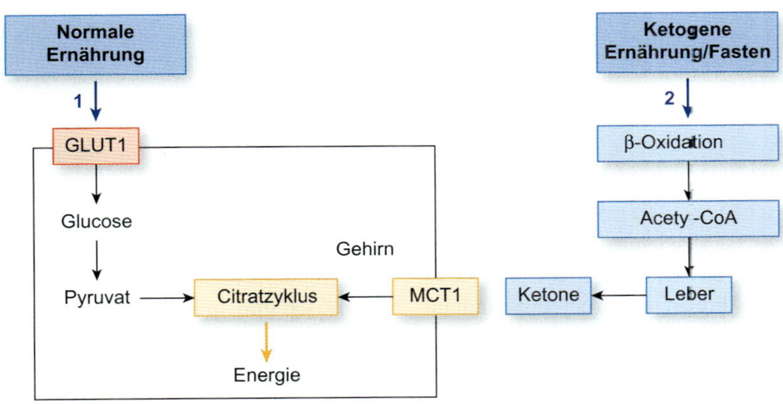

Abb. 1.11 Energiegewinnung bei kohlenhydratreicher und -armer Ernährung.
CoA: Coenzym A; GLUT1: Glucosetransporter 1; MCT1: Monocarboxylattransporter 1. [L231 / H527-001]

LITERATURVERZEICHNIS UND WEITERFÜHRENDE LITERATUR

Bahr LS, Bellmann-Strobl J, Michalsen A. Die ketogene Diät – was sie kann, wie sie wirkt und wie sie gelingt. Z Komplementärmed 2018; 10(02): 22–29. https://doi.org/10.1055/a-0584-5311.

Deutsche Gesellschaft für Ernährung (DGE) e.V. Richtwerte für die Energiezufuhr aus Kohlenhydraten und Fett. Bonn; 2011. https://www.dge.de//fileadmin/dok/wissenschaft/positionen/DGE-Positionspapier-Richtwerte-Energiezufuhr-KH-und-Fett.pdf (letzter Zugriff 09.10.2024).

Deutsche Gesellschaft für Ernährung (DGE) e.V. Energiezufuhr. Bonn, 2015. https://www.dge.de/gesunde-ernaehrung/faq/energiezufuhr/ (letzter Zugriff 31.08.2024).

Europäische Union. Richtlinie 90/496/EWG des Rates vom 24. September 1990 über die Nährwertkennzeichnung von Lebensmitteln; 1990. https://eur-lex.europa.eu/legal-content/DE/TXT/?uri=celex:31990L0496 (letzter Zugriff 31.08.2024).

Gallagher D, Belmonte DG, Deurenberg P, et al. Organ-tissue mass measurement allows modeling of REE and metabolically active tissue mass. Am J Physiol Endocrinol Metab 1998; 275(2): E249–E258. https://doi.org/10.1152/ajpendo.1998.275.2.e249.

Javed F, He Q, Davidson LE, et al. Brain and high metabolic rate organ mass: contributions to resting energy expenditure beyond fat-free mass. Am J Clin Nutr 2010; 91(4): 907–912. https://doi.org/10.3945/ajcn.2009.28512.

Max Rubner-Institut Bundesforschungsinstitut für Ernährung und Lebensmittel. Nationale Verzehrsstudie II Ergebnisbericht Teil 2: Die bundesweite Befragung zur Ernährung von Jugendlichen und Erwachsenen. Karlsruhe: Max Rubner-Institut Bundesforschungsinstitut für Ernährung und Lebensmittel; 2008.

Robert Koch-Institut. Themenschwerpunkt Übergewicht und Adipositas. (n. d.). https://www.rki.de/DE/Content/Gesundheitsmonitoring/Themen/Uebergewicht_Adipositas/Uebergewicht_Adipositas_node.html (letzter Zugriff 12.07.2024).

1.5 Vitamine

Die Vitamine sind eine Stoffgruppe, die zum Großteil weder von Menschen noch Tieren in ausreichendem Maße synthetisiert werden kann. Oft werden sie zwar nur in kleinen Mengen benötigt, jedoch sind sie essenziell für alle Funktionen im Körper und damit unabdingbar für eine gute Gesundheit. Im Stoffwechsel nehmen Vitamine unterschiedliche Funktionen ein. Sie wirken z. B. als **Coenzyme,** sind am Stoffwechsel der Makronährstoffe beteiligt, steuern **Zellwachstum und -differenzierung** oder **wirken antioxidativ.**

Eine Übersicht über die Bedeutung der Vitamine für den Menschen ist in ➤ Abb. 1.12 dargestellt.

Vitamine können in fettlösliche und wasserlösliche Vitamine unterteilt werden. Diese Eigenschaften wirken sich auf den Metabolismus sowie die Speicherung des Vitamins aus. So können wasserlösliche Vitamine kaum gespeichert werden, während fettlösliche Vitamine teils in großen Mengen in der Leber und im Fettgewebe angereichert werden. Zu den fettlöslichen Vitaminen gehören Vitamin A, D, E und K. Voraussetzung für die Aufnahme fettlöslicher Vitamine ist die gleichzeitige Aufnahme von Fett.

Vitamine sind sowohl in pflanzlichen als auch in tierischen Lebensmitteln enthalten. Je nach Art des Lebensmittels sowie Anbau- bzw. Erzeugungsbedingungen, Lagerung und Transport, enthalten Lebensmittel unterschiedliche Mengen der Vitamine. Und auch bei der Zubereitung kann es zu weiteren Verlusten kommen, da einige Vitamine auf Temperatur, Sauerstoff, Licht oder eine Veränderung des pH-Wertes reagieren.

Die **Absorption der Vitamine** ist von verschiedenen Einflussfaktoren abhängig. So hat z. B. die Art der chemischen Bindung des Vitamins im Lebensmittel einen Einfluss auf die Aufnahmefähigkeit. In einigen Lebensmittel liegen zusätzlich absorptionshemmende Nährstoffe vor, die die Absorption eines Vitamins einschränken können. Aber auch der Gesundheitszustand eines Menschen sowie das Alter kann die Verfügbarkeit eines Vitamins stark beeinflussen.

Wird ein Vitamin nicht in ausreichender Menge zugeführt oder liegt eine Erkrankung vor, die zu einer Maldigestion oder Malabsorption führt, kann es zu einem **Vitaminmangel** kommen. Ebenso sollte in bestimmten Lebensphasen auf die Vitaminzufuhr geachtet werden, da ein erhöhter Bedarf besteht. Eine Liste der Menschen mit erhöhtem Mikronährstoffbedarf ist in ➤ Kapitel 2.6 zu finden. Beachtung sollte auch die Interaktion von Medikamenten mit Mikronährstoffen finden, auf die in ➤ Kapitel 5.4 genauer eingegangen wird. Je nach Vitamin können unterschiedliche Mangelsymptome auftreten, die zunächst häufig eher unspezifisch sind. In Industrieländern treten heutzutage nur noch selten starke Vitaminmangelzustände auf. Subklinische und latente Mangelzustände sind dagegen häufig.

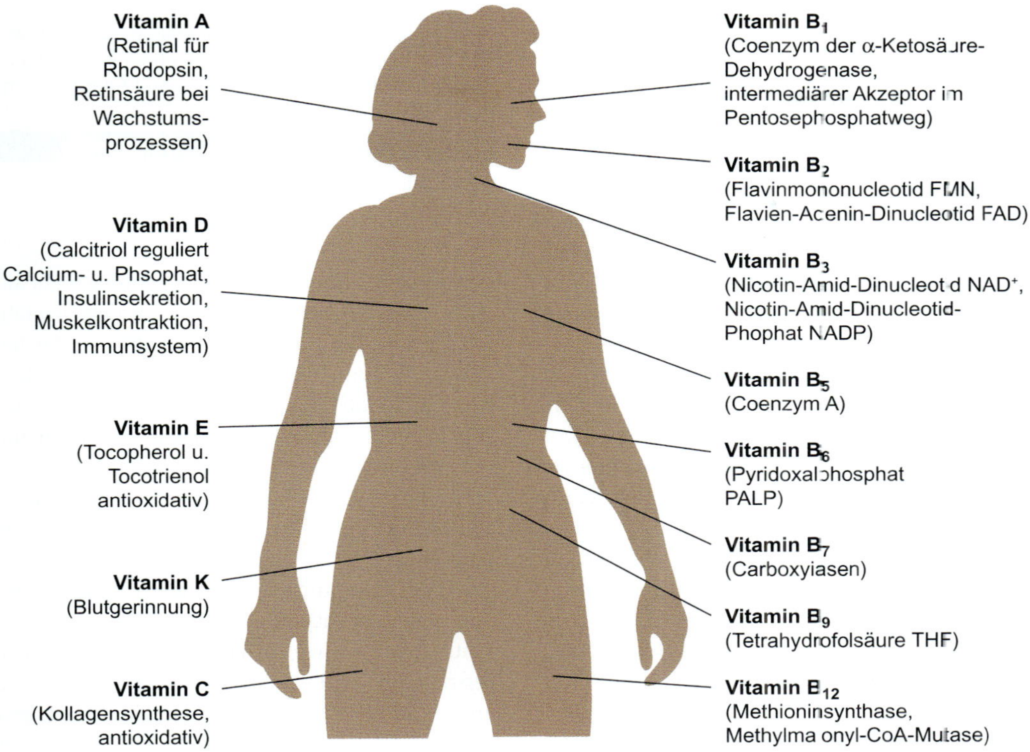

Abb. 1.12 Bedeutung der Vitamine für den Menschen. [L231]

1.5.1 Vitamin A

Vitamin A (Retinol) ist vor allem in tierischen Lebensmitteln zu finden. Hohe Gehalte finden sich in der Leber, mittlere Gehalte vor allem in vollfetten Milchprodukten und Eiern und einigen Fischsorten wie dem Aal. Retinol kann im menschlichen Organismus auch aus Carotinoiden synthetisiert werden. Bekannt ist vor allem das **ß-Carotin mit Provitamin-A-Funktion,** welches in gelbem, orangem und rotem Gemüse und Obst, wie Karotten, Süßkartoffel oder Kürbis vorkommt. Den höchsten Vitamin-A-Gehalt auf 100 g Lebensmittel weisen **Leber** (39.100 µg), **Palmöl** (9.400 µg), **Aal** (980 µg) **und Möhren** (2.000 µg) auf.

Im Körper wird aus Vitamin A Retinol, Retinal und Retinsäure gebildet, die verschiedene Funktionen ausüben (➤ Tab. 1.6). Die Umwandlungsrate von ß-Carotin kann hierbei zwischen 3,6–28 : 1 nach Gewicht variieren. Die Umwandlungsrate kann durch die Zusammensetzung des Lebensmittels, aufgenommene Lipide oder die genetische Variabilität beeinflusst werden. Der Genotyp kann hierbei Einfluss auf die Absorption und den Metabolismus von ß-Carotin nehmen.

Während Retinol vor allem als Transportform im Blut dient und als intrazelluläres Produkt im Stoffwechsel von Vitamin A anfällt, ist das Retinal als wichtiger **Bestandteil des Rhodopsins im Auge** beteiligt an der Fotorezeption und damit wichtig für die **Funktion des Sehens.** Retinsäure wirkt vor allem in **Wachstums-, Entwicklungs- und Differenzie-**

Tab. 1.6 Empfohlene Vitamin-A-Zufuhr für Erwachsene in Retinol-Aktivitäts-Äquivalenten (RAE) pro Tag (1 µg RAE = 1 µg Retinol = 12 µg ß-Carotin) (Deutsche Gesellschaft für Ernährung (DGE) e.V., Österreichische Gesellschaft für Ernährung (ÖGE) 2024)

Alter	Männlich	Weiblich
19–65 Jahre	850	700
Über 65 Jahre	800	700

rungsprozessen. Dies spielt für die meisten Gewebe, die Haut und die Schleimhäute eine wichtige Rolle, ebenso für das Immunsystem, bei der Embryo- und Spermatogenese sowie bei der Embryonalentwicklung. Über die Bindung an nukleäre Retinsäurerezeptoren können mehr als 500 Gene durch die Retinoide beeinflusst werden.

Vitamin A kann vor allem in der Leber gespeichert werden. Der Vorrat reicht hier für 12–24 Monate. Wird zu wenig Vitamin A über die Nahrung aufgenommen, fällt der Spiegel im Blut ab und es kommt zur Freisetzung aus der Leber. Bei ausreichender Aufnahme wird das Vitamin gespeichert. Wichtig ist, dass die Konzentration von Vitamin A im Blut erst abnimmt, wenn die Leberspeicher depletieren. Aus diesem Grund stellt die Plasmakonzentration von Vitamin A keinen guten Parameter zur Beurteilung der Versorgung dar.

Kommt es zu einem Mangel, zeigt sich dieser vor allem im Sehvorgang, an der Haut und den Schleimhäuten sowie den Reproduktionsorganen. Es kommt zunächst zu einer Verzögerung der Hell-Dunkel-Adaptation, die bei einem ausgeprägten Mangel zur Nachtblindheit werden kann. An den Zellen der Haut sowie der Schleimhäute kann eine zunehmende Verhornung beobachtet werden. Auch die Binde- und Hornhaut im Auge trocknet aus. Durch die Verhornung der Cornea-Zellen kann es zur Erblindung kommen.

Im Kindes- und Jugendalter wird das Knochenwachstum durch einen Vitamin-A-Mangel negativ beeinflusst.

Im Bereich der Reproduktionsorgane können die Hoden oder Eierstöcke atrophieren, in der Schwangerschaft kann ein Mangel zu schweren Missbildungen des Fetus führen. Ein Vitamin A-Mangel zeigt sich auch in einer verschlechterten Immunabwehr und erhöhten Infektanfälligkeit.

Bei einer langfristig deutlich erhöhten Aufnahme von Vitamin A kann es zu einer Hypervitaminose kommen.

1.5.2 Vitamin D

Das Vitamin D (Cholecalciferol) nimmt unter den Vitaminen eine Sonderstellung ein, da es **bei ausreichender UV-B-Strahlung vom Menschen endogen in der Haut aus 7-Dehydrocholesterin synthetisiert** werden kann. Wenn die Sonnenstrahlung nicht ausreicht, muss Vitamin D über die Nahrung zugeführt werden (➤ Tab. 1.7). Biologisch aktiv ist das fettlösliche Vitamin als **1,25-Dihydroxcholecalciferol bzw. Calcitriol/Vitamin D3.** Bei der Aufnahme über Supplemente sollte auf eine gleichzeitige Aufnahme von Fett geachtet werden.

Tab. 1.7 Empfohlene Vitamin-D-Zufuhr für Erwachsene in µg pro Tag bei fehlender endogener Synthese (1 µg = 40 IE) (Deutsche Gesellschaft für Ernährung (DGE) e.V., Österreichische Gesellschaft für Ernährung (ÖGE) 2024)

Alter	Männlich	Weiblich
Ab 15 Jahre	20	20

Die Vitamin-D3-Synthese ist durch verschiedene Faktoren beeinflussbar. Da die Synthese in der Haut abläuft, ist sie abhängig vom Hauttyp. Dunklere Hauttypen produzieren Vitamin D ineffizienter. Auch Sonnenschutzmittel und Bekleidung senken die Syntheserate, so dass ein Vitamin-D-Mangel z. B. bei Personen, die aus kulturellen Gründen einen Großteil ihrer Haut bedecken, häufiger auftritt. Ein weiterer Einflussfaktor ist das Lebensalter. Mit steigendem Alter sinkt die Syntheserate, da weniger Vorstufen zur Verfügung stehen.

In den nördlichen Breitengraden spielt vor allem der Einfallswinkel der Sonne eine entscheidende Rolle für die Vitamin-D-Synthese in der Haut. So entwickeln viele Menschen in nördlichen Ländern gerade in den Herbst- und Wintermonaten einen Vitamin-D-Mangel und auch im Sommer sollte dort eine ausreichende Versorgung überprüft werden. Nach der Nationalen Verzehrsstudie II erreichten 2008 über 80 % der Männer und Frauen in Deutschland die empfohlene Zufuhr von Vitamin D nicht.

Die wichtigste Funktion von Vitamin D ist die **Regulierung des Calcium- und Phosphathaushalts.** Hierbei wirkt das Vitamin auf verschiedene Organe, um den Calciumspiegel im Blut aufrechtzuerhalten. Im Darm erhöht Calcitriol die Aufnahme von Calcium und Phosphat aus dem Blut. In der Niere fördert es die vermehrte Rückresorption der beiden Mineralstoffe aus dem Primärharn, weshalb hier auch die enzymatische Synthese von Calcitriol reguliert wird. Steigt die Konzentration stark an, kommt es zu einer negativen Rückkopplung und die Synthese wird gehemmt. In den Nebenschilddrüsen wird durch Calcitriol die Bildung des Parathormons (PTH) unterdrückt, welches die Freisetzung von Calcium aus dem Knochen stimuliert. Im Knochen selbst stimuliert Vitamin D3 bei ausreichender Calciumversorgung anabole Mechanismen durch Aktivierung der Osteoblasten. Die Wirkung wird durch die Hemmung des PTH verstärkt. Sinkt der Calciumspiegel im Blut, wirkt Calcitriol gemeinsam mit dem Parathormon katabol und aktiviert die Osteoklasten. Es kommt zur Demineralisierung des Knochens.

Neben der Regulierung des Calcium- und Phosphathaushaltes ist Calcitriol auch an der **Insulinsekretion** und der **Regulierung der Muskelkontraktion** beteiligt. Außerdem beeinflusst es **Zellwachstum und -differenzierung** und beeinflusst die **Funktion des Immunsystems.**

Calcitriol wirkt über die Beeinflussung der Signaltransduktion, zu einem großen Teil aber auch über die Beeinflussung der Genexpression. Es ist an der Transkription von über 6.000 Genen beteiligt.

Ein Vitamin-D-Mangel ruft Störungen im Calcium- und Phosphathaushalt hervor, der sich bei Säuglingen und Kindern im Krankheitsbild der Rachitis äußert, bei Erwachsenen in der Osteomalazie. Außerdem kann es zu einem sekundären Hyperparathyreoidismus kommen, bei dem das Parathormon vermehrt synthetisiert wird.

Eine langfristig zu hohe Aufnahme von Vitamin D kann zu einer Hypervitaminose führen. Als Folge entwickelt sich das Hypercalcämiesyndrom.

1.5.3 Vitamin E

Vitamin E wirkt im Körper vor allem als Tocopherol, wobei insgesamt acht Verbindungen mit Vitamin-E-Wirkung erforscht sind. Da Vitamin E nur von Pflanzen synthetisiert wird, finden sich hohe Gehalte in pflanzlichen Lebensmitteln wie Ölen und mittlere Gehalte in Gemüse, wie z. B. Paprika oder grünem Blattgemüse (➤ Tab. 1.8). Aber auch fettreiche Milchprodukte enthalten Vitamin E. Den höchsten Vitamin-E-Gehalt pro 100 g Lebensmittel weisen **Weizenkeimöl** (174 mg), **Sonnenblumenöl** (63 mg), **Maiskeimöl** (34 mg) und **Sojaöl** (17 mg) auf.

Tocopherole und Tocotrienole wirken im Körper **antioxidativ.** Als fettlösliches Vitamin können sie in Zellmembranen eingebaut werden und dort Kettenreaktionen unterbrechen. Wichtig ist die darauffolgende Regeneration von Vitamin E, z. B. durch Ascorbinsäure oder Coenzym Q.

Tab. 1.8 Empfohlene Vitamin-E-Zufuhr für Erwachsene in Tocopherol-mg-Äquivalent pro Tag (Deutsche Gesellschaft für Ernährung (DGE) e.V., Österreichische Gesellschaft für Ernährung (ÖGE) 2024)

Alter	Männlich	Weiblich
15–25 Jahre	15	12
25–51 Jahre	14	12
51–65 Jahre	13	12
Ab 65 Jahren	12	11

Neben der Wirkung als Antioxidans beeinflusst Vitamin E auch **die Genexpression.** Es kann so durch Radikale hervorgerufene **Entzündungsprozesse vermindern, das Zellwachstum und den Cholesterinstoffwechsel modulieren.**

Die Funktion von Vitamin E im Entzündungsstoffwechsel wird vermutlich durch Hemmung der Proteinkinase C hervorgerufen. Es kommt zur Beeinflussung der Eicosanoidsynthese, genauer zur Hemmung der Bildung von Thromboxanen. Außerdem beeinflusst Vitamin E die Thrombozytenaggregation sowie das Zellwachstum der glatten Muskulatur.

Da es sich bei Tocopherol um ein fettlösliches Vitamin handelt, kann es im Körper gespeichert werden. Dies findet unter anderem im Fettgewebe der Leber und der Muskulatur statt.

Kommt es längerfristig zu einer mangelhaften Tocopherolzufuhr, entstehen im Blut vermehrt Oxidationsprodukte des Fettstoffwechsels. Dies kann zur Hämolyse führen. Bei schweren Mangelzuständen kommt es außerdem zu einer gestörten Funktion der Muskulatur und zu neuromuskulären Störungen.

1.5.4 Vitamin K

Die Vitamine K1 und K2 entstehen in den Chloroplasten von Pflanzen oder durch Bakterien. Hohe Gehalte finden sich daher vor allem in grünem Gemüse wie Spinat, Grünkohl, Brokkoli oder Rosenkohl, aber auch Leber ist eine gute Vitamin-K-Quelle (➤ Tab. 1.9). Den höchsten Vitamin-K-Gehalt in 100 g Lebensmittel weisen **Grünkohl** (817 µg), **Schnittlauch** (381 µg), **Spinat** (305 µg) und **Brokkoli** (270 µg) auf.

Tab. 1.9 Empfohlene Vitamin-K-Zufuhr für Erwachsene in µg pro Tag (Deutsche Gesellschaft für Ernährung (DGE) e.V., Österreichische Gesellschaft für Ernährung (ÖGE) 2024)

Alter	Männlich	weiblich
15–51 Jahre	70	60
Ab 51 Jahren	80	65

Vitamin K wirkt als Cofaktor für die posttranslationale enzymatische Carboxylierung von Glutaminsäureresten unterschiedlicher Proteine. So ist es an der **Bildung der Gerinnungsfaktoren** beteiligt, beeinflusst über Osteocalcin und andere Proteine den Knochenstoffwechsel und ist Teil der Signaltransduktion und der Regulierung von Wachstumsprozessen.

Die Vitamin-K-Speicher im Körper reichen für etwa zwölf Wochen aus.

Ein Mangel bewirkt eine verzögerte Blutgerinnung. Dies kann zu Blutungen in Geweben und Organen führen und sollte auch nach Operationen und Verletzungen beachtet werden.

Generell weist Vitamin K eine geringe Toxizität auf. Das synthetisch hergestellte Vitamin K3 kann bei erhöhter Aufnahme Leberschäden und eine hämolytische Anämie hervorrufen.

1.5.5 Vitamin C

Vitamin C bzw. die Ascorbinsäure ist vor allem für seine antioxidative Funktion bekannt. Das Vitamin kann von einigen Tieren endogen synthetisiert werden, beim Menschen ist dies jedoch nicht möglich – die Aufnahme über die Nahrung ist essenziell (➢ Tab. 1.10).

Tab. 1.10 Empfohlene Vitamin-C-Zufuhr für Erwachsene in mg pro Tag (Deutsche Gesellschaft für Ernährung (DGE) e.V., Österreichische Gesellschaft für Ernährung (ÖGE) 2024)

Alter	Männlich	Weiblich
Ab 19 Jahren	110	95
Raucher	155	135

Hohe Vitamin-C-Gehalte finden sich in frischem Obst und Gemüse. Besonders Vitamin-C-haltig sind unter anderem Acerola, Sanddorn, Hagebutte, Johannisbeeren oder auch Paprika. Den höchsten Vitamin-C-Gehalt auf 100 g Lebensmittel weisen **Acerola** (1.670 mg), **Hagebutten** (1.250 mg), **Sanddorn** (450 mg), **schwarze Johannisbeeren** (170 mg) und **Petersilie** (160 mg) auf.

Da Vitamin C schnell oxidiert, kann es bei der Lagerung, Verarbeitung und Zubereitung zu Verlusten kommen. Auch das Erhitzen kann das Vitamin teilweise oder vollständig zerstören.

Vitamin C unterstützt verschiedene Hydroxylierungsreaktionen und ist daher wichtig für unterschiedliche Funktionen des Körpers. Während **der Kollagensynthese** kommt es zur Hydroxylierung von Prolin- und Lysinresten. Im oxidativen Abbau der Fettsäuren wird Trimethyllysin unter Mitwirkung von Vitamin C während der **Carnitinsynthese** hydroxyliert. Vitamin C wirkt im Rahmen der Hydroxylierung von Dopamin bei der Noradrenalinsynthese und damit der **Neurotransmission** mit. Außerdem spielt es eine Rolle in der endokrinen **Regulierung bei der Peptidhormonsynthese.** Wichtig sind hier unter anderem Gastrin, Cholecystokinin, Calcitonin, Vasopressin oder auch Oxytocin. Vitamin C spielt auch eine Rolle bei der Hydroxylierung des Transkriptionsfaktors HIF und nimmt hier Einfluss auf die **Regulierung der Genexpression.**

Neben der Funktion als Coenzym ist Vitamin C wichtig für die **Übertragung von Eisen vom Transportprotein Transferrin auf das Eisenspeicherprotein Ferritin.** Zusätzlich **erhöht es die Eisenabsorption im Darm.** Vitamin C wirkt bei der Entgiftung verschiedener Stoffe über die Leber mit. Hierbei nimmt es Einfluss auf die Cytochrom-P450-Synthese. Als eine der wichtigsten Funktionen wirkt Vitamin C als **Antioxidans** im Körper.

Da die Bioverfügbarkeit von Vitamin C in höheren Dosierungen abnimmt, empfiehlt es sich, mehrere Dosen über den Tag verteilt zu nehmen. Dosierungen von bis zu 200 mg können in einer Nüchternphase komplett aufgenommen werden.

Kommt es zu einem Vitamin-C-Mangel, sind vor allem das Immunsystem und das Bindegewebe bzw. die Kollagensynthese betroffen. Das klassische Krankheitsbild eines Vitamin-C-Mangels ist bei Säuglingen und Kindern die Moeller-Barlow-Krankheit, bei Erwachsenen Skorbut. Zunächst kommt es bei einer Hypovitaminose eher zu unspezifischen Beschwerden wie Müdigkeit, Erschöpfung, Kopfschmerzen oder Infektanfälligkeit.

1.5.6 Thiamin (Vitamin B_1)

Thiamin (Vitamin B_1) ist in fast allen pflanzlichen und tierischen Lebensmitteln vorhanden. Besonders hohe Gehalte lassen sich vor allem in Samen und Saaten finden, mittlere Gehalte in Vollkornprodukten, Hülsenfrüchten und Fleisch. Die höchsten Thiamingehalte auf 100 g Lebensmittel weisen **Sonnenblumenkerne** (1,9 mg), **Sojabohnen** (1 mg) und **Erbsen** (0,76 mg) auf (➤ Tab. 1.11).

In einigen Lebensmitteln kommen von Natur aus einige Faktoren vor, die die Aufnahme von Thiamin hemmen. Zu den Antithiamin-Faktoren gehören z. B. die Kaffee- und Chlorogensäure, Tannine oder die Thiaminase. Diese senken zwar die Verfügbarkeit von Thiamin, bei einer ausgewogenen Ernährungsweise spielt dies aber meist eine untergeordnete Rolle.

Die Funktionen von Thiamin unterscheiden sich für Thiaminmonophosphat, -diphosphat und triphosphat, wobei Thiaminmonophosphat als Zwischenprodukt oder Transportform keine direkte spezifische Funktion ausübt.

Thiamindiphosphat wirkt als **Coenzym** der α-Ketosäure-Dehydrogenase an der Decarboxylierung von α-Ketosäuren mit. Dies beeinflusst die Pyruvat-Hydrogenase zwischen Glykolyse und Citratzyklus (Abbau von Pyruvat zu Acetyl-CoA), die α-Ketoglutarat-Dehydrogenase im Citratzyklus und verzweigtkettige Aminosäure-Dehydrogenasen. Außerdem spielt Thiamindiphosphat als Coenzym im Pentosephosphatweg eine Rolle. Als intermediärer Akzeptor ist es an der Gewinnung von Pentosen und Reduktionsäquivalenten für weitere Stoffwechselprozesse beteiligt.

Das Thiamintriphosphat beeinflusst die Durchlässigkeit neuronaler Membranen für Natrium-Ionen. Die genaue Rolle wird hier noch erforscht.

Da Thiamin **eine wichtige Rolle im Kohlenhydratstoffwechsel und bei der Energiegewinnung** einnimmt, wird der Bedarf von der Energieaufnahme beeinflusst. So erhöht sich der Bedarf beispielsweise in besonderen Lebensphasen wie der Schwangerschaft oder Stillzeit.

Kommt es zu einem Mangel, wird vor allem der Kohlenhydrat- und Energiestoffwechsel gestört. Vermehrt treten Pentosephosphate, Lactat und Pyruvat im Blut auf. Symptome treten vor allem an Organen und Geweben auf, die einen hohen Energieverbrauch aufweisen. Im Nervensystem kann es zu multiplen Neuropathien, Entzündungen der Nerven oder Krämpfen kommen. Auch psychische oder neurokognitive Störungen können auftreten. Symptome des kardiovaskulären Systems können Bradykardien, Herzinsuffizienz oder ein kardiales Lungenödem sein. Die klassische Thiamin-Mangelerkrankung ist Beri-Beri. Frühe Symptome eines Mangels sind eher unspezifisch. Hierzu gehören z. B. Appetitlosigkeit, Konzentrationsschwäche, Depressionen, Müdigkeit oder Muskelschwäche.

1.5.7 Riboflavin (Vitamin B_2)

Riboflavin (Vitamin B_2) kommt in allen tierischen und pflanzlichen Zellen vor. Hohe Gehalte kommen in Innereien, besonders der Leber vor, mittlere Gehalte in Milch und Milchprodukten, Nüssen und einigen Gemüsesorten. Die höchsten Riboflavingehalte auf 100 g Lebensmittel sind in der **Leber** (2,49 mg), in **Camembert** (0,56 mg), in **Brie** (0,52 mg) und in **Sojabohnen** (0,5 mg) zu finden (➤ Tab. 1.12).

Riboflavin übt seine Funktionen im Körper als **Flavinmononucleotid (FMN) oder Flavin-Adenin-Dinucleotid (FAD)** aus. Diese übertragen und nehmen Wasserstoff in Stoffwechselprozessen auf und nehmen eine wichtige Rolle zwischen katabolen und anabolen Prozessen ein. Sie spielen sowohl im Intermediärstoffwechsel der Makronährstoffe als auch bei der Energiegewinnung in der Atmungskette eine wichtige Rolle.

Tab. 1.11 Empfohlene Thiaminzufuhr für Erwachsene in mg pro Tag (Deutsche Gesellschaft für Ernährung (DGE) e.V., Österreichische Gesellschaft für Ernährung (ÖGE) 2024)

Alter	Männlich	Weiblich
19–25 Jahre	1,3	1,0
25–65 Jahre	1,2	1,0
Ab 65 Jahren	1,1	1,0

Tab. 1.12 Empfohlene Riboflavinzufuhr für Erwachsene in mg pro Tag (Deutsche Gesellschaft für Ernährung (DGE) e.V., Österreichische Gesellschaft für Ernährung (ÖGE) 2024)

Alter	Männlich	Weiblich
19–51 Jahre	1,4	1,1
Ab 51 Jahren	1,3	1,0

Außerdem ist Riboflavin an der **Detoxifikation von Xenobiotika** über das Cytochrom-P450-System beteiligt und unterstützt die Bereitstellung von reduziertem Glutathion.

Da es sich bei Riboflavin um ein wasserlösliches Vitamin handelt, ist die Speicherfähigkeit eher gering und reicht gerade einmal für zwei bis sechs Wochen.

Wie bei Thiamin ist der Bedarf an Riboflavin durch seine Funktion im intermediären Stoffwechsel von der Energiezufuhr abhängig.

Zu den Symptomen eines Riboflavinmangels zählen Entzündungen der Haut, besonders Veränderungen der Schleimhäute, Mundwinkelfissuren und schuppige Haut im Gesicht. Beim Fetus kann es zu Skelettanomalien kommen. Ein Riboflavinmangel ist in Industrieländern nur sehr selten.

1.5.8 Niacin (Vitamin B_3)

Zum Niacin gehören verschiedene Vitamere, die sich aus der Nicotinsäure oder dem Nicotinamid ableiten. Niacin-Vitamere sind sowohl in tierischen als auch in pflanzlichen Lebensmitteln enthalten. Hohe Gehalte befinden sich in Innereien, Geflügel oder Fisch, mittlere Gehalte in Vollkornprodukten und Fleisch. Die höchsten Gehalte in 100 g Lebensmittel lassen sich in **Erdnüssen** (15,3 mg), **Leber** (11,6 mg), **Thunfisch** (8,5 mg) und **Makrele** (7,7 mg) finden (➤ Tab. 1.13).

Tab. 1.13 Empfohlene Niacinzufuhr für Erwachsene in mg-Äquivalenten pro Tag (Deutsche Gesellschaft für Ernährung (DGE) e.V., Österreichische Gesellschaft für Ernährung (ÖGE) 2024)

Alter	Männlich	Weiblich
19–25 Jahre	16	13
25–51 Jahre	15	12
51–65 Jahre	15	11
Ab 65 Jahren	14	11

Tab. 1.14 Empfohlene Pantothensäurezufuhr für Erwachsene in mg pro Tag (Deutsche Gesellschaft für Ernährung (DGE) e.V., Österreichische Gesellschaft für Ernährung (ÖGE) 2024)

Alter	Männlich	Weiblich
Ab 10 Jahren	5	5

Niacin wirkt im Körper als **Nicotinamid-Adenin-Dinucleotid (NAD+) und Nicotinamid-Adenin-Dinucleotid-Phosphat ($NADP^+$)** als intermediärer Akzeptor bzw. Donator von Wasserstoffatomen. NADPH entsteht vor allem im **Pentosephosphatweg.** In Form von NADPH + H^+ ist Niacin beteiligt an **der Fettsäure-, Cholesterin- und auch Steroidhormonsynthese.** Außerdem dient es der **antioxidativen Abwehr,** indem es zur Wiederherstellung von Glutathion beiträgt. NAD^+-abhängige Dehydrogenasen tragen in den Mitochondrien dazu bei, dass die **Fettsäureoxidation und der Citratzyklus** reibungslos ablaufen. Zusätzlich dazu hilft Niacin bei der **DNA-Reparatur.**

Da Coenzyme aus der Nicotinsäure bei mangelhafter Zufuhr aus Tryptophan synthetisiert werden können, kommt es selten zu Mangelsymptomen. Kurzfristig können unspezifische Symptome auftreten, z. B. mangelnder Appetit, Gedächtnisstörungen oder Schlaflosigkeit. Langfristig manifestiert sich ein Niacinmangel in Pellagra mit Dermatitis, Diarrhö und Demenz als typischen Symptomen. Außerdem kommt es zu Funktionsstörungen des Gastrointestinaltraktes mit Inflammation der Schleimhäute, Übelkeit, Erbrechen und Diarrhö. Ein manifester Niacinmangel zeigt sich auch im Nervensystem durch Symptome wie Schwindel, Kopfschmerzen oder Verwirrtheit.

1.5.9 Pantothensäure (Vitamin B_5)

Pantothensäure (Vitamin B_5) befindet sich sowohl in tierischen als auch in pflanzlichen Lebensmitteln. Hohe Gehalte sind in Innereien und Fisch, mittlere Gehalte z. B. in Avocado, Blumenkohl oder Eiern zu finden. Den höchsten Gehalt auf 100 g Lebensmittel weisen **Ostseehering** (9,3 mg), **Leber** (6,8 mg), **Erdnüsse** (2,7 mg) und **Steinpilze** (2,7 mg) auf (➤ Tab. 1.14).

Pantothensäure wirkt im Körper vor allem als **Coenzym A.** Es trägt zur Aktivierung von Fettsäuren für die ß-Oxidation bei und ist Bestandteil bei der Bildung von Acetyl-CoA aus der Glucose, Fettsäuren oder Aminosäuren. Damit nimmt es eine **entscheidende Rolle bei der Verstoffwechselung der Makronährstoffe** ein. Acetyl-CoA wiederum fließt in andere Syntheseprozesse, z. B. die Bildung von Cholesterin, Ketonkörpern oder Acetylcholin. Außerdem sorgt das Coenzym A dafür, dass C2-Reste in den Citratzyklus gelangen. Als weitere Funktion ist Pantothensäure aus Coenzym A an der Acetylierung von Histonen beteiligt und dadurch ein wichtiger Faktor für die **Genexpression.**

Als 4-Phosphopantethein ist Pantothensäure wichtig für die **Lipacidogenese.**

Eine Mangelsituation führt aufgrund der wichtigen Bedeutung von Coenzym A im Stoffwechsel zu unterschiedlichsten Störungen. In Experimenten kam es zu neurologischen Symptomen wie Ataxien, Krämpfen oder Schlafstörungen. In Entwicklungsländern zeigt sich ein Pantothenmangel im Burning-Feet-Syndrom. Es kommt zu Taubheitsgefühlen oder Kribbeln und brennenden Schmerzen im Fuß.

1.5.10 Pyridoxin (Vitamin B_6)

Pyridoxin (Vitamin B_6) ist in fast allen pflanzlichen und tierischen Geweben enthalten. Besonders hohe Gehalte weisen Meeresfrüchte auf, mittlere Gehalte sind in Nüssen, Vollkornprodukten, Hülsenfrüchten, Gemüse oder Fleisch zu finden. Die Lebensmittel mit dem höchsten Pyridoxingehalt auf 100 g sind **Hummer** (1,18 mg), **Sojabohnen** (1 mg), **Lachs** (0,98 mg) und **Sardine** (0,97 mg). Die Bioverfügbarkeit von Pyridoxin wird durch die Bindungsform des Vitamins im Lebensmittel beeinflusst. Pyridoxin aus pflanzlichen Lebensmitteln ist durch glykosidische Bindung schlechter verfügbar. Auch ein hoher Ballaststoffgehalt kann die Absorption negativ beeinflussen (➤ Tab. 1.15).

Als **Coenzym Pyridoxalphosphat (PALP)** unterstützt Pyrdoxin viele Enzyme im **Protein- und Aminosäurestoffwechsel.** Hierzu gehören die Aminotransferasen, ein Schlüsselenzym im Auf- und Abbau der Aminosäuren, die Aminosäuredecarboxylasen zur Synthese der biogenen Amine Dopamin und Serotonin, die Aminosäuredehydratasen für den Abbau von Serin und Threonin, die Aminosäuresynthasen mit Relevanz für die Biosynthese von Häm und die Lysiloxidase, die wichtig für die Synthese von Kollagen und die Integrität des Bindegewebes ist. Zusätzlich ist PALP auch essenziell für **die Glykogenphosphorylase** und **verschiedene Enzyme im Homocysteinstoffwechsel.**

In der Muskulatur kann Pyridoxin als Teil der Glykogenphosphorylase gespeichert werden. Diese Speicher stehen dem Körper allerdings nur zur Verfügung, wenn Glykogen abgebaut wird. Kommt es zu einem Mangel an Pyridoxin, ist die Speicherkapazität im menschlichen Organismus begrenzt und reicht für maximal zwei bis sechs Wochen.

Ein Mangel kann sich in unterschiedlichen Symptomen äußern. Ein Großteil ist unspezifisch und betrifft das zentrale Nervensystem in Form von depressiven Verstimmungen, Krampfzuständen, Ataxien oder Lähmungen. Außerdem kann es zu Wachstumsdefiziten, einer Dermatitis oder Veränderung der Schleimhäute kommen. Da Pyridoxin als PALP an der Synthese von Hämoglobin beteiligt ist, kann es bei einem Mangel zu einer mikrozytären hypochromen Anämie kommen, die unabhängig vom Eisenstatus auftritt.

Werden über mehr als ein Jahr 500 mg Pyridoxin täglich aufgenommen, kann es zu schweren neurologischen Funktionseinschränkungen kommen.

1.5.11 Biotin (Vitamin B_7)

Biotin kommt sowohl in tierischen als auch in pflanzlichen Lebensmitteln vor. Hohe Gehalte finden sich in Innereien, mittlere Gehalte in Eiern, Haferflocken und Pilzen. Der höchste Gehalt auf 100 g Lebensmittel ist in **Erdnüssen** (34 µg), **Eiern** (25 µg) und **Haferflocken** (20 µg) zu finden (➤ Tab. 1.16). Die Bioverfügbarkeit von Biotin kann durch Avidin, einem Antinährstoff im rohen Ei, herabgesetzt werden. Avidin bildet einen Komplex mit Biotin, so dass das

Tab. 1.15 Empfohlene Pyridoxinzufuhr für Erwachsene in mg pro Tag (Deutsche Gesellschaft für Ernährung (DGE) e.V., Österreichische Gesellschaft für Ernährung (ÖGE) 2024)

Alter	Männlich	Weiblich
Ab 15 Jahren	1,6	1,4

Tab. 1.16 Empfohlene Biotinzufuhr für Erwachsene in µg pro Tag (Deutsche Gesellschaft für Ernährung (DGE) e.V., Österreichische Gesellschaft für Ernährung (ÖGE) 2024)

Alter	Männlich	Weiblich
Ab 15 Jahren	40	40

Vitamin im Verdauungstrakt nicht mehr aufgespalten und absorbiert werden kann. Werden Eier erhitzt, denaturiert das Avidin und wirkt sich damit nicht mehr negativ auf die Verfügbarkeit von Biotin aus.

Biotin sorgt **als Teil von Carboxylasen** für die Fixierung und Übertragung von Kohlendioxid auf intermediäre Substrate. Es ist beteiligt an der Carboxylierung von Acetyl-CoA zu Malonyl-CoA bei der **Fettsäurebiosynthese,** an der Carboxylierung von Pyruvat zu Oxalacetat in der **Gluconeogenese,** an der Carboxylierung von Propionyl-CoA zu D-Methylmalonyl-CoA beim **Abbau ungeradzahliger Fettsäuren sowie der Aminosäuren** Isoleucin, Threonin und Methionin sowie an der Carboxylierung von Methylcrotonyl-CoA zu ß-Methylglutaconyl-CoA beim **Abbau von Leucin.**

Ein Biotinmangel ist generell sehr selten, kann jedoch in einzelnen Fällen in Folge genetischer Defekte vorkommen. Symptome eines Biotinmangels sind schuppende Dermatitis und Haarausfall sowie allgemeines Unwohlsein und Funktionsstörungen der Schleimhäute mit Diarrhö.

1.5.12 Folsäure (Vitamin B_9)

Folsäure wirkt im Körper vor allem als Coenzym **Tetrahydrofolsäure (THF).** Das Vitamin ist in tierischen und pflanzlichen Lebensmitteln enthalten, wobei sich hohe Gehalte besonders in der Leber befinden (➤ Tab. 1.17). Mittlere Gehalte haben z. B. grünes Blattgemüse, Weizenkeime oder Sojabohnen. Der höchste Gehalt auf 100 g Lebensmittel ist in **Kichererbsen** (340 µg), **Sojabohnen** (210 µg) und **Grünkohl** (187 µg) zu finden. Durch die geringe Stabilität gegen Temperatur, Licht und Sauerstoff kann Folsäure bei der Lagerung und Zubereitung vollständig zerstört werden.

Folsäure fungiert in Form von THF als **Coenzym** und überträgt C1-Substituenten im **Aminosäure- sowie im Purin- und Pyrimidinstoffwechsel.** Es ist Teil der DNA-Synthese und nimmt eine **wichtige Rolle bei der Zellentwicklung und -teilung ein.** Außerdem sorgt THF gemeinsam mit Methylcobalamin für die **Remethylierung von Homocystein.**

Die Versorgung mit Folsäure in Deutschland entspricht den Empfehlungen der DGE zu großen Teilen nicht. Kommt es zu einem Mangel an Folsäure, zeigt sich dieser vor allem an Geweben mit hoher Zellteilungsrate. Dies betrifft besonders die blutbildenden Zellen des Knochenmarks. Bei einem Folsäuremangel stellt sich eine **makrozytäre hyperchrome Anämie** als Leitsymptom ein. Neben den Knochenmarkzellen können sich auch schnell proliferierende Darmepithelzellen durch einen Folsäuremangel verändern. Dies kann zu Störungen der Resorption von Nährstoffen sowie zu Diarrhö führen. Ein leichter Folsäuremangel äußert sich zunächst in depressiven Verstimmungen, Schlafstörungen oder anderen neurokognitiven oder psychischen Störungen.

Tab. 1.17 Empfohlene Folsäurezufuhr für Erwachsene in µg-Äquivalenten pro Tag (Deutsche Gesellschaft für Ernährung (DGE) e.V., Österreichische Gesellschaft für Ernährung (ÖGE) 2024)

Alter	Männlich	Weiblich
Ab 13 Jahren	300	300
Schwangere		550
Stillende		450

Tab. 1.18 Empfohlene Cobalaminzufuhr für Erwachsene in µg pro Tag (Deutsche Gesellschaft für Ernährung (DGE) e.V., Österreichische Gesellschaft für Ernährung (ÖGE) 2024)

Alter	Männlich	Weiblich
Ab 13 Jahren	4,0	4,0

1.5.13 Cobalamin (Vitamin B_{12})

Zum Cobalamin (Vitamin B_{12}) zählen das **Cyanocobalamin** als biologisch inaktive synthetische Verbindung, die zum Teil in Supplementen verwendet wird und im Körper in aktive Cobalamin-Formen umgewandelt werden kann, das **Aquocobalamin** als Speicherform, das **Hydroxycobalamin,** welches in verschiedenen Lebensmitteln zu finden ist, und das **Adenosyl- und Methylcobalamin,** die im Körper biologisch wirksam sind (➤ Tab. 1.18).

INFO

Das über die Nahrung aufgenommene Vitamin B_{12} wird im Speichel zunächst an Haptocorrin gebunden. So wird das Vitamin vor der Magensäure geschützt. Im Magen wird zusätzlich der **Intrinsic Factor (IF)** gebildet. Der IF ist wichtig für die Resorption von Vitamin B_{12} im terminalen Ileum. Nach Abspaltung von Haptocorrin wird Vitamin B_{12} im Duodenum an den IF gekoppelt. Fehlt der IF aufgrund von Erkrankungen oder z. B. einer Magenresektion, kommt es zu einem Vitamin-B_{12}-Mangel.

Da Cobalamine ausschließlich von Mikroorganismen synthetisiert werden, werden sie in relevanten Mengen nur über tierische Lebensmittel aufgenommen. Die Mikroorganismen im menschlichen Dickdarm sind ebenfalls in der Lage, Cobalamin zu produzieren, allerdings wird dieses in den tieferen Darmschichten nicht mehr absorbiert. Der höchste Gehalt auf 100 g Lebensmittel ist in der **Leber** (25–80 µg) zu finden.

Methylcobalamin spielt gemeinsam mit der Folsäure im Körper eine wichtige Rolle bei der **Methylübertragung durch die Methioninsynthase.** Diese ist verantwortlich für die **Remethylierung von Homocystein** zu Methionin. Kommt es zu einem Cobalamin-Defizit, kann ein indirekter Folsäuremangel resultieren.

In Form von Adenosylcobalamin wirkt Cobalamin als **Coenzym der Methylmalonyl-CoA-Mutase und der Leucin-2,3-Mutase.** Die Methylmalonyl-CoA-Mutase spielt eine wichtige Rolle bei der **Bereitstellung von Produkten aus dem Fettstoffwechsel für den Citratzyklus.**

Im Gegensatz zu anderen wasserlöslichen Vitaminen, gibt es im Körper Speicher für Cobalamin in der Leber, die den Bedarf über einen längeren Zeitraum decken können.

Bei einem Vitamin B_{12}-Mangel treten zwei klassische Symptome auf: die **funikuläre Myelose und die makrozytäre hyperchrome Anämie.** Bei der funikulären Myelose führen erhöhte Konzentrationen ungeradzahliger Fettsäuren zu Störungen der Nervenmyelinschicht und zu einem Abbau der weißen Substanz der Hinter- und Seitenstränge des Rückenmarks. Symptomatisch äußert sich dies in neurologischen Ausfallerscheinungen. Bei der makrozytären hyperchromen Anämie wird die Methioninsynthase gestört und es kommt zu einem Mangel an THF, der auch als Methylfalle bezeichnet wird. In der Folge kann die Synthese von Purinen und Pyrimidinen nicht einwandfrei ablaufen und es kommt zur Bildung von stark vergrößerten Erythrozyten mit einem erhöhten Hämoglobingehalt.

1.5.14 Zusammenfassung

Die folgende ➤ Tabelle 1.19 zeigt eine Übersicht über die Vitamine, ihre Hauptfunktionen und ihr Vorkommen.

Tab. 1.19 Übersicht der Vitamine, ihrer wichtigsten Funktionen und ihres Vorkommens

Vitamin	Wichtigste Funktionen	Vorkommen
Vitamin A	• Bestandteil Rhodopsin (Auge) • Funktion des Sehens • Wachstums-, Entwicklungs- und Differenzierungsprozesse	• Leber • Vollfette Milchprodukte, Eier • Aal • Gelbes und oranges Gemüse und Obst
Vitamin D	• Regulierung des Calcium- und Phosphathaushaltes • Insulinsekretion • Regulierung der Muskelkontraktion • Zellwachstum und -differenzierung • Funktionen des Immunsystems	• Endogene Synthese in der Haut durch Sonneneinstrahlung
Vitamin E	• Antioxidativ • Genexpression • Verminderung von Entzündungsprozessen • Einfluss auf Zellwachstum • Einfluss auf Cholesterinstoffwechsel	• Pflanzliche Öle • Gemüse wie Paprika oder grünes Blattgemüse • Fettreiche Milchprodukte
Vitamin K	• Bildung der Gerinnungsfaktoren	• Grünes Gemüse wie Spinat, Grünkohl, Brokkoli oder Rosenkohl • Leber

1

Tab. 1.19 Übersicht der Vitamine, ihrer wichtigsten Funktionen und ihres Vorkommens *(Forts.)*

Vitamin	Wichtigste Funktionen	Vorkommen
Vitamin C	• Kollagensynthese • Carnitinsynthese • Neurotransmission • Regulierung bei der Peptidhormonsynthese • Regulierung der Genexpression • Verbesserung der Eisenaufnahme • Antioxidativ	• Obst und Gemüse, v. a. Acerola, Sanddorn, Hagebutte, Johannisbeere, Paprika
Thiamin (B_1)	• Coenzym bei der Decarboxylierung von α-Ketosäuren und im Pentosephosphatweg • Kohlenhydratstoffwechsel und Energiegewinnung	• Samen und Saaten • Vollkornprodukte • Hülsenfrüchte • Fleisch
Riboflavin (B_2)	• Wichtig für Intermediärstoffwechsel der Makronährstoffe • Detoxifikation von Xenobiotika	• Innereien, Leber • Milch und Milchprodukte • Nüsse, Gemüse
Niacin (B_3)	• Im Pentosephosphatweg • Beteiligt an der Fettsäure-, Cholesterin- und Steroidhormonsynthese • Teil der antioxidativen Abwehr • Fettsäureoxidation und Citratzyklus • DNA-Reparatur	• Innereien, Geflügel, Fisch • Vollkornprodukte
Pantothensäure (B_5)	• Verstoffwechselung der Makronährstoffe • Genexpression • Lipacidogenese	• Innereien, Makrele, Thunfisch • Avocado, Blumenkohl • Eier
Pyridoxin (B_6)	• Coenzym im Protein- und Aminosäurestoffwechsel sowie im Glykogen- und Homocysteinstoffwechsel	• Meeresfrüchte • Nüsse, Vollkornprodukte, Hülsenfrüchte, Gemüse • Fleisch
Biotin (B_7)	• Beteiligt an der Fettsäurebiosynthese, der Gluconeogenese, am Abbau ungeradzahliger Fettsäuren sowie einiger Aminosäuren	• Innereien • Eier • Haferflocken • Pilze
Folsäure (B_9)	• Coenzym im Aminosäure-, Purin- und Pyrimidinstoffwechsel • Zellentwicklung und -teilung • Remethylierung von Homocystein	• Leber • Grünes Blattgemüse, Weizenkeime, Sojabohnen
Cobalamin (B_{12})	• Remethylierung von Homocystein • Bereitstellung von Produkten aus dem Fettstoffwechsel für den Citratzyklus	• Tierische Lebensmittel

LITERATURVERZEICHNIS UND WEITERFÜHRENDE LITERATUR

Biesalski HK. Vitamine, Spurenelemente und Minerale: Indikation, Diagnostik, Therapie. 2. Auflage. Thieme; 2019.

Carr AC, Maggini S. Vitamin C and immune function. Nutrients 2017; 9(11): 1211. https://doi.org/10.3390/nu9111211.

Chan AC. Partners in defense, vitamin E and vitamin C. Can J Physiol Pharmacol 1993, 71(9): 725–731. https://doi.org/10.1139/y93-109.

Chow CK. Vitamin E and oxidative stress. Free Radic Biol Med 1991; 11(2): 215–232. https://doi.org/10.1016/0891-5849(91)90174-2.

Dai Z, Koh W. B-Vitamins and Bone Health–A review of the current evidence. Nutrients 2015; 7(5): 3322–3346. https://doi.org/10.3390/nu7053322.

Deutsche Gesellschaft für Ernährung (DGE) e.V. Referenzwerte. https://www.dge.de/wissenschaft/referenzwerte/ (letzter Zugriff 12.07.2024).

Deutsche Gesellschaft für Ernährung, Österreichische Gesellschaft für Ernährung (Hrsg.): Referenzwerte für die Nährstoffzufuhr. Bonn, 2. Auflage, 8. aktualisierte Ausgabe (2024).
DiNicolantonio JJ, Bhutani J, O'Keefe JH. The health benefits of vitamin K. Open Heart 2015; 2(1): e000300. https://doi.org/10.1136/openhrt-2015-000300.
Kennedy DO. B Vitamins and the Brain: Mechanisms, Dose and Efficacy – A Review. Nutrients 2016; 8(2): 68. https://doi.org/10.3390/nu8020068.
Mladěnka P, Macáková K, Krčmová LK, et al. Vitamin K – sources, physiological role, kinetics, deficiency, detection, therapeutic use, and toxicity. Nutr Rev 2021; 80(4): 677–698. https://doi.org/10.1093/nutrit/nuab061.
Nair R, Maseeh A. (2012). Vitamin D: the „sunshine" vitamin. J Pharmacol Pharmacother 2012; 3(2): 118–126. https://doi.org/10.4103/0976-500x.95506.
Peterson CT, Rodionov DA, Osterman AL, Peterson SN. B vitamins and their role in immune regulation and cancer. Nutrients 2020; 12(11): 3380. https://doi.org/10.3390/nu12113380.
Ross AC. Vitamin A. In: Milner JA, Romagnolo DF (eds.): Bioactive Compounds and Cancer. Totowa NJ: Humana 2010; 335–356. https://doi.org/10.1007/978-1-60761-627-6_16.
Tang G. (2010). Bioconversion of dietary provitamin A carotenoids to vitamin A in humans. Am J Clin Nutr 2010; 91(5): 1468S–1473S. https://doi.org/10.3945/ajcn.2010.28674g.
Telang PS. Vitamin C in dermatology. Indian Dermatol Online J 2013; 4(2): 143. https://doi.org/10.4103/2229-5178.110593.
Zumaraga MP, Arquiza JMRA, Concepcion MA, Perlas LA, Alcudia-Catalma MN, Rodriguez MP. Genotype Effects on b-Carotene Conversion to Vitamin A: Implications on Reducing Vitamin A Deficiency in the Philippines. Food Nutr Bull 2021; 43(1): 25-34. https://doi.org/10.1177/03795721211060229.

1.6 Mineralstoffe

Mineralstoffe sind anorganische Substanzen, deren Aufnahme für die Gesundheit des Menschen essenziell ist. Sie können unterteilt werden in die **Mengenelemente,** mit einer Konzentration im Körper von über 50 mg/kg Körpergewicht, und die **Spurenelemente,** mit einer Konzentration von unter 50 mg/kg Körpergewicht. Zu den Mengenelementen gehören Natrium, Kalium, Calcium, Magnesium, Chlor, Schwefel und Phosphor. Eisen, Zink, Kupfer, Selen, Mangan, Chrom, Molybdän, Jod, Fluor und Kobalt zählen zu den Spurenelementen (siehe ➤ Abb. 1.13 sowie ➤ Abb. 1.14). Die empfohlene Zufuhr unterscheidet sich je nach Mineralstoff sowie nach Geschlecht und Altersgruppe. Als Nachschlagewerk für alle Altersgruppen dienen die D-A-CH-Referenzwerte.

Mineralstoffe erfüllen im Organismus verschiedene Funktionen. So sind z. B. Calcium und Phosphat an der Knochenmineralisierung beteiligt, Natrium, Kalium und Magnesium sorgen für die Aufrechterhaltung des osmotischen Drucks und den Aufbau des Membranpotenzials und verschiedene Puffersysteme halten den pH-Wert im Blut konstant. Auch an der Signaltransduktion und der Wirkung von Enzymen sind Mineralstoffe beteiligt.

Die Konzentration der Mineralstoffe in Zellen wird über aktiven Transport durch Proteine in der Zellmembran sowie die Bindung an Speicherproteine geregelt. Dies ist wichtig, da einige Mineralstoffe wie z. B. Eisen in freier Form zytotoxisch wirken können.

Die Aufnahme der Mineralstoffe kann durch unterschiedliche Faktoren beeinflusst werden. Hierzu gehören z. B. die Art der Bindung im Lebensmittel, das Vorliegen von absorptionsfördernden oder -hemmenden Nahrungsfaktoren und auch die Verarbeitung des Lebensmittels.

1.6.1 Natrium

Das Mengenelement Natrium (➤ Tab. 1.20) wird vor allem als Natriumchlorid bzw. Kochsalz aufgenommen. 1 g Kochsalz entsprechen 400 mg Natrium. Natrium kommt in hohen Gehalten vor allem in verarbeiteten Lebensmitteln wie **Fleisch und Wurst, Brot und Backwaren oder Käse vor.**

Die Absorption von Natrium erfolgt im Dünndarm über unterschiedliche Carrier-Systeme. Wichtig ist die Natrium-Kalium-Pumpe, die über einen elektrochemischen Gradienten dafür sorgt, dass Natrium in die Darmepithelzellen aufgenommen wird. Die Regulation der Natriumkonzentration erfolgt hormonell durch

Tab. 1.20 Empfohlene Natriumzufuhr für Erwachsene in mg pro Tag (Deutsche Gesellschaft für Ernährung (DGE) e.V., Österreichische Gesellschaft für Ernährung (ÖGE) 2024)

Alter	Männlich	Weiblich
Ab 15 Jahren	1.500	1.500

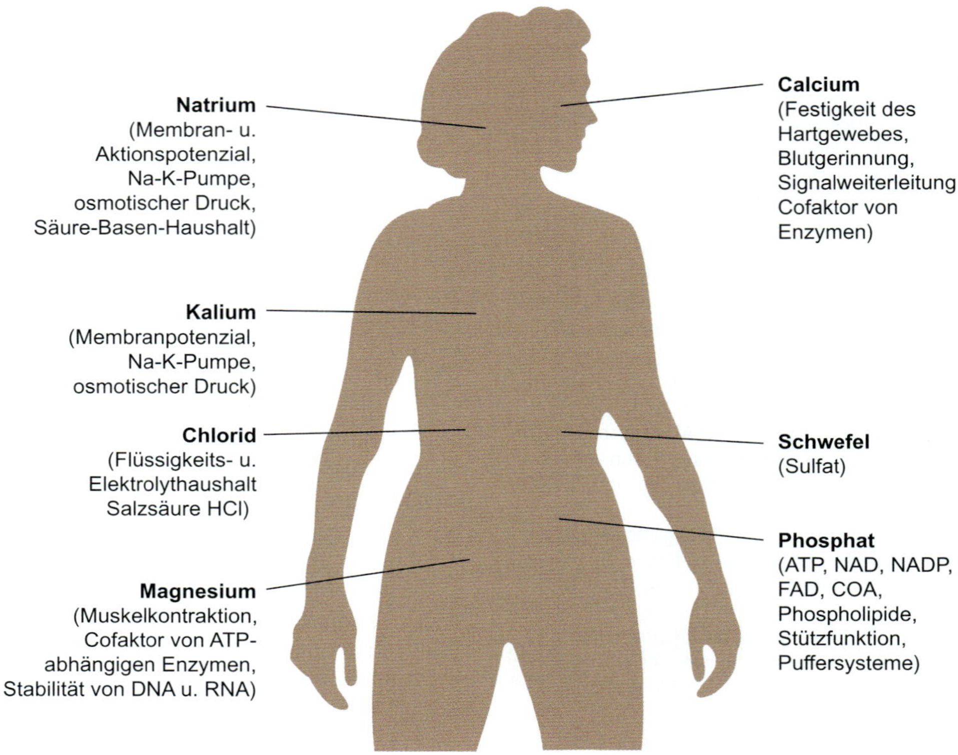

Abb. 1.13 Bedeutung der Mengenelemente für den Menschen. [L231]

das Renin-Angiotensin-Aldosteron-System (RAAS) und das atriale natriuretische Peptid (ANP). Diese Hormonsysteme spielen auch eine wichtige Rolle im Wasserhaushalt. Ausgeschieden wird Natrium über die Nieren.

Die Hauptfunktion von Natrium ergibt sich durch seine hohe Konzentration im Extrazellulärraum und die Aufgabe als Gegenspieler von Kalium. Natrium dient so der **Aufrechterhaltung des Membranpotenzials** und der **Entstehung von Aktionspotenzialen,** der **Weiterleitung von Nervenreizen** und der **Muskelerregung.** Außerdem wird der **osmotische Druck** durch den Natriumgehalt beeinflusst – je höher die Natrium-Konzentration, desto höher der osmotische Druck. Auch der Blutdruck ist hierdurch beeinflussbar. Bei einer übermäßigen Aufnahme an Natrium kann es zu Wassereinlagerungen und der Ausbildung von Ödemen kommen. Natrium beeinflusst auch den **Säure-Basen-Haushalt,** ist **Bestandteil der Knochenmatrix** und beeinflusst **verschiedene Stoffwechselprozesse.** So werden z. B. Glucose und Galactose und auch einige Vitamine über natriumabhängige Prozesse absorbiert.

Um den Natriumbedarf zu decken, sollten täglich **3–6 g Kochsalz** verzehrt werden. Aufgrund des hohen Gehaltes an Kochsalz und Natrium in weiterverarbeiteten Lebensmitteln, die in Industrieländern viel verzehrt werden, liegt die Natriumzufuhr häufig über der empfohlenen Tagesmenge.

Ein Natriummangel tritt in westlichen Ländern nur sehr selten auf. Allerdings kann es durch Diarrhö oder Erbrechen zu erhöhten Natriumverlusten kommen. Auch endokrine Funktionsstörungen wie ein Mangel an Aldosteron, Nierenerkrankungen oder ein falscher Gebrauch von Diuretika können zu einem erhöhten Natriumverlust führen.

Bei einem Natriummangel kommt es zu einer Hyponaträmie und das Volumen im Extrazellulärraum und im Plasma verringert sich, was als Hypovolämie bezeichnet wird.

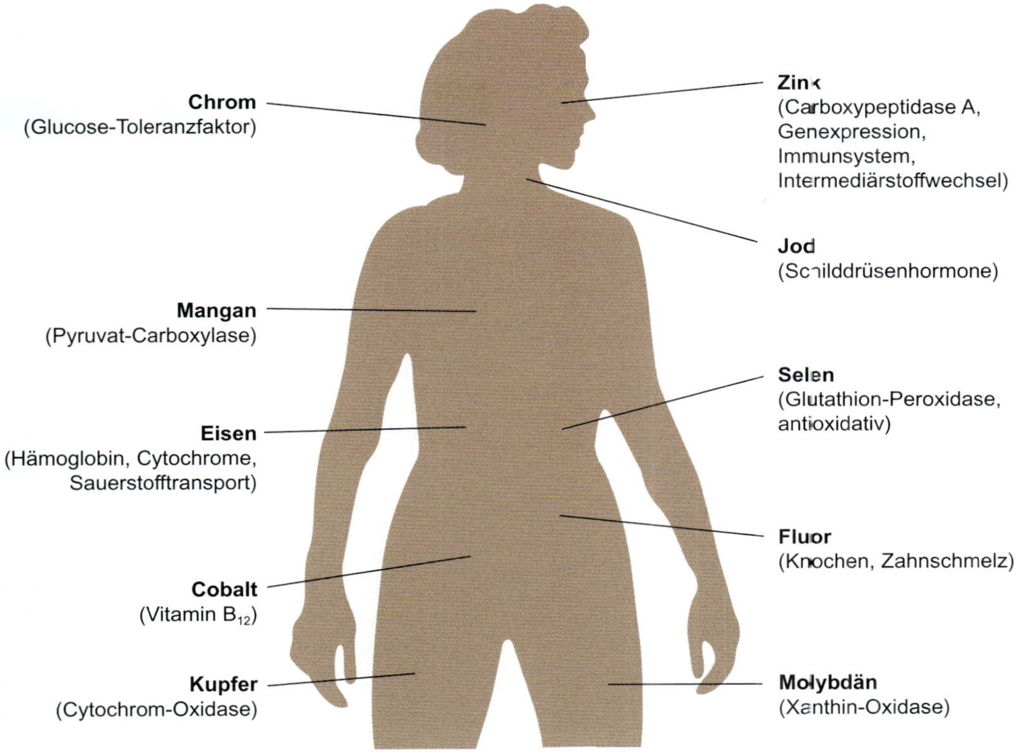

Abb. 1.14 Bedeutung der Spurenelemente für den Menschen. [L231]

Eine chronisch erhöhte Zufuhr an Natrium bzw. Kochsalz begünstigt das Risiko für Hypertonie, Herz-Kreislauf-Erkrankungen, Osteoporose, Krebserkrankungen und die Bildung von Nierensteinen. Eine Beeinflussung des Blutdrucks lässt sich besonders bei salzsensitiven Personen beobachten.

INFO

Die **Salzsensitivität** beschreibt die Reaktion des Blutdrucks einer Person auf die Kochsalzaufnahme. Salzsensitive Personen reagieren hierbei schneller mit einem erhöhten Blutdruck auf das enthaltene Natrium, während sich der Blutdruck bei salzresistenten Personen auch bei einer gesteigerten Salzaufnahme nicht wesentlich verändert.

1.6.2 Kalium

Das Mengenelement Kalium ist in tierischen und pflanzlichen Lebensmitteln wie Hülsenfrüchten, Nüssen, Trockenobst, Vollkornprodukten, Fisch oder Fleisch enthalten. Den höchsten Kaliumgehalt auf 100 g Lebensmittel weisen **Sojabohnen** (1.775 mg), **Erbsen** (935 mg) und **Linsen** (810 mg) auf. Zubereitungsverluste an Kalium können z. B. durch Auslaugen entstehen (➢ Tab. 1.21).

Kalium wird überwiegend aktiv über die Natrium-Kalium-ATPase-Pumpe in den oberen Dünndarmabschnitten absorbiert. Im Dickdarm kann Kalium sowohl aufgenommen als auch ausgeschieden werden. Ausgeschieden wird Kalium größtenteils über den Urin.

Seine Funktion erfüllt es vor allem als **wichtigstes Kation im Intrazellularraum.** Als Gegenspieler von

Tab. 1.21 Empfohlene Kaliumzufuhr für Erwachsene in mg pro Tag (Deutsche Gesellschaft für Ernährung (DGE) e.V., Österreichische Gesellschaft für Ernährung (ÖGE) 2024)

Alter	Männlich	Weiblich
Ab 15 Jahren	4.000	4.000

Natrium dient es der Aufrechterhaltung des **osmotischen Drucks,** der Bildung und Aufrechterhaltung des **Membranpotenzials** sowie der **neuromuskulären Reizbildung.** Eine Veränderung der Kaliumkonzentration beeinflusst vor allem Muskel- und Nervenzellen.

Neben den Funktionen im Intrazellulärraum aktiviert Kalium auch verschiedene **Enzyme** im Stoffwechsel, hält das **Säure-Basen-Gleichgewicht** aufrecht, spielt eine Rolle bei der **Freisetzung verschiedener Hormone** wie z. B. dem Insulin, regelt die **Aktivität von spannungsabhängigen Ionenkanälen** und sorgt für einen normalen **Blutdruck.**

Ein Kaliummangel tritt selten durch falsche Ernährung auf. Zu einer Hypokaliämie kann es durch erhöhten Kaliumverlust aufgrund von Diarrhö, Erbrechen oder endokrinen Funktionsstörungen kommen. Endokrine Störungen, die die Kaliumkonzentration beeinflussen, sind z. B. ein Hyperaldosteronismus oder ein Glucocorticoid-Überschuss. Auch die Verabreichung von Schleifendiuretika hat einen Einfluss auf die Kaliumkonzentration. Symptome einer Hypokaliämie sind u. a. Erschöpfung, Muskelschwäche und -krämpfe, Parästhesien, Lähmungen und Obstipation. Außerdem kann es zu Herzrhythmusstörungen bis hin zu Störungen der Erregungsbildung und -weiterleitung kommen, die lebensbedrohlich sein können. Auch ein Überschuss an Kalium, eine Hyperkaliämie, kann z. B. durch eine Niereninsuffizienz auftreten. Diese kann unter anderem zu Parästhesien, Muskelschwäche, Übelkeit oder Diarrhö führen.

1.6.3 Calcium

Das Mengenelement Calcium wird vor allem über Milch und Milchprodukte, Nüsse, Grünkohl und calciumreiche Mineralwässer aufgenommen. Auf 100 g Lebensmittel ist der höchste Calciumgehalt in **Emmentaler** (1.050 mg), **Sesam** (975 mg) und **Gouda** (810 mg) zu finden (➤ Tab. 1.22).

Die Absorption von Calcium findet im Dünndarm statt. Sie kann durch verschiedene absorptionshemmende Faktoren beeinflusst werden. Einen negativen Einfluss haben z. B. ein Vitamin-D-Mangel, eine überhöhte Phosphat- und Magnesiumzufuhr, hohe Gehalte an Oxalat (z. B. in Rhabarber, Spinat oder Mangold), Phytat (z. B. in Hülsenfrüchten) oder Ballaststoffen in der Nahrung, eine gesteigerte Darmmotilität, verschiedene Medikamente, eine verminderte Magensäureproduktion sowie eine hohe Aufnahme an gesättigten Fettsäuren. Neben den absorptionshemmenden Faktoren kann Calcium auch durch eine erhöhte Ausscheidung über den Urin weniger verfügbar sein. Diese wird durch hohen Kochsalzverzehr, proteinreiche Ernährung, starken Koffeinkonsum, regelmäßigen Verzehr von Alkohol und eine Störung des Säure-Basen-Gleichgewichtes begünstigt.

Tab. 1.22 Empfohlene Calciumzufuhr für Erwachsene in mg pro Tag (Deutsche Gesellschaft für Ernährung (DGE) e.V., Österreichische Gesellschaft für Ernährung (ÖGE) 2024)

Alter	Männlich	weiblich
Ab 19 Jahren	1.000	1.000

Der Calciumstoffwechsel wird durch das Parathormon (PTH), Calcitonin und Calcitriol (Vitamin D3) beeinflusst, wie in ➤ Abb. 1.15 dargestellt ist. Sinkt die Plasmakonzentration von Calcium, wird vermehrt das PTH ausgeschüttet und Calcitriol gebildet. Diese fördern bei niedriger Plasmakonzentration den Abbau von Calcium aus dem Knochen. Steigt die Calciumkonzentration über einen Schwellenwert, wird Calcitonin als Antagonist des PTH in der Schilddrüse gebildet und senkt die Calciumkonzentration durch Einbau von Calcium in die Knochenmatrix und Verringerung der Reabsorption in den Nierentubuli.

Calcium erfüllt im Körper verschiedene Funktionen. Es dient der **neuromuskulären Signalweiterleitung** sowie der **Muskelkontraktion,** reguliert die **Insulinsekretion** aus den ß-Zellen und dient als **Cofaktor verschiedener Enzyme,** z. B. im Glucosestoffwechsel oder der Eicosanoidsynthese. Gemeinsam mit Phosphat wird Calcium in Knochen und Zähnen eingelagert und sorgt so für **die Festigkeit des Hartgewebes.** Calcium kann sich zusätzlich an Phospholipide anlagern und so die **Zellmembran stabilisieren sowie die Permeabilität beeinflussen.** Außerdem ist Calcium an der **Blutgerinnung** beteiligt.

Calcium wird als kritischer Nährstoff gewertet, da etwa die Hälfte der Bevölkerung die empfohlene Zufuhr von 1.000 mg täglich nicht erreicht. Kommt es zu einem Calciummangel, tritt eine Hypocalcämie auf. Dies kann z. B. durch Absorptionsstörungen, Störungen im Stoffwechsel des PTH, einen Vitamin-

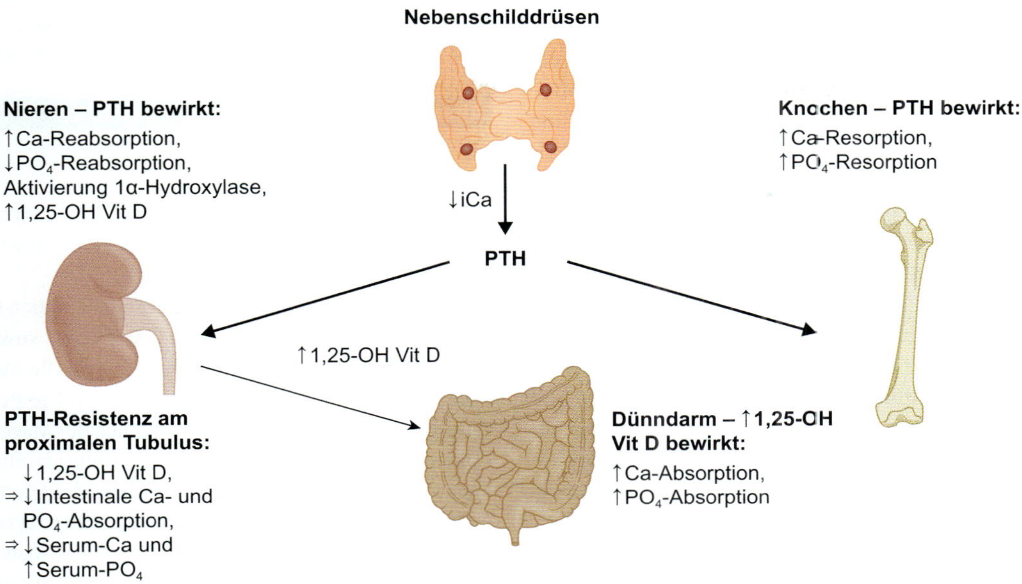

Abb. 1.15 Calciumhomöostase.
1,25-OH Vit D: 1,25-Dihydroxy-Vitamin-D; Ca: Calcium; iCa: Calciumionen; PO_4: Phosphat; PTH: Parathormon. [L231 / H528-001]

D-Mangel oder eine chronische Niereninsuffizienz entstehen. Besteht der Calciummangel über einen längeren Zeitraum, wird die Knochenmineralisation negativ beeinflusst. Dies kann im Alter zur Osteoporose führen. Eine gestörte Knochenmineralisation manifestiert sich bei Kindern in der Rachitis, bei Erwachsenen im Krankheitsbild der Osteomalazie.

Eine Hypercalcämie ist eher selten und äußert sich in unspezifischen Symptomen wie Schwäche, Erschöpfung, Müdigkeit, depressiven Verstimmungen, Appetitlosigkeit, Übelkeit, Obstipation, einem gesteigerten Durstgefühl und vermehrtem Wasserlassen.

1.6.4 Magnesium

Magnesium ist vor allem in Vollkornprodukten, Hülsenfrüchten und Nüssen enthalten. Die höchsten Gehalte weisen **Cashew-Nüsse** (267 mg), **Mandeln** (252 mg), **Sojabohnen** (220 mg) und **Hirse** (170 mg) auf. Die Aufnahme kann durch einige absorptionshemmende Nahrungsbestandteile negativ beeinflusst werden. Hierzu gehören z. B. Ballaststoffe, Zink, Oxalat und Phytat. Durch falsche Zubereitung kann es beim Kochen oder Blanchieren Magnesium-reicher Lebensmittel zu Verlusten kommen (➤ Tab. 1.23).

Tab. 1.23 Empfohlene Magnesiumzufuhr für Erwachsene in mg pro Tag (Deutsche Gesellschaft für Ernährung (DGE) e.V., Österreichische Gesellschaft für Ernährung (ÖGE) 2024)

Alter	Männlich	Weiblich
Ab 19 Jahren	350	300

Das Mengenelement Magnesium wird im Dünndarm, vor allem im Ileum, absorbiert. Über die Hälfte des Körperbestandes liegt als Hydroxylapatit in den Knochen sowie den Zähnen vor. Bei Bedarf kann Magnesium aus dem Knochen leicht wieder abgebaut werden. Die Ausscheidung von Magnesium erfolgt über die Niere und den Urin. Die Regulation erfolgt über verschiedene Hormone, die die Reabsorption von Magnesium steuern.

Magnesium beeinflusst unterschiedliche Funktionen des Körpers. Als **Cofaktor einiger ATP-abhängigen Enzyme** beeinflusst es z. B. den Energiestoffwechsel. Insgesamt sind über 300 Enzyme des Intermediärstoffwechsels auf Magnesium angewiesen. Auch bei der **Transkription der DNA** sowie der **Translation der RNA** ist das Mengenelement wichtig. Neben der Funktion als Enzym-Cofaktor ist Magnesium an der **neuromuskulären Reizweiterleitung** und der **Muskelkontraktion** beteiligt. Als Antagonist von Calcium sorgt Magnesium für die Entspannung des Muskels nach der Erregung. Außerdem beeinflusst Magnesium als zweitwichtigstes Kation die **Permeabilität von Zellmembranen.** Kommt es zu einem Magnesiummangel, werden die Kalium-Kanäle durchlässig und die intrazelluläre Kaliumkonzentration nimmt ab. Dies hat einen negativen Einfluss auf die Entstehung von Aktionspotenzialen im Herzmuskel. Magnesium spielt über den **Einfluss auf den Gefäßmuskeltonus und den arteriellen Blutdruck** außerdem eine Rolle im Herz-Kreislauf-System. Eine weitere Funktion erfüllt Magnesium im Knochen, wo das Mengenelement für die **Knochenstabilität** sorgt.

Ein Magnesiummangel tritt in Industrieländern ernährungsbedingt eher selten auf. Entstehen kann eine Hypomagnesiämie durch einseitige Ernährung mit einer zu geringen Magnesiumzufuhr sowie einen erhöhten Bedarf durch Sport, Stress, Schwangerschaft oder während der Stillzeit. Auch Alkoholismus oder Erkrankungen des Gastrointestinaltraktes können durch eine gestörte Magnesiumaufnahme oder erhöhte Ausscheidung zu einem Mangel beitragen.

Ein Magnesiummangel betrifft das zentrale Nervensystem, die Muskulatur, den Gastrointestinaltrakt und das Herz-Kreislauf-System. Störungen im Nervensystem zeigen sich z. B. durch Zittern, Unruhe oder Schwindel sowie Muskelkrämpfe. Im Verdauungstrakt kann es zu Obstipation und Krämpfen kommen. Im Herz-Kreislauf-System kann sich ein Mangel in Form von Herzrhythmusstörungen zeigen. Ein Magnesiummangel tritt durch die Interaktion der Mengenelemente häufig gemeinsam mit anderen Elektrolytstörungen auf.

1.6.5 Chlorid

Chlorid kommt als Mengenelement in Form von Natriumchlorid (NaCl) und Kaliumchlorid vor. Über die Nahrung wird Chlorid vor allem als **Kochsalz** in Fisch, Wurst, Schinken und Käse aufgenommen (➤ Tab. 1.24).

Tab. 1.24 Empfohlene Chloridzufuhr bei Erwachsenen in mg pro Tag (Deutsche Gesellschaft für Ernährung (DGE) e.V., Österreichische Gesellschaft für Ernährung (ÖGE) 2024)

Alter	Männlich	Weiblich
Ab 15 Jahren	2.300	2.300

Die Absorption von Chlorid in die Enterozyten erfolgt gemeinsam mit Natrium. Die Exkretion wird hormonell über die Nieren gesteuert.

Chlorid erfüllt im Körper verschiedene Funktionen. So ist es an der **Steuerung des Flüssigkeits- sowie Elektrolythaushaltes** beteiligt und sorgt für die **Aufrechterhaltung des osmotischen Drucks.** Die **Produktion von Salzsäure** in den Belegzellen der Magenschleimhaut ist auf eine ausreichende Chloridzufuhr angewiesen. Außerdem erhält Chlorid die **elektrische Neutralität zwischen Plasma und Erythrozyten** durch Aufrechterhaltung des Säure-Basen-Haushaltes.

Ein Chloridmangel tritt bei gesunden Personen in der Regel nicht auf. Lediglich bei starker Diarrhö oder starkem Erbrechen kann ein Chloridmangel auftreten.

1.6.6 Schwefel

Schwefel wird hauptsächlich in Form der schwefelhaltigen Aminosäuren Methionin und Cystein über die Nahrung aufgenommen.

Im Körper ist Schwefel als Sulfat Teil der **Synthese von Heparin, Mucopolysacchariden oder Glucosaminoglykanen.** Außerdem beeinflusst Schwefel den **Abbau von Fremdstoffen** in der Leber. In Form von Chondroitinsulfat ist Schwefel **Teil des Knorpelgewebes.**

1.6.7 Phosphor

Das Mengenelement Phosphor ist in fast allen Lebensmitteln enthalten. Den höchsten Gehalt auf 100 g Lebensmittel weisen **Emmentaler** (627 mg), **Sesam** (607 mg), **Pistazien** (500 mg) und **Walnüsse** (409 mg) auf (➤ Tab. 1.25).

Praxistipp

Aus der in Getreide vorkommenden **Phytinsäure** kann der Mensch das Phosphat nicht direkt absorbieren. Allerdings enthalten Getreide auch das Enzym Phytase, welches Phosphat freisetzt. Um dies zu ermöglichen, kann Getreide eingeweicht oder gekeimt werden. Auch bei der Herstellung von Sauerteig wird die Phytinsäure gespalten und das Phosphat dadurch verdaulich.

Die Absorption erfolgt als anorganisches Phosphat im Duodenum und im Jejunum überwiegend durch Carrier-Proteine. Die Phosphat-Homöostase wird über ähnliche Hormone wie im Calciumstoffwechsel aufrechterhalten. Eine hohe Calciumzufuhr, das Parathormon oder Calcitonin führen hierbei zu einer verstärkten Phosphat-Ausscheidung über die Niere. Die Rückresorption wird durch Insulin, Cortisol oder Wachstumshormone gefördert.

Im Körper entfaltet das Mengenelement unterschiedliche Funktionen. Im **Energiestoffwechsel** kommt dem Phosphat als Teil der energiereichen Verbindungen ATP und Creatinphosphat (CTP) eine zentrale Rolle zu. Außerdem ist es **wichtiger Bestandteil von Nucleinsäuren, intermediären Metaboliten und Coenzymen** wie NAD, NADP, FAD und CoA. Auch Second Messenger in der **Signaltransduktion** sind phosphorhaltige Verbindungen. Als Bestandteil von Phospholipiden nimmt Phosphor Einfluss auf die **Funktion von Membranen.** Außerdem ist es Teil des Knochens und erfüllt dadurch eine **Stützfunktion** im Körper. Im intrazellulären Raum ist Phosphat Teil von **Puffersystemen.** Ein Großteil des Phosphats ist im Körper im Knochen und in den Zähnen gespeichert.

Da Phosphor in fast allen Lebensmitteln enthalten ist, ist ein Mangel eher selten. Zu einer Verringerung des Phosphatgehaltes im Organismus können Nierenfunktionsstörungen, ein Hyperparathyreoidismus oder ein Vitamin-D-Mangel führen. Zu einem ausgeprägten Mangel kann es lediglich durch starke Malabsorption, unzureichende parenterale Ernährung, chronischen Alkoholkonsum oder aluminiumhaltige Medikamente kommen. Ein Mangel zeigt sich in neuromuskulären Symptomen.

Tab. 1.25 Empfohlene Phosphorzufuhr für Erwachsene in mg pro Tag (Deutsche Gesellschaft für Ernährung (DGE) e.V., Österreichische Gesellschaft für Ernährung (ÖGE) 2024)

Alter	Männlich	Weiblich
Ab 19 Jahren	700	700

Tab. 1.26 Empfohlene Eisenzufuhr für Erwachsene in mg pro Tag (Deutsche Gesellschaft für Ernährung (DGE) e.V., Österreichische Gesellschaft für Ernährung (ÖGE) 2024)

Alter	Männlich	Weiblich
19–51 Jahre	11	16 (prämenopausal)
Ab 51 Jahren	11	14 (postmenopausal)

1.6.8 Eisen

Eisen ist das am häufigsten vorkommende Spurenelemente im Körper des Menschen. Im Körper liegt es meist gebunden an Proteine vor (➤ Tab. 1.26). Besonders reich an Eisen sind Innereien, mittlere Gehalte sind in Fleisch, Getreideprodukten oder Hülsenfrüchten wie Linsen zu finden. Die höchsten Eisengehalte auf 100 g Lebensmittel weisen **Blutwurst** (24,9 mg), **Schweineleber** (18 mg) und **Weizenkleie** (16 mg) auf. Die Bindungsform von Eisen im Lebensmittel beeinflusst die Verfügbarkeit für den Menschen. In tierischen Lebensmitteln ist meist zweiwertiges Hämeisen in Form von Hämoglobin enthalten, welches eine sehr gute Bioverfügbarkeit aufweist. In pflanzlichen Lebensmitteln kommt hauptsächlich dreiwertiges Nicht-Hämeisen vor, welches schlechter verfügbar ist. Absorptionshemmend wirken Komplexbildner wie

Praxistipp

Förderung der Eisenaufnahme

Bestimmte Nährstoffe wie z. B. die **Ascorbinsäure** können durch Reduktion von dreiwertigem Eisen zu zweiwertigem Eisen die Bioverfügbarkeit erhöhen. Neben der Ascorbinsäure haben auch die Aminosäure **Cystein, organische Säuren** wie die Milchsäure oder die Citronensäure sowie die **gleichzeitige Aufnahme von Fleisch oder Fisch** zu einer Mahlzeit absorptionsfördernde Eigenschaften.

1

die Phytinsäure in Getreide, Oxalsäure in Spinat oder Rhabarber, Lignine aus pflanzlichen Zellwänden, Tannine oder andere Polyphenole in pflanzlichen Lebensmitteln. Auch Calcium, Sojaproteine, Eier und Ballaststoffe sowie Zink oder Cobalt können die Eisenabsorption herabsetzen.

Die Eisenabsorption findet überwiegend im oberen Dünndarmabschnitt statt und kann vom Versorgungszustand der Person abhängig gesteigert oder reduziert werden, um die Eisenhomöostase aufrechtzuerhalten. Im Körper wird das Eisen kurzfristig gebunden an das Protein Ferritin gespeichert. Sinkt die Eisenkonzentration im Blutplasma, kann das Spurenelement aus dem Ferritin freigesetzt werden. Transportiert wird Eisen im Körper in Form von Transferrin. Die Bindung an das Transportprotein dient dem Schutz vor der zytotoxischen Wirkung von oxidiertem Eisen. Die Ausscheidung erfolgt über den Stuhl, wobei täglich nur etwa 1 mg Eisen ausgeschieden werden können.

Eisen erfüllt im Körper vielfältige Funktionen. Der Großteil des Körperbestandes an Eisen befindet sich als Zentralatom des Häms im Hämoglobin und Myoglobin. Hämoglobin dient dem **Transport von Sauerstoff,** welcher reversibel an zweiwertiges Eisen binden und so zu peripheren Geweben transportiert werden kann. In den Zielzellen wird dann im Austausch CO_2 aufgenommen und zurück zur Lunge transportiert. Im Myoglobin wird Sauerstoff als Reserve für kurzfristige Belastungen im Muskel gespeichert.

Eisen ist auch als **Bestandteil verschiedener Enzyme** wichtig für den Körper. Hämhaltige Enzyme sind z. B. an der Signaltransduktion oder der Entgiftung von Medikamenten und Fremdstoffen beteiligt. Auch einige antioxidative Enzyme enthalten Häm. In Form von Nicht-hämhaltigen Enzymen ist Eisen z. B. für die Synthese von Eicosanoiden, Carnitin, Kollagen oder Neurotransmittern wichtig.

Des Weiteren ist Eisen wichtig für die **Funktion des Immunsystems,** die **DNA-Synthese** oder die **Desaturierung von Fettsäuren.**

Auch wenn Eisen essenziell für den Menschen ist, kann es in hoher Dosierung toxisch wirken und zu Zellschädigungen führen. Um dies zu vermeiden, hemmt der Körper die Eisenabsorption bei einer zu hohen Aufnahme über die Bildung von bestimmten Hormonen und die Expression von Proteinen. Die Regulierung der Aufnahme ist der zentrale Mechanismus der Eisenhomöostase. Die Exkretion von Eisen über Urin oder Fäzes ist gering. Der Verlust von Eisen über das Blut bei menstruierenden Personen ist variabel.

Eine verringerte Eisenaufnahme führt zur verstärkten Bildung von Transferrin in der Darmschleimhaut, wodurch die Absorption von Eisen um das 2–3-fache erhöht werden kann. Gebunden an Ferritin kann Eisen in der Leber, der Milz und dem Knochenmark gespeichert werden.

Eisenmangel tritt auch in Industrieländern häufiger auf. Besonders menstruierende Personen sind hiervon betroffen, aber auch Veganerinnen/Veganer und Vegetarierinnen/Vegetarier sollten aufgrund der geringeren Verfügbarkeit von Eisen in pflanzlichen Nahrungsmitteln ihren Eisenstatus regelmäßig überprüfen lassen.

Kommt es zu einer verringerten Eisenaufnahme, leeren sich zunächst die Eisenspeicher. Dies zeigt sich in einem erhöhten Transferrin-Wert im Serum sowie verminderten Serum-Ferritin-Werten. Ein latenter Eisenmangel zeigt sich zu Beginn in unspezifischen Symptomen, schreitet der Mangelzustand weiter voran, lässt sich dies in verminderten Hämoglobin-Werten sowie morphologischen Veränderungen der Erythrozyten erkennen. Bei einem manifesten Eisenmangel kommt es zu einer hypochromen, mikrozytären Anämie.

Symptome eines Eisenmangels treten zunächst unspezifisch zutage, wie in Form von Kraftlosigkeit, Erschöpfung, Konzentrationsschwäche, Kopfschmerzen oder Blässe. Auch die Thermoregulation des Körpers kann gestört werden und es kann vermehrt zu Infekten kommen.

1.6.9 Zink

Das Spurenelement Zink kommt besonders in tierischen Lebensmitteln vor. Mittlere Gehalte befinden sich in Vollkornprodukten, Hülsenfrüchten, Nüssen oder Samen. Der höchste Gehalt auf 100 g Lebensmittel ist in **Schweineleber** (6,35 mg), **Emmentaler** (4,63 mg), **Rindfleisch** (4,41 mg) und **Haferflocken** (4,06 mg) zu finden (➤ Tab. 1.27). Die Zinkabsorption kann durch bestimmte Nahrungsbestandteile herabgesetzt werden. Hierzu gehören Komplexbildner wie Phosphat oder Phytat, Casein, Ballaststoffe, hohe Mengen an Eisen, Kupfer, Calcium oder auch Alkohol. Da absorptionshemmende Nahrungsfaktoren vor allem in pflanzlichen Lebensmitteln zu finden sind, ist die Verfügbarkeit von Zink bei rein vegetarischer oder veganer Ernährung vermindert. Zu einem Zinkmangel kommt es in Industrieländern jedoch selten. Absorptionsfördernde Nahrungsbestandteile sind tierische Proteine, Inulin, bestimmte Aminosäuren wie Histidin oder Cystein oder organische Säuren wie die Citronensäure. Durch Ascorbinsäure kann die Zinkabsorption nicht verbessert werden.

Die Absorption von Zink findet im Dünndarm statt, vor allem im Jejunum. Die Zink-Homöostase wird durch Steuerung von Absorption und Exkretion aufrechterhalten. Die Ausscheidung findet größtenteils durch das Pankreassekret und über den Stuhl statt.

Zink übt im Körper verschiedene Funktionen aus. Als **Cofaktor verschiedener Enzyme** spielt es eine Rolle bei fast allen Vorgängen im Körper. So stabilisiert Zink z. B. Enzymkomplexe oder erhöht die Reaktivität verschiedener Enzyme, so dass diese unterschiedliche Oxidationsstufen erreichen können. Zink ist als Teil von Transkriptionsfaktoren an der **Expression verschiedener Gene** beteiligt. Auch bei der **antioxidativen Abwehr** sowie der **Funktion des Immunsystems** kommt Zink eine wichtige Rolle zu. Durch die vielfältigen Funktionen von Zink spielt es eine wichtige Rolle im **Intermediärstoffwechsel,** bei **Wachstums- und Regenerationsprozessen** sowie der **Zellproliferation und -differenzierung.** Auch das Verdauungssystem benötigt Zink für eine einwandfreie Funktion von Verdauungsenzymen. Des Weiteren spielt Zink eine Rolle im **Neurotransmitter-, Prostaglandin- und Hormonstoffwechsel.** Zink ist auch wichtig für **die Regulierung des Säure-Basen-Haushalts** sowie für gesunde Haare, Haut und Nägel.

Ein Zinkmangel tritt nur bei starker Mangelernährung auf. Kommt es zu einem Zinkmangel, zeigt sich dieser in einem geschwächten Immunsystem, Dermatitis, Haarausfall oder einer verzögerten Wundheilung.

Tab. 1.27 Empfohlene Zinkzufuhr für Erwachsene in mg pro Tag (Deutsche Gesellschaft für Ernährung (DGE) e.V., Österreichische Gesellschaft für Ernährung (ÖGE) 2024)

Alter	Männlich	Weiblich
Ab 19 Jahren	14	8

1.6.10 Jod

Jod ist vor allem in Seefisch und Seegras zu finden. Die Jodkonzentration in pflanzlichen Lebensmitteln ist stark abhängig vom Jodgehalt der Böden, was zu starken Schwankungen führen kann. Der höchste Jodgehalt auf 100 g Lebensmittel ist, abgesehen von jodiertem Speisesalz, in **Schellfisch** (243 µg), **Kabeljau** (155 µg), **Krabben und Garnelen** (130 µg) zu finden (➤ Tab. 1.28).

Tab. 1.28 Empfohlene Jodzufuhr für Erwachsene in µg pro Tag (Deutsche Gesellschaft für Ernährung (DGE) e.V., Österreichische Gesellschaft für Ernährung (ÖGE) 2024)

Alter	Männlich	Weiblich
13–51 Jahre	200	150
Ab 51 Jahren	180	150

Jod wird über die Enterozyten im Dünndarm ins Blut aufgenommen. Nach der Absorption kann es in freier Form zu Zielgeweben gelangen und dort genutzt werden.

Jod ist vor allem als **wichtiger Bestandteil der Schilddrüsenhormone** essenziell für den Menschen. Schilddrüsenhormone nehmen u. a. Einfluss auf Wachstums- und Differenzierungsprozesse, den Intermediär- und Energiestoffwechsel sowie die Gehirn- und Nervenentwicklung. Außerdem weist Jod eine **antioxidative Wirkung** auf.

INFO

Die Jodaufnahme in die Schilddrüse kann durch bestimmte **goitrogene Stoffe** wie Isothiocyanaten in Kreuzblütlern negativ beeinflusst werden. Die Goitrogene hemmen den aktiven Transport von Jodid kompetitiv und senken damit die Aufnahme in die Schilddrüse. Durch eine erhöhte Gabe und Aufnahme von Jod kann diesem Effekt entgegengewirkt werden.

Der schwankende Jodgehalt im Boden macht Jod zu einem kritischen Nährstoff, dessen ausreichende Aufnahme ohne den Verzehr von Jodsalz nicht immer gewährleistet ist. Ein chronischer Jodmangel manifestiert sich in einem Kropf, einer Vergrößerung der Schilddrüse. Besteht der Jodmangel langfristig, kommt es zu heißen und kalten Knoten im Schilddrüsengewebe. Bei hoher Jodzufuhr kommt es zur unkontrollierten Bildung von Schilddrüsenhormonen durch die heißen Knoten, was wiederum zu einer Hyperthyreose und zu einem erhöhten Risiko für Schilddrüsenkrebs führen kann. Bei Frauen kann eine Hyperthyreose Störungen im Zyklus und Störungen der Fertilität bedingen. Ein Jodmangel während der Schwangerschaft beeinträchtigt vor allem die Gehirnentwicklung des Fetus.

1.6.11 Fluorid

Das Spurenelement Fluorid ist in Schalen- und Krustentieren sowie in Fisch wie z. B. Räucherlachs zu finden. Hohe Konzentrationen enthält auch schwarzer Tee, allerdings ist der Fluoridgehalt hierbei abhängig von der Ziehzeit sowie dem verwendeten Wasser. Auch fluoridiertes Salz (25 mg auf 100 g) trägt zur Aufnahme bei. Die höchsten Gehalte auf 100 g Lebensmittel sind in **Walnüssen** (0,7 mg), **Sojabohnen** (0,36 mg) oder **Hering** (0,35 mg) zu finden (➤ Tab. 1.29).

Fluorid wird im Magen und Dünndarm absorbiert. Wird viel Fluorid aufgenommen, kann dieses im Hartgewebe gespeichert und bei Bedarf wieder freigesetzt werden. Die Ausscheidung erfolgt zum Großteil renal über den Urin.

Fluorid ist vor allem am **Aufbau der Zahnhartsubstanz und der Knochenmatrix** beteiligt und ist damit zentral für die Zahnschmelzhärtung sowie die Stabilität und die Dichte des Knochens. Besonders bei Kindern trägt eine ausreichende Fluoridaufnahme zur Zahngesundheit und zur Kariesprophylaxe bei.

Eine zu geringe Fluoridaufnahme führt zu einem erhöhtem Kariesrisiko. Allerdings sollte Fluorid auch nicht über einen längeren Zeitraum zu hoch dosiert werden, da dies zu einer Dentalfluorose und einer Skelettfluorose führen kann.

Tab. 1.29 Empfohlene Fluoridzufuhr für Erwachsene in mg pro Tag (Deutsche Gesellschaft für Ernährung (DGE) e.V., Österreichische Gesellschaft für Ernährung (ÖGE) 2024)

Alter	Männlich	Weiblich
Ab 19 Jahren	3,8	3,1

1.6.12 Kupfer

Kupfer ist in pflanzlichen und tierischen Lebensmitteln weit verbreitet. Hohe Gehalte finden sich z. B. in Amaranth, Innereien, Nüssen, Kakao, Kaffee und Tee. Der höchste Gehalt auf 100 g Lebensmittel ist in **Cashew-Nüssen** (3.700 µg), **Vollmilchschokolade** (1.300 µg), **Haselnüssen** (1.300 µg) und **Schweineleber** (1.300 µg) zu finden. Die Verfügbarkeit von Kupfer kann durch Phytinsäure negativ beeinflusst werden. Eine gleichzeitige Aufnahme von Aminosäuren, organischen Säuren oder Ascorbinsäure kann die Absorption positiv beeinflussen (➤ Tab. 1.30).

Tab. 1.30 Empfohlene Kupferzufuhr für Erwachsene in mg pro Tag (Deutsche Gesellschaft für Ernährung (DGE) e.V., Österreichische Gesellschaft für Ernährung (ÖGE) 2024)

Alter	Männlich	Weiblich
Ab 15 Jahren	1,0–1,5	1,0–1,5

Absorbiert wird das Spurenelement Kupfer im Dünndarm. Gebunden an Transportproteine gelangt es zunächst zur Leber, die im Kupferstoffwechsel eine zentrale Rolle einnimmt. Von der Leber aus wird Kupfer nach Bedarf zu Geweben und Zielzellen weitertransportiert. Die Ausscheidung erfolgt über die Galle und den Fäzes.

Kupfer dient verschiedenen **Enzymen als Cofaktor.** So hat Kupfer Einfluss auf die Ausbildung des Bindegewebes, die Hämatopoese, die Atmungskette, die Katecholaminsynthese, die Neurotransmittersynthese und die Melaninsynthese. Auch antioxidative Mechanismen und die Regulierung der Genexpression benötigen Kupfer als Cofaktor. Kupfer kann die Aufnahme von Eisen über den Dünndarm positiv beeinflussen.

Ein Mangel an Kupfer tritt in Industrieländern nur sehr selten auf. Ursachen können eine gestörte Absorption oder erhöhte Verluste über den Urin darstellen.

1.6.13 Selen

Das Spurenelement Selen ist vor allem in Innereien und einigen Fischsorten wie dem Thunfisch enthalten. Auch pflanzliche Lebensmittel wie Paranüsse, Naturreis oder Hülsenfrüchte können Selen enthalten, allerdings ist der Gehalt hier abhängig vom Selengehalt des Bodens. Der höchste Selengehalt ist in **Steinpilzen** (187 µg), **Paranüssen** (103 µg) und **Thunfisch** (82 µg) zu finden. Einen positiven Einfluss auf die Verfügbar-

Tab. 1.31 Empfohlene Selenzufuhr für Erwachsene in µg pro Tag (Deutsche Gesellschaft für Ernährung (DGE) e.V., Österreichische Gesellschaft für Ernährung (ÖGE) 2024)

Alter	Männlich	Weiblich
Ab 15 Jahren	70	60

Tab. 1.32 Empfohlene Chromzufuhr für Erwachsene in µg pro Tag (Deutsche Gesellschaft für Ernährung (DGE) e.V., Österreichische Gesellschaft für Ernährung (ÖGE) 2024)

Alter	Männlich	weiblich
Ab 15 Jahren	30–100	30–100

keit von Selen haben die Aminosäure Cystein und das Glutathion (➤ Tab. 1.31).

Selen wird im oberen Dünndarmabschnitt absorbiert. Im Unterschied zu anderen Mineralstoffen wird der Selengehalt im Körper über die Ausscheidung reguliert, welche größtenteils über den Urin erfolgt. Steigt der Selengehalt stark an, kann das Spurenelement auch über flüchtige Methylselenverbindungen durch die Lunge ausgeschieden werden.

Als Selenocystein ist Selen **Bestandteil von verschiedenen Proteinen.** Als Teil der Glutathionperoxidase und der Thioredoxinreduktasen trägt Selen zur **antioxidativen Abwehr** bei. Auch bei der **Aktivierung von Schilddrüsenhormonen** spielt Selen eine Rolle.

Ein Selenmangel ist bei ausgewogener Ernährung eher selten, kann aber z. B. durch schwere langfristige Diarrhö, Nierenerkrankungen, starke Blutungen oder eine sehr lange Stilldauer auftreten.

1.6.14 Chrom

Das Spurenelement Chrom ist in pflanzlichen Lebensmitteln wie z. B. Brokkoli, Tomaten, Bohnen, Birnen oder Paranüssen enthalten. Je höher der Chromgehalt des Bodens, desto höher ist der Gehalt von Chrom im Lebensmittel. Die höchsten Chromgehalte auf 100 g Lebensmittel weisen **Paranüsse** (100 µg), **Datteln** (29 µg) und **Birne** (27 µg) auf (➤ Tab. 1.32).

Die Absorption erfolgt im oberen Dünndarmabschnitt. Die Ausscheidung wird zum Großteil über die Nieren reguliert. Gespeichert werden kann Chrom in der Leber, der Niere, der Milz, in Weichteilgeweben und in den Knochen.

Chrom beeinflusst im Körper die Signaltransduktion von Insulin und ist damit wichtig im **Stoffwechsel der Kohlenhydrate.**

1.6.15 Zusammenfassung

In der folgenden ➤ Tabelle 1.33 sind die wichtigsten Mineralstoffe, ihre Funktionen sowie ihr Vorkommen aufgelistet.

Tab. 1.33 Übersicht der wichtigsten Mineralstoffe, ihrer Funktionen und ihres Vorkommens

Mineralstoff	Funktion	Vorkommen
Natrium	• Regulierung des Wasserhaushalts • Regulierung des Säure-Basen-Haushalts • Regulierung des Blutdrucks • Aufrechterhaltung des Membranpotenzials • Transport von Molekülen durch Zellmembranen	• In Speisesalz als NaCl • In weiterverarbeiteten Lebensmitteln durch einen hohen Salzgehalt
Kalium	• Aufrechterhaltung des osmotischen Drucks • Aktivierung von Enzymen • Erregbarkeit der Muskulatur und der Nerven (Natrium-Kalium-Pumpe)	• Gemüse: z. B. Karotten, Kohlrabi, Avocado, Tomaten • Obst: z. B. Aprikosen, Bananen • Nüsse • Fisch, Fleisch
Calcium	• Stabilität von Knochen und Zähnen • Blutgerinnung • Stabilität von Zellwänden • Signalübermittlung in Zellen • Reizweiterleitung im Nervensystem und der Muskulatur	• Milch und Milchprodukte • Sesam • Calciumreiche Mineralwässer • Grünkohl

Tab. 1.33 Übersicht der wichtigsten Mineralstoffe, ihrer Funktionen und ihres Vorkommens *(Forts.)*

Mineralstoff	Funktion	Vorkommen
Magnesium	• Enzymaktivierung v. a. im Energiestoffwechsel • Erregungsübertragung von den Nerven an die Muskeln und Katalysator der Muskelkontraktion • Katalysator bei der Blutgerinnung • Stabilität von DNA und RNA	• Kerne und Samen wie Mandeln, Sonnenblumenkerne, Sesam • Vollkornprodukte • Kakao • Hülsenfrüchte wie Kidney-Bohnen oder Linsen • Grünes Blattgemüse • Fisch
Chlorid	• Hauptanion im Extrazellulärraum und dadurch Aufrechterhaltung des osmotischen Drucks sowie des elektrischen Gleichgewichts • Bildung von Verdauungssäften	• Kochsalz
Schwefel	• Aufbau von Aminosäuren und Proteinen • Bestandteil von Enzymen	• Eier • Fleisch
Phosphor	• Knochenbaustein • Energiereiche Phosphorverbindungen (ATP) wichtig im Stoffwechsel • Plasmapuffersystem • Bestandteil von Nukleinsäuren	• In fast allen Lebensmitteln
Eisen	• Sauerstoffspeicherung und -transport in Blut und Muskelgewebe • Baustein von Enzymen und Cofaktoren	• Innereien, Fleisch • Getreideprodukte, Hülsenfrüchte
Zink	• Insulinstoffwechsel • Aktivierung von Enzymen • Beteiligung an photochemischen Prozessen • Wundheilung • Förderung der Phagozytose	• Tierische Lebensmittel • Vollkornprodukte, Hülsenfrüchte, Nüsse, Samen
Jod	• Bestandteil der Schilddrüsenhormone	• Seefisch und Seegras
Fluorid	• Kariesprophylaxe	• Schalen- und Krustentiere sowie Fisch • Schwarzer Tee
Kupfer	• Synthese von Hämoglobin • Cofaktor antioxidativer Enzyme	• Amaranth, Nüsse, Kakao, Kaffee, Tee • Innereien
Selen	• Bestandteil von Proteinen • Teil der antioxidativen Abwehr • Aktivierung von Schilddrüsenhormonen	• Innereien • Fisch • Paranüsse, Hülsenfrüchte

LITERATURVERZEICHNIS UND WEITERFÜHRENDE LITERATUR

Abbaspour N, Hurrell R, Kelishadi R. Review on iron and its importance for human health. J Res Med Sci 2014; 19(2): 164–174. https://pubmed.ncbi.nlm.nih.gov/24778671.

Chasapis, C.T., Loutsidou, A.C., Spiliopoulou, C., & Stefanidou, M. (2011). Zinc and human health: an update. Arch Toxicol 2012; 86(4), 521–534. https://doi.org/10.1007/s00204-011-0775-1.

Cormick G, Belizán JM. Calcium intake and health. Nutrients 2019; 11(7): 1606. https://doi.org/10.3390/nu11071606.

Cuciureanu MD, Vink R. Magnesium and stress. In: Vink R, Nechifor M (eds.): Magnesium in the Central Nervous System. Adelaide: University of Adelaide Press; 2011. PMID: 29920004.

Deutsche Gesellschaft für Ernährung (DGE), Östereichische Gesellschaft für Ernährung (ÖGE), Schweizerische Gesellschaft für Ernährung (SGE). Referenzwerte für die Nährstoffzufuhr. 2. Auflage. 7. aktualisierte Ausgabe; 2023.

Deutsche Gesellschaft für Ernährung (DGE) e.V. Referenzwerte. https://www.dge.de/wissenschaft/referenzwerte/ (letzter Zugriff 12.07.2024).

Deutsche Gesellschaft für Ernährung, Österreichische Gesellschaft für Ernährung (Hrsg.): Referenzwerte für die Nährstoffzufuhr. Bonn, 2. Auflage, 8. aktualisierte Ausgabe (2024).

Gärtner R. Jod und Selen – Bedeutung für die Funktion der Schilddrüse. Ernährung & Medizin 2017; 32(04): 158–162. https://doi.org/10.1055/s-0043-121759.

Hahn A, Ströhle A, Wolters M. Ernährung. Physiologische Grundlagen, Prävention, Therapie. Ther Umsch 2007; 64(06): 0344. https://doi.org/10.1024/0040-5930.64.6.344c.

Kanbay M, Chen Y, Solak Y, Sanders PW. Mechanisms and consequences of salt sensitivity and dietary salt intake. Curr Opin Nephrol Hypertens 2011; 20(1): 37–43. https://doi.org/10.1097/mnh.0b013e32834122f1.

Max Rubner-Institut Bundesforschungsinstitut für Ernährung und Lebensmittel. Nationale Verzehrsstudie II: Ergebnisbericht Teil 1. Die bundesweite Befragung zur Ernährung von Jugendlichen und Erwachsenen. Karlsruhe: Max Rubner-Institut Bundesforschungsinstitut für Ernährung und Lebensmittel; 2008a.

Max Rubner-Institut Bundesforschungsinstitut für Ernährung und Lebensmittel. Nationale Verzehrsstudie II Ergebnisbericht Teil 2: Die bundesweite Befragung zur Ernährung von Jugendlichen und Erwachsenen. Karlsruhe: Max Rubner-Institut Bundesforschungsinstitut für Ernährung und Lebensmittel; 2008b.

Pohl HR, Wheeler JS, Murray H. Sodium and Potassium in Health and Disease. In: Sigel A, Sigel H, Sigel RKO (eds): Interrelations between Essential Metal Ions and Human Disease. Dordrecht: Springer 2013; 29–47. https://doi.org/10.1007/978-94-007-7500-8_2.

Prentice A. Diet, nutrition and the prevention of osteoporosis. Public Health Nutr 2004; 7(1a): 227–243. https://doi.org/10.1079/phn2003590.

Souci SW, Fachmann W, Kraut H. Food composition and nutrition tables: Die Zusammensetzung Der Lebensmittel – Nährwert-Tabellen. La Composition Des Aliments – Tableaux Des Valeurs Nutritives. Wissenschaftliche Verlagsgesellschaft; 2015.

Volpe SL. Magnesium and the athlete. Curr Sports Med Rep 2015; 14(4): 279–283. https://doi.org/10.1249/jsr.0000000000000178.

1.7 Weitere Mikronährstoffe

1.7.1 L-Carnitin

L-Carnitin ist eine vitaminähnliche Substanz, die vom Menschen **endogen** aus der Aminosäure Lysin synthetisiert werden kann. Neben Lysin werden für die Synthese auch die Aminosäure Methionin sowie die

Tab. 1.34 L-Carnitin-Gehalt in tierischen und pflanzlichen Lebensmitteln

Lebensmittel	Gehalt in mg/100 g
Schaffleisch	210
Rindfleisch	70
Tomaten	2,9
Birnen	2,7

Vitamine B6, Niacin, Ascorbat und Eisen als Spurenelement benötigt. Der **Gesamtbedarf an Carnitin liegt zwischen 16–18 mg** täglich und wird neben der endogenen Synthese hauptsächlich über tierische Lebensmittel gedeckt (➤ Tab. 1.34).

L-Carnitin ist vor allem im **Stoffwechsel der Makronährstoffen** aktiv. Über den Transport von aktivierten Fettsäuren aus dem Zytosol in die Mitochondrien unterstützt L-Carnitin die **ß-Oxidation der Fettsäuren.** Außerdem trägt L-Carnitin zum **Abbau von verzweigtkettigen Aminosäuren** bei und reguliert die **Gluconeogenese.** Eine Supplementierung von L-Carnitin kann sich außerdem positiv auf verschiedene **Entzündungsmarker** auswirken.

Ein Carnitinmangel tritt eher selten auf. Durch Erkrankungen wie z. B. einer Leberzirrhose oder einer Niereninsuffizienz kann die Carnitinsynthese reduziert werden. Auch durch eine gesteigerte Ausscheidung bei Erkrankungen wie Diabetes mellitus, metabolischem Stress oder durch die Einnahme von Medikamenten kann es zu einem sekundären Mangel an L-Carnitin kommen.

1.7.2 Cholin

Auch Cholin gehört zu den nicht-essenziellen Vitaminoiden. Im Körper liegt es überwiegend als **Phosphatidylcholin (Lecithin) oder Sphingomyelin** vor. In 1 g Lecithin sind etwa 130 mg Cholin gebunden. Zur ausreichenden Cholinversorgung tragen sowohl Lebensmittel als auch die endogene Synthese bei (➤ Tab. 1.35). Im Körper wird Cholin in der Leber aus Ethanolamin gebildet. Wichtig sind hierfür auch die Aminosäure Methionin sowie die Vitamine Folsäure und B_{12}.

Cholin erfüllt im Körper verschiedene Funktionen. So ist es z. B. in Form von Phospholipiden beteiligt am **Aufbau von Zellmembranen,** besonders in Form von

Tab. 1.35 Cholingehalt in Lebensmitteln

Lebensmittel	Gehalt in mg/100 g
Eigelb	700
Leber	650
Sojabohnen	237
Kartoffeln	40

Sphingomyelin in den **Myelinscheiden der Neuronen.** Cholin ist außerdem an der **Zellkommunikation** beteiligt und dient als **Ausgangssubstanz für den Neurotransmitter Acetylcholin.** Acetylcholin ist wiederum verantwortlich für die Reizweiterleitung in peripheren und motorischen Nervenbahnen.

Eine unzureichende Zufuhr an Cholin könnte metabolische Erkrankungen wie eine Fettleber oder andere Leberschäden begünstigen.

1.7.3 Alpha-Liponsäure

Die Alpha-Liponsäure kommt vor allem **in Geweben mit einer hohen Mitochondriendichte** bzw. einem hohen Energieverbrauch vor. Hierzu gehören z. B. das Herz oder die Leber. Aufgenommen wird Alpha-Liponsäure hauptsächlich über tierische Lebensmittel. Im Körper erfüllt sie verschieden Funktionen. Im **Intermediärstoffwechsel** dient die Alpha-Liponsäure als **Coenzym** wichtiger Enzyme wie der Pyruvat-Dehydrogenase, der Alpha-Ketoglutarat-Dehydrogenase oder der Glycin-Decarboxylase. Außerdem hat sie **antioxidative Eigenschaften** und kann andere Antioxidanzien wie z. B. Vitamin C, Coenzym Q10 oder Glutathion regenerieren.

1.7.4 Coenzym Q10 (Ubichinon)

Das Coenzym Q10 (auch Ubichinon) ist ein lipidlöslicher Stoff, der in hohen Konzentrationen v. a. in tierischen Lebensmitteln zu finden ist. Coenzym Q10 spielt eine wichtige Rolle im **Energiestoffwechsel** bei der ATP-Synthese und dient **in Zellmembranen als Antioxidans.** Über die antioxidative Aktivität sorgt die vitaminähnliche Substanz für die Stabilität und Fluidität der Zellmembranen, regeneriert Vitamin E als Antioxidans und kann die Oxidation von LDL-Partikeln verhindern.

Ein Mangel an Coenzym Q10 konnte bei verschiedenen Erkrankungen wie Herz- oder Tumorerkrankungen, neurodegenerativen Erkrankungen aber auch bei Stoffwechselerkrankungen wie dem Diabetes beobachtet werden. Auch ältere Personen und Raucher können von einer verminderten Coenzym-Q10-Konzentration betroffen sein.

1.7.5 Myo-Inositol

Inositole gehören zu den Zuckeralkoholen und sind strukturell ähnlich zur Glucose. Sie sind vor allem in tierischen Geweben zu finden und werden im menschlichen Körper in der Niere synthetisiert. Inositole erfüllen im Körper vielfältige Funktionen. So dienen sie in der Leber und im Nervengewebe zur **Funktion und Stabilisierung von Mikrotubuli.** Außerdem sind sie ein wichtiger **Bestandteil von Membranen** und steuern darüber die **Signaltransduktion** sowie verschiedene **Enzyme** wie die Natrium-Kalium-ATPase oder die Acetyl-CoA-Carboxylase. Über die Tyrosin-Hydroxylase können sie die **Synthese von Katecholaminen** beeinflussen. Zusätzlich spielt Inositol auch bei der **Signalweiterleitung von Insulin** eine entscheidende Rolle und sorgt hier für die Funktion des anabolen PI3 K/AKT/mTOR-Signalweges und dadurch zur Verstoffwechselung von Zucker.

Eine Störung des Inositolstoffwechsels kann bei einigen Stoffwechselerkrankungen wie Diabetes mellitus, Hypercholesterinämie oder Nierenerkrankungen, aber auch bei Autoimmunerkrankungen wie der Multiplen Sklerose auftreten.

1.7.6 Zusammenfassung

In der folgenden ➤ Tabelle 1.36 werden die wichtigen weiteren Mikronährstoffe noch einmal zusammengefasst.

Tab. 1.36 Übersicht weiterer Mikronährstoffe

Mikronährstoff	Funktion	Vorkommen
L-Carnitin	• ß-Oxidation • Abbau von verzweigtkettigen Aminosäuren • Gluconeogenese	• Tierische Lebensmittel wie Schaffleisch oder Rindfleisch • Endogene Synthese aus Lysin
Cholin	• Aufbau von Zellmembranen (v. a. in den Myelinscheiden der Neuronen) • Zellkommunikation • Ausgangssubstanz für Acetylcholin	• Eigelb • Leber • Sojabohnen • Endogene Synthese
Alpha-Liponsäure	• Coenzym im Intermediärstoffwechsel • Antioxidans	• Tierische Lebensmittel
Coenzym Q10 (Ubichinon)	• Energiestoffwechsel (ATP-Synthese) • Antioxidans	• Tierische Lebensmittel
Myo-Inositol	• Funktion und Stabilisierung von Mikrotubuli • Bestandteil von Membranen • Signaltransduktion • Synthese von Katecholaminen • Signalweiterleitung von Insulin	• Tierische Lebensmittel • Endogene Synthese

LITERATURVERZEICHNIS UND WEITERFÜHRENDE LITERATUR

Akbari A, Mobini GR, Agah S, et al. Coenzyme Q10 supplementation and oxidative stress parameters: a systematic review and meta-analysis of clinical trials. Eur J Clin Pharmacol 2020; 76(11): 1483–1499. https://doi.org/10.1007/s00228-020-02919-8.

Genazzani AD, Lanzoni C, Ricchieri F, Vm J. Myo-inositol administration positively affects hyperinsulinemia and hormonal parameters in overweight patients with polycystic ovary syndrome. Gynecol Endocrinol 2008; 24(3): 139–144. https://doi.org/10.1080/09513590801893232.

Hou S, Tian Z, Zhao D, et al. Efficacy and Optimal dose of Coenzyme Q10 Supplementation on Inflammation-Related Biomarkers: A GRADE-Assessed Systematic Review and Updated Meta-Analysis of Randomized Controlled Trials. Mol Nutr Food Res 2023; 67(13): e2200800. https://doi.org/10.1002/mnfr.202200800.

Moretti A, Paoletta M, Liguori S, Bertone M, Toro G, Iolascon G. (2020). Choline: an essential nutrient for skeletal muscle. Nutrients 2020; 12(7): 2144. https://doi.org/10.3390/nu12072144.

Rahimlou M, Asadi M, Jahromi NB, Mansoori A. Alpha-lipoic acid (ALA) supplementation effect on glycemic and inflammatory biomarkers: A Systematic Review and meta-analysis. Clin Nutr ESPEN 2019; 32: 16–28. https://doi.org/10.1016/j.clnesp.2019.03.015.

Rastgoo S, Fateh ST, Nikbaf-Shandiz M, et al. The effects of L-carnitine supplementation on inflammatory and anti-inflammatory markers in adults: a systematic review and dose–response meta-analysis. Inflammopharmacology 2023; 31(5): 2173–2199. https://doi.org/10.1007/s10787-023-01323-9.

Wallace TC, Blusztajn JK, Caudill MA, et al. Choline. The Underconsumed and Underappreciated Essential Nutrient. Nutr Today 2018; 53(6): 240–253. https://doi.org/10.1097/nt.0000000000000302.

1.8 Antioxidanzien und sekundäre Pflanzenstoffe

Freie Radikale und reaktive Sauerstoffspezies (ROS) sind reaktive Moleküle, die im Körper **durch endogene und exogene Prozesse und Faktoren entstehen** können. Aufgrund von ungepaarten Elektronen sind sie hoch reaktiv und können Kettenreaktionen auslösen. Endogen werden ROS beispielsweise bei aeroben Prozessen zur Energiegewinnung gebildet. Exogene Faktoren, die zur Entstehung freier Radikale beitragen, sind z. B. UV-Strahlung, Zigarettenrauch oder Schadstoffe in der Luft.

Durch freie Radikale entsteht **oxidativer Stress** im Körper, was zur Schädigung von Zellen und Geweben und zur Entstehung von degenerativen und entzündlichen Erkrankungen beitragen kann. Als Schutz vor freien radikalen und ROS dienen die Antioxidanzien. In diesem Kapitel werden die wichtigsten antioxidativen Systeme und ihre Wirkweisen dargestellt.

1

1.8.1 Antioxidanzien

„Any substance, that when present at low concentrations compared with those of any oxidizable subtrate, significantly delays or prevents the oxidation of that substrate."

Barry Halliwell 1990

Antioxidanzien **schützen vor reaktiven Verbindungen,** indem sie als Elektronenakzeptor bzw. Protonendonator wirken oder im Fall von Metallen Chelate ausbilden. Die bei oxidativen Reaktionen entstehenden Radikale können in unterschiedlichen Stufen der Kettenreaktionen abgefangen werden.

Die Antioxidanzien lassen sich in verschiedene funktionelle Gruppen einteilen. Zu den **antioxidativen Enzymen,** die das körpereigene Abwehr- und Entgiftungssystem bilden, gehören die **Superoxid-Dismutase (SOD),** die **Katalase, Glutathion** sowie die **Glutathionperoxidase** und **-transferase.** Die SOD benötigt Kupfer, Zink und Mangan, um ihre Sauerstoffradikale (Superoxidionen) zu binden. Bei der Regeneration von SOD entsteht Wasserstoffperoxid, welches wiederum durch Glutathion und die Glutathionperoxidase durch Bildung von Wasser unschädlich gemacht wird. Wichtig für die Glutathionperoxidase ist Selen als Coenzym in Form von Selenocystein. Glutathion ist ein Tripeptid, welches in allen Körperzellen vorkommt. Es setzt sich zusammen aus den Aminosäuren Glutamin, Cystein und Glycin. Höhere Konzentrationen weisen vor allem die Erythrozyten auf, wo Glutathion das Methämoglobin zu Hämoglobin reduziert, so dass wieder Sauerstoff transportiert werden kann. Darüber hinaus regeneriert das Glutathion die Ascorbinsäure. Auch das Enzym Katalase spaltet Wasserstoffperoxid zu Wasser und Sauerstoff. Für eine einwandfreie Funktion benötigt das Enzym Eisen.

INFO

Wie bereits beschrieben, ist für die **Glutathionsynthese** die Aminosäure **Glutamin** essenziell. Die Verfügbarkeit von Glutamin kann durch verschiedene Faktoren negativ beeinflusst werden. Hierzu gehören z. B. Stress oder Infektionen. Auch Darmerkrankungen wirken sich als einer der Hauptorte des Glutaminstoffwechsels negativ auf die Verfügbarkeit der Aminosäure aus. Wenn zu wenig Glutamin zur Verfügung steht, kann Glutathion nicht ausreichend synthetisiert werden und das System der antioxidativen Enzyme kann nicht optimal funktionieren.

Eine weitere funktionelle Gruppe der Antioxidanzien sind die **Plasma-Antioxidanzien.** Hierzu zählen die **Ascorbinsäure, Albumin** sowie **Urate.** Zu den **fettlöslichen Antioxidanzien** gehören **Tocopherole, Carotinoide** und **Ubichinone (Coenzym Q10). Transferrin, Albumin, Coeruloplasmin** und **Hemopexin** bilden die Gruppe der **Metall-Chelatoren.**

Wie in ➤ Abb. 1.16 zu erkennen ist, besteht zwischen den Antioxidanzien Alpha-Tocopherol und der Ascorbinsäure ein Synergismus. Alpha-Tocopherol benötigt die Ascorbinsäure zur Regeneration und kann nur so lange stabil vorliegen, wie ausreichend Ascorbinsäure im Organismus zur Verfügung steht.

Antioxidanzien können über unterschiedliche Nahrungsmittel aufgenommen werden. Einige wichtige Quellen sind in ➤ Tab. 1.37 dargestellt.

Eines der stärksten, natürlich vorkommenden Antioxidanzien ist das **Epigallocatechingallat (EGCG).** Dieses ist in hohen Konzentrationen im **grünen Tee** enthalten.

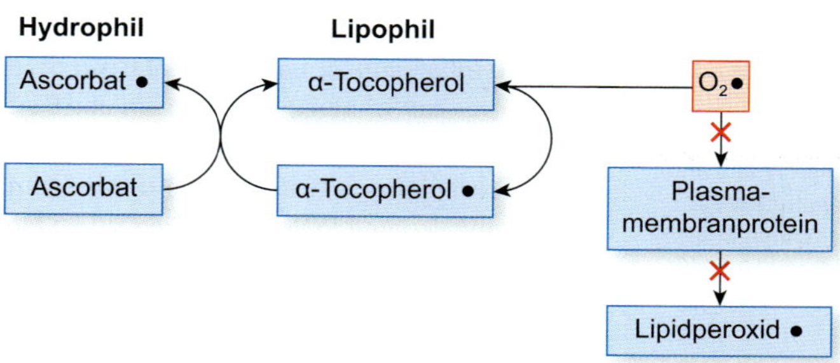

Abb. 1.16 Synergismus von Vitamin C (Ascorbinsäure) und Vitamin E (Alpha-Tocopherol) zum Schutz vor Lipidperoxidation. [L231 / H529-001]

Tab. 1.37 Antioxidanzien in Nahrungsmitteln

Antioxidans	Nahrungsmittel
Vitamin E/Alpha-Tocopherol	Öle, Mandeln, Nüsse
Vitamin C/Ascorbinsäure	Hagebutte, Paprika, Zitrusfrüchte, Beeren
ß-Carotin	Gelbe und orange Früchte und Gemüse
Anthocyanidine (blau/lila)	Trauben, Pflaumen, Kirschen, Beeren
Lycopine	Tomaten, Wassermelone

1.8.2 Sekundäre Pflanzenstoffe

Sekundäre Pflanzenstoffe kommen in Obst und Gemüse vor und **dienen den Pflanzen als Schutz vor Schädlingen, Krankheiten und UV-Strahlung.**

Praxistipp

Da sekundäre Pflanzenstoffe die Pflanzen vor äußeren Einflüssen schützen, finden sich besonders hohe Konzentrationen in der Schale von Obst und Gemüse.

Sekundäre Pflanzenstoffe wirken sich positiv auf die Gesundheit aus und können protektiv bei der Entstehung verschiedener Erkrankungen wirken. So weisen sie eine **entzündungshemmende und antibakterielle Wirkung** auf und können das Risiko für verschiedene Krebsarten sowie Herz-Kreislauf-Erkrankungen senken.

Auch sekundäre Pflanzenstoffe lassen sich in Gruppen unterteilen. Besonders vielfältig ist die Gruppe der **Flavonoide,** zu denen zum Beispiel die Anthozyane mit blauer/violetter Färbung, Flavanole, Flavanone, Flavone, Flavonole oder Isoflavonoide zählen. ➤ Tab. 1.38 zeigt wichtige sekundäre Pflanzenstoffen und ihr Vorkommen in Lebensmitteln.

Tab. 1.38 Sekundäre Pflanzenstoffe und ihr Vorkommen in Lebensmitteln

Sekundärer Pflanzenstoff	Lebensmittel
Alliin	Knoblauch, Zwiebeln
Genistein (Phytoöstrogen)	Soja
Lycopin	Tomaten
Menthol (Monoterpen)	Pfeffer, Rosmarin
Quercetin (Flavonoid)	Ubiquitär, z. B. in Wein, Zwiebeln
Phytinsäure	Getreide, Leguminosen, Ölsaaten
Glycyrrhizin (Saponin)	Hülsenfrüchte
Sinigrin (Senfölglucosid)	Ölsaaten
ß-Sitosterin (Phytosterin)	Sonnenblumenkerne, Nüsse
Carotinoide	Karotten, grünes Blattgemüse, Süßkartoffel
Glucosinolate	Kohlgemüse, Senf
Polyphenole	Obst, Gemüse, Rotwein, grüner Tee
Proteaseinhibitoren	Soja, Kartoffel

1.8.3 Zusammenfassung

Freie Radikale und reaktive Sauerstoffspezies können endogen im Körper entstehen oder durch exogene Einflussfaktoren gebildet werden. Sie führen zu **oxidativem Stress,** welcher zur Schädigung von Zellen und Geweben sowie zur Entstehung von entzündlichen Erkrankungen beiträgt. **Antioxidanzien** dienen dem Schutz vor freien Radikalen und reaktiven Sauerstoffspezies, indem sie die schädlichen Reaktionen durch verschiedene Mechanismen unterbinden. Es gibt antioxidative Enzyme, Plasma-Antioxidanzien und fettlösliche Antioxidanzien, die über die Nahrung aufgenommen werden können.

Sekundäre Pflanzenstoffe werden von Pflanzen zum Schutz vor Schädlingen, Krankheiten und UV-Strahlung gebildet. Im menschlichen Körper können sie entzündungshemmend und antibakteriell wirken.

Der hohe Gehalt an Antioxidanzien und sekundären Pflanzenstoffen in pflanzlichen Lebensmitteln ist ein weiterer Grund, diese in großer Vielfalt zu verzehren.

LITERATURVERZEICHNIS UND WEITERFÜHRENDE LITERATUR

Beltz LA, Bayer DK, Moss AL, Simet IM. Mechanisms of cancer prevention by green and black tea polyphenols. Anticancer Agents Med Chem 2006; 6(5): 389–406. https://doi.org/10.2174/187152006778226468.

Bjørklund G, Chirumbolo S. Role of oxidative stress and antioxidants in daily nutrition and human health. Nutrition 2017; 33: 311–321. https://doi.org/10.1016/j.nut.2016.07.018.

Chan AC. Partners in defense, vitamin E and vitamin C. Can J Physiol Pharmacol 1993; 71(9): 725–731. https://doi.org/10.1139/y93-109.

Deutsche Gesellschaft für Ernährung (DGE) e.V. Sekundäre Pflanzenstoffe und Gesundheit. https://www.dge.de/wissenschaft/fachinformationen/sekundaere-pflanzenstoffe-und-die-gesundheit/ (letzter Zugriff 12.07.2024).

Halliwell B. How to characterize a biological antioxidant. Free Radic Res Commun 1990; 9(1): 1–32. https://doi.org/10.3109/10715769009148569.

Luo M, Fernández-Estívariz C, Manatunga AK, et al. Are plasma citrulline and glutamine biomarkers of intestinal absorptive function in patients with short bowel syndrome? JPEN J Parenter Enteral Nutr 2007; 31(1): 1–7. https://doi.org/10.1177/014860710703100101.

Mistry HD, Williams P. The importance of antioxidant micronutrients in pregnancy. Oxid Med Cell Longev 2011; 2011: 841749. https://doi.org/10.1155/2011/841749.

Morris CR, Hamilton-Reeves J, Martindale RG, Sarav M, Gautier JBO. Acquired amino acid deficiencies: a focus on arginine and glutamine. Nutr Clin Pract 2017; 32(1_suppl): 30S-47S. https://doi.org/10.1177/0884533617691250.

Sautin YY, Johnson RJ. Uric Acid: The Oxidant-Antioxidant Paradox. Nucleosides Nucleotides Nucleic Acids 2008; 27(6–7): 608–619. https://doi.org/10.1080/15257770802138558.

Thieme Via Medici. Biochemie für Einsteiger – Antioxidantien. https://m.thieme.de/viamedici/vorklinik-faecher-biochemie-1511/a/biochemie-fuer-einsteiger-antioxidantien-20093.htm# (letzter Zugriff 12.07.2024).

Widlansky ME, Hamburg NM, Anter E, et al. Acute EGCG Supplementation Reverses Endothelial Dysfunction in Patients with Coronary Artery Disease. J Am Coll Nutr 2007; 26(2): 95–102. https://doi.org/10.1080/07315724.2007.10719590.

KAPITEL

2 Aspekte einer gesunden Ernährung

2.1 Aufgabe und Funktion von Nahrung

Möchte man Patienten eine möglichst gesunde Ernährung empfehlen, stellt sich zuallererst die Frage, was die Aufgaben und Funktionen von Nahrung sind.

Wie in ➤ Kapitel 1 beschrieben, übernehmen **Makro- und Mikronährstoffe** zahlreiche essenzielle Aufgaben in unserem Körper. Die wesentlichen Funktionen fasst die ➤ Abb. 2.1 zusammen. Makronährstoffe dienen in allererster Linie der Versorgung mit Energie. Jede unserer knapp 30 Billionen Zellen – von der Muskelzelle bis zur Immunzelle – benötigt Energie für ihr reibungsloses Funktionieren. Dementsprechend kann **Energie** auch als die wichtigste aller Ressourcen unseres Körpers betrachtet werden. Aus diesem Grund haben sich evolutionär zahlreiche Stoffwechselmechanismen entwickelt, die die Allokation und Priorisierung von Energie im Körper regeln (siehe auch ➤ Kapitel 2.4).

Ebenso erscheinen aus diesem Grund **industriell verarbeitete und hochkalorische Lebensmittel** als besonders attraktiv. Unser System ist evolutionär darauf ausgerichtet, sich möglichst effektiv mit Energie zu versorgen. Dementsprechend sind Nahrungsmittel, die eine hohe Kaloriendichte im Vergleich zu ihrer Gesamtmasse aufweisen besonders reizvoll. Eine Untersuchung, die 2019 im Fachmagazin *Cell Metabolism* publiziert wurde, konnte daher eindrucksvoll zeigen, dass Personen, die sich von hochverarbeiteten Lebensmitteln ernährten, automatisch um bis zu 500 kcal pro Tag mehr aufnehmen als Personen, die sich mit natürlichen Lebensmitteln ernährten (Hall et al. 2019).

Für die Versorgung mit Energie dienen dem Körper, wie beschrieben, in allererster Linie **Kohlenhydrate,** welche er in Form von Glucose zur kurzfristigen Energiegewinnung oder in geringem Maß in Form von Glykogen als Energiereserve nutzen kann. Darüber hinaus dient Nahrungsfett ebenfalls als Möglichkeit für die direkte, unmittelbare Energiegewinnung, aber noch viel wesentlicher und effizienter als Speicherfett für die Deckung des zukünftigen Energiebedarfs.

Proteine bzw. Aminosäuren spielen im Kontext des Energiemetabolismus dagegen nur eine untergeordnete Rolle. Diese dienen in allererster Linie als Strukturbaustoff für Zellen, Hormone, Immunglobuline oder unsere DNA. Daneben dienen die mit der Nahrung aufgenommenen Fettsäuren, neben Ihrer Funktion als Energiesubstrat, ebenso als ein wichtiger Baustoff, z. B. für unsere Zellmembranen oder für die Produktion von Steroidhormonen.

Um unseren Körper also mit genügend Energie zu versorgen sowie ausreichend **Strukturbaustoffe** zur

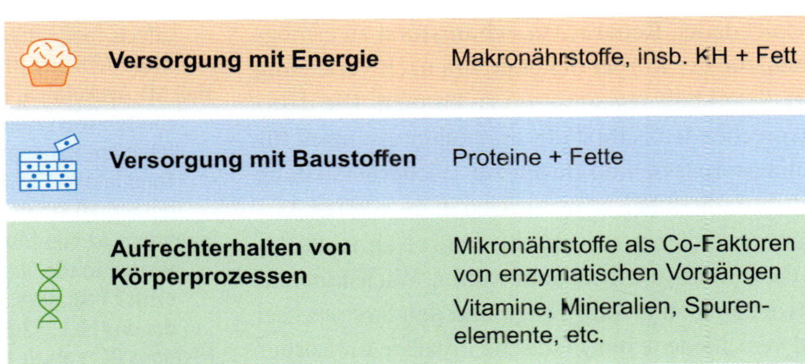

Abb. 2.1 Wesentliche Aufgabe und Funktion von Nahrung. KH: Kohlenhydrate. [L231 / P1514 / P1515]

2

Verfügung zu stellen, ist eine gute und ausreichende Versorgung mit komplexen Kohlenhydraten, Fetten und Proteinen von Nöten. Dabei kommt es allerdings nicht ausschließlich auf die Quantität an, sondern ebenso auf die Qualität der einzelnen Bestandteile an. Besteht unsere Nahrung z. B. vornehmlich aus Omega-6-reichen Fettsäuren, ist auch deren Anteil in unseren Zellen erhöht. Gleiches gilt für die Qualität von Proteinen und Kohlenhydraten. Bei **Proteinen** sollte stets auf eine **hohe biologische Wertigkeit** geachtet werden, die vor allem vom Anteil an **essenziellen Aminosäuren** abhängig ist. Dies kann durch die Auswahl des richtigen Lebensmittels oder der richtigen Kombination verschiedener Lebensmittel erreicht werden.

Bei **Kohlenhydraten** sollte vor allen Dingen auf die **glykämische Last** eines Lebensmittels geachtet werden. Azelluläre Kohlenhydrate, wie sie insbesondere in verarbeiteten Lebensmitteln wie Nudeln, Süßigkeiten oder Backwaren vorkommen, sorgen aufgrund der schnelleren Aufnahme im Darm für Blutzuckerspitzen. Bei entsprechend hoher Menge wird überschüssige Glucose dann vor allem in viszerales Fett umgewandelt.

Zelluläre Kohlenhydrate, wie man sie in natürlichen Lebensmitteln wie Wurzelgemüse findet, haben einerseits eine deutlich geringere glykämische Last, da sie zunächst einmal aufgespalten werden müssen, und darüber hinaus sorgt ihr hoher Faserstoffanteil für einen positiven Einfluss auf das Darmmikrobiom.

Die letzte wesentliche Funktion, die unsere Ernährung erfüllen muss, ist es, alle **essenziellen Mikronährstoffe** zuzuführen, um die Funktionsfähigkeit aller Stoffwechselmechanismen unseres Körpers zu gewährleisten. Mikronährstoffe dienen dabei vornehmlich als Co-Faktor der schätzungsweise knapp 75.000 unterschiedlichen Enzyme mit ihren unzähligen enzymatischen Reaktionskaskaden.

Diese enzymatischen Reaktionswege helfen zum Beispiel dabei, **Reparaturmechanismen** zu ermöglichen, die der Körper benötigt, um nach Verletzung oder Krankheit regenerieren zu können. Die dementsprechenden Nährstoffe sind daher essenziell für Heilungsprozesse und tragen zur Wiederherstellung der Gesundheit bei. Näheres dazu in ➢ Kapitel 3.

Daneben dienen die verschiedenen Nährstoffe dazu, das Immunsystem zu unterstützen, Wachstum und Entwicklung zu gewährleisten und den Stoffwechsel und verschiedene biochemische Prozesse im Körper zu regulieren.

Nicht zu vergessen ist darüber hinaus der **soziale Aspekt von Ernährung.** Gemeinsames Essen in der Gruppe spielt in der Geschichte der Menschheit seit jeher eine bedeutende Rolle. Mahlzeiten sind oft Gelegenheiten, um Zeit mit Familie und Freunden zu verbringen und kulturelle Traditionen zu pflegen. Zahlreiche Studien konnten sogar zeigen, dass Menschen ihre Nahrungsaufnahme direkt an die ihrer Essbegleiter anpassen (Hermans et al. 2012).

Insbesondere im Hinblick auf das **Ernährungsverhalten von Kindern** spielt dies eine bedeutende Rolle. Kinder neigen dazu, die Ernährungsgewohnheiten ihrer Eltern zu übernehmen, wodurch gemeinsame Mahlzeiten zu einer wichtigen interaktiven Einflussquelle auf das lebenslange Ernährungsverhalten von Kindern werden können. Studien haben gezeigt, dass Kinder und Jugendliche, die mindestens dreimal pro Woche mit ihrer Familie essen, tendenziell eine gesündere Ernährungsweise und weniger Probleme mit ihrem Gewicht haben als Kinder, die dies nicht tun (Hammons et al. 2011).

Durch diese und zahlreiche andere Faktoren kann das gemeinsame Mahl daher das körperliche und psychische Wohlbefinden sowie die generelle Gesundheit nachhaltig steigern.

Demzufolge hat Essen für den Menschen eine weitaus größere Bedeutung als lediglich die Befriedigung der grundlegenden körperlichen Bedürfnisse. Es wird deutlich, dass Nahrung nicht nur dazu dient, unseren Körper mit Energie und Nährstoffen zu versorgen, sondern dass sie auch eine entscheidende Rolle bei der Förderung von Wachstum, Gesundheit, sozialem Miteinander und allgemeinem Wohlbefinden spielt.

LITERATURVERZEICHNIS UND WEITERFÜHRENDE LITERATUR

Cruwys T, Bevelander KE, Hermans RC. Social modeling of eating: a review of when and why social influence affects food intake and choice. Appetite 2015; 86: 3–18. https://doi.org/10.1016/j.appet.2014.08.035.

Hall KD, Ayuketah A, Brychta R, et al. Ultra-Processed Diets Cause Excess Calorie Intake and Weight Gain: An Inpatient Randomized Controlled Trial of Ad Libitum Food Intake. Cell Metab 2019; 30(1): 67–77.e3. https://doi.org/10.1016/j.cmet.2019.05.008.

Hammons AJ, Fiese BH. Is frequency of shared family meals related to the nutritional health of children and adolescents? Pediatrics 2011; 127(6): e1565-e1574. https://doi.org/10.1542/peds.2010-1440.

Hermans RC, Larsen JK, Lochbuehler K, Nederkoorn C, Herman CP, Engels RC. The power of social influence

over food intake: examining the effects of attentional bias and impulsivity. Br J Nutr 2013; 109(3): 572–580. https://doi.org/10.1017/S0007114512001390.
Larsen JK, Hermans RC, Sleddens EF, Engels RC, Fisher JO, Kremers SP. How parental dietary behavior and food parenting practices affect children's dietary behavior. Interacting sources of influence? Appetite 2015; 89: 246–257. https://doi.org/10.1016/j.appet.2015.02.012.
Zielinski J. Die Bedeutung von „Social Eating" für die Gesundheit. Ernährung & Medizin 2018; 33: 170–173. https://doi.org/10.1055/s-0043-116304.

2.2 Artgerechte Ernährung im evolutionären Kontext

Wie im vorherigen Abschnitt beschrieben, muss Nahrung in allererster Linie drei wesentliche Aspekte erfüllen. Sie muss uns **Substrate** liefern, aus denen wir unsere (Lebens-)Energie in Form von ATP gewinnen können, sie muss uns **Baustoffe** liefern, aus denen wir Gewebe, Zellmembranen, Hormone o. ä. produzieren können und zu guter Letzt muss die Nahrung uns alle **relevanten Mikronährstoffe** liefern, die notwendig sind, um unsere verschiedenen Körper- und Stoffwechselprozesse aufrecht erhalten zu können.

Was einfach klingt, stellt sich heutzutage aber immer mehr als eine große Herausforderung dar, die zu der Frage führt, wie sich die Gattung *Homo sapiens* ohne Ernährungswissenschaftler und Ratgeber überhaupt über fast 3 Millionen Jahre Evolution entwickeln konnte, Aus diesem Grund lohnt der Blick zurück, um im Anschluss die wesentlichen Unterschiede zur heutigen Ernährungsweise in den industrialisierten Ländern herauszuarbeiten und Faktoren zu benennen, die eventuell einen nachteiligen Einfluss auf unsere Gesundheit haben können.

"Nothing in biology makes sense except in the light of evolution."

Theodosius Dobzhansky 1973

2.2.1 Ursprung des Homo sapiens

1974 wurde im nordafrikanischen Afar-Dreieck in Äthiopien das Teilskelett eines wahrscheinlich weiblichen Individuums unserer ersten Vorfahren gefunden und auf den Namen Lucy getauft. Es dauerte bis 1978, bis Wissenschaftler sich darauf geeinigt hatten, dass dieser Fund eine besondere Hominiden-Gattung darstellt, welche für den Beginn der Entwicklung hin zum *Homo sapiens* eine zentrale Rolle einnimmt.

Diese Gattung wurde nach ihrem Fundort als *Australopithecus afarensis* bezeichnet. Es wurde ein Alter von etwa 3 Millionen Jahren berechnet. Die Besonderheit dieser Gattung lag vor allem darin, dass Becken und Beine aus heutiger Perspektive menschenähnliche Merkmale aufwiesen, die darauf hindeuteten, dass sich diese Gattung bereits aufrecht auf zwei Beinen fortbewegte.

Auch der Fund eines vollständig erhaltenen Mittelfußknochens eines *A. afarensis* ließ Merkmale für das Vorhandensein eines Längs- und Quergewölbes erkennen und untermauerte damit die Entwicklung hin zum Bipedalismus.

Der **Bipedalismus** und die folgende **Terrestrialität** der *A. afarensis* und der folgenden Hominiden-Arten ermöglichte die Erschließung neuer Lebensräume und dementsprechend auch ein anderes Nahrungsangebot. Daneben konnte sich durch die Befreiung der Hände auch die Nutzung und Herstellung von Werkzeugen entwickeln, die primär der Nahrungsbeschaffung dienten. Durch Rekonstruktion von Schädelfunden und Gehirnabdrücken schlussfolgerte man außerdem, dass *Australopithecus afarensis* zwar, wie vorherige Vertreter der Gattung *Homo*, noch ein affenähnliches Gehirn mit einer Durchschnittsgröße von 446 cm^3 besaßen. Allerdings zeigten die Untersuchungen bereits, dass das Gehirnwachstum bei dieser Gattung ebenso langwierig war wie beim modernen Menschen und im Vergleich zu heute lebenden Primaten wie Schimpansen sogar bereits minimal größer.

In der weiteren Entwicklung der Australopithecinen hin zum *Homo habilis*, welche immerhin ca. 1 Million Jahre dauerte, entwickelte sich die Gehirngröße im Durchschnitt von 450 g auf über 700 g. Eine solche **Zunahme der Gehirngröße** entspricht einer 40-prozentigen Zunahme der relativen Gehirngröße, da das Gehirnwachstum in dieser Phase das Körperwachstum übertraf (➤ Abb. 2.2). Die weitere Entwicklung sorgte dann zu einem fast sprunghaften Anstieg der Gehirngröße. Vom gerade genannten *Homo habilis*, über den *Homo erectus* mit einem Gehirngewicht von etwa 1.100 g, entwickelte sich das Gehirn bis zur Gattung *Homo sapiens* mit einem Gehirngewicht von

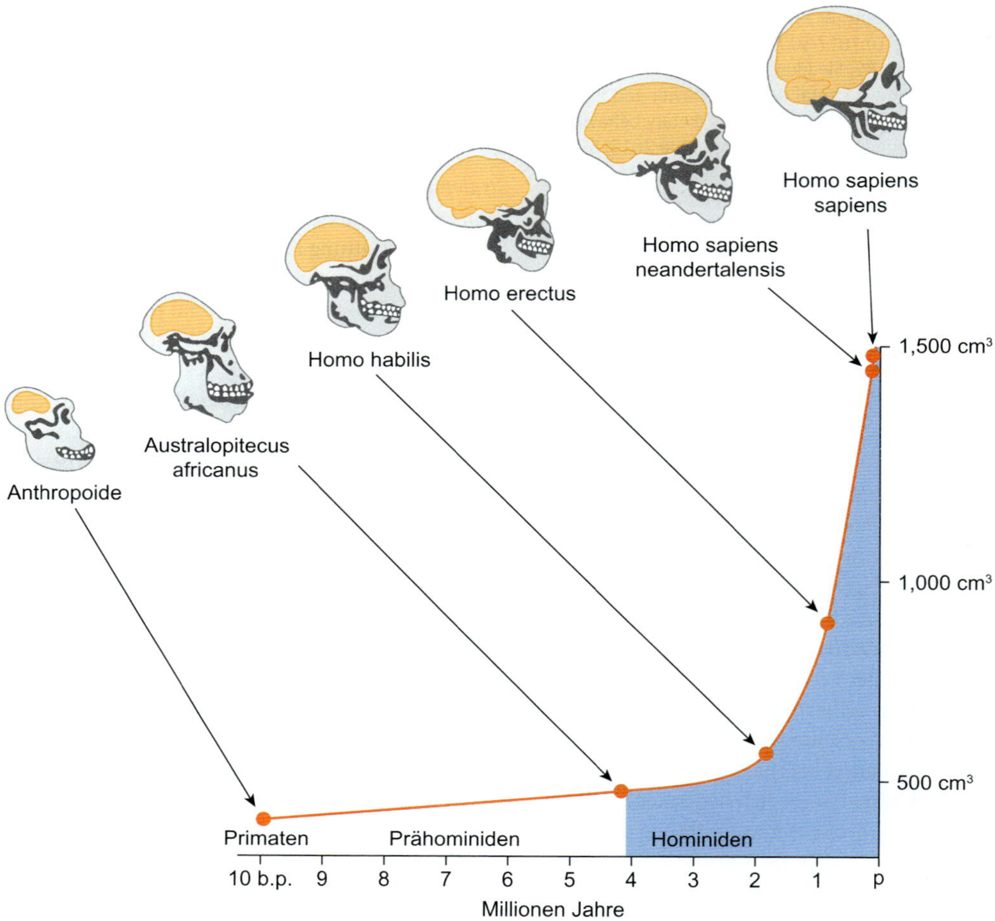

Abb. 2.2 Entwicklung des Schädelvolumens (Ordinate) im Laufe der Evolution verschiedener Ur-Prähominiden und Hominiden (Abszisse). b.p.: before present (vor heute); p.: present (heute). [L231]

bis zu 1.500 g. Da das menschliche Gehirn in Bezug auf den Stoffwechsel äußerst anspruchsvoll ist und jede Einheit an Gehirngewebe mehr als das 22-fache an Stoffwechselenergie im Vergleich zu einer vergleichbaren Einheit Muskelgewebe benötigt, stellt sich die Frage, wodurch sich unsere Vorfahren ein solch kostspieliges Organ leisten konnten. Da bei Säugetieren keine direkte Korrelation zwischen der relativen Größe des Gehirns und der Grundumsatzrate besteht, muss diese vermeintliche Diskrepanz auf Kosten anderer Strukturen erreicht worden sein, was die zentrale These hinter der so genannten *„expensive tissue hypothesis"* ist (Leslie et al., 1997). Diese Hypothese betrachtet die Stoffwechselkosten des Gehirns im Zusammenhang mit den Kosten anderer stoffwechselintensiver Organe im Körper. Forschungsergebnisse verdeutlichen, dass die Vergrößerung des menschlichen Gehirns durch eine entsprechende Verkleinerung des Magen-Darm-Trakts, insbesondere des Dickdarms kompensiert wurde.

Die **Darmlänge** hängt sowohl mit der Menge als auch mit der Verdaulichkeit der Nahrung zusammen. Lebensmittel mit schlechter Verdaulichkeit, vor allem pflanzliche Kost, erfordern einen relativ langen Darmtrakt mit ausgeprägten Abschnitten, in denen Fermentationsprozesse stattfinden können (Magen und/oder Dünndarm). Während Lebensmittel mit einer guten Verdaulichkeit (wie zuckerhaltige Früchte, protein- und ölreiche Samen und tierisches Material) einen relativ kurzen Dickdarm und einen proportional längeren Dünndarm zur Folge haben.

Der **gesteigerte Energiebedarf** des großen Gehirns wurde also vermutlich durch den reduzierten Energiebedarf des kürzeren Dickdarms ausgeglichen. Es wird daher vermutet, dass der Mensch ohne eine qualitativ hochwertige Ernährung, die die Verkleinerung des relativen Magen-Darm-Trakts ermöglicht hätte, kein großes Gehirn hätte entwickeln können. Daher wird heutzutage eine Veränderung der Nahrungsbedingungen als Hauptauslöser für die dann folgende Gehirnentwicklung betrachtet. Insbesondere die Veränderung hin zu einer Ernährung mit einem höheren Anteil an tierischen Produkten, vor allem maritimen Ursprungs, wird als maßgeblicher Faktor angenommen.

2.2.2 Nährstoffe für die Gehirnreifung

Denn neben einer ausreichenden Energieversorgung bedarf die Entwicklung und Reifung unseres Gehirns zahlreicher spezifischer Nährstoffe, welche durch die damalige Ernährung abgedeckt werden mussten.

Eine bedeutende Rolle im Kontext **Gehirnentwicklung** und **neuronaler Myelinisierung** nehmen damals wie heute vor allem **mehrfach ungesättigte Fettsäuren (PUFAs),** wie **Linolsäure** (LA; 18:2 n-6), **Alpha-Linolensäure** (ALA; 18:3 n-3), die **Docosahexaensäure** (**DHA;** 22:6, n-3) sowie die **Arachidonsäure** (**AA;** 20:4, n-6) ein. Daneben kommen den langkettigen PUFAs (20 oder mehr Kohlenstoffatome) eine zentrale Bedeutung bei der Produktion verschiedener Neurotransmitter zu, die für exzitatorische oder inhibitorische Prozesse wie Aufmerksamkeit oder auch Impulsivität verantwortlich sind.

Neben der ausreichenden Gesamtzufuhr von PUFAs ist außerdem das **Verhältnis insbesondere zwischen den Omega-3- und Omega-6 Fettsäuren** von entscheidender Bedeutung, welches immer zugunsten der Omega-3-Fettsäuren ausfallen sollte. Ein zu hoher Anteil an Omega-6-Fettsäuren wie LA in der Nahrung führt in der Folge zu einer schlechteren Synthese von n-3 und der weiteren Synthese spezieller Eicosanoide. Grund hierfür ist vor allem die gemeinsame Nutzung des Enzyms **Delta-6-Desaturase** für die weiteren Umwandlungsschritte. Studien konnten daher zeigen, dass ein hoher LA-Gehalt im Kolostrum und in der Muttermilch mit schlechteren motorischen und kognitiven Werten im Alter von zwei und drei Jahren in Verbindung gebracht werden konnte (Bernard et al. 2015).

INFO

Die Rolle der Delta-6-Desaturase im Organismus

Die **Delta-6-Desaturase** ist das Hauptenzym, das in der Ereigniskaskade sowohl von Omega-6- als auch Omega-3-Fettsäuren genutzt wird und zur Produktion von Prostaglandinen und Leukotrienen führt. Verschiedene Umstände können die Aktivität dieses Enzyms beeinflussen, um Reaktionen entlang des Omega-6-Weges zu fördern, was zu einer erhöhten Produktion von Entzündungsmediatoren führt. Diese Verschiebung kann durch Faktoren wie Alkoholkonsum, Diabetes, Stress und ein hohes Verhältnis von Omega-6- zu Omega-3-Fettsäuren hervorgerufen werden.

Neben einer ausreichenden Versorgung mit Lipiden sind auch Mikronährstoffe für die normale neurologische Entwicklung und Gehirnreifung von entscheidender Bedeutung.

Eisen ist für die Energieerzeugung, den Sauerstofftransport und die DNA-Synthese verantwortlich. Es spielt eine entscheidende Rolle bei der Entwicklung des Hippocampus, der Myelinisierung und der Produktion von Neurotransmittern wie Dopamin, Serotonin und Noradrenalin. Ein Eisenmangel führt außerdem zu einer verringerten Aktivität des eben angesprochenen Enzyms Delta-6-Desaturase, beeinflusst also auch die Synthese essenzieller Fettsäuren.

Zink ist für die Entwicklung des Zentralnervensystems notwendig und eines der am weitesten verbreiteten Metalle im Gehirn. Es kommt in vielen Enzymen vor, die am Gehirnwachstum beteiligt sind. In Tiermodellen konnte gezeigt werden, dass Zink an der Neurogenese, der Entwicklung der Synapsen sowie der Regulierung der Freisetzung von GABA-artigen Neurotransmittern beteiligt ist.

Jod spielt vor allem für die Produktion unserer Schilddrüsenhormone Thyroxin (T4) und Trijodthyronin (T3) eine wichtige Rolle. Diese haben ebenfalls entscheidenden Einfluss auf die Gehirnentwicklung. Außerdem beeinflusst Jod pränatal den Zeitpunkt der Differenzierung von Nervengewebe im Gehirn und bestimmt postnatal die Anzahl der Gliazellen für die Produktion der Myelinscheiden.

Bei der Synthese von Schilddrüsenhormonen spielt neben Jod und Eisen natürlich vor allem auch die strukturgebende semi-essenzielle Aminosäure **Tyrosin** eine bedeutende Rolle. Daneben ist Tyrosin Ausgangssubstanz zahlreicher Neurotransmitter wie Dopamin, Adrenalin und Noradrenalin sowie von Melanin.

Als weitere entscheidende Aminosäure bei der Reifung unseres Nervensystems ist außerdem **Tryptophan** zu nennen. Tryptophan ist eine essenzielle Aminosäure, muss also zwingend durch die Nahrung zugeführt werden. Sie ist entscheidend für die Produktion von Serotonin, welches großen Einfluss auf unser Verhalten, unsere Stimmung und unsere kognitiven Funktionen hat. Ebenso fungiert Serotonin als Vorstufe unseres Schlafhormons Melatonin. Melatonin ist eines unserer stärksten Antioxidanzien und spielt über seinen Einfluss auf unseren zirkadianen Rhythmus eine wesentliche Rolle bei Regenerationsprozessen und der Gedächtnisbildung.

Daneben sind die Vitamine A, D, B_{12} und Folsäure bei Neurogeneseprozessen ebenso von großer Bedeutung. **Vitamin A** steht im Zusammenhang mit synaptischer Plastizität, Lern- und Gedächtnisprozessen und ist vor allem in der Embryonalentwicklung entscheidend bei Zellwachstums- und differenzierungsprozessen. **Vitamin B_{12}** spielt eine wichtige Rolle bei der neuralen Myelinisierung, der Synaptogenese und der Neurotransmittersynthese. Darüber hinaus fördert es die Entwicklung des Hippocampus. Zusammen mit Folsäure beeinflusst es außerdem die Zellteilung und die Bildung von Methionin, welches benötigt wird zur Produktion von Neurotransmittern und Myelin. Für **Vitamin D** konnte in Studien ebenso ein bedeutender Einfluss auf die kortikale und kognitive Entwicklung gezeigt werden (Cohen Kadosh et al. 2021).

Neben einzelnen Nährstoffen spielt für die Gehirnentwicklung vor allem auch die **Kommunikation zwischen Darm und Gehirn** eine große Rolle. Die in den letzten Jahren immer stärker in den Fokus geratene Darm- und Mikrobiomforschung konnte durch zahlreiche Untersuchungen zeigen, dass eine wechselseitige Beziehung zwischen diesen beiden Systemen besteht, die so genannte Darm-Hirn-Achse (➤ Abb. 2.3). Ein intaktes und diverses Mikrobiom sorgt über die Produktion und Stimulation ver-

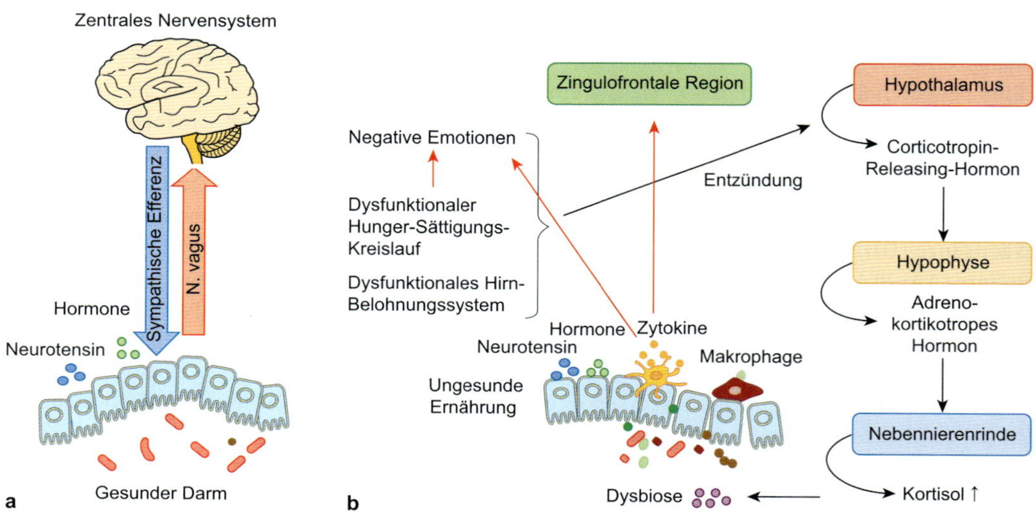

Abb. 2.3 Darm-Hirn-Achse und Dysbiose. a) Das Darmmikrobiom kommuniziert mittels Zwei-Wege-Kommunikation mit dem ZNS. Dazu dienen Hormone, Neuropeptide, Neurotransmitter, Zytokine, Afferenzen des N. vagus sowie sympathische und parasympathische Efferenzen. b) Veränderungen im Energiehaushalt und im Belohnungssystem des Gehirns, die zu negativen Emotionen führen, aktivieren chronisch die HPA-Achse und erhöhen den Kortisolspiegel. Ein erhöhter Kortisolspiegel verursacht eine Dysbiose. Dadurch passieren Krankheitserreger die Darmbarriere, was zu einer Endotoxämie und Entzündung führt. Auch ungesunde Ernährungsgewohnheiten begünstigen eine Dysbiose. [L143]

schiedenster Substanzen, wie kurzkettigen Fettsäuren (SCFAs), Serotonin oder GABA, für eine direkte Beeinflussung des Gehirns. Es gibt zunehmend Hinweise darauf, dass die Besiedlung des Magen-Darm-Trakts durch die Mikrobiota bis zum Alter von 3 Jahren offenbar einen parallelen Entwicklungsverlauf zum Gehirn aufweist und die Kolonisation bestimmter Mikroorganismen mit der kognitiven Leistung vergesellschaftet ist (Jena et al. 2020). Eine mikrobiomfreundliche, ballaststoffreiche Ernährung sorgt daher über die zuvor genannten Substanzen und hier vor allem durch die Produktion von SCFAs für eine Stimulation von Brain-Derived Neurotrophic Factor (BDNF) und dementsprechend in der Folge für eine Stimulation der Neurogenese.

INFO

BDNF steht für „Brain-Derived Neurotrophic Factor"

Es handelt sich um ein Protein, das im Gehirn und im peripheren Nervensystem vorkommt und eine entscheidende Rolle für das Wachstum, die Entwicklung und die Überlebensfähigkeit von Nervenzellen (Neuronen) spielt.
Der BDNF fördert das neuronale Wachstum, die Neubildung von Verbindungen zwischen Neuronen (Synapsen) und die Plastizität des Gehirns, was die Fähigkeit des Gehirns zur Anpassung, zum Lernen und zur Gedächtnisbildung unterstützt. Er ist auch an der Regulation der Stimmung und des emotionalen Wohlbefindens beteiligt.

Betrachtet man die Liste dieser für die Gehirnentwicklung essenziellen Nährstoffe, wird deutlich, dass neben der energetischen Komponente eine ausreichende Versorgung mit zahlreichen Mikronährstoffen ausschlaggebend gewesen sein muss, um eine solche Größenentwicklung gewährleisten zu können. Führt man sich die zur Verfügung stehenden Nahrungsquellen vor Augen, so wird klar, dass eine regelmäßige und ausreichende Versorgung mit den zuvor genannten Nährstoffen nur durch einen zunehmenden Konsum tierischer Produkte gewährleistet werden konnte.

2.2.3 Zusammenfassung

Die zuvor geschilderten Untersuchungen und Erkenntnisse zeigen hinsichtlich der Frage, was die ursprüngliche artgerechte Ernährung von *Homo sapiens* ist, insbesondere folgendes:

Bestand in der Frühphase der Entwicklung unsere Ernährung noch vorzugsweise aus Nahrungsmitteln pflanzlichen Ursprungs wie Früchten oder Nüssen, änderte sich dieses durch verschiedene evolutionäre Wechselwirkungen dahingehend, dass zunehmend tierische Bezugsquellen im Vordergrund standen. Zu Beginn vor allem Aas und kleinere Tiere, später vor allem Schalentiere, Fische und größere Säugetiere.

Heute zeigen Untersuchungen, dass unsere Vorfahren ihren Energiebedarf bis zu 65 % aus tierischer Nahrung und zu 35 % aus pflanzlicher Nahrung bezogen. Vor allem dieses veränderte Nahrungsangebot führte in der Folge zu den maßgeblichen Veränderungen, die den *Homo sapiens* von anderen Primatenarten unterscheidet, und zwar ein veränderter Verdauungstrakt sowie die Entwicklung eines deutlich größeren Gehirns.

Diese über Millionen von Jahren vollzogene Entwicklung sorgte zwangsläufig für die entsprechende Adaptation unserer Stoffwechselprozesse, unserer Physiologie und schlussendlich auch für eine entsprechende Veränderung und Prägung unseres Genoms. Dementsprechend sollten Nahrungsmittel, die die zuvor genannten Nährstoffe in ausreichender Menge zur Verfügung stellen auch heutzutage noch einen wichtigen Beitrag zu einer ausgewogenen und gesunden Ernährung leisten (➤ Abb. 2.4).

LITERATURVERZEICHNIS UND WEITERFÜHRENDE LITERATUR

Aiello LC. Brains and guts in human evolution: The Expensive Tissue Hypothesis. Braz J Genet 1997; 20(1). https://doi.org/10.1590/S0100-84551997000100023.

Bernard JY, Armand M, Garcia C, Forhan A, De Agostini M, Charles MA, Heude B, EDEN Mother-Child Cohort Study Group. The association between linoleic acid levels in colostrum and child cognition at 2 and 3 y in the EDEN cohort. Pediatr Res 2015; 77(6): 829–835. https://doi.org/10.1038/pr.2015.50. Erratum in: Pediatr Res 2015; 78(3): 356. PMID: 25760551.

Church JS, Bannish JAM, Adrian LA, Rojas Martinez K, Henshaw A, Schwartzer JJ. Serum short chain fatty acids mediate hippocampal BDNF and correlate with decreasing neuroinflammation following high pectin fiber diet in mice. Front Neurosci 2023; 17: 1134080. https://doi.org/10.3389/fnins.2023.1134080.

Cohen Kadosh K, Muhardi L, Parikh P, et al. Nutritional Support of Neurodevelopment and Cognitive Function in Infants and Young Children-An Update and Novel Insights. Nutrients 2021; 13(1): 199. https://doi.org/10.3390/nu13010199.

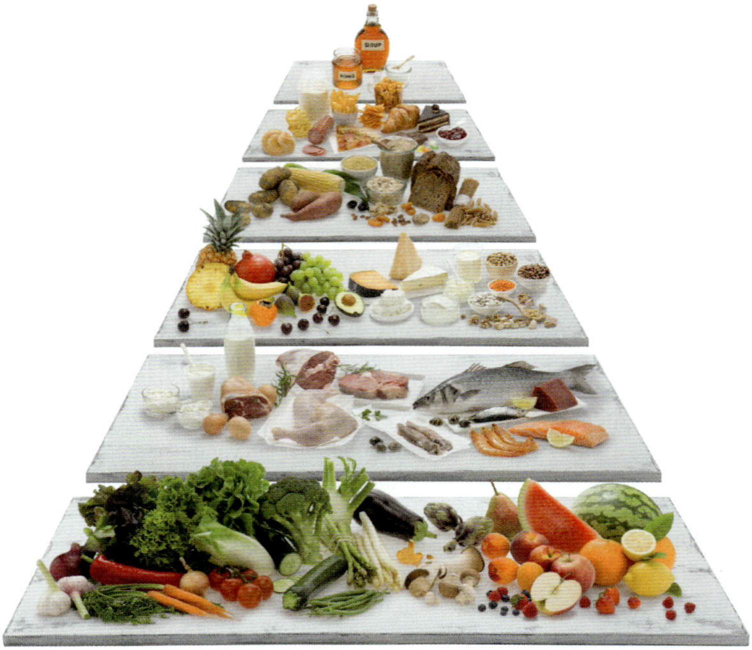

Abb. 2.4 Artgerechte Ernährungspyramide (LOGI-Pyramide). [T1482]

Cordain L, Miller JB, Eaton SB, Mann N, Holt SH, Speth JD. Plant-animal subsistence ratios and macronutrient energy estimations in worldwide hunter-gatherer diets. Am J Clin Nutr 2000; 71(3): 682–692. https://doi.org/10.1093/ajcn/71.3.682.

Delplanque B, Gibson R, Koletzko B, Lapillonne A, Strandvik B. Lipid Quality in Infant Nutrition: Current Knowledge and Future Opportunities. J Pediatr Gastroenterol Nutr 2015 Jul; 61(1): 8–17. https://doi.org/10.1097/MPG.0000000000000818.

Dobzhansky T. Nothing in Biology Makes Sense except in the Light of Evolution. Am Biol Teach 1973; 35(3): 125–129. https://doi.org/10.2307/4444260.

Gunz P, Neubauer S, Falk D, et al. Australopithecus afarensis endocasts suggest ape-like brain organization and prolonged brain growth. Sci Adv 2020 Apr 1; 6(14): eaaz4729. https://doi.org/10.1126/sciadv.aaz4729.

Jena A, Montoya CA, Mullaney JA, et al. Gut-Brain Axis in the Early Postnatal Years of Life: A Developmental Perspective. Front Integr Neurosci 2020 Aug 5; 14: 44. https://doi.org/10.3389/fnint.2020.00044.

Kimbel WH. The Origin of Homo. In: Grine FE, Fleagle JG, Leakey RE (eds.): The First Humans – Origin and Early Evolution of the Genus Homo. Vertebrate Paleobiology and Paleoanthropology. Dordrecht, The Netherlands: Springer 2009; 31–37.

Meulman EJ, Sanz CM, Visalberghi E, van Schaik CP. The role of terrestriality in promoting primate technology. Evol Anthropol 2012 Mar; 21(2): 58–68. https://doi.org/10.1002/evan.21304. PMID: 22499440.

Milton K. Diversity of plant foods in tropical forests as a stimulus to mental development in primates. Am Anthropol 1981; 83: 534–548.

Milton K. Digestive physiology in primates. News Physiol Sci 1986; 1: 76–79.

Milton K. Diet and primate evolution. Sci Am 1993; 269: 86–93.

Milton K, Demment MW. Digestion and passage kinetics of chimpanzees fed high and low fibre diets and comparison with human data. J Nutr 1988; 118: 1082–1088. https://doi.org/10.1093/jn/118.9.1082.

Schwarcz R, Stone TW. The kynurenine pathway and the brain: Challenges, controversies and promises. Neuropharmacology 2017 Jan; 112(Pt B): 237–247. https://doi.org/10.1016/j.neuropharm.2016.08.003.

Venturi S, Bégin ME. Thyroid Hormone, Iodine and Human Brain Evolution (Chapter 6). In: Cunnane SC, Stewart KM (eds.): Human Brain Evolution. The Influence of Freshwater and Marine Food Resources 2010, 105–124. https://doi.org/10.1002/9780470609880.ch6.

2.3 Ernährung in den Industrieländern

Schaut man sich an, was Ernährung gewährleisten muss und woran sich Menschen evolutionär adaptiert haben, so zeigt sich schnell eine deutliche Abweichung zu der heutigen Ernährungsweise in den Industrienationen. Dieser Unterschied könnte daher eine wesentliche Rolle bei der Entstehung zahlreicher **lebensstilbedingter Krankheiten** spielen. Wie zuvor beschrieben, hat sich unsere Biologie über Millionen von Jahren an natürlich vorkommende pflanzliche wie tierische Lebensmittel angepasst. Mit Beginn von Ackerbau und Viehwirtschaft vor etwa 10.000 Jahren veränderte sich die Art unserer Nahrung fundamental. Speziell in den letzten knapp 50 Jahren haben allen voran industriell hochverarbeitete Lebensmittel dafür gesorgt, dass sich unsere Ernährung komplett gewandelt hat.

Heutzutage machen **Milchprodukte, Getreide, raffinierter Zucker, raffinierte Pflanzenöle** und **Alkohol** 72,1 % des gesamten täglichen Energieverbrauchs aller Menschen in den Vereinigten Staaten aus, allesamt Nahrungsmittel, die erst in der Neuzeit Einzug in unseren Speiseplan erhalten haben. Selbstverständlich gab es über Jahrmillionen nicht zuletzt aufgrund unterschiedlicher Hominiden-Gattungen sowie wechselnder klimatischer Bedingungen nicht die eine gleichbleibende Art der Ernährung. Je nach Region und dem vorherrschenden Klima mussten sich die jeweiligen Hominiden-Arten auch an ein unterschiedliches und wechselndes Nahrungsangebot anpassen. Daher sieht man auch bei heute noch lebenden Naturvölkern, dass es nicht die klassische Art ursprünglicher Nahrung gibt und insbesondere die Verteilung der Makronährstoffe durchaus stark variieren kann. Während sich Völker wie die Massai oder die Inuit hauptsächlich primär von Lebensmitteln tierischen Ursprungs und somit sehr eiweiß- und fettreich ernähren, gibt es andere Naturvölker wie die Kalahari !Kung, die sich größtenteils pflanzlich und sehr kohlenhydratlastig ernähren.

Die gravierendsten **Unterschiede zur heutigen Ernährungsweise** zeigen sich daher insbesondere in den folgenden Kategorien:

1. Glykämische Belastung
2. Fettsäurezusammensetzung
3. Makronährstoffzusammensetzung
4. Mikronährstoffdichte
5. Natrium-Kalium-Verhältnis
6. Ballaststoffgehalt
7. Nahrungsdiversität

2.3.1 Glykämische Belastung

Vergleicht man die evolutionäre Entwicklung unserer Nahrung mit der heutigen, spielt insbesondere die **glykämische Belastung** eine wesentliche Rolle. Wie im Kapitel zum Thema Kohlenhydrate bereits geschildert (s. ➤ Kapitel 1), besteht ein wesentlicher Unterschied bei kohlenhydratreichen Lebensmitteln insbesondere im Glykämischen Index (GI) und der auf die Portionsgröße abgeleiteten Glykämischen Last (GL).

Schaut man sich also den von den Ernährungsgesellschaften empfohlenen und von der Bevölkerung auch größtenteils so umgesetzten Konsum von etwa 50 % Kohlenhydraten an, ist dieser nicht nur in der Höhe größer als der Anteil in unserer ursprünglichen Ernährungsart. Der viel wesentlichere Aspekt ist die Art der konsumierten kohlenhydratreichen Lebensmittel. Studien aus den USA konnten zeigen, dass über 42 % der Gesamtenergieaufnahme aus **minderwertigen Kohlenhydraten** bestand (Shan et al. 2019).

Unter minderwertigen, meist industriell verarbeiteten, Kohlenhydraten versteht man insbesondere solche, die eine ungünstige GL haben und dementsprechend einen stark **negativen Einfluss auf den Blutzuckerspiegel** sowie einen **geringen Anteil an Ballaststoffen** aufweisen. Diese Art von Lebensmitteln, die vornehmlich aus raffinierten Mehlen bestehen wie Brötchen, Pizza o. ä. können auf Dauer Entzündungsprozesse und Insulinresistenzen fördern sowie das Darmmikrobiom verändern.

Das liegt neben dem geringen Faserstoffgehalt industriell verarbeiteter Lebensmittel auch an der oftmals hohen immunogenen Wirkung der zahlreichen **Antinährstoffe,** die sich insbesondere in Getreideprodukten befinden (s. ➤ Kapitel 3.6). Darüber hinaus weisen minderwertige Kohlenhydrate oftmals eine geringe Mikronährstoffdichte auf, liefern also umgangssprachlich „leere Kalorien". So wundert es auch nicht, dass eine höhere Kohlenhydrataufnahme in Untersuchungen mit zahlreichen Krankheiten wie einem erhöhten Fortschreiten koronarer Atherosklerose sowie einer insgesamt erhöhten Gesamtmortalitätsrisiko in Verbindung gebracht werden konnte (Dehghan et al. 2017; Mozaffarian et al. 2005).

2.3.2 Fettsäurezusammensetzung

Wenn es um den gesundheitlichen Aspekt bei der Betrachtung der verschiedenen Fettsäuren geht, wird oftmals die Unterteilung in gesunde **einfach (MUFAs)** oder **mehrfach (PUFAs) ungesättigte Fettsäuren** und ungesunde **gesättigte Fettsäuren (SFAs)** gemacht.

Der Grund hierfür liegt vor allem an ihrem Einfluss auf den Cholesterinspiegel und dem damit verbundenen kardiovaskulären Risiko. Während gesättigte Fettsäuren einen Anstieg des LDL-Lipoproteins verursachen, so sorgen mehrfach ungesättigte Fettsäuren für eine Verringerung der LDL-Partikel im Blut.

Der Rat, gesättigtes Fett durch mehrfach ungesättigte Fettsäuren wie die Linolsäure zu ersetzen, ist daher ein Bestandteil diverser Ernährungsrichtlinien, um das Risiko einer koronaren Herzkrankheit zu verringern.

Zahlreiche Bevölkerungsstudien konnten in der Vergangenheit allerdings keinen eindeutigen Zusammenhang zwischen dem Verzehr gesättigter Fettsäuren und kardiovaskulären Erkrankungen (CVD) finden, insbesondere wenn diese durch Linolsäure ausgetauscht wurden. Im Gegenteil: In einigen dieser Studien war die Gesamtsterblichkeit und das Auftreten von Schlaganfällen durch einen hohen SFA-Konsum sogar verringert (u. a. Ramsden et al. 2016; Siri-Tarino 2010; Dehghan 2017).

Weitere Untersuchungen konnten ebenso zeigen, dass ein **erhöhter Konsum von SFAs** mit einem geringeren Fortschreiten koronarer Atherosklerose verbunden war, wohingegen die Aufnahme von mehrfach ungesättigten Fettsäuren und Kohlenhydraten mit einer stärkeren Progression verbunden war. Ein wahrscheinlicher Grund für diese Beobachtung ist, dass SFAs zwar die Menge an LDL im Blut erhöhen, nicht aber den Anteil an atherogenem *small-dense LDL*, sondern nur die als ungefährlich geltenden großen und weniger dichten LDL-Partikel. Die häufigste Quelle für mehrfach ungesättigte Fettsäuren in der menschlichen Ernährung sind heute **linolsäurereiche Pflanzen- und Samenöle** (➤ Tab. 2.1). LA ist ein Hauptbestandteil des menschlichen Gewebes und zählt zu den proinflammatorischen Omega-6-Fettsäuren.

Tab. 2.1 Öle und Streichfette und deren Gehalt an Omega-6-Linolsäure (g/100 g)

Lebensmittel	Linolsäuregehalt
Distelöl	76[1]
Sonnenblumenöl	64[1]
Maiskeimöl	56[1]
Sojaöl	60[1]
Diätmargarine	46
Rapsöl	29[1]
Erdnussöl	12–43[2]
Leinöl	12–18[2]
Olivenöl	9[1]
Kokosöl	1[2]
Butter	1[2]

Quellen: [1] Prof. Dr. Helmut Heseker; [2] Deutsche Gesellschaft für Fettwissenschaft e.V. (dgfett).

Die **Aufnahme von Linolsäure** wird daher zunehmend kontrovers diskutiert, da es gemeinhin als gesundes Fett angepriesen wird, obwohl immer mehr Beweise dafür vorliegen, dass der derzeitige Konsum schädlich sein kann und zu chronischen Krankheiten beitragen kann. Linolsäure gehört zwar zu den so genannten essenziellen Fettsäuren, zeigt allerdings wie andere PUFAs auch, aufgrund ihrer chemischen Struktur mit fragilen Doppelbindungen, eine erhöhte Neigung zur Oxidation. Eine Anhäufung solcher oxidierter Linolsäure-Metaboliten (OXLAM) durch erhöhten Konsum steht daher in Verbindung mit zahlreichen negativen Einflüssen auf unsere Gesundheit (s. Kasten). Laut Empfehlungen der Deutschen Gesellschaft für Ernährung (DGE) sollte Linolsäure 2,5 % der täglichen Nahrungsenergie ausmachen, was einem Konsum von lediglich 5 Gramm pro Tag entspricht.

Pflanzenöle und die darin befindlichen Fettsäuren stehen als Lebensmittel erst seit etwa 50 Jahren vermehrt auf unserem Speiseplan. Mitte des 20. Jahrhunderts lieferten tierische Lebensmittel noch 99 % der zugesetzten Fette in der menschlichen Ernährung, im Jahr 2005 stammten bereits 86 % der zugesetzten Fette aus Samenölen. Dementsprechend steht der heutige Pro-Kopf-Verbrauch von Pflanzenölen in deutlicher Diskrepanz zu unserer natürlichen Art der Ernährung.

Fettreiche Lebensmittel waren hier stets insbesondere tierischen Ursprungs, enthielten also je nach Tierart eine Mischung aus gesättigten sowie einfach und mehrfach ungesättigten Fettsäuren. Mehrfach ungesättigte Fettsäuren in relevanten Mengen bezog der Mensch neben dem Konsum von Fleisch und Organen in allererster Linie aus Fischen und Schalentieren und hier vor

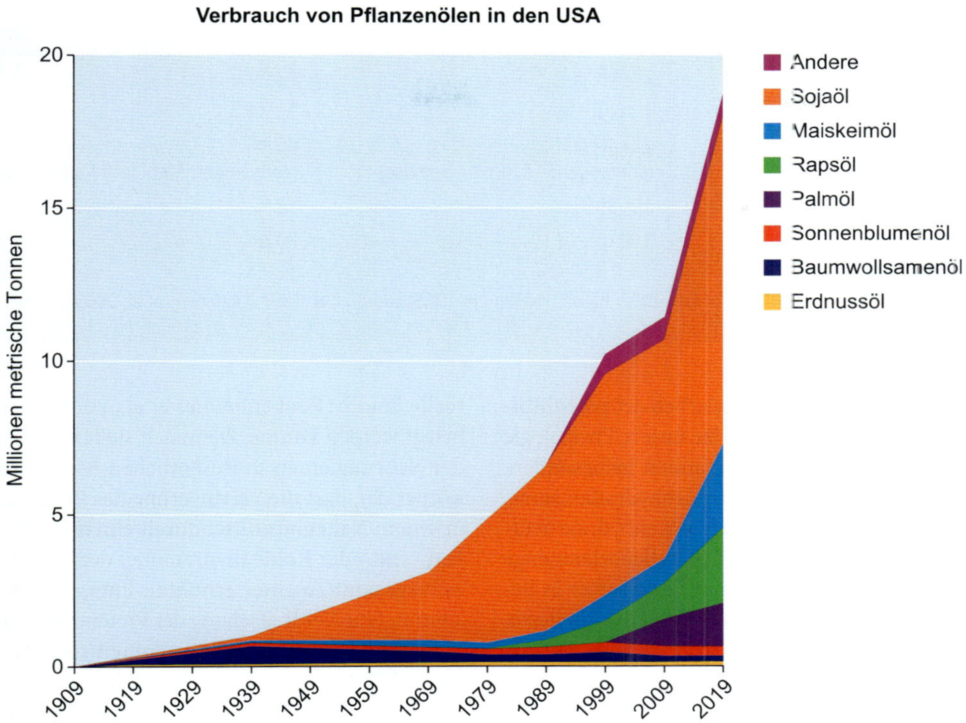

Abb. 2.5 Verbrauch von Pflanzenölen in den USA. [L231 / H369-002]

allen Dingen die langkettigen und antiinflammatorisch wirkenden Omega-3-Fettsäuren EPA und DHA.

Die Einführung der Tierzucht bis hin zu den heutigen Mastbetrieben veränderte allerdings das Fettsäureprofil der Tiere dramatisch, wodurch auch hier der Gehalt an SFAs sowie an den proinflammatorischen Omega-6-Fettsäuren drastisch zugenommen hat. Lag das Verhältnis von Omega-6- : Omega-3-Fettsäuren bei ursprünglicher Ernährung noch in einem Bereich von 0,8 : 1, so änderte sich dieses Verhältnis durch die heutige Ernährungsweise in Richtung 15 : 1 oder höher.

INFO

Mögliche Folgen eines erhöhten LA-Konsums:

- Erhöhter oxidativer Stress (Mercola und D'Adamo 2023)
- Fördert Atherosklerose und KHK (Mozaffarian et al. 2004; Ramsden et al. 2013; DiNicolantonio und O'Keefe 2018; Mercola und D'Adamo 2023)
- Negativer Einfluss auf die Mitochondrienfunktion (Mercola und D'Adamo 2023)
- Schmerzsensibilisierung (Ramsden et al. 2016; Ramsden et al. 2021)
- Gedächtnisstörungen und erhöhtes Alzheimer-Risiko (Mercola und D'Adamo 2023)
- Insulinresistenz und Diabetes (Mercola und D'Adamo 2023)
- Erhöhtes Krebsrisiko (Mercola und D'Adamo 2023)
- Erhöhtes Risiko für Fettleibigkeit (Guyenet und Carlson 2015; Mercola und D'Adamo 2023)
- Augenschäden (Mercola und D'Adamo 2023)

Makronahrstoffverteilung

Neben den gerade beschriebenen Unterschieden bei der **Beschaffenheit und Qualität der einzelnen Makronährstoffe** spielt sicherlich auch die **Verteilung der Makronährstoffe** eine wichtige Rolle. Wie eingangs erwähnt, wird es zu keiner Zeit eine gleichartige Nahrung und eine gleichartige Verteilung der Makronährstoffe gegeben haben.

Tab. 2.2 Makronährstoffverteilung

Makronährstoff	Steinzeit	Heute
Fett	28–58 %	42 %
Index PUFAs : SFAs	1 : 0,7	1 : 2,25
Kohlenhydrate	22–40 % (vorwiegend Obst und Gemüse)	46 % (vorwiegend Mehl und Kartoffeln)
Eiweiße	19–35 %	12 %
Faserstoffe (tägliche Aufnahme)	110 g	20 g

Quellen: Ströhle und Hahn 2014; Cordain 2002; Eaton und Konner 1985; Eaton et al. 1997; Lindeberg et al. 2003; Cordain et al. 2005.

Die größten Unterschiede zwischen der **paläolithischen Ernährungsweise,** auf die unsere Physiologie aufbaut, und der heutigen bestanden insbesondere im Bereich des Protein- und Kohlenhydratkonsums. Während die Empfehlungen für Kohlenhydrate heutzutage stets bei über 50 % der Gesamtkalorienmenge liegen, bewegte sich der Konsum damals eher in Bereichen von 22–40 %. Für den Eiweißkonsum liegen die heutigen Empfehlungen bei etwa 15 %, der ursprüngliche Konsum durch den hohen Anteil tierischer Nahrungsmittel lag hingegen immer eher im Bereich von 19–35 % (➤ Tab. 2.2).

Schaut man sich die für den Körper elementaren Funktionen von Proteinen an (s. ➤ Kapitel 1.2), so liegt es nahe, dass ein zu geringer Anteil von Proteinen auch mit zahlreichen gesundheitlichen Einschränkungen in Verbindung gebracht wird. So zeigen Untersuchungen exemplarisch, dass eine tägliche Proteinzufuhr von unter 1 g/kg Körpergewicht nicht ausreicht, um eine optimale Gesundheit speziell älterer Menschen zu fördern. Insbesondere der im Alter zunehmenden Sarkopenie kann mit einem erhöhten Proteinkonsum begegnet werden (Volpi et al. 2013; Phillips et al. 2022; Deer et al. 2015; Das et al. 2021).

Ebenso gibt es zahlreiche Hinweise, dass eine proteinreiche Ernährung durch ihren reduzierenden Effekt auf die Blutfettwerte einen günstigen Einfluss auf die Herz-Kreislauf-Gesundheit haben kann. Ein positiver Einfluss eines höheren Gesamtproteinanteils in der Ernährung konnte aufgrund des höheren Sättigungsgrades außerdem mehrfach mit einer protektiven Wirkung vor Übergewicht in Zusammenhang gebracht werden.

In diesem Kontext wird in der Wissenschaft bereits seit einigen Jahren über den so genannten **Protein-Leverage-Effekt** diskutiert, welcher durch eine aktuelle Studie (Raubenheimer et al., 2023) abermals belegt werden konnte. Demnach stellen Proteine in der Nahrung einen so wesentlichen Aspekt für den Körper dar, dass die Verringerung des Proteinanteils in einem Nahrungsmittel durch einen vermehrten Fett- und/oder Kohlenhydratanteil dazu führt, dass es insgesamt zu einer erhöhten Energieaufnahme kommt. Eine Verdreifachung der Proteinmenge konnte der Untersuchung zufolge dementsprechend zu einer Halbierung der Kalorienzufuhr führen. Daher empfehlen zahlreiche Studien mittlerweile eine tägliche Proteinaufnahme zwischen 1 und 1,6 g pro kg Körpergewicht, um gesundheitliche Auswirkungen zu reduzieren (u. a. Phillips et al. 2022).

Da Proteine aus tierischen Nahrungsquellen einen stark anabolen Charakter haben und daher in manchen Untersuchungen teilweise auch mit einer erhöhten Krebsmortalität im Alter in Zusammenhang gebracht werden konnten, sollte sich der tägliche Eiweißkonsum sowohl aus tierischen als auch aus pflanzlichen Quellen zusammensetzen (Das et al. 2021; Meroño et al. 2022).

2.3.3 Mikronährstoffdichte

Eine **Mangelversorgung mit Mikronährstoffen** wie Vitaminen und Spurenelementen sollte in einer wohlhabenden Gesellschaft keine große Rolle mehr spielen. Und doch zeichnet sich die heutige moderne Ernährungsweise im Vergleich zur früheren tatsächlich in vielen Bereichen genau dadurch aus. Durch den zunehmenden Konsum industriell hochverarbeiteter Lebensmittel und dem wachsenden Anteil an raffinierten Mehlen, Zuckern und Ölen hat die Mikronährstoffdichte in unseren primär konsumierten Lebensmitteln kontinuierlich abgenommen. Daneben weisen selbst Vollkorn- und Milchprodukte im Vergleich zu natürlichen, unverarbeiteten pflanzlichen und tierischen Lebensmitteln eine relativ geringe Nährstoffdichte auf.

Betrachtet man darüber hinaus die zusätzlich **geringere Bioverfügbarkeit diverser Mikronährstoffe,** die durch so genannte **Antinutrienten** wie die Phytinsäure aus z. B. zahlreichen Getreidearten negativ beeinflusst wird, erklärt sich die Problematik einer ausreichenden Versorgung durch die heutige primäre Ernährungsweise.

Folglich hatte bereits die Einführung von Milchprodukten und Getreide als Grundnahrungsmittel vor etwa 10.000 Jahren zu einem Rückgang der durchschnittlich aufgenommenen Nährstoffmenge geführt. Diese zunehmende Verdrängung von Obst, Gemüse, magerem Fleisch und Meeresfrüchten durch nährstoffarme Nahrungsmittel verringert damit die gesamte Mikronährstoffdichte in der Ernährung (➤ Tab. 2.3).

Diese Beobachtung hat sich auch in zahlreichen Untersuchungen widergespiegelt (u. a. Cordain 2004). So zeigte die durch das Bundesministerium für Ernährung und Landwirtschaft in Deutschland durchgeführte „Nationale Verzehrsstudie II" im Jahr 2008 eine teils gravierende Unterversorgung mit essenziellen Nährstoffen wie Vitamin D, Jod, Folsäure o. ä. (➤ Tab. 2.4).

Ein weiterer wichtiger und wenig beachteter Aspekt ist die zunehmende **Verarmung der Böden und Ackerflächen mit Nährstoffen.** Untersuchungen zeigen, dass mindestens 60 % der kultivierten Böden wachstumsbegrenzende Probleme mit Mineralstoffmangel und Toxizität aufweisen und dementsprechend etwa 50 % der Weltbevölkerung an Mikronährstoffmangel leidet (Cakmak et al. 2002).

Tab. 2.3 Mikronährstoffverteilung

Mikronährstoff	Steinzeit	Heute
Natrium	690	6.000–12.000
Kalzium	1.500	740
Kalium	10.000	2.500
Vitamin B_6	24	1,3
Vitamin C	2.200	90
Bioflavonoide	1.400	50–110

Quellen: Ströhle und Hahn 2014; Cordain 2002; Eaton und Konner 1985; Eaton et al. 1997; Lindeberg et al. 2003; Cordain et al. 2005.

Tab. 2.4 Unzureichende Versorgung mit Nährstoffen in Deutschland

Nährstoff	Männer	Frauen
Vitamin D	82 %	91 %
Folsäure	79 %	86 %
Vitamin E	48 %	49 %
Vitamin B_{12}	8 %	26 %
Vitamin C	32 %	29 %
Calcium	46 %	55 %
Magnesium	26 %	29 %
Eisen	14 %	58 %
Jod (ohne Verwendung von jodiertem Speisesalz)	96 %	97 %

Quelle: Max Rubner-Institut Bundesforschungsinstitut für Ernährung und Lebensmittel. Nationale Verzehrsstudie II. Karlsruhe: Max Rubner-Institut Bundesforschungsinstitut für Ernährung und Lebensmittel; 2008.

2.3.4 Natrium-Kalium-Verhältnis

Die vom Robert Koch-Institut (RKI) zwischen 2014 und 2016 durchgeführte *Auswertung des Deutschen Gesundheitssurveys* (Studie zur Gesundheit Erwachsener in Deuschland [DGES Studie]) mit über 7.000 Teilnehmerinnen und Teilnehmern konnte zeigen, dass die **tägliche Salzaufnahme** in Deutschland bei Frauen durchschnittlich bei 8,4 Gramm und bei Männern bei 10 Gramm lag.

Etwa 50 % der Männer und 38,5 % der Frauen nahmen täglich sogar mehr als 10 Gramm Salz auf, was damit deutlich über den Empfehlungen (< 6 g/Tag) der DGE in Deutschland liegt.

Zahlreiche Studien konnten in der Vergangenheit einen klaren Zusammenhang zwischen dem **Salzkonsum** und **Blutdruckveränderungen** zeigen, allerdings meist ab Werten, die weit oberhalb der aktuell empfohlenen Tagesmengen liegt. (Intersalt Cooperative Research Group 1988; Chmielewski und Carmody 2017).

Bluthochdruck betrifft weltweit etwa 1 Milliarde Menschen und gilt als eine der Hauptursachen für Tod, Schlaganfall, Myokardinfarkt, Herzinsuffizienz und chronische Nierenfunktionsstörungen.

Der Einfluss der täglichen Salzaufnahme auf den Blutdruck war den Untersuchungen zufolge am deutlichsten bei einem Konsum von mehr als 5 g Natrium pro Tag, was einem Speisesalzkonsum von etwa 12,5 g entspricht. Zusätzlich konnte gezeigt werden, dass die blutdrucksteigernde Wirkung nicht allein vom Salzgehalt abhing, sondern ebenfalls von der Höhe des Kaliumkonsums. Hier zeigte sich eine umgekehrte Wirkbeziehung. Das bedeutet, dass eine erhöhte Kaliumaufnahme eine hohe Salzeinnahme teilweise kompensieren kann (Sacks et al. 2001; Mente et al. 2014).

Die PURE-Studie mit über 100.000 Teilnehmerinnen und Teilnehmern bewertete darüber hinaus zusätzlich den Einfluss der täglichen Natriumeinnahme auf das Risiko von schwerwiegenden Herz-Kreislauf-Ereignissen und auf die Gesamtsterblichkeit. Den Daten zufolge konnte gezeigt werden, dass sowohl ein zu niedriger als auch ein zu hoher Salzkonsum einen deutlichen negativen Effekt hatte. Das geringste Risiko lag laut Untersuchung bei einer täglichen Natriumaufnahme zwischen 3 und 6 Gramm (7,5–15 g Speisesalz). Für Kalium konnte ein protektiver Effekt vor allem für eine Zufuhr von mehr als 1,5 g pro Tag gezeigt werden. Ein Konsum von mehr als 3 g Kalium pro Tag im Vergleich zu einer Aufnahme von unter 1,5 g pro Tag konnte das Risiko für Tod und kardiovaskuläre Ereignisse sogar um 30 % senken.

Diese Untersuchungen zeigen, dass die alleinige Fokussierung auf den Faktor Salzkonsum zu kurz greift, da negative Auswirkungen auf den Blutdruck und die Gesamtsterblichkeit erst ab Bereichen beginnt, die sogar höher als der durchschnittliche Konsum in Deutschland liegen. Ein entscheidender Aspekt scheint daher vielmehr das Verhältnis von Natrium- und Kaliumaufnahme zu sein. Diese zunehmende Verschiebung bei der Aufnahme der beiden Mineralien, wie sie in ➤ Tab. 2.3 gezeigt wird, stellt daher vermutlich einen wesentlichen Aspekt bei zahlreichen negativen gesundheitlichen Auswirkungen dar.

Dementsprechend empfehlen viele Untersuchungen neben der Verringerung der Natriumaufnahme vor allem auch eine Steigerung des Kaliumkonsums und ein anzustrebendes Verhältnis von 1 : 1 in der täglichen Ernährung (Chmielewski et al. 2017).

2.3.5 Ballaststoffgehalt

Ballaststoffe spielen, wie in ➤ Kapitel 1 beschrieben, eine wichtige Rolle bei zahlreichen Prozessen, die mit einer guten Gesundheit verbunden sind, allen voran bei Verdauungsprozessen sowie als wichtige **Präbiotika für das intestinale Mikrobiom.**

Praxistipp

Ballastoffreiche Nahrungsmittel

Ballaststoffreiche Nahrungsmittel haben dementsprechend stets eine wesentliche Rolle in der menschlichen Entwicklung gespielt und sollten auch heutzutage ein wesentlicher Anteil der täglichen Ernährung sein. Der empfohlene Tagesbedarf an Ballaststoffen liegt bei **30 g/Tag,** wird nach Daten der Nationalen Verzehrsstudie II allerdings von 75 % der Frauen und 68 % der Männer nicht erreicht. Auch hier zeigen sich die Folgen der Verdrängung natürlicher Lebensmittel durch industriell hochverarbeitete Lebensmittel, allen voran durch den hohen Konsum von Produkten aus raffinierten Mehlen.

Da eine hohe Ballaststoffaufnahme mit niedrigeren Serumcholesterinkonzentrationen, einem geringeren Risiko für koronare Herzerkrankungen, einem verringerten Blutdruck, einer verbesserten Gewichtskontrolle, einer besseren Blutzuckerkontrolle, einem verringerten Risiko für bestimmte Krebsarten und einer verbesserten Magen-Darm-Funktion verbunden ist, sollte dieser Komponente in der täglichen Ernährung ebenfalls ausreichende Berücksichtigung finden.

2.3.6 Nahrungsdiversität

Weltweit gelten etwa 30.000 verschiedene Pflanzen als essbar, davon werden etwa 7.000 Pflanzenarten gegenwärtig weltweit vom Menschen genutzt. Trotz dieser enormen Vielfalt spielen heutzutage für die menschliche Ernährung allerdings nur rund 150 verschiedene Arten eine größere Rolle.

95 % des aus Pflanzen gedeckten Kalorienbedarfs wird weltweit sogar gerade einmal aus 30 verschiedenen Pflanzenarten erzeugt. Untersuchungen von heute noch lebenden Jäger-und-Sammler-Populationen zeigen, dass diese immer noch eine Vielfalt von 400 verschiedenen Pflanzenarten in ihrer Ernährung aufweisen.

Zahlreiche Ernährungsstudien haben immer wieder ergeben, dass eine **abwechslungsreiche Ernährung** mit einer längeren Lebenserwartung und besserer Gesundheit beim Menschen verbunden ist. Eine geringe Nahrungsvielfalt ist dagegen mit verschiedenen Erkrankungen, wie z. B. Nahrungsmittelintoleranzen, assoziiert. Nahrungsmittelintoleranz ist ein Risikofaktor für chronische Erschöpfung und Migräne und steht in Verbindung mit einer geringen Nahrungsvielfalt und ist ebenso mit Allergien und Asthma assoziiert (Nwaru et al. 2014; Roduit et al. 2014).

Das liegt zum einen daran, dass Menschen mehr als 50 **essenzielle und semi-essenzielle Nährstoffe** für die verschiedensten Körperprozesse wie Wachstum, Zellerhaltung und -reparatur benötigen. Diese Nährstoffe werden nicht oder nur unzureichend vom Körper hergestellt und müssen daher zwingend aus externen Nahrungsquellen stammen. Um diesen täglichen Bedarf zu decken, bedarf es dementsprechend einer großen Vielfalt an Nahrungsmitteln. Zum anderen hat eine abwechslungsreiche Ernährung einen großen Einfluss auf das **intestinale Mikrobiom.** Je diverser die Ernährung ist, umso diverser zeigt sich auch das Mikrobiom. Eine verringerte Diversität des Darmmikrobioms ist wiederum mit einer Vielzahl von Krankheiten assoziiert.

2.3.7 Zusammenfassung

Der Vergleich zwischen der Nahrung, an die sich der Mensch über 3 Millionen Jahre hinweg adaptiert hat, und der heutigen Ernährung in den Industrienationen unterscheidet sich in einigen Bereichen fundamental. Die tiefgreifendsten Veränderungen begannen bereits mit Einführung von Vieh- und Landwirtschaft und haben durch die Verfügbarkeit von industriell hochverarbeiteten Lebensmitteln vor etwa 50 Jahren ihren vorläufigen Höhepunkt erreicht. Neben der Tatsache, dass die Menschen in den Industrienationen in einem kalorischen Überfluss leben, da Nahrung jederzeit verfügbar geworden ist, haben sich neben dieser veränderten Quantität vor allem qualitative Änderungen ergeben. Ein Mangel an natürlichen Lebensmitteln, welcher eine mangelhafte Versorgung mit zahlreichen Mikronährstoffen und Ballaststoffen nach sich zieht, sowie ein deutliches Ungleichgewicht von konsumierten Fettsäuren und Makronährstoffen ist Ausdruck der modernen Art der Ernährung. Diese Diskrepanz zwischen evolutionärem Genom und den Ernährungseigenschaften kürzlich eingeführter Lebensmittel könnte eine wesentliche Ursache für viele chronische Krankheiten der westlichen Zivilisation sein.

LITERATURVERZEICHNIS UND WEITERFÜHRENDE LITERATUR

Aaron KJ, Sanders PW. Role of dietary salt and potassium intake in cardiovascular health and disease: a review of the evidence. Mayo Clin Proc 2013 Sep; 88(9): 987–995. https://doi.org/10.1016/j.mayocp.2013.06.005.

Anderson JW, Smith BM, Gustafson NJ. Health benefits and practical aspects of high-fiber diets. Am J Clin Nutr 1994 May; 59(5 Suppl): 1242S–1247S. https://doi.org/10.1093/ajcn/59.5.1242S.

Astrup A, Magkos F, Bier DM, et al. Saturated Fats and Health: A Reassessment and Proposal for Food-Based Recommendations: JACC State-of-the-Art Review. J Am Coll Cardiol 2020 Aug 18; 76(7): 844–857. https://doi.org/10.1016/j.jacc.2020.05.077.

Ayala A., Muñoz MF, Argüelles S. Lipid peroxidation: production, metabolism, and signaling mechanisms of malondialdehyde and 4-hydroxy-2-nonenal. Oxid Med Cell Longev 2014; 2014: 360438. https://doi.org/10.1155/2014/360438.

Beal T, Ortenzi F. Priority Micronutrient Density in Foods. Front Nutr 2022 Mar 7; 9: 806566. https://doi.org/10.3389/fnut.2022.806566. Erratum in: Front Nutr 2022 Apr 25; 9: 908592. Erratum in: Front Nutr 2023 Apr 11; 10: 1195752. PMID: 35321287.

Ben-Dor M, Sirtoli R, Barkai R. The evolution of the human trophic level during the Pleistocene. Am J Phys Anthropol 2021 Aug; 175 Suppl 72: 27–56. https://doi.org/10.1002/ajpa.24247.

Buffington SA, Di Prisco GV, Auchtung TA, et al. Microbial Reconstitution Reverses Maternal Diet-Induced Social and Synaptic Deficits in Offspring. Cell 2016; 165: 1762–1775. https://doi.org/10.1016/j.cell.2016.06.001.

Bundesanstalt für Landwirtschaft und Ernährung (BLE). Nationales Fachprogramm pflanzengenetische Ressourcen; 2017. https://www.ble.de/DE/Themen/Landwirtschaft/Biologische-Vielfalt/Nationales-Fachprogramm-Pflanzen/nationales-fachprogramm-pflanzen_node.html#:~:text=Von%20den%20rund%20250.000%20bisher,150%20Arten%20eine%20gr%C3%B6%C3%9Fere%20Rolle (letzter Zugriff 28.07.2024).

Cakmak I. Plant Nutrition Research: Priorities to Meet Human Needs for Food in Sustainable Ways. Plant and Soil 2002; 247(1): 3–24. http://www.jstor.org/stable/24123892.

Chmielewski J, Carmody JB. Dietary sodium, dietary potassium, and systolic blood pressure in US adolescents. J Clin Hypertens (Greenwich) 2017 Sep; 19(9): 904–909. https://doi.org/10.1111/jch.13014.

Chowdhury R, Warnakula S, Kunutsor S, et al. Association of dietary, circulating, and supplement fatty acids with coronary risk: a systematic review and meta-analysis.

Ann Intern Med 2014; 160(6): 398–406. https://doi.org/10.7326/M13-1788.

Cordain L, Miller JB, Eaton SB, Mann N, Holt SH, Speth JD. Plant-animal subsistence ratios and macronutrient energy estimations in worldwide hunter-gatherer diets. Am J Clin Nutr 2000 Mar; 71(3): 682–692. https://doi.org/10.1093/ajcn/71.3.682.

Cordain L. The Nutritional Characteristics of a Contemporary Diet Based Upon Paleolithic Food Groups. J Am Nutraceutical Assoc 2002; 5.

Cordain L, Eaton SB, Sebastian A, et al. Origins and evolution of the Western diet: health implications for the 21st century. Am J Clin Nutr 2005 Feb; 81(2): 341–354. https://doi.org/10.1093/ajcn.81.2.341.

Das A, Cumming R, Naganathan V, et al. Associations between dietary intake of total protein and sources of protein (plant vs. animal) and risk of all-cause and cause-specific mortality in older Australian men: The Concord Health and Ageing in Men Project. J Hum Nutr Diet 2022 Oct; 35(5): 845–860. https://doi.org/10.1111/jhn.12965.

Deer RR, Volpi E. Protein intake and muscle function in older adults. Curr Opin Clin Nutr Metab Care 2015 May; 18(3): 248–253. https://doi.org/10.1097/MCO.0000000000000162.

Dehghan M, Mente A, Zhang X, et al. Associations of fats and carbohydrate intake with cardiovascular disease and mortality in 18 countries from five continents (PURE): a prospective cohort study. Lancet 2017; 390 (10107): 2050–2062. https://doi.org/10.1016/S0140-6736(17)32252-3.

Deutsche Gesellschaft für Fettwissenschaft e.V. Fettsäurezusammensetzung wichtiger pflanzlicher und tierischer Speisefette und -öle; n.d. http://www.dgfett.de/material/fszus.php (letzter Zugriff 30.10.2024).

Dinan TG, Cryan JF. Gut-brain axis in 2016: Brain-gut-microbiota axis – mood, metabolism and behaviour. Nat Rev Gastroenterol Hepatol 2017; 14(2): 69–70. https://doi.org/10.1038/nrgastro.2016.200.

DiNicolantonio JJ, O'Keefe JH. Omega-6 vegetable oils as a driver of coronary heart disease: the oxidized linoleic acid hypothesis. Open Heart 2018 Sep 26; 5(2): e000898. https://doi.org/10.1136/openhrt-2018-000898.

Eaton SB, Konner M. Paleolithic nutrition. A consideration of its nature and current implications. New Engl J Med 1985; 312(5): 283–289. https://doi.org/10.1056/NEJM198501313120505.

Eaton SB, Eaton SB 3rd, Konner MJ. Paleolithic nutrition revisited: a twelve-year retrospective on its nature and implications. Eur J Clin Nutr 1997; 51(4): 207–216. https://doi.org/10.1038/sj.ejcn.1600389.

Food and Agriculture Organization of the United Nations. Contribution of terrestrial animal source food to healthy diets for improved nutrition and health outcomes – An evidence and policy overview on the state of knowledge and gaps. | Policy Support and Governance; 2023. https://www.fao.org/policy-support/tools-and-publications/resources-details/en/c/1637931/ (letzter Zugriff: 09.10.2024).

Frossard E, Bucher M, Mächler F, Mozafar A, Hurrell R. Potential for increasing the content and bioavailability of Fe, Zn and Ca in plants for human nutrition. J Sci Food Agric 2000; 80(7): 861–879. https://doi.org/10.1002/(SICI)1097-0010(20000515)80:7<861::AID-JSFA601>3.0.CO;2-P.

Gordon T, Kagan A, Garcia-Palmieri M, et al. Diet and its relation to coronary heart disease and death in three populations. Circulation 1981; 63(3): 500–515. https://doi.org/10.1161/01.cir.63.3.500.

Guyenet SJ, Carlson SE. Increase in adipose tissue linoleic acid of US adults in the last half century. Adv Nutr 2015 Nov 13; 6(6): 660–664. https://doi.org/10.3945/an.115.009944.

Heseker H, Heseker B. Die Nährwerttabelle. Neustadt a.d. Weinstraße: Umschau Buchverlag; 2012.

Hockett B, Haws J. Nutritional ecology and diachronic trends in Paleolithic diet and health. Evol Anthropol 2003; 12(5): 211–216. https://doi.org/10.1002/evan.10116.

Intersalt Cooperative Research Group. Intersalt: an international study of electrolyte excretion and blood pressure. Results for 24 hour urinary sodium and potassium excretion. BMJ 1988 Jul 30; 297(6644): 319–328. https://doi.org/10.1136/bmj.297.6644.319.

Layman DK. The role of leucine in weight loss diets and glucose homeostasis. J Nutr 2003; 133(1): 261S–267S. https://doi.org/10.1093/jn/133.1.261S.

Lindeberg S, Cordain L, Eaton SB. Biological and Clinical Potential of a Palaeolithic Diet. J Nutr Environ Med 2003; 13(3): 149–160. https://doi.org/10.1080/13590840310001619397.

Max Rubner-Institut Bundesforschungsinstitut für Ernährung und Lebensmittel. Nationale Verzehrsstudie II. Karlsruhe: Max Rubner-Institut Bundesforschungsinstitut für Ernährung und Lebensmittel; 2008. https://www.mri.bund.de/de/institute/ernaehrungsverhalten/forschungsprojekte/nvsii/ (letzter Zugriff 30.10.2024).

Mente A, O'Donnell MJ, Rangarajan S, et al. Association of urinary sodium and potassium excretion with blood pressure. N Engl J Med 2014 Aug 14; 371(7): 601–611. https://doi.org/10.1056/NEJMoa1311989.

Mercola J, D'Adamo CR. Linoleic Acid: A Narrative Review of the Effects of Increased Intake in the Standard American Diet and Associations with Chronic Disease. Nutrients 2023 Jul 13; 15(14): 3129. https://doi.org/10.3390/nu15143129.

Meroño T, Zamora-Ros R, Hidalgo-Liberona N, et al. Animal Protein Intake Is Inversely Associated With Mortality in Older Adults: The InCHIANTI Study. J Gerontol A Biol Sci Med Sci 2022 Sep 1; 77(9): 1866–1872. https://doi.org/10.1093/gerona/glab334.

Mitchell N, Hewitt CE, Jayakody S, et al. Randomised controlled trial of food elimination diet based on IgG antibodies for the prevention of migraine like headaches. Nutr J 2011; 10: 85. https://doi.org/10.1186/1475-2891-10-85.

Mozaffarian D, Rimm EB, Herrington DM. Dietary fats, carbohydrate, and progression of coronary atherosclerosis in postmenopausal women. Am J Clin Nutr 2004 Nov; 80(5): 1175–1184. https://doi.org/10.1093/ajcn/80.5.1175. Erratum in: Am J Clin Nutr 2005 Jan; 81(1): 199. PMID: 15531663.

Nwaru BI, Takkinen HM, Kaila M, et al. Food diversity in infancy and the risk of childhood asthma and allergies. J Allergy Clin Immunol 2014; 133: 1084–1091. https://doi.org/10.1016/j.jaci.2013.12.1069.

O'Dea K, Traianedes K, Ireland P, et al. The effects of diet differing in fat, carbohydrate, and fiber on carbohydrate and lipid metabolism in type II diabetes. J Am Diet Assoc 1989; 89(8): 1076–1086. PMID: 2547860.

O'Dea K. Marked improvement in carbohydrate and lipid metabolism in diabetic Australian Aborigines after temporary reversion to traditional lifestyle. Diabetes 1984; 33(6): 596–603. https://doi.org/10.2337/diab.33.6.596.

O'Donnell M, Mente A, Rangarajan S, et al. Urinary sodium and potassium excretion, mortality, and cardiovascular events. N Engl J Med 2014 Aug 14; 371(7): 612–623. https://doi.org/10.1056/NEJMoa1311889. Erratum in: N Engl J Med 2014 Sep 25; 371(13): 1267. PMID: 25119607.

Phillips SM, Chevalier S, Leidy HJ. Protein "requirements" beyond the RDA: implications for optimizing health. Appl Physiol Nutr Metab 2016 May; 41(5): 565–572. https://doi.org/10.1139/apnm-2015-0550. Erratum in: Appl Physiol Nutr Metab 2022 May; 47(5): 615. PMID: 26960445.

Ramsden CE, Zamora D, Leelarthaepin B, et al. Use of dietary linoleic acid for secondary prevention of coronary heart disease and death: evaluation of recovered data from the Sydney Diet Heart Study and updated meta-analysis. BMJ 2013; 346: e8707. https://doi.org/10.1136/bmj.e8707.

Ramsden CE, Ringel A, Feldstein AE, et al. Lowering dietary linoleic acid reduces bioactive oxidized linoleic acid metabolites in humans. Prostaglandins Leukot Essent Fatty Acids 2012 Oct-Nov; 87(4–5): 135–141. https://doi.org/10.1016/j.plefa.2012.08.004.

Ramsden CE, Ringel A, Majchrzak-Hong SF, et al. Dietary linoleic acid-induced alterations in pro- and anti-nociceptive lipid autacoids: Implications for idiopathic pain syndromes? Mol Pain 2016 Mar 10; 12: 1744806916636386. https://doi.org/10.1177/1744806916636386.

Ramsden CE, Zamora D, Faurot KR, et al. Dietary alteration of n-3 and n-6 fatty acids for headache reduction in adults with migraine: randomized controlled trial. BMJ 2021; 374: n1448. https://doi.org/10.1136/bmj.n1448.

Ramsden CE, Zamora D, Majchrzak-Hong S, et al. Re-evaluation of the traditional diet-heart hypothesis: analysis of recovered data from Minnesota Coronary Experiment (1968–73). BMJ 2016; 353: i1246. https://doi.org/10.1136/bmj.i1246. Erratum in: BMJ 2024 Jun 28; 385: q1450.

Raubenheimer D, Simpson SJ. Protein appetite as an integrator in the obesity system: the protein leverage hypothesis. Philos Trans R. Soc Lond B Biol Sc 2023; 378(1888): 20220212. https://doi.org/10.1098/rstb.2022.0212.

Roduit C, Frei R, Depner M, et al. Increased food diversity in the first year of life is inversely associated with allergic diseases. J Allergy Clin Immunol 2014; 133(4): 1056–1064. https://doi.org/10.1016/j.jaci.2013.12.1044.

Sacks FM, Svetkey LP, Vollmer WM, et al. Effects on blood pressure of reduced dietary sodium and the Dietary Approaches to Stop Hypertension (DASH) diet. DASH-Sodium Collaborative Research Group. N Engl J Med 2001 Jan 4; 344(1): 3–10. https://doi.org/10.1056/NEJM200101043440101.

Schmiedel V. Schwelbrand im Körper. DHZ – Deutsche Heilpraktiker Zeitschrift 2017; 1: 28–32.

Shan Z, Rehm CD, Rogers G, et al. Trends in Dietary Carbohydrate, Protein, and Fat Intake and Diet Quality Among US Adults, 1999–2016. JAMA 2019 Sep 24; 322(12): 1178–1187. https://doi.org/10.1001/jama.2019.13771.

Siri-Tarino PW, Sun Q, Hu FB, et al. Meta-analysis of prospective cohort studies evaluating the association of saturated fat with cardiovascular disease. Am J Clin Nutr 2010; 91(3): 535–546. https://doi.org/10.3945/ajcn.2009.27725.

Skov AR, Toubro S, Ronn B, Holm L, Astrup A. Randomized trial on protein vs carbohydrate in ad libitum fat reduced diet for the treatment of obesity. Int J Obes Relat Metab Disord 1999; 23(5): 528–536. https://doi.org/10.1038/sj.ijo.0800867.

Southgate DA. Nature and variability of human food consumption. Philos Trans R Soc Lond B Biol Sci 1991 Nov 29; 334(1270): 281–288, discussion 288. https://doi.org/10.1098/rstb.1991.0117.

Ströhle A, Hahn A. Essen wie in der Steinzeit – Darwin als ultimativer Ernährungsratgeber!? Teil 2. Auf der Suche nach „der" paläolithischen Ernährung – paläoökologische Befunde. Schweizer Zeitschrift Ernährungsmedizin 2014; 14: 33–41.

Vijay A, Valdes AM. Die Rolle des Darmmikrobioms bei chronischen Krankheiten: Eine narrative Übersichtsarbeit. Kompass Autoimmun 2022; 4(2): 47–58. https://doi.org/10.1159/000524069.

Volpi E, Campbell WW, Dwyer JT, et al. Is the optimal level of protein intake for older adults greater than the recommended dietary allowance? J Gerontol A Biol Sci Med Sci 2013 Jun; 68(6): 677–681. https://doi.org/10.1093/gerona/gls229.

Watve M. Diabetes in an Undergraduate Class. In: Watve M (ed.): Doves, Diplomats, and Diabetes. New York, NY: Springer 2012; 35–71. https://doi.org/10.1007/978-1-4614-4409-1_3.

Wolfe BM, Giovannetti PM. Short term effects of substituting protein for carbohydrate in the diets of moderately hypercholesterolemic human subjects. Metabolism 1991; 40(4): 338–343. https://doi.org/10.1016/0026-0495(91)90142-j.

Wolfe RR, Rutherfurd SM, Kim IY, Moughan PJ. Protein quality as determined by the Digestible Indispensable Amino Acid Score: evaluation of factors underlying the calculation. Nutr Rev 2016 Sep; 74(9): 584–599. https://doi.org/10.1093/nutrit/nuw022.

Wu G. Dietary protein intake and human health. Food Funct 2016 Mar; 7(3): 1251–1265. https://doi.org/10.1039/c5fo01530h.

2.4 Mahlzeitenfrequenz

In der überwiegenden Zeit der menschlichen Entwicklung war es stets notwendig, sich vor der Nahrungsaufnahme zu bewegen, um Nahrungsquellen zunächst einmal überhaupt erschließen zu können sowie dementsprechend größere Zeitfenster zu tolerieren, in denen keine Nahrung verfügbar war. Erst mit Einführung der Kühlkette und Vorratshaltung hat sich dieses evolutionäre Prinzip gewandelt. Aus diesem Grund ist davon auszugehen, dass sich die Physiologie des Menschen dahingehend adaptiert hat, im steten Wechsel von **Essens- und Nüchternphasen** bzw. im steten Wechsel von **Energieverfügbarkeit und Energieknappheit** zu leben.

Dieser Hypothese folgend sorgt die heutige Situation aus **kontinuierlichem Nahrungsreichtum** und einem **sitzenden Lebensstil** daher zwangsläufig zu Stoffwechselstörungen durch eine zunehmende Dysbalance dieser evolutionär programmierten Stoffwechselzyklen. Um den permanenten, zyklischen oder periodischen Wechsel von Phasen des Nahrungsüberschusses und Phasen des Hungerns metabolisch kompensieren zu können, bedarf es bestimmter Systeme, die zunächst einmal beide Situationen erkennen können und in der Folge entsprechende Stoffwechselprozesse in Gang setzen, die notwendig sind, um in jeder Phase eine bestmögliche Leistungsfähigkeit des Körpers zu gewährleisten.

Ein wesentlicher Aspekt dieser Systeme sind die beiden zentralen Stoffwechselschalter **mTOR** und **AMP-aktivierte Proteinkinase (AMPK).** mTOR und AMPK gelten heutzutage als Hauptregulatoren des Zellstoffwechsels. Ihre Aktivierung steht in direktem Zusammenhang mit der Regulierung des Zellstoffwechsels (Mitochondriogenese), des Wachstums (Proteinsynthese) und des Überlebens (Autophagie). Die maßgebliche, zentrale Mess- und Kontrolleinheit unserer Energiehomöostase liegt im **Hypothalamus,** genauer gesagt im **Nucleus arcuatus.** Hier werden eingehende Signale über bestimmte Hormone aus der Körperperipherie, wie Insulin oder Leptin, verarbeitet. Anschließend findet hier ein zentraler Bewertungsprozess über den kurzfristigen, aktuellen und den längerfristigen Energiestatus in unserem Körper statt sowie in der Folge entsprechende Stoffwechselanpassungen.

Ein Ungleichgewicht von Energieverbrauch und Energieaufnahme regt den Nucleus arcuatus dazu an, Stoffwechselprozesse anzustoßen, um das Energiegleichgewicht wiederherzustellen. Bei erhöhter Energieaufnahme unterdrückt das Gehirn über eine mTOR-Aktivierung sowie spezielle so genannte **Anorexigene** zum Beispiel Hungergefühle oder regt die Speicherung der überschüssigen Energie in anderen Geweben an, wie Glykogen in der Leber oder Triglyceride im Fettgewebe. Ebenso bedeutet das mTOR-Signal eine Erlaubnis für anabole Wachstumsprozesse in unserem Körper. Auf der anderen Seite regt ein erhöhter Energieverbrauch im Vergleich zur Energieaufnahme den Appetit an und hemmt den Energieverbrauch unserer Zellen über verschiedene Stoffwechselwege wie z. B. spezielle **Orexine,** einschließlich der Aktivierung des Stoffwechselschalters AMPK. AMPK stimuliert katabole Prozesse, wie u. a. die Autophagie und hemmt andererseits anabole, also aufbauende Prozesse, da diese stets mit einem erhöhten Energieverbrauch verbunden sind. Darüber hinaus sorgt AMPK über eine Steigerung der PGC1-alpha-Aktivität für eine vermehrte mitochondriale Biogenese. Infolgedessen kommt es zu einem Abbau alter, dysfunktionaler Mitochondrien und der Vermehrung neuer Zellkraftwerke, um jeglichen Energiestoffwechsel zu ökonomisieren. Eine genauere Beschreibung dieser Stoffwechselprozesse findet sich in ➤ Kapitel 3.

Sowohl die temporäre Aktivität von mTOR und die damit verbundenen Wachstumsprozesse wie eine gesteigerte Proteinbiosynthese als auch die vorübergehende AMPK-Aktivität, durch welche Autophagieprozesse getriggert und die Mitochondriogenese gefördert wird, sind für die Flexibilität und Gesunderhaltung unseres Organismus zwingend von Nöten.

Eine **hohe Mahlzeitenfrequenz** mit ebenso hoher kalorischer Belastung sorgt heutzutage zu einem deutlichen Ungleichgewicht dieser Stoffwechselprozesse.

Die Folgen einer dauerhaften mTOR-Stimulation sind u. a. ein hyperaktives Immunsystem, Diabetes Typ 2, frühzeitige Alterung, polyzystisches Ovarialsyndrom (PCOS), metabolisches Syndrom oder

Tab. 2.5 Aktivatoren von mTOR und AMPK

mTOR	AMPK
Östradiol	Adiponektin
Testosteron	Ghrelin
Insulin	Cannabinoide
Leptin	Glukokortikoide
GLP-1	Hypoglykämie
Leucin	Polyphenole (insb. Resveratrol)
Arginin	Kurkumin
SFAs (insb. Palmitinsäure)	EGCG aus Grüntee
Kreatin	Metformin
Krafttraining	Alpha-Liponsäure
(Sonnen-)Licht	Kälte und Hitze

AMPK: AMP-aktivierte Proteinkinase; ECGC: Epigallocatechingallat; GLP-1: Glucagon-Like Peptide 1; SFAs: gesättigte Fettsäuren (saturated fatty acids).

Krebserkrankungen. ➤ Tab. 2.5 zeigt eine Reihe von Aktivatoren für die beiden Stoffwechselschalter.

Praxistipp

Aus diesen Gründen sollte bei der Betrachtung einer gesunden Ernährungsweise nicht nur darüber nachgedacht werden, **WAS** gegessen wird, sondern vor allen Dingen auch, **WANN** und **WIE OFT** gegessen wird.

Viele Jahre wurden insbesondere Menschen mit erhöhtem Blutzucker empfohlen, mehrere kleinere Mahlzeiten am Tag zu konsumieren. Diese Empfehlungen entbehrten jeder Grundlage und sind heutzutage längst widerlegt. Zahlreiche Studien zeigen insbesondere im Hinblick auf die Blutzuckerkontrolle und Insulinsensitivität den großen Benefit von **intermittierendem Fasten (IF), Time-Restricted Eating (TRE)** oder **Kalorienrestriktion (CR)** (Soliman 2022; Pruimboom et al. 2018; Mattson et al. 2017).

Durch den drohenden Energiemangel wechselt der Körper wie beschrieben in den katabolen Sparmodus und beginnt darüber hinaus, die Energieausbeute durch neue und vor allem fitte Mitochondrien zu maximieren.

Eine weitere Folge ist außerdem, dass nun vermehrt Energiesubstrate genutzt werden, die unter anderen Bedingungen meist keine Rolle gespielt haben. Dies sind insbesondere von der Leber aus Fettsäuren produzierte **Ketonkörper** sowie durch Bewegung produziertes **Lactat.** Aus beiden Substraten kann das Gehirn neben der Versorgung mit Glucose Energie gewinnen und wird dementsprechend durch eine gewisse Regelmäßigkeit langfristig metabolisch flexibler. Das hat zur Folge, dass Speicherfett abgebaut wird und man daher bei IF, TRE oder CR häufig zu Beginn deutliche Gewichtsverluste von über 4–8 % beobachten kann. Ebenso zeigen sich Verbesserungen der Insulinsensitivität und dadurch bedingt eine deutlich verbesserte Blutzuckerkontrolle, die sich auch in einem verringerten HbA1c-Wert sowie in einer Verringerung entzündlicher Biomarker im Blut manifestiert. Diese Verbesserungen haben dadurch ebenfalls einen protektiven Einfluss auf die Entwicklung kardiovaskulärer Erkrankungen.

Da eine erhöhte **mTOR-Aktivität,** wie beschrieben, in Zusammenhang mit **vorzeitiger Alterung** steht, zeigt sich vor allen in Tierexperimenten eine gegenteilige Wirkung durch Fasten bzw. Kalorienrestriktion. In Mausmodellen konnte eine Steigerung der Lebenserwartung zwischen 11 und 24 % erzielt werden. Mehrere kleinere Studien konnten in der Vergangenheit außerdem positive Effekte hinsichtlich der **Krebsprävention** und **Krebstherapie** zeigen, die sich vor allem aus einer vermehrten **Autophagie,** einer Reduktion von systemischen Entzündungen, einer verringerten mTOR-Aktivität und verringertem oxidativem Stress ergeben. Hier bedarf es zukünftig aber noch weitergehender Forschung (u. a. Klement 2017; Blaževitš et al. 2023).

➤ Tab. 2.6 zeigt eine Übersicht zu wissenschaftlich nachgewiesenen Auswirkungen von **intermittierendem Fasten, Time-Restricted Eating** und **Kalorienrestriktion.**

Wie bei allen therapeutischen Interventionen können auch IF, TRE oder CR bestimmte Nebenwirkungen hervorrufen, die es zu beachten gilt. Insbesondere längere Fastenperioden können erheblichen Stress für den Körper bedeuten und Nebenwirkungen wie übermäßigen Gewichtsverlust, Immunsuppression, Organversagen und kognitiven Verfall begünstigen. Kürzere Perioden werden dagegen meist gut vertragen und zeigen, wenn überhaupt, nur geringgradig ausgeprägte Nebenwirkungen wie leichte Kopfschmerzen oder Schwindelgefühl.

Tab. 2.6 Auswirkungen von IF, TRE und CR auf verschiedene Organsysteme

Verringerung der Insulinresistenz	Reduktion von Cholesterol
Gewichtsreduktion	Reduktion von Entzündungsmediatoren (CRP, TNFα, IL-6)
Vergrößerte Autophagie	Reduktion von oxidativem Stress
Reduktion entzündlicher Prozesse	Vermehrte Parasympathikus Aktivität
Verbesserung des Fettstoffwechsels	Verringerung der Herzfrequenz in Ruhe
Reduktion von Insulin, Leptin, Blutglucose	Verringerung des Blutdrucks
Vergrößerte Neuroneogenese (über BDNF)	Verbesserung der Herzratenvariabilität

CR: Kalorienrestriktion; CRP: C-reaktives Protein, IF: intermittierendes Fasten; IL: Interleukin; TNF: Tumornekrosefaktor; TRE: Time-Restricted Eating.

LITERATURVERZEICHNIS UND WEITERFÜHRENDE LITERATUR

Blaževitš O, Di Tano M, Longo VD. Fasting and fasting mimicking diets in cancer prevention and therapy. Trends Cancer 2023 Mar; 9(3): 212–222. https://doi.org/10.1016/j.trecan.2022.12.006.

Cantó C, Auwerx J. PGC-1alpha, SIRT1 and AMPK, an energy sensing network that controls energy expenditure. Curr Opin Lipidol 2009 Apr; 20(2): 98–105. https://doi.org/10.1097/MOL.0b013e328328d0a4.

Chakravarthy MV, Booth FW. Eating, exercise, and "thrifty" genotypes: connecting the dots toward an evolutionary understanding of modern chronic diseases. J Appl Physiol 1985 2004 Jan; 96(1): 3–10. https://doi.org/10.1152/japplphysiol.00757.2003.

Cota D, Proulx K, Smith KA, et al. Hypothalamic mTOR signaling regulates food intake. Science 2006 May 12; 312(5775): 927–930. https://doi.org/10.1126/science.1124147.

Garza-Lombó C, Schroder A, Reyes-Reyes EM, Franco R. mTOR/AMPK signaling in the brain: Cell metabolism, proteostasis and survival. Curr Opin Toxicol 2018 Apr; 8: 102–110. https://doi.org/10.1016/j.cotox.2018.05.002.

Guillén C, Benito M. mTORC1 Overactivation as a Key Aging Factor in the Progression to Type 2 Diabetes Mellitus. Front Endocrinol (Lausanne) 2018 Oct 16; 9: 621. https://doi.org/10.3389/fendo.2018.00621.

Huynh MK, Kinyua AW, Yang DJ, Kim KW. Hypothalamic AMPK as a Regulator of Energy Homeostasis. Neural Plast 2016; 2016: 2754078. https://doi.org/10.1155/2016/2754078.

Klement RJ. Fasting, Fats, and Physics: Combining Ketogenic and Radiation Therapy against Cancer. Complement Med Res 2018; 25(2): 102–113. https://doi.org/10.1159/000484045.

Mattson MP, Longo VD, Harvie M. Impact of intermittent fasting on health and disease processes. Ageing Res Rev 2017 Oct; 39: 46–58. https://doi.org/10.1016/j.arr.2016.10.005.

Pfeiffer E. Über Ausdauer- und Krafttraining hinausgehende Umweltfaktoren zur Beeinflussung der zellulären und systemischen AMPK- und MTOR-Aktivität beim Menschen. Innsbruck: Universität Innsbruck; 2018. https://ulb-dok.uibk.ac.at/download/pdf/2881106.pdf (letzter Zugriff 28.07.2024).

Pruimboom L, Muskiet FAJ. Intermittent living; the use of ancient challenges as a vaccine against the deleterious effects of modern life – A hypothesis. Med Hypotheses 2018 Nov; 120: 28–42. https://doi.org/10.1016/j.mehy.2018.08.002.

Soliman GA. Intermittent fasting and time-restricted eating role in dietary interventions and precision nutrition. Front Public Health 2022 Oct 28; 10: 1017254. https://doi.org/10.3389/fpubh.2022.1017254.

2.5 Oxidativer und nitrosativer Stress

Freie Radikale sind Moleküle oder Atome, die ein Valenzelektron oder mehrere freie oder unpaare Valenzelektronen besitzen und dadurch hochreaktiv sind. (s. ➤ Kap. 1.3) Als Valenzelektronen oder auch Außenelektronen bezeichnet man die Elektronen, die sich auf der äußersten Schale eines Atoms befinden und besonders entscheidend für die Eigenschaften eines Atoms sind. Aufgrund dieser Reaktionsfreudigkeit können freie Radikale in unserem Körper zu **oxidativem oder nitrosativem Stress** führen.

Als Oxidation bezeichnet man dabei die Teilreaktion, bei der ein Atom, Molekül oder Ion Elektronen abgibt. Demgegenüber steht die so genannte Reduktion, bei der ein Reaktionspartner ein Elektron oder mehrere Elektronen aufnimmt. Beide Teilreaktionen laufen immer gemeinsam ab, weswegen sie auch zusammenfassend als **Redoxreaktion** bezeichnet werden.

Wird durch eine solche Redoxreaktion mit einem Nicht-Radikal-Molekül der Reaktionspartner ebenfalls zu einem freien Radikal, kann er eine analoge Reaktion verursachen. Dementsprechend können freie Radikale Auslöser einer Kettenreaktion sein, wo-

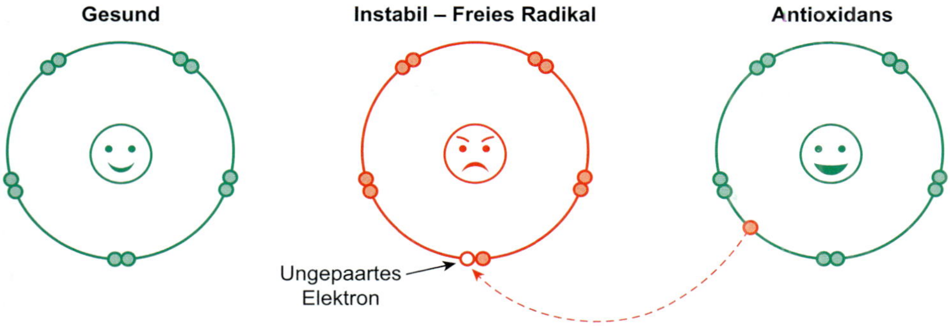

Abb. 2.6 Schematische Darstellung der Wechselwirkung freier Radikale und Antioxidanzien. [L231]

durch Moleküle, Zellen und Gewebe geschädigt oder irreparabel zerstört werden können. Betreffen diese molekularen Veränderungen die DNA, können ebenfalls Mutationen und andere DNA-Schäden entstehen, die in der Folge zu degenerativen Erkrankungen oder Krebs führen können.

Einer besonderen Gefahr unterliegen hier außerdem vor allem die lipidhaltigen Strukturen der Zellmembranen und Zellkerne. Da vor allem die Lipiddoppelmembranen aus den eher instabilen ungesättigten Fettsäuren bestehen, kommt es durch die Reaktion mit freien Radikalen zur so genannten **Lipidperoxidation.** Die aus dieser Reaktion hervorgehenden Lipidperoxide werden mit verschiedenen Krankheitsbildern wie z. B. Atherosklerose, Autoimmunerkrankungen, Krebs oder neurodegenerativen Erkrankungen assoziiert. Solche Oxidationsprozesse entstehen in unserem Körper vornehmlich durch so genannte reaktive Sauerstoffspezies (ROS) oder in Form von Stickstoffmonoxid-Radikalen (RNS). Die quantitativ führende Quelle für die Entstehung solcher reaktiver Sauerstoffspezies ist die Elektronentransportkette der Mitochondrien. In der Atmungskette (Komplex I und III) sowie bei der abschließenden Übertragung von Elektronen auf molekularen Sauerstoff (Komplex IV) werden in geringen Mengen zelltoxische **Superoxidanionen** (O_2^-) gebildet und freigesetzt. Diese werden allerdings im Normalfall durch zwei antioxidative Enzyme unschädlich gemacht. Die **Superoxiddismutase (SOD)** setzt Superoxidanionen zu Sauerstoff und **Wasserstoffperoxid** um, im Anschluss setzt die **Katalase** sowie das Antioxidans Glutathion das anfallende Wasserstoffperoxid zu Sauerstoff und Wasser um.

Da ein großer Teil der ROS in den Mitochondrien anfällt, entstehen hier auch am schnellsten entsprechende Schäden. Während das Erbgut unserer Zellen durch so genannte **Histone** geschützt ist, trifft das auf die mitochondriale DNA (mtDNA) nicht zu, weswegen mtDNA mit zunehmendem Alter Veränderungen aufzeigt, die zu vermehrter Dysfunktion und mitochondrialer Alterung führen. Neben den negativen Aspekten der Radikalwirkung übernehmen freie Radikale in unserem Körper allerdings auch physiologische Funktionen. So nutzt unser angeborenes Immunsystem und hier im Speziellen Makrophagen und neutrophile Granulozyten reaktive Sauerstoffspezies im Rahmen der Phagozytose von Pathogenen. Dieser Vorgang, welcher auch als *oxidative burst* bezeichnet wird, entsteht durch eine Veränderung im Stoffwechsel der Immunzellen, welcher durch spezielle Entzündungsmediatoren, den **Lipoxinen,** ausgelöst wird. Ebenso bilden Follikelzellen der Schilddrüse Enzyme, die via Wasserstoffperoxid Jodid zu Jod oxidieren, das dann in das Schilddrüsenhormon eingebaut werden kann. Oxidativer Stress scheint im Sport außerdem für den Adaptationsprozess verantwortlich zu sein. Studien konnten dementsprechend zeigen, dass eine verstärkte Einnahme von Antioxidanzien wie Vitamin C und E bestimmte zelluläre Anpassungsprozesse reduzieren. Auch das in seiner oxidierten Form ($NO^{\cdot}$) für nitrosativen Stress verantwortliche Stickstoffmonoxid erfüllt in unserem Körper zahlreiche lebenswichtige Aufgaben und ist unter anderem für die Vasodilatation unserer Gefäße verantwortlich (Paulsen et al. 2014; Pingitore et al. 2015).

Die Art unserer Ernährung hat selbstverständlich einen großen Einfluss auf die Menge an oxidativem oder nitrosativem Stress. Wie bereits in ➤ Kapitel 1 beschrieben, helfen auf der einen Seite zahlreiche Antioxidanzien in den verschiedenen Lebensmitteln dabei, ROS- und RNS-Stress zu reduzieren. Aber ebenso beeinflusst unsere Ernährung die Menge an endogen produzierten freien Radikalen in unserem Körper. Umfangreiche Untersuchungen haben gezeigt, dass vor allem eine glucose- und fettreiche Ernährung zu einem Anstieg an oxidativem Stress führt, der in der Folge verantwortlich ist für durch NF-κB vermittelte entzündliche Prozesse. Hauptursache dafür ist, dass eine übermäßige Aufnahme hochkalorischer Nahrung dazu führt, dass mehr Substrate in die mitochondriale Atmung gelangen, wodurch in der Folge ebenfalls hohe Mengen an Superoxid entstehen können (Tan et al. 2018).

Eine erhöhte nahrungsbedingte Aufnahme von **Nitraten,** die in zahlreichen Gemüsesorten oder in Form von Nitrit in gepökeltem Fleisch zu finden ist, steht ebenfalls in Verdacht, die Entstehung von reaktiven Stickoxid-Spezies zu begünstigen, welche in der Folge an der Bildung krebserregender Nitrosamine beteiligt sind. Ist dann die Menge an vorhandenen antioxidativ wirkenden Enzymen wie der SOD oder auch die Menge an durch die Nahrung aufgenommenen Antioxidanzien zu gering, kann die hohe Anflutung freier Radikale häufig nicht ausreichend kompensiert werden.

Dementsprechend sollte eine ausgewogene, gesunde Ernährung immer auch einen großen Anteil an den in ➤ Kapitel 1 beschriebenen Antioxidanzien beinhalten sowie die Aufnahme der zahlreichen Kofaktoren der antioxidativ wirksamen Enzyme sicherstellen. Darüber hinaus kann insbesondere durch eine Reduktion hochkalorischer glucose- und fettlastiger Lebensmittel oder ergänzend durch mehrstündige Zeitfenster, in denen nicht gegessen wird, die Menge an produzierten freien Radikalen deutlich minimiert werden.

LITERATURVERZEICHNIS UND WEITERFÜHRENDE LITERATUR

Forman HJ, Zhang H. Targeting oxidative stress in disease: promise and limitations of antioxidant therapy. Nat Rev Drug Discov 2021 Sep; 20(9): 689–709. https://doi.org/10.1038/s41573-021-00233-1. Erratum in: Nat Rev Drug Discov 2021 Aug; 20(8): 652. PMID: 34194012.

Huber K. Phagozytose und oxidativer Burst als Biomarker für Immuntoxizität. Dissertation. München: Technische Universität München; 2007. https://mediatum.ub.tum.de/doc/624580/document.pdf (letzter Zugriff 28.07.2024).

Jelic MD, Mandic AD, Maricic SM, Srdjenovic BU. Oxidative stress and its role in cancer. J Cancer Res Ther 2021 Jan-Mar; 17(1): 22–28. https://doi.org/10.4103/jcrt.JCRT_862_16.

Karwowska M, Kononiuk A. Nitrates/Nitrites in Food-Risk for Nitrosative Stress and Benefits. Antioxidants (Basel) 2020 Mar 16; 9(3): 241. https://doi.org/10.3390/antiox9030241.

Kraft JD, Blomgran R, Bergström I, et al. Lipoxins modulate neutrophil oxidative burst, integrin expression and lymphatic transmigration differentially in human health and atherosclerosis. FASEB J. 2022 Mar; 36(3): e22173. https://doi.org/10.1096/fj.202101219RR.

Kudryavtseva AV, Krasnov GS, Dmitriev AA, et al. Mitochondrial dysfunction and oxidative stress in aging and cancer. Oncotarget 2016 Jul 19; 7(29): 44879–44905. https://doi.org/10.18632/oncotarget.9821.

Paulsen G, Cumming KT, Holden G, et al. Vitamin C and E supplementation hampers cellular adaptation to endurance training in humans: a double-blind, randomised, controlled trial. J Physiol 2014 Apr 15; 592(8): 1887–1901. https://doi.org/10.1113/jphysiol.2013.267419.

Paulsen G, Hamarsland H, Cumming KT, et al. Vitamin C and E supplementation alters protein signalling after a strength training session, but not muscle growth during 10 weeks of training. J Physiol 2014 Dec 15; 592(24): 5391–5408. https://doi.org/10.1113/jphysiol.2014.279950.

Pingitore A, Lima GP, Mastorci F, et al. Exercise and oxidative stress: potential effects of antioxidant dietary strategies in sports. Nutrition 2015 Jul-Aug; 31(7–8): 916–922. https://doi.org/10.1016/j.nut.2015.02.005.

Rajendran P, Nandakumar N, Rengarajan T, et al. Antioxidants and human diseases. Clin Chim Acta 2014 Sep 25; 436: 332–347. https://doi.org/10.1016/j.cca.2014.06.004.

Senoner T, Dichtl W. Oxidative Stress in Cardiovascular Diseases: Still a Therapeutic Target? Nutrients 2019 Sep 4; 11(9): 2090. https://doi.org/10.3390/nu11092090.

Sinha N, Dabla PK. Oxidative stress and antioxidants in hypertension – a current review. Curr Hypertens Rev 2015; 11(2): 132–142. https://doi.org/10.2174/1573402111666150529130922.

Tan BL, Norhaizan ME, Liew W-P-P. Nutrients and Oxidative Stress: Friend or Foe? Oxid Med Cell Longev 2018; 2018: 9719584. https://doi.org/10.1155/2018/9719584.

Yoon S, Eom GH, Kang G. Nitrosative Stress and Human Disease: Therapeutic Potential of Denitrosylation. Int J Mol Sci 2021 Sep 10; 22(18): 9794. https://doi.org/10.3390/ijms22189794.

2.6 Bedeutung der Supplementation von Nährstoffen

Zwischen einer **ausgewogenen und nährstoffreichen Ernährung,** wie sie verschiedenste Ernährungsrichtlinien empfehlen und dem tatsächlichen Ernährungsverhalten der Durchschnittsbevölkerung klafft häufig eine riesige Lücke. Um den Tagesbedarf an Makro- und Mikronährstoffen zu decken, empfiehlt die Deutsche Gesellschaft für Ernährung (DGE) in ihren *10 Regeln* insbesondere den täglichen Konsum von **5 Portionen Obst und Gemüse** und die Ergänzung durch **tierische Lebensmittel** wie Fisch und Fleisch, um die benötigten Zufuhrempfehlungen zu gewährleisten. Wie im vorangehenden Abschnitt näher erläutert, zeigen Untersuchungen wie die Nationale Verzehrsstudie II allerdings, dass es zahlreiche **Mikronährstoffe** gibt, die im Durchschnitt deutlich zu wenig Eingang in die tägliche Ernährung finden. Besondere Personengruppen haben darüber hinaus einen gesteigerten Nährstoffbedarf, wie z. B. Schwangere oder Stillende, chronisch Kranke oder Menschen mit bestimmten Ernährungsformen.

Praxistipp

Menschen mit erhöhtem Nährstoffbedarf

- Kinderwunsch
- Schwangere und stillende Personen
- Chronisch Kranke
- Ältere Menschen
- Alkoholiker und Raucher
- Menschen mit pflanzenbasierten Ernährungsformen (vegan, vegetarisch)
- Kinder im Wachstum
- Sportler

Die unzureichende Zufuhr von Vitaminen und Mineralstoffen über die Nahrung ist dementsprechend weit verbreitet und stellt heutzutage auch in Industrieländern ein großes Problem dar, was höchstwahrscheinlich auf den übermäßigen Verzehr von **energiereichen, mikronährstoffarmen, raffinierten Lebensmitteln** zurückzuführen ist. Die Folge einer solchen langfristigen, unzureichenden Zufuhr können Stoffwechselstörungen sein, die die Entstehung von Krankheiten begünstigen. Eine solche Stoffwechselstörung kann bereits auftreten, wenn die Aufnahme eines **Mikronährstoffs** zwar unterhalb der aktuell empfohlenen Tagesdosis (RDA) liegt, aber noch über dem Niveau, ab dem die ersten Symptome auftreten. Einige Untersuchungen zeigen sogar, dass selbst die empfohlene Tagesdosis für bestimmte Nährstoffe nicht genügt, um bestimmte Prozesse ausreichend zu gewährleisten (Ames 2006). Dies gilt insbesondere für die angesprochenen Personengruppen mit erhöhtem Bedarf.

Da es bei knapp **40 essenziellen Nährstoffen** evolutionär sehr wahrscheinlich häufiger zu Engpässen und Mangelzuständen einiger dieser Nährstoffe gekommen ist, benötigt der Körper auch hier einen Regulationsmechanismus, der vor allen Dingen eine Priorisierung bei der Zuteilung gewährleistet. Die **Triage-Theorie** von Bruce Ames, einem Professor für Biochemie und molekulare Biologie, knüpft an diese Überlegung an. Der zugrundeliegende Triage-Mechanismus regelt dabei die Allokation knapper Mikronährstoffe, um das kurzfristige Überleben auf Kosten der langfristigen Gesundheit zu ermöglichen. Durch eine längerfristige Einschränkung häufen sich allerdings schleichende Veränderungen, die das Risiko von Krankheiten im späteren Leben erhöhen können. Beispielsweise konnten Untersuchungen zeigen, dass eine fetale Unterernährung während der niederländischen Hungersnot in den Jahren 1944–1945 mit einem erhöhten Risiko für koronare Herzkrankheit im Erwachsenenalter verbunden war (Huxley 2006).

Wie man der ➤ Abb. 2.7 entnehmen kann, nimmt die enzymatische Aktivität bereits bei einem latenten Mangel ab, noch lange bevor unspezifische oder spezifische Symptome entstehen.

2.6.1 Konsequenzen

Betrachtet man alle bisher beschriebenen Komponenten, angefangen von evolutionären Anpassungsmechanismen über die Ernährungssituation in den Industrieländern bis hin zu den Folgen von längerfristigem Nährstoffmangel, stellt sich unweigerlich die Frage, ob diese Erkenntnisse eine generelle **Supplementierung zahlreicher Mikronährstoffe** unumgänglich macht?

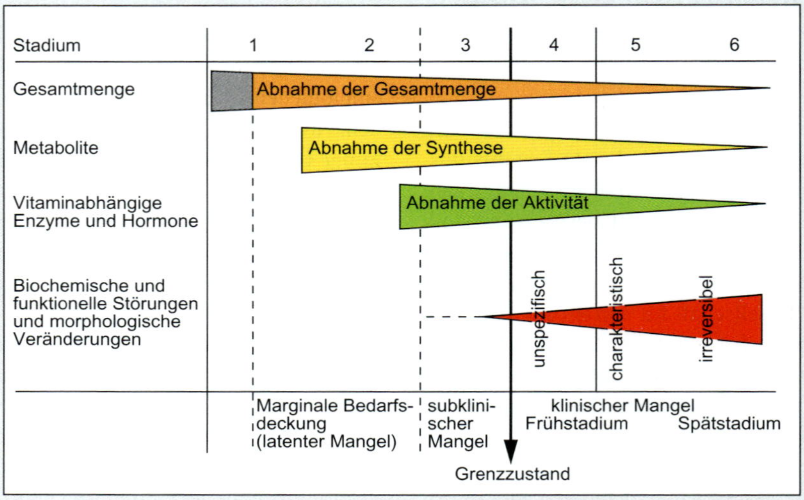

Abb. 2.7 Stadien der Vitaminverarmung modifiziert nach Brubacher. [L231]

Diese Frage muss allerdings differenziert betrachtet werden und unterschiedliche Teilaspekte berücksichtigen. Das Erreichen der empfohlenen Tagesdosis sollte durch die tägliche Ernährung und vor allem durch die hohe Verfügbarkeit entsprechender Lebensmittel in den Industrieländern kein Problem darstellen. Dennoch zeigt sich flächendeckend eine teils gravierende Mangelversorgung in der Bevölkerung. Die einfachste Lösung wäre sicherlich die Supplementierung eines Multi-Vitamin-Präparates. Zielführender und nachhaltiger ist allerdings eine **Veränderung der Ernährungsweise** zu einer **artgerechteren Ernährung** auf der Grundlage **natürlicher, unverarbeiteter und nährstoffreicher** pflanzlicher und tierischer Lebensmittel. Neben der hohen Nährstoffdichte, der hohen Bioverfügbarkeit und der Qualität von Makro- und Mikronutrienten, bieten natürliche Nahrungsquellen darüber hinaus zahlreiche weitere gesundheitsfördernde Stoffe wie Polyphenole oder Ballaststoffe.

Praxistipp

Vitamin D

Einer der wenigen kritischen Nährstoffe, der nur schwierig über die Nahrung abzudecken ist, ist das Vitamin D. Das im Körper als Prohormon agierende Vitamin D kann als nicht-essenzielles Vitamin prinzipiell endogen unter Sonneneinfluss aus Cholesterin gebildet werden. Da dieser Weg aufgrund zahlreicher unterschiedlicher Einflussfaktoren wie Kleidung, Sonnenschutz, etc. ebenfalls Limitierungen unterliegt, erscheint zumindest in den Wintermonaten eine Supplementierung sinnvoll.

Auch das Deutsche Krebsforschungszentrum (DKFZ) in Heidelberg empfiehlt eine regelmäßige **Supplementierung von Vitamin D,** speziell für Personen ab dem 50. Lebensjahr. In mehreren Metaanalysen zeigte sich eine Verringerung der Krebssterblichkeit von etwa 13 %, was möglicherweise bis zu 30.000 Todesfälle pro Jahr vermeiden könnte. Dementsprechend könnten gesunde Menschen durch eine ausgewogene, artgerechte und natürliche Ernährung und einer Supplementierung von Vitamin D ihre Gesundheit erhalten und dadurch mit Nährstoffmangel assoziierten Krankheiten vorbeugen. Da man es im Kontext Physiotherapie allerdings primär mit Patientinnen und Patienten zu tun hat, die bereits einer eingeschränkten Gesundheit unterliegen, gelten hier andere Maßstäbe in der Betrachtung. Hier bestehen oftmals bereits Erkrankungen, die aufgrund einer Fehlernährung zustande gekommen sind oder die den Bedarf an bestimmten Nährstoffen deutlich erhöhen. Zu diesen

Problematiken gehören Autoimmunerkrankungen wie die Multiple Sklerose oder Rheumatoide Arthritis genauso wie Patientinnen und Patienten nach Verletzungen oder Operation.

In allen Fällen können diese Patientinnen und Patienten neben der klassischen Therapie von einer angepassten Ernährung sowie gezielt eingesetzter Supplementierung profitieren. Zielsetzung sollte es allerdings stets sein, eine solche Supplementierung zeitlich begrenzt einzusetzen und Patientinnen und Patienten dazu zu befähigen und zu ermuntern, ihren Bedarf durch die täglich eingenommene Nahrung zu decken. Dieser Aufgabe widmet sich dieses Buch in den folgenden Kapiteln, um Therapeutinnen und Therapeuten das theoretische und praktische Rüstzeug für die tägliche Arbeit mit den Patienten an die Hand zu geben. Dabei wird neben generellen Ernährungsempfehlungen außerdem regelmäßig auf die Bedeutung bestimmter Nährstoffe verwiesen, die sowohl über die Nahrung abgedeckt werden können oder optional als Supplement eingenommen werden können.

2.6.2 Supplementierung bei veganer Ernährung

Bei den zuvor angesprochenen Personengruppen mit einem erhöhtem Nährstoffbedarf kommt Menschen, die sich für eine vegane Ernährungsweise entschieden haben, eine besondere Rolle zu.

Empfehlungen für eine Veränderung der Nahrungsauswahl aufgrund von Nährstoffdefiziten stehen in der Regel ethische/moralische Gründe gegenüber.

Dementsprechend müssen Menschen, die sich ausschließlich pflanzlich ernähren, auf die regelmäßige und dauerhafte Supplementierung von defizitären Nährstoffen achten (Hovinen et al., 2021).

Zahlreiche Studien zeigen diverse Vorteile einer veganen Ernährungsweise für die Gesundheit, darunter eine geringere Wahrscheinlichkeit für Fettleibigkeit, Typ-2-Diabetes, nichtalkoholische Fettlebererkrankung, Herz-Kreislauf-Erkrankungen sowie einen positiven Einfluss auf den Blutdruck und die Blutfette (Larpin et al., 2019; Meroño et al., 2022; Beal et al., 2023).

Darüber hinaus zeigen sich in Untersuchungen auch Hinweise auf einen potenziell positiven Effekt auf die Krebsmortalität, insbesondere bei Vergleichen zwischen der vermehrten Aufnahme von tierischem und pflanzlichen Proteinen. Dieser Zusammenhang konnte allerdings noch nicht durchgehend bestätigt werden und bedarf weiterer Untersuchungen (Das et al., 2022; O'Keefe et al., 2022).

Nichtsdestotrotz ist eine rein pflanzliche, vegane Ernährung mit diversen **Mangelerscheinungen** und damit assoziierten **Krankheiten** vergesellschaftet, weswegen die zahlreichen gesundheitlichen Vorteile in epidemiologischen Studien keinen Einfluss auf die Gesamtmortalität zeigen konnten (O'Keefe et al. 2022). Insbesondere der Austausch von tierischen Produkten durch industriell hochverarbeitete pflanzliche Fleischersatzprodukte zeigt sich als deutlich nachteilig. Untersuchungen zeigen dementsprechend ein erhöhtes Risiko für **neurokognitive Beeinträchtigungen, Anämie** und **Immunschwäche** sowie für Knochenbrüche, Sarkopenie und Depressionen. Ebenso zeigen Personengruppen, die sich rein pflanzlich ernähren häufig erhöhte Homocystein-Werte, die als eigenständiger Risikomarker für Herz-Kreislauf-Erkrankungen gelten, sowie ein ungünstiges Verhältnis von Omega-3- zu Omega-6-Fettsäuren.

Praxistipp

Potenziell defizitäre Nährstoffe bei veganer Ernährung

- Vitamin B_2, B_3, B_{12}
- Vitamin D
- Vitamin A
- Omega 3 (EPA, DHA)
- Eisen
- Calcium
- Jod
- Zink
- Taurin
- Carnitin
- Kreatin
- Arachidonsäure
- Protein

Um diese gesundheitlichen Nachteile auszugleichen und von den angesprochenen Vorteilen weiterhin zu profitieren, empfiehlt es sich, eine rein pflanzlich basierte Ernährungsweise durch die Supplementation der o. g. Nährstoffe zu ergänzen. Gewisse Nährstoffe, welche häufig defizitär sind, lassen sich darüber hinaus durch eine durchdachte Mahlzeitenplanung günstig beeinflussen. So kann zum Beispiel die biologische Wertigkeit von pflanzlichen Proteinen erhöht werden, indem mehrere unterschiedliche pflanzliche Eiweißquellen kombiniert werden. Alles in allem bedarf es einer guten Mahlzeitenplanung, einer vernünftigen Auswahl möglichst unverarbeiteter, natürlicher Lebensmittel und der punktuellen Supplementation bestimmter Nährstoffe, um gesundheitlichen Nachteilen mit dieser Ernährungsart entgegenzuwirken.

LITERATURVERZEICHNIS UND WEITERFÜHRENDE LITERATUR

Ames BN. Low micronutrient intake may accelerate the degenerative diseases of aging through allocation of scarce micronutrients by triage. Proc Natl Acad Sci U S A. 2006 Nov 21; 103(47): 17589–17594. https://doi.org/10.1073/pnas.0608757103.

Beal T, Ortenzi F, Fanzo J. Estimated micronutrient shortfalls of the EAT-Lancet planetary health diet. Lancet Planet Health. 2023 Mar; 7(3): e233-e237. https://doi.org/10.1016/S2542-5196(23)00006-2. Erratum in: Lancet Planet Health 2023 Jul; 7(7): e546. PMID: 36889864.

Beal T, Ortenzi F. Priority Micronutrient Density in Foods. Front Nutr 2022 Mar 7; 9: 806566. https://doi.org/10.3389/fnut.2022.806566. Erratum in: Front Nutr 2022 Apr 25; 9: 908592. Erratum in: Front Nutr 2023 Apr 11; 10: 1195752. PMID: 35321287.

Brubacher G. Was versteht man unter subklinischem Vitaminmangel? In: Mangelernährung in Mitteleuropa? Kongress 1. und 2. Oktober 1981. Stuttgart: Wissenschaftliche Verlagsgesellschaft mbH 1982; 54.

Bundesinstitut für Risikobewertung (BfR). Nährstoffversorgung? Teller statt Tablette! Fragen und Antworten zu Nahrungsergänzungsmitteln; 17.01.2019. https://www.bfr.bund.de/de/presseinformation/2019/03/naehrstoffversorgung__teller_statt_tablette_-239541.html (letzter Zugriff 13.07.2024).

Chamorro R, Gonzalez MF, Aliaga R, et al. Diet, Plasma, Erythrocytes, and Spermatozoa Fatty Acid Composition Changes in Young Vegan Men. Lipids 2020 Nov; 55(6): 639–648. https://doi.org/10.1002/lipd.12265.

Chen D, Rocha-Mendoza D, Shan S, et al. Characterization and Cellular Uptake of Peptides Derived from In Vitro Digestion of Meat Analogues Produced by a Sustainable Extrusion Process. J Agric Food Chem 2022 Jul 6; 70(26): 8124–8133. https://doi.org/10.1021/acs.jafc.2c01711.

Dagnelie PC. Voeding en gezondheid--potentiële gezondheidsvoordelen en risico's van vegetarisme en beperkte vleesconsumptie in Nederland [Nutrition and health-potential health benefits and risks of vegetarianism and limited consumption of meat in the Netherlands]. Ned Tijdschr Geneeskd 2003 Jul 5; 147(27): 1308–1313. PMID: 12868158.

Das A, Cumming R, Naganathan V, et al. Associations between dietary intake of total protein and sources of protein (plant vs. animal) and risk of all-cause and cause-specific mortality in older Australian men: The Concord Health and Ageing in Men Project. J Hum Nutr Diet 2022 Oct; 35(5): 845–860. https://doi.org/10.1111/jhn.12965.

Deutsche Gesellschaft für Ernährung (DGE) e.V. Gut essen und trinken – die DGE-Empfehlungen. https://www.dge.de/gesunde-ernaehrung/gut-essen-und-trinken/dge-empfehlungen (letzter Zugriff 13.07.2024).

Dorrington N, Fallaize R, Hobbs DA, Weech M, Lovegrove JA. A Review of Nutritional Requirements of Adults Aged ≥ 65 Years in the UK. J Nutr 2020 Sep 1; 150(9): 2245–2256. https://doi.org/10.1093/jn/nxaa153.

Haykal T, Samji V, Zayed Y, et al. The role of vitamin D supplementation for primary prevention of cancer: meta-analysis of randomized controlled trials. J Community Hosp Intern Med Perspect 2019; 9(6): 480–488. https://doi.org/10.1080/20009666.2019.1701839.

Hovinen T, Korkalo L, Freese R, et al. Vegan diet in young children remodels metabolism and challenges the statuses of essential nutrients. EMBO Mol Med 2021 Feb 5; 13(2): e13492. https://doi.org/10.15252/emmm.202013492.

Hovinen T, Korkalo L, Freese R, et al. Vegan diet in young children remodels metabolism and challenges the statuses of essential nutrients. EMBO Mol Med 2021 Feb 5; 13(2): e13492. https://doi.org/10.15252/emmm.202013492.

Huxley RR. Early nutritional determinants of coronary artery disease: a question of timing? Am J Clin Nutr. 2006 Aug; 84(2): 271–272. https://doi.org/10.1093/ajcn/84.1.271.

Keum N, Lee DH, Greenwood DC, Manson JE, Giovannucci E. Vitamin D supplementation and total cancer incidence and mortality: a meta-analysis of randomized controlled trials. Ann Oncol 2019; 30(5): 733–743. https://doi.org/10.1093/annonc/mdz059.

Key TJ, Appleby PN, Rosell MS. Health effects of vegetarian and vegan diets. Proc Nutr Soc 2006 Feb; 65(1): 35–41. https://doi.org/10.1079/pns2005481. PMID: 16441942.

Laidlaw SA, Shultz TD, Cecchino JT, Kopple JD. Plasma and urine taurine levels in vegans. Am J Clin Nutr 1988 Apr; 47(4): 660–663. https://doi.org/10.1093/ajcn/47.4.660.

Larpin C, Wozniak H, Genton L, Serratrice J. Alimentations végétariennes et véganes: quelles conséquences sur la santé? [Vegetarian and vegan diets and their impact on health]. Rev Med Suisse 2019 Oct 16; 15(667): 1849–1853. PMID: 31617971.

Matta J, Czernichow S, Kesse-Guyot E, et al. Depressive symptoms and vegetarian diets: results from the constances cohort. Nutrients 2018; 10(11): 1695. https://doi.org/10.3390/nu10111695.

Mayer Labba IC, Steinhausen H, Almius L, Bach Knudsen KE, Sandberg AS. Nutritional Composition and Estimated

Iron and Zinc Bioavailability of Meat Substitutes Available on the Swedish Market. Nutrients 2022 Sep 21; 14(19): 3903. https://doi.org/10.3390/nu14193903.

McCann JC, Ames BN. Vitamin K, an example of triage theory: is micronutrient inadequacy linked to diseases of aging? Am J Clin Nutr. 2009 Oct; 90(4): 889–907. https://doi.org/10.3945/ajcn.2009.27930.

McCarty MF. Sub-optimal taurine status may promote platelet hyperaggregability in vegetarians. Med Hypotheses 2004; 63(3): 426–33. https://doi.org/10.1016/j.mehy.2002.11.007.

Meroño T, Zamora-Ros R, Hidalgo-Liberona N, et al. Animal Protein Intake Is Inversely Associated With Mortality in Older Adults: The InCHIANTI Study. J Gerontol A Biol Sci Med Sci 2022 Sep 1; 77(9): 1866–1872. https://doi.org/10.1093/gerona/glab334.

Niedermaier T, Gredner T, Kuznia S, Schöttker B, Mons U, Brenner H. Vitamin D supplementation to the older adult population in Germany has the cost-saving potential of preventing almost 30 000 cancer deaths per year. Mol Oncol 2021 Aug; 15(8): 1986–1994. https://doi.org/10.1002/1878-0261.12924.

O'Keefe JH, O'Keefe EL, Lavie CJ, Cordain L. Debunking the vegan myth: The case for a plant-forward omnivorous whole-foods diet. Prog Cardiovasc Dis 2022 Sep-Oct; 74: 2–8. https://doi.org/10.1016/j.pcad.2022.08.001.

O'Keefe JH, DiNicolantonio JJ, Sigurdsson AF, Ros E. Evidence, not evangelism, for dietary recommendations. Mayo Clin Proc 2018; 93(2): 138–144. https://doi.org/10.1016/j.mayocp.2017.12.001.

Phinney SD, Odin RS, Johnson SB, Holman RT. Reduced arachidonate in serum phospholipids and cholesteryl esters associated with vegetarian diets in humans. Am J Clin Nutr 1990 Mar; 51(3): 385–392. https://doi.org/10.1093/ajcn/51.3.385.

Rana SK, Sanders TA. Taurine concentrations in the diet, plasma, urine and breast milk of vegans compared with omnivores. Br J Nutr 1986 Jul; 56(1): 17–27. https://doi.org/10.1079/bjn19860082.

Sanders TA, Ellis FR, Dickerson JW. Studies of vegans: the fatty acid composition of plasma choline phosphoglycerides, erythrocytes, adipose tissue, and breast milk, and some indicators of susceptibility to ischemic heart disease in vegans and omnivore controls. Am J Clin Nutr 1978 May; 31(5): 805–813. https://doi.org/10.1093/ajcn/31.5.805.

Schmiedel V. Nährstofftherapie – Orthomolekulare Medizin in Prävention, Diagnostik und Therapie. 4., aktualisierte Auflage. Thieme; 2022.

Schüpbach R, Wegmüller R, Berguerand C, Bui M, Herter-Aeberli I. Micronutrient status and intake in omnivores, vegetarians and vegans in Switzerland. Eur J Nutr 2017 Feb; 56(1): 283–293. https://doi.org/10.1007/s00394-015-1079-7.

Webster J, Greenwood DC, Cade JE. Risk of hip fracture in meat-eaters, pescatarians, and vegetarians: a prospective cohort study of 413,914 UK Biobank participants. BMC Med 2023 Jul 27; 21(1): 278 https://doi.org/10.1186/s12916-023-02993-6.

Zeisel SH. Choline: critical role during fetal development and dietary requirements in adults. Annu Rev Nutr. 2006; 26: 229–250. https://doi.org/10.1146/annurev.nutr.26.061505.111156.

Zhang X, Niu W. Meta-analysis of randomized controlled trials on vitamin D supplement and cancer incidence and mortality. Biosci Rep 2019; 39(11): BSR20190369. https://doi.org/10.1042/BSR20190369.

Ziegenhagen R, Braun H, Carlsohn A, et al. Safety aspects of dietary supplements in sports. Position of the working group sports nutrition of the German Nutrition Society (DGE). Ernahrungs Umschau 2020; 67(2): 42–50.e1–e2. https://doi.org/10.4455/eu.2020.012.

2

KAPITEL

3 Ernährung – Physiologie und Pathophysiologie

3.1 Energiemetabolismus

Im vorangehenden Kapitel wurde bereits kurz auf die zentrale Rolle von Energie als vermutlich wichtigste Ressource des Körpers verwiesen. Eine ausreichende Energieproduktion ist die Grundvoraussetzung für das optimale Funktionieren von Körper und Geist. Hierfür muss das System täglich einen Ruheumsatz zwischen 1.300–1.500 kcal generieren.

Klassischerweise wird das Thema des Energiestoffwechsels meist ausschließlich im Rahmen der Leistungsphysiologie betrachtet und es wird vergessen, dass Energieproduktion und -verteilung ebenso eine wesentliche Rolle im Kontext von Gesundheit und Krankheit spielen. Alle Körperzellen benötigen zur Aufrechterhaltung ihrer Homöostase Energie in Form von Adenosintriphosphat (ATP). Ein Verlust von intrazellulärem ATP führt dementsprechend langfristig zu Zellnekrose oder Apoptose. Um Störungen dieser Homöostase bzw. sich daraus entwickelnde Krankheiten oder Dysfunktionen verstehen zu können, bedarf es einer genaueren Betrachtung der Allokation von Energie sowie den zu Grunde liegenden Regelmechanismen des Energiemetabolismus. Klassische Beispiele für Erkrankungen, die im Zusammenhang mit Dysfunktionen im Energiestoffwechsel stehen, sind Fibromyalgie, myalgische Enzephalopathie bzw. Chronic-Fatigue-Syndrom oder neuerdings das so genannte Post-COVID-Syndrom (Fernandez et al. 2021; Guarnieri et al. 2023; Nunn et al. 2022). Daneben kann ein gestörter Energiestoffwechsel zum metabolischen Syndrom und Typ-2-Diabetes führen sowie eine bedeutende Rolle bei der Entstehung von Krebs spielen (Casanova et al. 2023; Seyfried et al. 2021; Vander Heiden et al. 2009). Ebenso zeigen immer mehr Untersuchungen, dass ein gut funktionierender Energiestoffwechsel und intakte Mitochondrien ebenso eine wesentliche Rolle im Kontext Wundheilung und Geweberegeneration sowie bei Pathologien wie Tendinopathien oder Sarkopenie spielen können (Grada et al. 2022; Zhang et al. 2021).

3.1.1 ATP – der ultimative Energielieferant

Das Adenosintriphosphat (ATP) ist ein zur Gruppe der Nukleotide gehörendes Molekül, welches in unserem Körper als der **universelle und unmittelbare Energieträger** fungiert.

Unsere Zellen stehen vor der ständigen Herausforderung, ihren Energieverbrauch in Abhängigkeit von der Verfügbarkeit von Nährstoffen und ihrer Fähigkeit zur ATP-Produktion zu regulieren. ATP, welches hauptsächlich durch katabole Prozesse wie den Abbau von Glucose oder Lipiden erzeugt wird, spielt dabei in diesem Prozess die entscheidende Rolle.

Wenn Zellen ATP für verschiedene zelluläre Prozesse nutzen, wird dieses durch Abspaltung eines Phosphats in Adenosindiphosphat (ADP) umgewandelt, was wiederum zu Adenosinmonophosphat (AMP) weiterverarbeitet werden kann. Ein niedriger zellulärer ATP-Spiegel erfordert von den Zellen, den Energieverbrauch zu reduzieren, um die begrenzten Ressourcen zu schonen. Gleichzeitig müssen sie Maßnahmen ergreifen, um die Energieversorgung der Zelle wiederherzustellen. Dazu gehören die Steigerung der Nährstoffaufnahme, die Aktivierung alternativer Wege zur Energieerzeugung oder die Umwandlung vorhandener Makromoleküle in nutzbare Nährstoffe.

Dieses wird, wie im ➤ Kapitel 2.4 beschrieben, durch Veränderungen der Energieverfügbarkeit und der daraus folgenden Aktivierung des Zellschalters AMPK und den sich daraus ergebenen Stoffwechselanpassungen erreicht. Reichen diese Maßnahmen nicht aus und besteht dieser Mangelzustand zu lange, sind zelluläre Dysfunktionen und Zelltod die Folge.

Die Synthese von ATP geschieht durch Anheftung eines Phosphatrests an ADP, oder durch Anheftung von 3 Phosphatmolekülen an das Ausgangsmolekül Adenosin. Dieser Prozess wird auch als **Phosphorylierung** bezeichnet.

Die dazu benötigten Phosphate stammen entweder von anderen energiereichen Molekülen wie Kreatinphosphat oder einigen Abbauprodukten der Glykolyse. In diesem Fall spricht man auch von der so genannten **Substratkettenphosphorylierung.** Darüber hinaus werden die benötigten Phosphatreste im Rahmen der Atmungskette unter Verbrauch der Reduktionsäquivalente $FADH_2$ und NADH innerhalb der Mitochondrien an das Molekül angehängt **(oxidative Phosphorylierung).**

Der Grundbaustein des ATP, das Adenosin, ist eine Kombination aus der Nukleinbase Adenin und dem Zucker Ribose. Ribose wird im Körper über den Pentosephosphatweg selbst produziert oder über Lebensmittel wie Milch, Eier, Fisch, Fleisch oder Pilze aufgenommen. Da die Eigensynthese von Ribose als der geschwindigkeitsbestimmende Schritt bei der Herstellung von Adenosin bzw. ATP gilt, zeigen Untersuchungen einen deutlichen Einfluss von externer Ribosesupplementierung auf Erschöpfungs- bzw. Fatigue-Symptomatiken (Teitelbaum et al. 2006).

Der frei verfügbare Anteil von ATP zur unmittelbaren Energieerzeugung ist dementsprechend sehr begrenzt und kann den Bedarf nur für wenige Sekunden decken. Aus diesem Grund bedarf es, wie beschrieben, weiterer Stoffwechselprozesse, durch die eine längerfristige Versorgung mit ATP gewährleistet werden kann.

Unmittelbar kann das nach Abspaltung einer Phosphatgruppe entstandene ADP durch Kreatinphosphat wieder regeneriert werden. Doch auch diese Möglichkeit gewährleistet verfügbare Energie nur für kurze Zeit. Bei körperlicher Belastung sind das meist nicht mehr als etwa 30 Sekunden. Dementsprechend wird der Großteil der ATP-Synthese im Rahmen der Glykolyse und der ß-Oxidation mit ihrem gemeinsamen Endweg in der Atmungskette generiert.

Durch diese verschiedenen Stoffwechselwege ist der menschliche Körper in der Lage, eine Gesamtmasse an ATP von etwa 80 kg pro Tag zu produzieren.

3.1.2 Glykolyse

Die wesentlichen Schritte des Kohlenhydratstoffwechsels wurden bereits in ➤ Kapitel 1.1 skizziert. Die Glykolyse ist der wichtigste Stoffwechselweg zum **Abbau von Kohlenhydraten** und erfolgt im Zytoplasma aller Zellen (➤ Abb. 3.1). Früher wurde sie hauptsächlich mit dem Abbau von Kohlenhydraten unter Sauerstoffmangelbedingungen in Verbindung gebracht, bei dem Pyruvat zu Lactat umgewandelt wird. Heutzutage ist jedoch klar, dass der Abbau von Glucose bis zum Pyruvat auch bei ausreichender Sauerstoffversorgung auf ähnliche Weise abläuft. Er erfolgt in beiden Fällen ohne einen Verbrauch von Sauerstoff, also anaerob.

Dennoch gehen mittlerweile einige Autoren dazu über, den Begriff der anaeroben Glykolyse gänzlich zu streichen und ausschließlich zwischen der (aeroben) Glykolyse und der oxidativen Phosphorylierung (OXPHOS) in den Mitochondrien zu unterscheiden.

Die Glykolyse kann generell in zwei Phasen unterteilt werden: die **energieverbrauchende Phase** und die **energiegewinnende Phase.** In der ersten Phase werden für jedes Glucosemolekül zwei ATP-Moleküle verbraucht, um die Reaktion zu starten. In der zweiten Phase werden hingegen vier ATP produziert, was zu einem Nettogewinn von zwei ATP-Molekülen führt. Daneben entsteht bei der Glykolyse noch das energiehaltige Coenzym NADH. Dieses kann als Elektronentransporter zusätzlich in die Atmungskette eingehen und zur Energiegewinnung beitragen.

Das Endprodukt der Glykolyse ist das bereits genannte Pyruvat, von dem pro Glucosemolekül 2 Pyruvatmoleküle entstehen. Bei ausreichendem Sauerstoffangebot können diese durch den Pyruvatdehydrogenasekomplex (PDH) zu Acetyl-CoA umge-

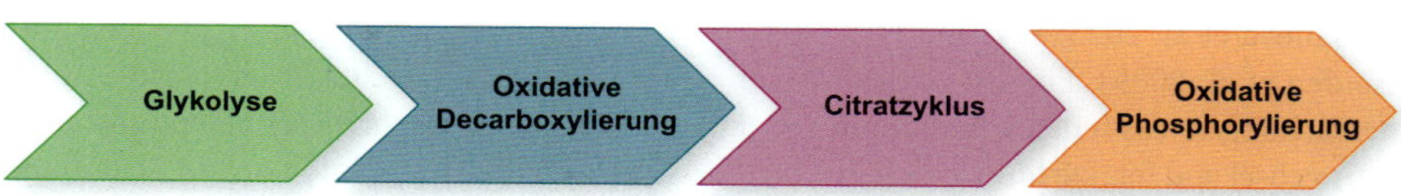

Abb. 3.1 Vier Phasen der Zellatmung. [L231 / P1514 / P1515]

wandelt werden **(oxidative Decarboxylierung)** und im Anschluss im Mitochondrium über den Citratzyklus weiter verstoffwechselt werden.

Trotz ihrer geringen Effizienz bei der ATP-Ausbeute pro Glucosemolekül kann die aerobe Glykolyse mehr ATP erzeugen als die anschließende oxidative Phosphorylierung, da sie ATP bis zu 100-mal schneller produzieren kann. Voraussetzung hierfür ein Überfluss an Glucose.

Bei begrenztem oder fehlendem Sauerstoffangebot wird Pyruvat über Fermentationsprozesse in **Milchsäure (Lactat)** umgewandelt. Dieser Weg erzeugt nicht nur ein zusätzliches ATP, sondern dient auch dazu, die Pyruvatkonzentration niedrig zu halten, da diese hemmend auf die weitere Glykolyse einwirkt. Die produzierte Milchsäure diffundiert anschließend ins Blut, wodurch sie Herz, Gehirn und Nieren direkt als Energiesubstrat dienen kann oder in der Leber über den Cori-Zyklus (s. ➤ Kap. 1.1) wieder in Pyruvat oder Glucose umgewandelt werden kann.

Praxistipp

Vermeidung frühzeitiger Übersäuerung

Bereits bei den ersten Umwandlungsschritten der Glykolyse entstehen freie Wasserstoffionen, welche, um einer Übersäuerung zuvorzukommen, zwingend abtransportiert werden müssen. Hierfür stehen dem Körper verschiedene Wege zur Verfügung. In allererster Linie nutzt er hierfür den Vitamin-B3-Abkömmling NAD^+, der in der Folge zu NADH reduziert wird und als Elektronentransporter in die Atmungskette eingehen kann. Hier wird das gebundene H^+ wieder abgegeben, wodurch es wieder zum NAD^+ wird und dieses der Glykolyse erneut zur Verfügung steht.

Da für diesen Vorgang Sauerstoff vorhanden sein muss, ist dieser Weg im anaeroben Stoffwechsel nicht verfügbar. Hier stellt die so genannte **Milchsäuregärung** einen wesentlichen Mechanismus dar, um Wasserstoffionen zu binden und abzutransportieren. Hierbei wird Pyruvat zusammen mit einem Wasserstoffion über das Enzym Lactatdehydrogenase (LDH) zu Lactat reduziert und NADH wieder zu NAD^+. Hierdurch kann ebenfalls die Konzentration freier Wasserstoffionen reduziert werden.

Nicht jedes Glucosemolekül, das in die Zellatmung eintritt, durchläuft immer den gesamten Weg. So wie verschiedene Arten von Molekülen durch verschiedene Zwischenprodukte in die Zellatmung eingespeist werden können, können Zwischenprodukte der Glykolyse und des Citratzyklus in verschiedenen Abschnitten entfernt und zur Herstellung von Biomasse verwendet werden. Daher spielt die Glykolyse neben ihrer Rolle im Energiestoffwechsel eine noch viel wesentlichere Rolle bei der Produktion anderer Moleküle wie Purinen, Nukleotiden, Lipiden oder Aminosäuren (anaboler Stoffwechselweg)

Der deutsche Biochemiker und Nobelpreisträger Otto Warburg hatte bereits in den Zwanziger Jahren des 19. Jahrhunderts entdeckt, dass wachsende Krebszellen vermehrt Lactat ausscheiden (Warburg-Effekt). Der Grund hierfür war lange Zeit unklar und wurde erst in den letzten Jahren identifiziert. Die Biosynthese von Biomasse wird wesentlich von glykolytischen Zwischenprodukten gespeist. Krebszellen steigern somit gezielt ihre Glykolyserate, um mehr DNA, RNA, Lipide und Aminosäuren zu synthetisieren, was eine wesentliche Bedingung für ihr weiteres Wachstum ist.

Diesen Prozess der aeroben Glykolyse zur Herstellung von Biomasse, für Wachstum und Teilung, gibt es nicht nur bei Krebszellen. Auch viele gesunde und nicht entartete Zellen weisen bei schneller Proliferation eine hohe aerobe Glykolyserate auf. Dieses konnte bisher unter anderem für proliferierende Fibroblasten von Mäusen sowie für die Vermehrung von Lymphozyten beim Menschen gezeigt werden.

3.1.3 ß-Oxidation

Die β-Oxidation ist ein weiterer, entscheidender Stoffwechselweg für die Energiegewinnung, bei dem Fettsäuren in Acetyl-CoA-Moleküle umgewandelt werden. Dieser Prozess findet ebenfalls hauptsächlich in den Mitochondrien von Zellen statt.

Die freien Fettsäuren entstehen dabei in der Regel durch die vorangehende Auflösung von gespeicherten Triglyceriden **(Lipolyse),** welche in der Folge in Glycerin und freie Fettsäuren aufgespalten werden. Die so entstandenen freien Fettsäuren (FFA) müssen anschließend aus dem Zytoplasma in das Mitochondrium transportiert werden.

Die kurzkettigen und mittelkettigen Fettsäuren können dabei frei in die Mitochondrien diffundieren, ohne dass sie weitere Aktivierungsschritte benötigen. Um langkettige Fettsäuren für die Oxidation im Mitochondrium vorzubereiten, müssen diese zunächst unter ATP-Verbrauch in Acyl-CoA umgewandelt werden.

Damit dieses dann im Anschluss in die mitochondriale Matrix gelangen kann, benötigen die so aktivierten Fettsäuren ein Transportmolekül namens **L-Carnitin.** Dieser so genannte Carnitin-Shuttle ermöglicht schließlich den Transport von Acyl-CoA in die Mitochondrien.

Innerhalb der mitochondrialen Matrix findet anschließend die eigentliche β-Oxidation statt. Hier werden die Fettsäuren schrittweise in kleinere Fragmente zerteilt. In jedem Schritt wird eine Doppelbindung zwischen den Kohlenstoffatomen aufgelöst, wodurch Acetyl-CoA und eine kürzere Fettsäurekette entstehen.

Dieser Prozess wird dann für jede weitere Einheit der Fettsäurekette wiederholt, bis die gesamte Fettsäure in Acetyl-CoA-Einheiten zerlegt ist.

Wie bei der Glykolyse auch, werden die so entstandenen Acetyl-CoA-Einheiten anschließend in den Citratzyklus eingeschleust, um weiter metabolisiert zu werden.

Da die Anzahl der Schritte von der ursprünglichen Länge der Fettsäure abhängt, ist der energetische Ertrag dementsprechend je nach Fettsäure unterschiedlich. Die Palmitinsäure weist beispielsweise am Ende der gesamten Energiestoffwechselkette eine Energiebilanz von 129 ATP auf.

3.1.4 Citratzyklus und Atmungskette

Der Citratzyklus, oder auch Krebs-Zyklus genannt, wird gerne als Drehscheibe des Stoffwechsels bezeichnet. In ihm fließen, wie bereits erwähnt, die Endprodukte des Kohlenhydrat-, Fett- und Eiweißstoffwechsels zusammen, um in weiteren Schritten zu Energie verstoffwechselt zu werden (➤ Abb. 3.2). Der Zyklus findet dabei ausschließlich unter aeroben Bedingungen in den Mitochondrien statt.

Der Citratzyklus beginnt, wenn Acetyl-CoA in den Zyklus eingespeist wird. Dabei wird das Acetyl-CoA-Molekül im ersten Schritt des Citratzyklus zusammen mit Oxalacetat zu Citrat kondensiert. Das Citrat durchläuft in der Folge eine Reihe von enzymatischen Reaktionen, bei denen es zu verschiedenen Zwischenprodukten umgewandelt wird. Diese Reaktionen führen zur Bildung der so genannten Reduktionsäquivalente NADH und $FADH_2$. Diese speichern die gewonnene Energie in Form von Elektronen, transportieren sie in die Atmungskette, wo diese dann zur weiteren Energiegewinnung verstoffwechselt werden können. Als Nebenprodukt entsteht bei diesen Stoffwechselschritten außerdem CO_2 und H_2O. Am Ende des Citratzyklus wird das anfangs genannte Oxalacetat schließlich wieder regeneriert, um den Zyklus erneut starten zu können.

Der Citratzyklus dient neben der Herstellung bzw. Speicherung von Energie in Form von NADH und $FADH_2$ ebenso weiteren Zwecken. Er erzeugt vor allem wichtige Zwischenprodukte, die in anderen Stoffwechselwegen verwendet werden, wie beispielsweise Aminosäuren, Häm und andere biomolekulare Verbindungen.

Die sich anschließende Atmungskette oder auch Elektronentransportkette ist der eigentliche Prozess der Energieherstellung. Hier wird durch die bereits erwähnte **oxidative Phosphorylierung** ATP erzeugt. Die Elektronentransportkette besteht aus einer Reihe von vier verschiedenen Proteinkomplexen, die sich in der inneren Membran der Mitochondrien befinden. Hier werden Elektronen in einer Abfolge von Reaktionen von einem Komplex der Transportkette zum nächsten weitergeleitet.

Expertentipp

Coenzym Q10 (Ubichinon)

Eine wichtige Rolle bei der Elektronenübertragung nimmt das Coenzym Q10 (Ubichinon) ein. Q10 kann in unserem Körper endogen produziert werden und teilt sich dabei den Großteil des Syntheseweges mit Cholesterin. Aus diesem Grund sorgt eine Einnahme von Cholesterinsenken wie Statinen dafür, dass auch die endogene Q10-Produktion deutlich reduziert wird. Daher sollten Personen, die entsprechende Medikamente einnehmen, darauf achten, Q10 über die Nahrung oder über entsprechende Supplemente zuzuführen. Q10 findet sich reichhaltig in Organfleisch wie Leber, fettem Fisch, Ei und Butter, oder auch in manchen Nüssen oder Hülsenfrüchten.

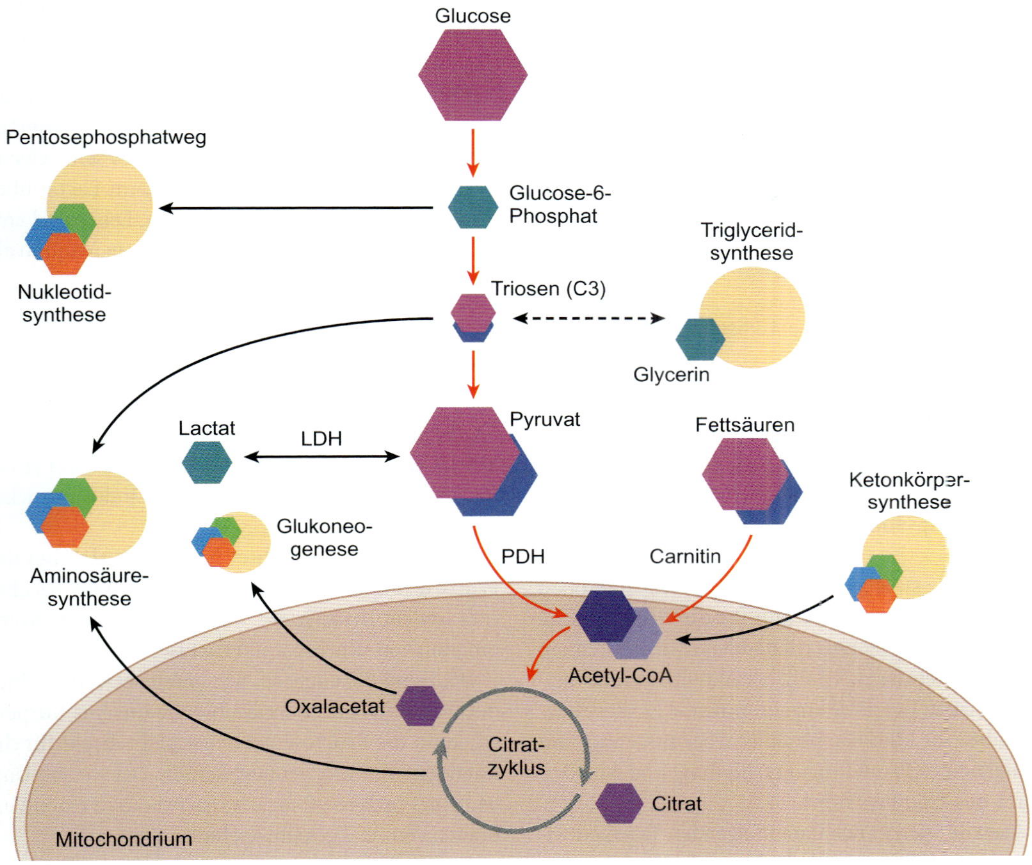

Abb. 3.2 Glykolyse und Schnittstellen zu anderen Stoffwechselwegen.
CoA: Coenzym A; LDH: Lactatdehydrogenase; PDH: Pyruvatdehydrogenase. [L231 / P1514 / P1515]

Dabei wird durch das Herauspumpen von Wasserstoffionen aus der mitochondrialen Matrix in den Intermembranraum ein so genannter **Protonengradient** erzeugt. Dieser Gradient schafft eine elektrochemische Potenzialdifferenz, die zur Synthese von ATP verwendet wird. Diese Synthese entsteht durch ein weiteres Membranprotein, der so genannten ATP-Synthase. Diese funktioniert ähnlich einer Turbine, welche in diesem Fall durch den Fluss von Wasserstoffionen angetrieben wird und dabei die Bindung eines Phosphats an ADP katalysiert. Am Ende der Elektronentransportkette werden die Elektronen schließlich auf molekularen Sauerstoff übertragen, wodurch zusammen mit den anfallenden Wasserstoffionen H_2O entsteht. Gemeinsam mit dem Citratzyklus kann dadurch im Rahmen der Kohlenhydratverwertung eine Gesamtmenge von 36 ATP-Molekülen produziert werden.

INFO

Exkurs Ketose

Die Ketose ist eine Sonderform des Energiestoffwechsels und stellt während **Hungerperioden** die Energieversorgung des Körpers und allen voran von lebenswichtigen Organen wie dem Gehirn oder dem Herzen sicher.
Bei einem abfallenden Blutzuckerspiegel beginnt die Leber mit der Eigensynthese von Glucose. Hierfür wird das Oxalacetat aus dem Citratzyklus verwendet, wodurch der Zyklus unterbrochen wird und weniger bis keine Citratbildung mehr möglich ist.

Wenn die Konzentration von Acetyl-CoA in den Leberzellen erhöht ist und gleichzeitig ein Mangel an Oxalacetat durch die Gluconeogenese herrscht, beginnt die Leber mit der Produktion von Ketonkörpern. Allen voran sind dies: Aceton, Acetoacetat und ß-Hydroxybutyrat.
Diese Metabolite finden dann wiederum ihren Weg in den Citratzyklus extrahepatischer Gewebe, in dem sie dort wiederum zu Acetyl-CoA abgebaut werden. So können Ketonkörper die Verwertung der in den Fettsäuren gespeicherten Energie auch in Organen wie dem ZNS ermöglichen, die selbst keine Fettsäuren verwerten können. Das Gehirn kann dadurch im Hungerzustand ca. 75 % seines Bedarfs aus der Verwertung von Ketonkörpern decken.

3.1.5 Lactat – eine Neubetrachtung

Milchsäure bzw. Lactat hat lange Zeit im Bereich der Leistungsphysiologie hinsichtlich **Muskelermüdung und Leistungseinschränkung** eine bedeutende Rolle gespielt.

Sie wurde stets als Nebenprodukt des anaeroben Stoffwechsels betrachtet und für die metabolische Azidose und das hieraus entstandene Muskelbrennen während intensiver körperlicher Aktivität verantwortlich gemacht. Es wurde angenommen, dass diese Lactatazidose die Muskelkontraktilität beeinträchtigt und schließlich zu Ermüdung, Erschöpfung und zum Abbruch des Trainings führt.

Auch der sich in den darauffolgenden Tagen entwickelnde Muskelkater wurde direkt mit der Übersäuerung durch Lactat in Verbindung gebracht. Daher wurde die Milchsäure lange Zeit als ein Abfallprodukt des Stoffwechsels angesehen, welches das Ergebnis einer Überlastung unseres Systems ist, das die arbeitenden Muskeln nicht ausreichend mit Sauerstoff versorgen kann.

Inzwischen ist klar, dass Lactat kein Abfallprodukt des anaeroben Stoffwechsels ist, sondern vielmehr ein **wichtiger Brennstoff** und ein **potenzielles Signalmolekül,** das selbst unter vollständig aeroben Bedingungen kontinuierlich gebildet und genutzt wird.

Kommt es unter verstärkt anaeroben Bedingungen, z. B. bei hoher Belastung, zu einer vermehrten Lactatproduktion, kann dieses auf vielfältigen Wegen als Energiesubstrat im Körper weiterverwendet werden. Zum einen kann Lactat über einen intrazellulären Lactat-Shuttle direkt in den Mitochondrien der entsprechenden Skelettmuskulatur oxidiert und zu Pyruvat umgewandelt werden und dementsprechend Eingang in den Citratzyklus erhalten.

Zum anderen kann Lactat mit Hilfe eines extrazellulären Shuttles aus der Zelle heraus befördert werden und mit Hilfe des Blutstroms im Körper verteilt werden. Hier kann die Milchsäure als Signalmolekül die zelluläre Verwertung von Fett- und Glucosemolekülen herunterregulieren, wodurch es seine eigene Verwertung priorisiert. Daneben kann Lactat über diesen Weg in Gehirn, Herz, Nieren, Leber und entfernten Muskeln als Energiesubstrat dienen und so die Versorgung unterstützen und sicherstellen.

3.1.6 Sonderfall Fructose

Fruchtzucker genießt heutzutage allein durch seinen Namen einen deutlich besseren Ruf als die Saccharose, die umgangssprachlich auch gerne als Industriezucker bezeichnet wird.

Biochemisch betrachtet handelt es sich bei der Fructose um ein Monosaccharid und bei der Saccharose um ein Disaccharid, bestehend aus einer Kombination von Glucose und Fructose.

Während die Glucose, wie bereits erwähnt, eines der wesentlichen Energiesubstrate unseres Körpers ist, kann die Fructose zunächst nicht direkt für die Energiegewinnung genutzt werden. Der weitere Umbau von Fructose ist sogar zunächst durch einen Verbrauch von ATP gekennzeichnet.

Der Stoffwechsel von Fructose ist generell eng mit dem von Glucose verknüpft. Fructose wird zunächst direkt durch die Nahrung aufgenommen oder entsteht durch den Abbau der Saccharose. Der größte Teil der Fructose wird im Darm durch GLUT-5-Transporter aufgenommen, über die Pfortader zur Leber transportiert und dort weiterverarbeitet.

Wie Glucose dient Fructose der Energiegewinnung und kann zur Bildung von ATP beitragen. Ein entscheidender Unterschied besteht jedoch darin, dass die Verstoffwechselung von Fructose unabhängig von Insulin, also unreguliert erfolgt.

Beim enzymatischen Abbau entsteht unter ATP-Verbrauch zunächst das so genannte **Fructose-1-Phosphat.** Dieses wird anschließend unter weiteren energieverbrauchenden enzymatischen Umbauschritten in einen C3-Zucker (Triose) umgewandelt, der in die Glykolyse eingeschleust werden kann oder für die Gluconeogenese in der Leber genutzt wird.

Da Fructose anders als Glucose keiner Regulierung bei der Aufnahme unterliegt und außerdem nicht gespeichert werden kann, kommt es bei einem übermäßigen Konsum allerdings zu problematischen metabolischen Anpassungen.

Zum einen wird überschüssige Fructose in der Leber durch die so genannte **De-novo-Lipogenese** in Triglyceride umgewandelt, und dort auch gespeichert. Das kann bei dauerhaft erhöhter Zufuhr zu einer zunehmenden Leberverfettung bis hin zur Ausprägung einer nicht-alkoholischen Fettleber-Erkrankung (NAFLD) führen. Auf der anderen Seite kann es beim gerade beschriebenen Fructosemetabolismus durch den steten Abbau von ATP zu ADP bis hin zum AMP zu einem unkontrollierten Phosphatverbrauch und schlussendlich zu einer Phosphatverarmung kommen.

Schlussendlich führt dieser Phosphatverbrauch dazu, dass ATP enzymatisch so weit abgebaut wird, dass es zu einer Anflutung von Purinen kommt. Diese sind wiederum hauptverantwortlich für den Anstieg der Harnsäurekonzentration. Eine solche Hyperurikämie ist nicht nur Auslöser einer Gicht, sondern sorgt ebenfalls für einen Abfall von Stickstoffmonoxid (NO) in den Gefäßen, wodurch diese die Fähigkeit zur Vasodilatation verlieren. Diese Veränderungen sorgen gemeinsam mit einer durch Harnsäure verursachten Aktivierung des Renin-Angiotensin-Aldosteron-Systems (RAAS) zu einem Anstieg des Blutdrucks.

Daneben bewirkt ein längerfristiger Abfall von NO ebenfalls eine reduzierte Insulinwirksamkeit und kann dadurch in der Folge ebenfalls eine Insulinresistenz begünstigen. Daher zeigt ein **erhöhter Fructosekonsum** deutliche Korrelationen mit dem metabolischen Syndrom, Bluthochdruck, Diabetes, Gicht, Adipositas, Hyperlipidämie oder einer Fettleber. Fructose besitzt die 1,7-fache Süßkraft von Saccharose, ist industriell sehr kostengünstig herzustellen und sorgt ebenfalls für ein ausbleibendes Sättigungsgefühl. Aus diesen Gründen ist Fruchtzucker für die Lebensmittelindustrie sehr attraktiv und wird dementsprechend in zahlreichen hochverarbeiteten Lebensmitteln eingesetzt.

Dies hat zur Folge, dass der Fructosekonsum seit der Einführung in den 1970er Jahren bis heute um mehr als das 120-fache angestiegen.

Dementsprechend kritisch müssen fructosereiche Lebensmittel wie Säfte, Smoothies oder die bei Kindern beliebten Quetschies betrachtet werden.

3.1.7 Zusammenfassung

Eine reibungslose Energieproduktion ist, wie bereits erwähnt, eine wesentliche Bedingung dafür, die Homöostase unseres Körpers aufrechthalten zu können und damit Gesundheit zu erhalten. Nur wenn alle Zahnrädchen ineinandergreifen, kann ausreichend Energie für alle Stoffwechselprozesse unseres Körpers zur Verfügung gestellt werden.

Die verschiedenen Schritte der Energieproduktion unterliegen dabei allerdings zahlreichen Bedingungen, allen voran dem Vorhandensein zahlreicher Mikronährstoffe (➤ Tab. 3.1). Demensprechend ist das Zuführen dieser Nährstoffe über die Nahrung die Basis, Probleme oder Erkrankungen im Kontext Energiemetabolismus anzugehen.

Tab. 3.1 Essenzielle Cofaktoren für Glykolyse, ß-Oxidation und Atmungskette

Cofaktor	Stoffwechselprozess
Magnesium	Mehrere enzymatische Prozesse der Glykolyse
Vitamin B_1 und alpha-Liponsäure	Pyruvatdehydrogenase-Komplex
Vitamin B_2 und Vitamin B_3	Ursprungssubstanz für NADH und FADH
Vitamin B_5	Ursprungssubstanz für Acetyl-CoA
L-Carnitin	Transport freier Fettsäuren durch die Mitochondrienmembran
Ubichinon (Q10)	Elektronenüberträger in der Atmungskette
Eisen	Umwandlungsschritt von Citrat zu Isocitrat im Citratzyklus

LITERATURVERZEICHNIS UND WEITERFÜHRENDE LITERATUR

Akram M. Citric acid cycle and role of its intermediates in metabolism. Cell Biochem Biophys 2014 Apr; 68(3): 475–478. https://doi.org/10.1007/s12013-013-9750-1.

Anderson G, Maes M. Mitochondria and immunity in chronic fatigue syndrome. Prog Neuropsychopharmacol Biol Psychiatry 2020 Dec 20; 103: 109976. https://doi.org/10.1016/j.pnpbp.2020.109976.

Bray GA, Nielsen SJ, Popkin BM. Consumption of high-fructose corn syrup in beverages may play a role in the epidemic of obesity. Am J Clin Nutr 2004; 79(4): 537–543. https://doi.org/10.1093/ajcn/79.4.537.

Cao W, Qiu J, Cai T, Yi L, Benardot D, Zou M. Effect of D-ribose supplementation on delayed onset muscle soreness induced by plyometric exercise in college students. J Int Soc Sports Nutr 2020 Aug 10; 17(1): 42. https://doi.org/10.1186/s12970-020-00371-8.

Casanova A, Wevers A, Navarro-Ledesma S, Pruimboom L. Mitochondria: It is all about energy. Front Physiol 2023 Apr 25; 14: 1114231. https://doi.org/10.3389/fphys.2023.1114231.

Cordero MD, de Miguel M, Moreno-Fernández AM. Mitochondrial dysfunction in fibromyalgia and its implication in the pathogenesis of disease. Med Clin (Barc) 2011 Mar 12; 136(6): 252–256. Spanish. https://doi.org/10.1016/j.medcli.2010.01.030.

Elliott SS, Keim NL, Stern JS, Havel PJ. Fructose, weight gain, and the insulin resistance syndrome. Am J Clin Nutr 2002; 76(5): 911–922. https://doi.org/10.1093/ajcn/76.5.911.

Feig DI, Kang D-H, Johnson RJ. Uric Acid and Cardiovascular Risk. N Engl J Med 2008; 359(17): 1811–1821. https://doi.org/10.1056/NEJMra0800885.

Fernandez-Guerra P, Gonzalez-Ebsen AC, Boonen SE, et al. Bioenergetic and Proteomic Profiling of Immune Cells in Myalgic Encephalomyelitis/Chronic Fatigue Syndrome Patients: An Exploratory Study. Biomolecules 2021 Jun 29; 11(7): 961. https://doi.org/10.3390/biom11070961.

Garfinkel L, Garfinkel D. Magnesium regulation of the glycolytic pathway and the enzymes involved. Magnesium 1985; 4(2–3): 60–72. PMID: 2931560.

Grada A, Phillips TJ. Nutrition and cutaneous wound healing. Clin Dermatol 2022 Mar-Apr; 40(2): 103–113. https://doi.org/10.1016/j.clindermatol.2021.10.002.

Guarnieri JW, Dybas JM, Fazelinia H, et al. Core mitochondrial genes are down-regulated during SARS-CoV-2 infection of rodent and human hosts. Sci Transl Med 2023 Aug 9; 15(708): eabq1533. https://doi.org/10.1126/scitranslmed.abq1533.

Hall MM, Rajasekaran S, Thomsen TW, Peterson AR. Lactate: Friend or Foe. PM R 2016 Mar; 8(3 Suppl): S8-S15. https://doi.org/10.1016/j.pmrj.2015.10.018.

Havel PJ. Dietary Fructose: Implications for Dysregulation of Energy Homeostasis and Lipid/Carbohydrate Metabolism. Nutr Rev 2005; 63(5): 133–157. https://doi.org/10.1301/nr.2005.may.133-157.

Herzig S, Shaw RJ. AMPK: guardian of metabolism and mitochondrial homeostasis. Nat Rev Mol Cell Biol 2018 Feb; 19(2): 121–135. https://doi.org/10.1038/nrm.2017.95.

Johnson RJ, Segal MS, Sautin Y, et al. Potential role of sugar (fructose) in the epidemic of hypertension, obesity and the metabolic syndrome, diabetes, kidney disease, and cardiovascular disease. Am J Clin Nutr 2007; 86(4): 899–906. https://doi.org/10.1093/ajcn/86.4.899.

Kang DH. Potential Role of Uric Acid as a Risk Factor for Cardiovascular Disease. Korean J Intern Med 2010; 25(1): 18–20. https://doi.org/10.3904/kjim.2010.25.1.18.

Kennedy DO. B Vitamins and the Brain: Mechanisms, Dose and Efficacy – A Review. Nutrients 2016 Jan 27; 8(2): 68. https://doi.org/10.3390/nu8020068.

Lunt SY, Vander Heiden MG. Aerobic glycolysis: meeting the metabolic requirements of cell proliferation. Annu Rev Cell Dev Biol 2011; 27: 441–464. https://doi.org/10.1146/annurev-cellbio-092910-154237.

McNally EM, Demonbreun AR. Resealing and rebuilding injured muscle. Science 2021 Oct 15; 374(6565): 262–263. https://doi.org/10.1126/science.abm2240.

Nunn AVW, Guy GW, Brysch W, Bell JD. Understanding Long COVID; Mitochondrial Health and Adaptation-Old Pathways, New Problems. Biomedicines 2022 Dec 2; 10(12): 3113. https://doi.org/10.3390/biomedicines10123113.

Putnam JJ, Allshouse JE. Food consumption, prices, and expenditures, 1970–97. Washington, DC: Economic Research Service, US Department of Agriculture; 1999.

Rutledge AC, Adeli K. Fructose and the Metabolic Syndrome: Pathophysiology and Molecular Mechanisms. Nutr Rev 2007; 65(6 Pt 2): S13–S23. https://doi.org/10.1111/j.1753-4887.2007.tb00322.x.

Seyfried TN, Chinopoulos C. Can the Mitochondrial Metabolic Theory Explain Better the Origin and Management of Cancer than Can the Somatic Mutation Theory? Metabolites 2021 Aug 25; 11(9): 572. https://doi.org/10.3390/metabo11090572.

Softic S, Cohen DE, Kahn CR. Role of Dietary Fructose and Hepatic De Novo Lipogenesis in Fatty Liver Disease. Dig Dis Sci 2016 May; 61(5): 1282–1293. https://doi.org/10.1007/s10620-016-4054-0.

Teitelbaum JE, Johnson C, St Cyr J. The use of D-ribose in chronic fatigue syndrome and fibromyalgia: a pilot study. J Altern Complement Med 2006 Nov; 12(9): 857–862. https://doi.org/10.1089/acm.2006.12.857.

Tsujimoto Y. Apoptosis and necrosis: intracellular ATP level as a determinant for cell death modes. Cell Death Differ 1997 Aug; 4(6): 429–434. https://doi.org/10.1038/sj.cdd.4400262.

Vander Heiden MG, Cantley LC, Thompson CB. Understanding the Warburg effect: the metabolic requirements of cell proliferation. Science 2009 May 22; 324(5930): 1029–1033. https://doi.org/10.1126/science.1160809.

Vogelreuter A. Nahrungsmittelunverträglichkeiten. Stuttgart: Wissenschaftliche Verlagsgesellschaft; 2012.

Yoshino J. ACMSD: A Novel Target for Modulating NAD+ Homeostasis. Trends Endocrinol Metab 2019 Apr; 30(4): 229–232. https://doi.org/10.1016/j.tem.2019.02.002.

Young A, Oldford C, Mailloux RJ. Lactate dehydrogenase supports lactate oxidation in mitochondria isolated from different mouse tissues. Redox Biol 2020 Jan; 28: 101339. https://doi.org/10.1016/j.redox.2019.101339.

Zhang X, Eliasberg CD, Rodeo SA. Mitochondrial dysfunction and potential mitochondrial protectant treatments in tendinopathy. Ann N Y Acad Sci 2021 Apr; 1490(1): 29–41. https://doi.org/10.1111/nyas.14599.

3.2 Metabolische Flexibilität und Energieverteilung

„Es ist nicht die stärkste Spezies, die überlebt, auch nicht die intelligenteste, sondern diejenige, die am anpassungsfähigsten auf Veränderungen reagiert."

Charles Darwin

Wie erwähnt, stellt Energie die wichtigste Ressource unseres Körpers dar. Für eine ausreichende Energieproduktion stehen unserem Körper daher unterschiedliche Wege zur Verfügung. Lipolytische Prozesse, Gluconeogenese, Proteolyse oder Ketonkörper und sogar durch Bewegung produziertes Lactat als zentrales Energiesubstrat für Herz und Gehirn sind Beispiele dafür, wie evolutionäre Adaptationsmechanismen dem Menschen ermöglicht haben, Schwankungen in der Energieversorgung zu tolerieren.

Die menschliche Physiologie hat sich durch die permanenten Wechsel zwischen Nahrungsangebot und -nachfrage entwickelt und war dementsprechend stets auf eine möglichst große Flexibilität der energieproduzierenden Stoffwechselwege angewiesen. Diese Flexibilität wurde vor allem durch unterschiedliche Klima-, Jahreszeiten- und Vegetationsbedingungen hervorgerufen, an welche der Energiebedarf angepasst werden musste.

Neben Phasen der Nahrungsverknappung sowie kürzeren oder längeren Hungerperioden war auch die Nahrungszufuhr regelmäßig von einer großen Variabilität gekennzeichnet. Der Konsum tierischer Nahrung mit einem hohen Anteil an Proteinen und Fetten befand sich im steten Wechsel mit dem Konsum pflanzlicher Nahrung und einem höheren Anteil an Kohlenhydraten und Faserstoffen.

Dies hatte zur Folge, dass der menschliche Körper die Fähigkeit entwickelte, neben einer breiten Auswahl an verschiedenen Energiesubstraten ebenso eine optimale Regulation von Energiespeicherung und Nutzung der angelegten Energiedepots zu gewährleisten.

Dieses Anpassungsvermögen wird auch als **metabolische Flexibilität** bezeichnet. Sie ist neben der Anpassung an die zur Verfügung stehende Nahrung zusätzlich durch metabolische Veränderungen in Abhängigkeit vom Auftreten unterschiedlicher Situationen und Belastungen gekennzeichnet, wie vermehrte körperliche Aktivität oder Stress.

Das moderne Leben dagegen ist durch ein beispielloses Überangebot an energiereichen, aber nährstoffarmen Nahrungsmitteln gekennzeichnet sowie durch einen Lebensstil, der charakterisiert ist durch chronischen Bewegungsmangel und psychoemotionalem Stress.

Die Folgen sind eine zunehmende Beeinträchtigung der metabolischen Flexibilität, was zu Stoffwechselstörungen wie dem metabolischen Syndrom, Typ-2-Diabetes, nicht-alkoholische Fettleber-Erkrankungen, bestimmten Krebsarten, Herz-Kreislauf-Erkrankungen, Morbus Alzheimer oder chronischen Schmerzen führen kann. Allen voran steht hierbei die Entwicklung einer chronisch-niedriggradigen Entzündung. Diese kann sowohl durch eine metabolische Inflexibilität ausgelöst werden als auch die Folge davon sein.

3.2.1 Regulierung der metabolischen Flexibilität

Damit unser Körper die zur Verfügung stehende Energie optimal und bedarfsgerecht verteilen kann, muss er zunächst wissen, wieviel Energie überhaupt zur Verfügung steht.

Dabei kann zwischen gespeicherter Energie und sofort verfügbarer Energie unterschieden werden. Für diese Überwachung des energetischen Zustands ist der Hypothalamus verantwortlich, insbesondere der Nucleus arcuatus. In diesem Kerngebiet befinden sich zwei Gruppen von Neuronen, die jeweils entgegengesetzte Wirkungen haben.

Die Aktivität der einen Gruppe („Hungerzentrum") stimuliert die Nahrungsaufnahme und senkt daneben den Energieverlust im Körper. Die Aktivität der anderen Neuronen („Sättigungszentrum") reduziert die Nahrungsaufnahme und fördert anabole, energieverbrauchende Prozesse. Das Wechselspiel dieser beiden Neuronengruppen entscheidet dementsprechend über die Energiehomöostase und den Auf- oder Abbau der vorhandenen Energiespeicher.

Um diese Aufgabe effektiv zu erfüllen, ist der Nucleus arcuatus auf eine Fülle von Informationen und Rückmeldungssignalen angewiesen, sowohl aus dem zentralen Nervensystem als auch aus der Peripherie des Körpers. In erster Linie überwacht der Nucleus arcuatus seinen eigenen ATP-Spiegel mithilfe spezieller Rezeptoren. Darüber hinaus verfügt er über eine Vielzahl weiterer Rezeptoren, die auf verschiedene Neurotransmitter, Peptide und Hormone ansprechen. Zu den bedeutendsten und am meisten bekannten in diesem Zusammenhang zählen Insulin, Glucagon und Leptin.

In ➤ Kapitel 1.1 wurde bereits auf die verschiedenen Funktionen und Aufgaben von **Insulin** und **Glucagon** im Kontext des Glucosestoffwechsels eingegangen. ➤ Tab. 3.2 fasst die wichtigsten Aufgaben nochmal zusammen.

Leptin ist ein Hormon, das hauptsächlich im Fettgewebe produziert wird und dadurch zu den so genannten Adipokinen gehört. Es spielt ebenfalls eine Schlüsselrolle bei der Regulation der Energiehomöostase und dementsprechend auch für das Hunger- und Sättigungsgefühl. Leptin hat die bemerkenswerte Fähigkeit, die Blut-Hirn-Schranke zu überwinden und direkt am Hypothalamus zu wirken.

Hier signalisiert es dem Gehirn, dass ausreichend Energie in Form von Fettdepots vorhanden ist. Dementsprechend gibt Leptin Auskunft über die langfristige Energieverfügbarkeit, Insulin hingegen über die sofort verfügbare und frei zirkulierende Energie. Diese Unterscheidung ist wichtig, um neben kurzfristigen Aktivitäten auch energetisch kostspielige Entscheidungen für die Zukunft treffen zu können, wie z. B. eine Schwangerschaft. Ein zu geringer Leptinspiegel oder auch eine so genannte Leptinresistenz korrelieren daher deutlich mit Fertilitätsstörungen bei Frauen.

Tab. 3.2 Funktionen und Aufgaben von Insulin und Glucagon

Insulin	Glucagon
Senkung des Blutzuckerspiegels	Erhöhung des Blutzuckerspiegels
Induktion der Glykogensynthese und -speicherung in Leber und Muskel	Senkung der Glykogensynthese
Steigerung der Triglyceridsynthese in Leber und Fettgewebe (sog. antilipolytische Wirkung)	Förderung der Lipolyse im Fettgewebe Und Senkung der Triglyceridsynthese
Speicherung von Aminosäuren im Muskel und Hemmung der Proteolyse	Förderung der Proteolyse im Muskelgewebe
Hemmung der hepatischen Gluconeogenese	Förderung der hepatischen Gluconeogenese aus Aminosäuren
Hemmung der Glykogenolyse	Förderung der Glykogenolyse in der Leber
Regulation des Zellwachstums und der Gewebeproliferation	–

Ist Leptin im Körper hingegen wirksam, können Energie verbrauchende Prozesse gestartet werden. Dazu zählen beispielsweise eine Steigerung des Gesamtstoffwechsels und der Schilddrüsenaktivität, eine höhere Aktivität des sympathischen Nervensystems sowie die Regeneration und der Aufbau von Gewebe wie Muskulatur oder Haut.

Ebenso bestehen zahlreiche **metabolische Wechselwirkungen zwischen dem Immunsystem und Leptin,** die es zu einem Bindeglied zwischen dem neuroendokrinen System und dem Immunsystem macht. Es stimuliert proinflammatorische Immunantworten, aktiviert die Vermehrung von T- und B-Zellen und fördert die Produktion weiterer Zytokine.

Zytokine sind hormonähnliche Botenstoffe, die der Signalübertragung zwischen Zellen dienen und vor allem deren Proliferation und Differenzierung steuern. Leptin wird biochemisch ebenfalls der großen Gruppe dieser Zytokine zugeordnet.

Daneben gibt es zahlreiche weitere Zytokine, die einen Einfluss auf die Energiehomöostase haben. Im physiotherapeutischen Kontext am interessantesten sind hier sicherlich die durch Muskeln gebildeten Myokine sowie die aus dem braunen Fettgewebe gebildeten Batokine.

Myokine verleihen der Skelettmuskulatur die Fähigkeit, den Stoffwechsel des gesamten Körpers über Signale an Fettgewebe, Leber, Bauchspeicheldrüse, Herz und Gehirn zu beeinflussen. Die Produktion von Myokinen wird hauptsächlich durch die Kontraktion der Skelettmuskulatur beeinflusst und kann den Glucosestoffwechsel, den Fettstoffwechsel und die Lipolyse positiv verändern. Insbesondere sorgen sie durch eine erhöhte Insulinsensitivität und eine erhöhte Glucoseaufnahme für eine Verbesserung der eigenen energetischen Lage.

Daneben haben Myokine vielfältige Wechselbeziehungen zu den unterschiedlichen Organsystemen, wie die ➤ Tab. 3.3 zeigt.

Tab. 3.3 Wechselwirkungen von Myokinen mit anderen Organen

Organ	Wirkung
Muskulatur	Glucosestoffwechsel, Insulinsensitivität und Regulation der Muskelmasse
Gehirn	Neuroneogenese durch Stimulation von BDNF Verringerung des Appetits
Fettgewebe	Regulation des Fettstoffwechsels Umwandlung von weißem in braunes Fettgewebe Stimulation der Lipolyse und Verringerung der viszerale Fettmasse
Knochen	Verbesserung des Knochenstoffwechsels und der Knochenentwicklung
Leber	Aufrechterhaltung der Glucose- und Insulinhomöostase Gluconeogenese
Verdauungsorgane	Erhöhte Insulinsekretion Verzögerte Magenentleerung Schutz der ß-Zellen im Pankreas
Herz-Kreislauf-System	Kardioprotektive Wirkung Regulation des myokardialen Energiestoffwechsels

Tab. 3.4 Wechselwirkungen von Batokinen mit anderen Organen

Organ	Wirkung
Gehirn	Signalisieren Sättigung
Darm	Durch Essen ausgeschüttetes Sekretin regt Thermogenese an
Muskeln	Verbesserte Insulinsensitivität und Glucoseaufnahme
Nerven	Ausschüttung von NGF → verbessertes Nervenwachstum
Leber	Regulieren den Glucosestoffwechsel, unterdrücken die Einlagerung von Fett, damit Schutz vor NAFLD
Herz	Kardioprotektive Wirkung
Knochen	Förderung des Knochenumsatzes durch Differenzierung der Osteoklasten
Schilddrüse	T3-Produktion und vermehrte Umwandlung von T4 in T3

NAFLD: nicht-alkoholische Fettleber-Erkrankung (non-alcoholic fatty liver disease).

Batokine (von *brown adipose tissue*) haben in der jüngsten Forschung zunehmend Aufmerksamkeit auf sich gezogen. Diese Botenstoffe dienen, wie Myokine auch, der Kommunikation zwischen dem braunen Fettgewebe mit anderen Zellen und Organen im Körper. Anders als weißes Fettgewebe, welches für die Speicherung von Stoffwechselenergie verantwortlich ist, führt das braune Fettgewebe die gespeicherte Energie durch die so genannte nicht-zitternde Thermogenese als Wärme ab. Dies liegt zum einen an der hohen Dichte an Mitochondrien, die dem braunen Fettgewebe seine dunkle Färbung geben und an einem Transportprotein namens Thermogenin oder Uncoupling Protein 1 (UCP1). Dieses sorgt über eine Art Kurzschlussreaktion in der Mitochondrienmembran dafür, dass in der Atmungskette anstelle von ATP Wärme entsteht. Daneben stimulieren braune Fettzellen weiße Fettzellen dazu, ebenfalls mehr Mitochondrien einzulagern und dadurch zu einer braunen Fettzelle zu werden. Dieser Umwandlungsprozess wird auch als *browning* bezeichnet. Neben ihrer Rolle in der Thermogenese zeichnet sich das braune Fettgewebe durch seine endokrine Aktivität und die Produktion der bereits genannten Batokine aus, die zahlreiche verschiedene Aufgaben im Körper erfüllen, wie in ➤ Tab. 3.4 dargestellt.

Die **Mitochondrienfunktion** ist für die metabolische Flexibilität von wesentlicher Bedeutung. Wie eingangs beschrieben, sind Mitochondrien in der Lage, zahlreiche verschiedene Substrate und Stoffwechselzwischenprodukte zu oxidieren und in Energie umzuwandeln. Ein reibungsloses Funktionieren sowie eine ausreichende Anzahl der Mitochondrien in den unterschiedlichen Körpergeweben ist daher zwingende Voraussetzung für die metabolische Flexibilität.

Die bioenergetische Funktion der Mitochondrien kann dabei sowohl durch akute Veränderungen der Aktivität als auch durch längerfristige Einflüsse gesteuert werden.

Dies hängt vor allem von dem jeweiligen Ernährungszustand einer Zelle ab. Zellen, die einer Nährstoffüberladung ausgesetzt sind, weisen ein fragmentiertes mitochondriales Netzwerk auf, wohingegen die Mitochondrien in Zellen mit länger bestehendem Energiemangel zahlreicher und stärker miteinander verbunden sind. Das sorgt für eine höhere Kapazität und Effizienz der ATP-Synthese. Umgekehrt verringert die Fragmentierung des mitochondrialen Netzwerks die bioenergetische Effizienz, was die Zelle vor einer potenziell schädlichen Energieüberfrachtung schützt.

Der zelluläre Schutz vor einer Energieüberfrachtung wird ebenfalls durch die Tatsache unterstützt, dass eine Insulinresistenz in der Leber oder der Skelettmuskulatur bei sehr fett- oder kohlenhydratreicher Nahrung ausgelöst werden kann.

Dementsprechend kommen viele Studien zu dem Schluss, dass die Deregulierung der Mitochondrienfunktion dem Beginn einer metabolischen Inflexibilität zugrunde liegt (Muoio et al. 2014; Smith et al. 2018).

In diesem Kontext wird ebenfalls vom so genannten **Push- und Pull-Konzept** gesprochen.

Das Pull-Konzept beschreibt die Situation, in welcher eine Zelle Energiebedarf signalisiert und durch metabolische Anpassungen an der vorhandenen Energie „zieht".

Beim Push-Konzept kommt es hingegen zu einem Kalorienüberschuss, wodurch die Mitochondrien durch die Anflutung an Substraten aus Fettsäuren, Glucose und Aminosäuren überfordert werden. In dieser Situation wird die metabolische Flexibilität durch einen Push-Mechanismus verändert.

Eine regelmäßige Abfolge beider Situationen erhält daher neben der wechselnden Zufuhr der unterschiedlichen Substrate nachweislich die metabolische Flexibilität unserer Zellen.

3.2.2 Metabolismus bei Kalorienüberschuss (Push)

Wie zuvor beschrieben, verändert sich unser metabolisches Programm abhängig davon, ob Energie durch Nahrung vorhanden ist oder nicht. Die zentralen Stoffwechselschalter, die diese Reaktionen maßgeblich beeinflussen sind das mTOR und die AMPK, die in ➤ Kapitel 2.4 vorgestellt wurden.

In der postprandialen Phase einer kohlenhydratreichen Mahlzeit reagieren die β-Zellen der Bauchspeicheldrüse auf den Anstieg der Nährstoffe, indem sie Insulin in den Blutkreislauf abgeben. Unter dem Einfluss von Insulin wird in der Folge die Leber dazu veranlasst, Glucose aus dem Blut aufzunehmen und die Gluconeogenese sowie die Glykogenolyse zu stoppen, da nun ausreichend Energie über die Nahrung vorhanden ist.

Die Skelettmuskulatur unterstützt diese so genannte **„Glucose-Clearance"**, da die Bindung von Insulin am Insulinrezeptor zur Translokation von GLUT4-Transportern führt, wodurch Glucose aus dem Blut in die Muskelzellen gelangen kann und zur Energieproduktion zur Verfügung steht.

Fettgewebe hingegen reagiert auf Insulin, indem es die **Lipolyserate** senkt und die Synthese von Fettsäuren und Triglyceriden aus Lipiden und Glucose vermehrt. Das hat zur Folge, dass die Energiegewinnung durch die Oxidation von Fettsäuren bei einer kohlenhydratreichen Mahlzeit gehemmt wird.

Besteht eine Mahlzeit hingegen vermehrt aus Fetten, werden das Fettgewebe und die Hepatozyten dazu veranlasst, die Freisetzung von Triglyceriden zu reduzieren, um vermehrt das aus der Nahrung stammende Fett als Energiesubstrat zu nutzen. Eine erhöhte Fettsäurekonzentration schränkt analog zu der eben beschriebenen Hemmung der β-Oxidation durch erhöhte Blutglucose die Glucoseoxidation ein. Diese gegenseitige Hemmung ist auch als **Randle-Zyklus** bekannt (s. Info-Box auf der folgenden Seite).

Zusammengenommen stellen diese metabolischen Muster daher sicher, dass die Belastung der Gewebe und Zellen durch Energieüberfrachtung minimiert wird. Die überschüssigen Nährstoffe werden in den Adipozyten gespeichert, um sie in Zeiten der Knappheit freizusetzen und zu Energie zu oxidieren.

Bei lang andauerndem oder chronisch erhöhtem Nährstoff-Push kommt es außerdem auf zellulärer Ebene zu einer zunehmenden Unempfindlichkeit gegenüber Insulin, mit der sich die Zelle vor der weiteren Aufnahme von energiereichen Substraten schützt. Durch unterschiedliche Feedback-Mechanismen entsteht innerhalb der Mitochondrien außerdem eine verringerte Aktivität des Citratzyklus und eine unvollständige Substratverstoffwechselung. Hierdurch schützen sich die Zellen bei Nährstoffüberfrachtung vor zunehmendem oxidativem Stress.

Dementsprechend sorgt eine langfristige Nährstoffzufuhr (Push) zu einer Verringerung der metabolischen Flexibilität.

INFO
Randle-Zyklus

Der Randle-Zyklus, auch als Glucose-Fettsäure-Zyklus bekannt, wurde in den 1960er Jahren von dem britischen Biochemiker Philip Randle entwickelt und ist ein Konzept in der Biochemie des Energiestoffwechsels. Dieses Konzept dient dazu, die Wechselwirkung zwischen der Verwendung von Glucose und Fettsäuren als Energiequellen in Abhängigkeit von den Energiebedürfnissen des Körpers zu erklären.

Der menschliche Körper hat die Fähigkeit, je nach Verfügbarkeit und Energiebedarf entweder Glucose oder Fettsäuren als seine Hauptenergiequelle zu nutzen. Beide Substanzen sind in unterschiedlichen Konzentrationen im Blut und in den Geweben vorhanden.

Die Aufnahme von Glucose und Fettsäuren in die Zellen unterliegt dabei einer gegensätzlichen Regulation. Das bedeutet, dass hohe Glucosekonzentrationen die Oxidation von Fettsäuren hemmen, während hohe Fettsäurekonzentrationen die Glucoseoxidation einschränken.

Der Energiebedarf des Körpers bestimmt außerdem, welche Energiequelle bevorzugt genutzt wird. In Zeiten erhöhter körperlicher Aktivität oder eines gesteigerten Energiebedarfs erfolgt vermehrt die Verwertung von Glucose und eine geringere Nutzung von Fettsäuren. In Ruhephasen oder wenn ausreichend Fettsäuren vorhanden sind, werden diese vermehrt zur Energiegewinnung herangezogen.

Der Randle-Zyklus ist von entscheidender Bedeutung für das Verständnis des Energiestoffwechsels und der Regulation von Blutzucker- und Fettstoffwechsel im Körper. Er veranschaulicht, wie der Organismus flexibel auf verschiedene Energiequellen reagiert, um den Energiebedarf je nach Situation zu decken.

3.2.3 Metabolismus bei Kalorienmangel (Pull)

Während Phasen des Kalorienmangels, wie beispielsweise während des Fastens, kommt es aufgrund des Abfalls von zirkulierenden Kohlenhydraten und Lipiden aus der Nahrung und dem daraus resultierenden sinkenden Insulin-Glucagon-Verhältnis zu einer Umschichtung des Energiegewinnungsprozesses hin zur Verstoffwechselung von Fettsäuren. Gleichzeitig führt die vermehrte Ausschüttung von Glucagon zur Stimulation von Prozessen wie der hepatischen Glykogenolyse und der Ketogenese. Zusätzlich unterdrückt der abnehmende Insulinspiegel die hepatische Lipogenese, was ein zusätzlicher Stimulus für die Fettsäureoxidation bedeutet.

Daneben kommt es in der Peripherie zur vermehrten Lipolyse im weißen Fettgewebe, wodurch gespeicherte Triglyceride in Form von freien Fettsäuren ins Blut abgegeben werden und diese den Geweben, wie der Muskulatur oder dem Herzen, als Brennstoff zur Verfügung stehen. Analog zu der Aufnahme einer fettreichen Mahlzeit kommt es auch hier über den lipolytisch bedingten Anstieg von freien Fettsäuren zu einer zusätzlichen Hemmung der Glucoseoxidation.

Die Anpassungsmechanismen als Zeichen der metabolischen Flexibilität treten bereits frühzeitig auf und entwickeln sich innerhalb weniger Stunden. Dies geschieht bei stoffwechselgesunden Personen beispielsweise bereits während der nächtlichen Fastenphasen.

Da einige Zellarten wie Nervenzellen, Erythrozyten oder auch das Nierenmark auf Glucose als Energiesubstrat angewiesen sind, ist es auch im Falle einer längeren Fastenperiode von Nöten, die Versorgung dieser Zellen mit Glucose weiterhin zu gewährleisten.

Das geschieht in allererster Linie durch die Gluconeogenese, welche primär in der Leber und zum Teil in den Nieren abläuft. Hierbei kann aus Aminosäuren, Oxalacetat, Lactat oder Glycerin aus dem Fettabbau bis zu 200 g Glucose pro Tag produziert werden.

Das Nervensystem ist dabei mit etwa 140 g pro Tag der größte Glucosekonsument im Organismus.

Da es, wie zuvor beschrieben, bei der Gluconeogenese durch die Verstoffwechslung von Oxalacetat zu einer Unterbrechung des Citratzyklus kommt, gewinnt bei längeren Fastenphasen die **Ketonkörperproduktion und -nutzung** eine immer größere Bedeutung für unseren Organismus.

Die in der Leber produzierten Ketonkörper Acetoacetat und β-Hydroxybutyrat können dann zu Herz- und Skelettmuskel, Nierenrinde und Gehirn transportiert werden und als alternativer Energieträger dienen. Gleiches gilt für die durch Bewegung produzierte Milchsäure (Lactat). Beiden Substraten gemein ist, dass ihr Transport durch die Zellmembranen abhängig ist von speziellen Monocarboxylattransportern (MCT). Eine geringe metabolische Flexibilität mit seltenen Anflutungen von Ketonkörpern und Lactat kann neben genetischen Aspekten in der Folge zu einer Down-Regulation dieser Transporter führen.

3.2.4 Energieverteilung bei Bewegung

Neben Anpassungsmechanismen aufgrund von Veränderungen hinsichtlich der Verfügbarkeit von Nahrung muss sich unser Organismus ebenfalls an Situationen wie Stress, Infektionen oder vermehrte körperliche Aktivität adaptieren.

INFO

Die metabolischen Veränderungen bei Stress oder Immunaktivierung werden näher im ➤ Kapitel 3.4 „Egoistische Systeme" besprochen.

Da unser Organismus evolutionär darauf ausgelegt ist, sich für die Nahrungsbeschaffung zunächst einmal zu bewegen, bedarf es metabolischer Programme, die auch längere und intensivere Bewegung ermöglichen, selbst wenn die letzte Kalorienzufuhr unter Umständen mehrere Stunden bis Tage zurück liegt.

In Ruhe verbraucht 1 kg Muskelmasse pro Tag gerade einmal 13 kcal, bei körperlicher Aktivität kann der Energiebedarf unseres Körpers allerdings auf über 1.000 kcal pro Stunde ansteigen. Hierfür bedarf es einer ergiebigen Energiebereitstellung, um diese kostspieligen Anforderungen zu ermöglichen.

Wie für die meisten Zellen unseres Körpers stellt Glucose für unsere Muskelzellen das bevorzugte Energiesubstrat dar. Wie eingangs beschrieben, kann Glucose in unserem Körper nicht sehr langfristig gespeichert werden. Die verfügbare Menge an Glucose im Blut liegt bei etwa 20 g, die Menge an gespeicherter Glucose in Form von Glykogen beträgt etwa 400–450 g. Davon werden etwa 350 g in der Muskulatur gespeichert und ca. 80–100 g in der Leber.

Dementsprechend weist unsere Muskulatur, anders als manch andere Zellart von Natur aus eine große metabolische Flexibilität auf. So kann diese im Bedarfsfall neben der Glucose ebenso auf Fettsäuren, Ketonkörper und Lactat als Energieträger zurückgreifen.

Die einzelnen Arten der Energiebereitstellung wurden im vorangehenden Kapitel beleuchtet, weswegen an dieser Stelle darauf verzichtet wird.

Unsere **Skelettmuskulatur** besteht generell aus zwei verschiedenen Faserarten, den langsamen, aber **ausdauernden Typ-1-Fasern** sowie den schnellen, aber **weniger ausdauernden Typ-2-Fasern,** welche sich in ihren Stoffwechselfähigkeiten unterscheiden. Typ-1-Muskelfasern besitzen eine hohe mitochondriale Dichte und bevorzugen daher die oxidative Phosphorylierung für die ATP-Produktion. Da sie außerdem mehr Lipidtröpfchen enthalten, ist ihre Energiegewinnung maßgeblich auf die Oxidation von Fetten angewiesen. Steigt die Belastungsintensität an, führt die gesteigerte ATP-Nutzungsrate zu einer zunehmenden Verschiebung in Richtung Glucosestoffwechsel.

Typ-2-Muskelfasern haben hingegen eine geringe mitochondriale Dichte und sind für ihre ATP-Produktion überwiegend auf den Abbau von gespeichertem Glykogen durch die Glykolyse angewiesen. Diese ist zwar insgesamt weniger ergiebig, allerdings um bis zu 100-mal schneller als die oxidative Phosphorylierung.

Übersteigt die Pyruvatproduktion die Aufnahmekapazität der Mitochondrien, so wird dieses in der Folge in Lactat umgewandelt.

Dementsprechend sorgt eine Steigerung der mitochondrialen Dichte in der Muskulatur auch für eine gesteigerte Energiebereitstellung und Ausdauerleistungsfähigkeit. Diese lässt sich, wie bereits beschrieben, neben regelmäßiger sportlicher Aktivität auch durch Ernährungsfaktoren beeinflussen.

Insbesondere ein nahrungsinduzierter regelmäßiger Energiemangel durch wiederkehrende Fastenphasen stimuliert auch in der Muskulatur über den bekannten Zellschalter AMPK den Transkriptionsfaktor PGC 1-alpha, welcher die Mitochondriogenese stimuliert.

Außerdem kann ein zu starker und regelmäßiger Nahrungs-Push die mitochondriale Kapazität einschränken und zu einer schlechteren Energieproduktion beitragen.

Eine zentralen Rolle mit Blick auf die energetische Versorgung und die metabolische Flexibilität der Skelettmuskulatur kommt den bereits genannten Myokinen zu.

Mit der Ausschüttung dieser Botenstoffe signalisiert die Skelettmuskulatur dem restlichen Körper ihren gesteigerten Energiebedarf. Das erste Myokin, welches 2007 durch die Forschungsgruppe um Bente Klarlund Pedersen entdeckt wurde, war das aus dem Immunsystem bekannte proinflammatorische Interleukin-6.

Wird IL-6 allerdings durch die Skelettmuskulatur sezerniert, dient es vor allem der Aufrechterhaltung der metabolischen Homöostase in Zeiten eines veränderten Stoffwechselbedarfs, wie bei vermehrter körperlicher Aktivität.

Untersuchungen konnten zeigen, dass Bewegung eine um bis zu 100-fach gesteigerte Glucoseaufnahme in die Muskulatur ermöglicht (Richter et al. 2021).

Die gesteigerte Aufnahme im Skelettmuskel ist dabei eng mit der Translokation der GLUT4-Glucosetransporter zur Plasmamembran verbunden. Da körperliche Bewegung dazu führt, dass insulinantagonistische Hormone wie Glucagon und Adrenalin ausgeschüttet werden, geschieht diese gesteigerte Glucoseaufnahme größtenteils insulinunabhängig.

Die Signalgebung von IL-6 wird dabei zusätzlich durch ein Knochenhormon namens Osteocalcin gesteuert. **Osteocalcin** ist ein Peptidhormon, welches in seiner carboxylierten Form für die Knochenhomöostase und die Calciumbindung im Knochen verantwortlich ist.

Durch Bewegung und Ausdauersport wird unter dem Einfluss von IL-6 vermehrt eine uncarboxylierte Variante dieses Knochenhormons aus dem Knochen sezerniert, die zahlreiche endokrine Funktionen besitzt. Gemeinsam sorgen IL-6 und Osteocalcin für die verstärkte insulinunabhängige Glucoseaufnahme durch die Translokation des Glucosetransporters GLUT4. Daneben sorgen sie über eine AMPK-Aktivierung für eine Steigerung der Fettsäureoxidation und eine zunehmende Lipolyse. Dies geschieht insbesondere über eine Stimulation des carnitinabhängigen Transports langkettiger Fettsäuren in die Mitochondrien.

Insgesamt zeigt sich, dass der Bewegungsapparat bei Aktivität über Botenstoffe und Hormone seine eigene Energieversorgung sicherstellt und dafür zahlreiche Systeme in seinen Dienst stellt.

3.2.5 Zusammenfassung

Metabolische Flexibilität bezeichnet die Fähigkeit des Organismus, je nach Situation auf verschiedene endogene oder exogene Energiequellen zurückzugreifen. Dieser Prozess wird durch ein komplexes Zusammenspiel von Hormonen, Peptiden und anderen Botenstoffen reguliert. Dieses System von miteinander interagierenden Komponenten dient der Steuerung und Verteilung von Energieressourcen und -anforderungen in verschiedensten Lebenssituationen.

Vor allem die Einseitigkeit in Bezug auf die Nahrungsauswahl sowie die chronische Nährstoffüberladung können gemeinsam mit einem chronischen Bewegungsmangel zu einer zunehmenden Verschlechterung der Energieverteilungsmechanismen führen.

Neben hormonellen Einflüssen spielen insbesondere die Mitochondrien eine zentrale Rolle bei der Regulierung der metabolischen Flexibilität, welche für die Aufrechterhaltung der Zellfunktion sowohl unter gesunden als auch unter pathologischen Bedingungen unabdingbar ist.

Eine Inflexibilität des Energiestoffwechsels steht dabei im Zusammenhang mit der Entwicklung einer chronisch-niedriggradigen Entzündung.

Folgen einer solchen systemischen Entzündung können neben dem metabolischen Syndrom vor allem auch Herz-Kreislauf-Erkrankungen, Wundheilungsstörungen und chronische Schmerzen sein, die im Kontext Physiotherapie von besonderem Interesse sein dürften. Ein besseres Verständnis der metabolischen Flexibilität kann dementsprechend dazu beitragen, therapeutische Ansätze für diese Erkrankungen zu entwickeln und die Gesundheit der Patientinnen und Patienten zu verbessern.

Expertentipp

Interventionen zur Verbesserung der Stoffwechselflexibilität

- Gewichtsreduktion
- Einseitige Ernährung vermeiden und größtmögliche Variabilität in der Lebensmittelauswahl
- Reduzierung der Mahlzeitenhäufigkeit
- Ultraprozessierte Nahrungsmittel vermeiden
- Regelmäßige Fastenphasen bzw. Kalorienrestriktion
- Regelmäßige Bewegung
- Ausreichende Mikronährstoffzufuhr (➤ Tab. 3.1)
- Regelmäßige Wechsel zwischen mTOR- und AMPK-Aktivierung (➤ Kap. 2.4)

LITERATURVERZEICHNIS UND WEITERFÜHRENDE LITERATUR

Abella V, Scotece M, Conde J, et al. Leptin in the interplay of inflammation, metabolism and immune system disorders. Nat Rev Rheumatol 2017 Feb; 13(2): 100–109. https://doi.org/10.1038/nrrheum.2016.209.

Ahmad B, Vohra MS, Saleemi MA, Serpell CJ, Fong IL, Wong EH. Brown/Beige adipose tissues and the emerging role of their secretory factors in improving metabolic health: The batokines. Biochimie 2021 May; 184: 26–39. https://doi.org/10.1016/j.biochi.2021.01.015.

Ahmed M, Gannon MC, Nuttall FQ. Postprandial plasma glucose, insulin, glucagon and triglyceride responses to a standard diet in normal subjects. Diabetologia 1976 Mar; 12(1): 61–67. https://doi.org/10.1007/BF01221966.

Camandola S, Mattson MP. Brain metabolism in health, aging, and neurodegeneration. EMBO J 2017 Jun 1; 36(11): 1474–1492. https://doi.org/10.15252/embj.201695810.

Evans MC, Lord RA, Anderson GM. Multiple Leptin Signalling Pathways in the Control of Metabolism and Fertility: A Means to Different Ends? Int J Mol Sci 2021 Aug 26; 22(17): 9210. https://doi.org/10.3390/ijms22179210.

Febbraio MA, Pedersen BK. Muscle-derived interleukin-6: mechanisms for activation and possible biological roles. FASEB J 2002 Sep; 16(11): 1335–1347. https://doi.org/10.1096/fj.01-0876rev.

Feldt-Rasmussen U. Thyroid and leptin. Thyroid 2007 May; 17(5): 413–419. https://doi.org/10.1089/thy.2007.0032.

Freese J, Klement RJ, Ruiz-Núñez B, Schwarz S, Lötzerich H. The sedentary (r)evolution: Have we lost our metabolic flexibility? F1000Res 2017 Oct 2; 6: 1787. https://doi.org/10.12688/f1000research.12724.2.

Halestrap AP. The monocarboxylate transporter family – Structure and functional characterization. IUBMB Life 2012 Jan; 64(1): 1–9. https://doi.org/10.1002/iub.573.

Halling JF, Pilegaard H. PGC-1α-mediated regulation of mitochondrial function and physiological implications. Appl Physiol Nutr Metab 2020 Sep; 45(9): 927–936. https://doi.org/10.1139/apnm-2020-0005.

Hassink SG, de Lancey E, Sheslow DV, et al. Placental leptin: an important new growth factor in intrauterine and neonatal development? Pediatrics 1997 Jul; 100(1): E1. https://doi.org/10.1542/peds.100.1.e1. PMID: 9200375.

Jørgensen W, Rud KA, Mortensen OH, Frandsen L, Grunnet N, Quistorff B. Your mitochondria are what you eat: a high-fat or a high-sucrose diet eliminates metabolic flexibility in isolated mitochondria from rat skeletal muscle. Physiol Rep 2017 Mar; 5(6): e13207. https://doi.org/10.14814/phy2.13207.

Karwi QG, Uddin GM, Ho KL, Lopaschuk GD. Loss of Metabolic Flexibility in the Failing Heart. Front Cardiovasc Med 2018 Jun 6; 5: 68. https://doi.org/10.3389/fcvm.2018.00068.

Kelley DE, Goodpaster B, Wing RR, Simoneau JA. Skeletal muscle fatty acid metabolism in association with insulin resistance, obesity, and weight loss. Am J Physiol 1999 Dec; 277(6): E1130–E1141. https://doi.org/10.1152/ajpendo.1999.277.6.E1130.

Kelley DE, Mandarino LJ. Fuel selection in human skeletal muscle in insulin resistance: a reexamination. Diabetes 2000 May; 49(5): 677–683. https://doi.org/10.2337/diabetes.49.5.677.

Kratzsch J, Höckel M, Kiess W. Leptin and pregnancy outcome. Curr Opin Obstet Gynecol 2000 Dec; 12(6): 501–505. https://doi.org/10.1097/00001703-200012000-00008.

Lacorn M, Goerke M, Claus R. Inulin-coated butyrate increases ileal MCT1 expression and affects mucosal morphology in the porcine ileum by reduced apoptosis. J Anim Physiol Anim Nutr (Berl) 2010 Oct; 94(5): 670–676. https://doi.org/10.1111/j.1439-0396.2009.00955.x.

Longhitano L, Vicario N, Tibullo D, et al. Lactate Induces the Expressions of MCT1 and HCAR1 to Promote Tumor Growth and Progression in Glioblastoma. Front Oncol 2022 Apr 28; 12: 871798. https://doi.org/10.3389/fonc.2022.871798.

Lord GM. Leptin as a proinflammatory cytokine. Contrib Nephrol 2006; 151: 151–164. https://doi.org/10.1159/000095326.

Mantzoros CS, Magkos F, Brinkoetter M, et al. Leptin in human physiology and pathophysiology. Am J Physiol Endocrinol Metab 2011 Oct; 301(4): E567–E584. https://doi.org/10.1152/ajpendo.00315.2011.

Mera P, Laue K, Ferron M, et al. Osteocalcin Signaling in Myofibers Is Necessary and Sufficient for Optimum Adaptation to Exercise. Cell Metab 2016 Jun 14; 23(6): 1078–1092. https://doi.org/10.1016/j.cmet.2016.05.004. Erratum in: Cell Metab 2017 Jan 10; 25(1): 218.

Messina G, Palmieri F, Monda V, et al. Exercise Causes Muscle GLUT4 Translocation in an Insulin-Independent Manner. Biol Med (Aligarh) 2015, 1: 2. https://doi.org/10.4172/0974-8369.1000S3007.

Muoio DM. Metabolic inflexibility: when mitochondrial indecision leads to metabolic gridlock. Cell 2014 Dec 4; 159(6): 1253–1262. https://doi.org/10.1016/j.cell.2014.11.034.

Oh KJ, Lee DS, Kim WK, Han BS, Lee SC, Bae KH. Metabolic Adaptation in Obesity and Type II Diabetes: Myokines, Adipokines and Hepatokines. Int J Mol Sci 2016 Dec 22; 18(1): 8. https://doi.org/10.3390/ijms18010008.

Pan JW, Rothman TL, Behar KL, Stein DT, Hetherington HP. Human brain beta-hydroxybutyrate and lactate increase in fasting-induced ketosis. J Cereb Blood Flow Metab 2000 Oct; 20(10): 1502–1507. https://doi.org/10.1097/00004647-200010000-00012.

Pedersen BK, Febbraio MA. Muscles, exercise and obesity: skeletal muscle as a secretory organ. Nat Rev Endocrinol 2012 Apr 3; 8(8): 457–465. https://doi.org/10.1038/nrendo.2012.49.

Peters A. The selfish brain: Competition for energy resources. Am J Hum Biol 2011 Jan-Feb; 23(1): 29–34. https://doi.org/10.1002/ajhb.21106.
Richter EA. Is GLUT4 translocation the answer to exercise-stimulated muscle glucose uptake? Am J Physiol Endocrinol Metab 2021 Feb 1; 320(2): E240-E243. https://doi.org/10.1152/ajpendo.00503.2020.
Severinsen MCK, Pedersen BK. Muscle-Organ Crosstalk: The Emerging Roles of Myokines. Endocr Rev 2020 Aug 1; 41(4): 594–609. https://doi.org/10.1210/endrev/bnaa016. Erratum in: Endocr Rev 2021 Jan 28; 42(1): 97–99.
Smith RL, Soeters MR, Wüst RCI, Houtkooper RH. Metabolic Flexibility as an Adaptation to Energy Resources and Requirements in Health and Disease. Endocr Rev 2018 Aug 1; 39(4): 489–517. https://doi.org/10.1210/er.2017-00211.
Thibault R, De Coppet P, Daly K, et al. Down-regulation of the monocarboxylate transporter 1 is involved in butyrate deficiency during intestinal inflammation. Gastroenterology 2007 Dec; 133(6): 1916–1927. https://doi.org/10.1053/j.gastro.2007.08.041.
Wang Z, Ying Z, Bosy-Westphal A, et al. Evaluation of specific metabolic rates of major organs and tissues: comparison between men and women. Am J Hum Biol 2011 May–Jun; 23(3): 333–338. https://doi.org/10.1002/ajhb.21137.

3.3 Insulin- und Leptinresistenzen

Sowohl Insulin als auch Leptin sind für unseren Organismus zentrale Regulatoren der Energiehomöostase. Nur durch eine reibungslose Funktion kann unsere metabolische Flexibilität aufrechterhalten werden und eine situationsabhängige Allostase der zur Verfügung stehenden Energie gewährleistet werden.

Neben der zielgerichteten und ausreichenden Produktion dieser beiden Proteohormone ist auch das Vorhandensein und die nötige Sensibilität der entsprechenden Rezeptoren dabei entscheidend.

Nur durch eine gute Energiesignalisierung können energieaufwändige, anabole Prozesse wie Proliferation und Wachstum, aber ebenso Stressreaktionen oder Immunantworten gewährleistet werden.

Eine längerfristige reduzierte Hormonwirkung kann daher zu erheblichen Einschränkungen der Körperfunktionen und Krankheit führen, kurzfristig allerdings auch von Nöten sein, um das Überleben zu sichern.

3.3.1 Insulinresistenz

Eine Störung der Glucosetoleranz ist nicht allein Grundlage eines Typ-2-Diabetes (T2D), sondern gehört weltweit zu den Hauptursachen von Morbidität und Mortalität (➤ Tab. 3.6). Die **Insulinresistenz (IR)** gilt dabei als Schlüsselkomponente des metabolischen Syndroms und geht der Entwicklung von Übergewicht, Diabetes, Herz-Kreislauf-Erkrankungen und der Alzheimer-Krankheit voraus.

Zahlreiche Faktoren können dabei zur Pathophysiologie einer IR beitragen und zu einer Dysregulation aller durch Insulin induzierten Stoffwechselvorgänge führen.

Die Hauptaufgabe von Insulin ist die Regulation der Plasmaglucose durch eine Erhöhung der **Glucoseaufnahme in die Zellen.** Diese durch Insulin stimulierte Aufnahme kommt dabei durch eine Translokation des GLUT4-Transporters zustande, sobald Insulin an dem entsprechenden Rezeptor an der Zelloberfläche gebunden hat (➤ Abb. 3.3).

GLUT4 befindet sich dabei in Vesikeln, die durch Exozytose an die Zelloberfläche gelangen und mit dieser verschmelzen.

Das größte Zielorgan für die Insulinsignalgebung ist dabei die Skelettmuskulatur. Bis zu 75 % der insulinabhängigen Glucoseverwertung findet hier statt, die Verwertung im Fettgewebe macht hingegen nur einen kleinen Teil aus.

Bei einer Insulinresistenz kommt es dazu, dass die Sensitivität dieser speziellen Insulinrezeptoren sinkt und dadurch eine größere Menge an Insulin benötigt wird, um die gleiche Wirkung an der Zelle zu erzeugen. Daher ist eine im Labor feststellbare **Hyperinsulinämie** ein klassisches Zeichen einer zugrundeliegenden IR. Daneben zeigen Studien, dass eine chronische Hyperinsulinämie nicht nur Folge, sondern auch Auslöser einer IR sein kann. Ein solcher Circulus vitiosus ist daher oftmals Grundlage für die Entstehung eines T2D.

Neben dieser Maladaptation spielt die IR ebenfalls eine wichtige adaptive, physiologische Rolle in unserem Organismus. Unter bestimmten Bedingungen, die meist mit einem erhöhten Stoffwechselbedarf unterschiedlicher Systeme verbunden sind, wie Fasten, Stress, Schwangerschaft oder Immunaktivierung, fördern verschiedene Hormone und Zytokine ebenso den Zustand einer IR.

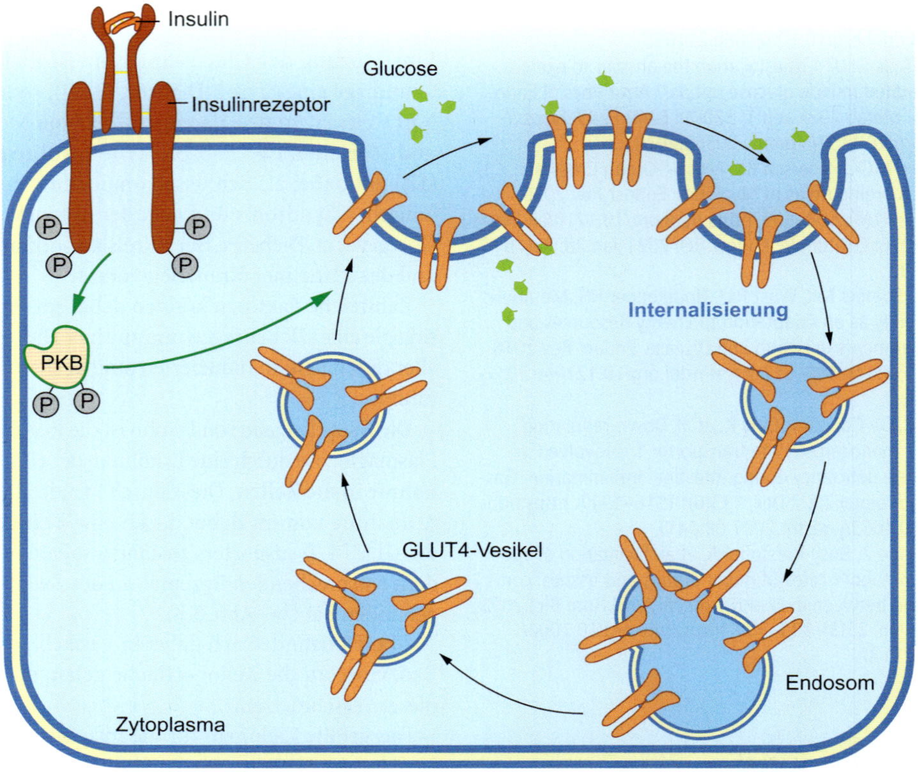

Abb. 3.3 Insulinrezeptor und GLUT4-Translokation.
GLUT4: Glucosetransporter 4; P: Phosphat; PKB: Proteinkinase B. [L138]

Diese physiologische Veränderung der Insulinsignalübertragung könnte als evolutionärer Anpassungsmechanismus betrachtet werden, in Zeiten, in denen der Organismus akut Energie mobilisieren muss und in der Folge von einem anabolen in einen katabolen Zustand übergeht.

Die Freisetzung und Umverteilung von Glucose aus der Leber sowie von freien Fettsäuren, die aus den Adipozyten freigesetzt werden, dienen dabei der Unterstützung lebenswichtiger Stoffwechselprozesse. In diesen Situationen ist die insulinabhängige Glucoseaufnahme im Muskel- und Fettgewebe gehemmt, während die hepatische Glucoseproduktion und die Lipolyse der Adipozyten verstärkt werden.

Auf diese Weise können die zirkulierenden freien Fettsäuren die Energieversorgung der Peripherie gewährleisten, während insbesondere die IR der Skelettmuskulatur dafür sorgt, dass die zur Verfügung stehende Glucose nun den lebensnotwendigen Systemen zur Verfügung steht.

Vermittelt wird diese adaptive Form der IR durch bestimmte, systemeigene Botenstoffe wie dem **Stresshormon Adrenalin** oder durch **Zytokine des Immunsystems.**

Wie an anderer Stelle bereits mehrfach gezeigt, führt eine langfristige und chronische Aktivierung solcher für den Akutfall konzipierter Regelkreise zu einer allmählichen Dysregulation und in der Folge zu pathologischen Anpassungen: in diesem Fall zu einer anhaltenden pathologischen Form der IR.

Auslösend hierfür können dementsprechend sowohl chronischer Stress als auch eine chronische Aktivierung des Immunsystems sein (s. ➤ Kapitel 3.4).

Aus ernährungsphysiologischer Sicht ist es vor allem die dauerhafte Überstimulation der Insulinse-

Tab. 3.5 Einflussfaktoren auf die Insulin- und Glucagonsekretion

	Insulin	Glucagon
Stimulatoren	Kohlenhydrate Hyperglykämie Aminosäuren (Leucin) Gastrin Cortisol	Hypoglykämie Aminosäuren (Arginin, Alanin) Fettsäuren Adrenalin Kälte
Hemmer	Adrenalin Fasten Metformin Rapamycin Berberin	Insulin Somatostatin Kohlenhydrate GABA Zink Ketonkörper

GABA: Gamma-Aminobuttersäure.

Tab. 3.6 Mit Insulinresistenz (IR) assoziierte Krankheiten (u. a.)

Typ-2-Diabetes
Übergewicht
Herz-Kreislauf-Erkrankungen (inkl. Hypertonie, Arteriosklerose, Herzinfarkt)
Schlaganfall
Nicht-alkoholische Fettleber-Erkrankung (NAFLD)
Polyzystisches Ovarialsyndrom
Endometriose
Morbus Alzheimer
Frozen Shoulder
Wundheilungsstörungen
Chronisch-niedriggradige Entzündungen

kretion, die zu einer immer geringeren Wirksamkeit des Hormons führen kann (➤ Tab. 3.5).

Ebenso wie die regelmäßige energetische Überfrachtung unserer Mitochondrien, die sich durch die Ausprägung einer IR vor zunehmendem oxidativem Stress schützen können.

Insgesamt geht die IR daher stets mit einer **allgemeinen Einschränkung der metabolischen Flexibilität** einher.

Bei den ernährungsbedingten Auslösern für eine herabgesetzte Insulinwirkung spielen also dementsprechend allen voran der häufige Verzehr von kohlenhydratreichen Nahrungsmitteln eine zentrale Rolle, aber auch proteinreiche Lebensmittel wie Milch- und Milchprodukte können eine Insulinsekretion stimulieren.

Dem Fettgewebe kommt im Kontext IR ebenfalls eine besondere Bedeutung zu. Übergewicht und IR sind sehr eng miteinander verknüpft, weswegen es sowohl Ursache als auch Folge einer IR sein.

Bei einer positiven Energiebilanz führen Gewichtszunahme und erhöhte viszerale Adipositas zu hypertrophen und dysfunktionalen Adipozyten. In diesem Zustand werden neben freien Fettsäuren auch zunehmend proinflammatorische Zytokine in den Blutkreislauf abgegeben.

Diese führen auf Dauer zu einem Zustand der **chronisch-niedriggradigen Entzündung,** der mit einer IR einhergeht. Ebenso führt die Akkumulation von Lipidmetaboliten zu einer erhöhten Lipotoxizität, die ebenfalls die Insulinwirkung herabsetzen.

Dementsprechend konnten Studien zeigen, dass eine Ernährung mit einem höheren Anteil an Omega-6-Fettsäuren eine Insulinresistenz, Entzündungen und Fettleibigkeit fördert (DiNicolantonio et al. 2017). Dies gilt insbesondere für einen langfristig erhöhten Konsum von Linolsäure (LA). Verschiedene Untersuchungen zeigen zwar, dass die LA positive Auswirkungen auf den Körper und die Entwicklung von Typ-2-Diabetes haben kann. Ein chronisch erhöhter Konsum von LA kann jedoch die Insulinresistenz begünstigen, vermutlich aufgrund der Anhäufung von oxidierten LA-Metaboliten (Hamilton et al. 2021). Zusätzlich könnten diese Metaboliten durch Entzündungsprozesse in den ß-Zellen die Insulinsekretion negativ beeinflussen.

Eine Ernährung mit einem hohen Anteil an einfach ungesättigten Fettsäuren (MUFA) und mehrfach ungesättigten Omega-3-Fettsäuren im Vergleich zu gesättigten langkettigen Fettsäuren (SFA) kann hingegen eine bestehende Insulinresistenz verbessern und zu Fettverlust führen.

Zusammenfassend lässt sich daher sagen, dass sowohl zur Vermeidung als auch zur Therapie einer pathologischen IR eine Wiederherstellung der metabolischen Flexibilität mit den im vorangegangenen Kapitel beschriebenen Maßnahmen eines der wichtigsten Ziele ist.

Die Vermeidung der hochfrequenten, regelmäßigen Aufnahme von insbesondere kohlenhydratreichem Lebensmittel steht dabei im Vordergrund.

Auch von einem hohen Konsum **ultra-prozessierter Nahrungsmittel** ist aufgrund der hohen kalorischen Dichte abzuraten, ebenso wie von einer verstärkten Zufuhr von linolsäurereichen Lebensmitteln, zu denen neben Fertigprodukten zahlreiche Pflanzenöle oder Fleisch aus Masttierhaltung zählen. Zur weiteren Unterstützung kann auf eine Einnahme von Zimt, Kurkuma und Knoblauch oder eine Supplementation von Zink, Chrom und Magnesium geachtet werden, die ebenfalls zu einer Verbesserung der IR führen. Auch das vor allem in Äpfeln enthaltene Polyphenol **Phloretin** zeigt Untersuchungen zufolge antidiabetische Wirkungen durch verschiedene Einflüsse auf die Insulinsensitivität und die Glucosehomöostase. Es hemmt die Aktivität der SGLT-Transporter im Darm, was zu einer verminderten Glucoseaufnahme führt. Daneben fördert es die GLUT4-Aktivität und bewirkt über die vermehrte Expression verschiedener Gene eine verbesserte Insulinsensitivität.

3.3.2 Leptinresistenz

Fettgewebe ist nicht nur ein passives Speicherorgan für Energie, sondern ein aktives endokrines Organ, das verschiedene Hormone und Botenstoffe absondert. Diese sogenannten **Adipokine** sind eine spezielle Art von Zytokinen, die Entzündungen, Stoffwechsel, Appetit, Herz-Kreislauf-Funktion, Immunität und andere physiologische Prozesse regulieren. Zu den wichtigsten Adipokinen gehört das bereits beschriebene Leptin.

Neben seiner Rolle in der Regulation und Aufrechterhaltung der Energiehomöostase gilt Leptin als das Hormon im Körper, welches Muskelaktivität, Immunsystem, Fortpflanzung, Wachstum und Psyche miteinander verbindet. Aus diesem Grund ist, analog zum Insulin, eine gestörte Signalgebung mit zahlreichen Erkrankungen und Beschwerdebildern assoziiert.

Erst seit 1994 ist die Existenz von Leptin und seine Wirkung als Sättigungshormon bekannt. Infolgedessen entstand die Hypothese, dass bei adipösen Menschen ein Leptinmangel vorliegt, welcher durch eine Supplementierung ausgeglichen werden kann. Erst später stellte man fest, dass nicht die Menge, sondern die Wirkung von Leptin an seinem Rezeptor im Hypothalamus bei Übergewicht eingeschränkt ist. Die Art und die Menge des vom Fettgewebe sezernierten Leptins hängt dabei von der Anzahl und der Beschaffenheit der Adipozyten zusammen. Übergewichtige Menschen produzieren aus diesem Grund deutlich größere Mengen an Leptin.

Eine chronische Überproduktion von Leptin kann im Laufe der Zeit zu einer Leptinresistenz (LR) führen, bei welcher der Nucleus arcuatus auf die entsprechenden Signale des Hormons nur noch eingeschränkt reagieren kann. Da im Zustand der Resistenz die Signalübermittlung über den energetischen Zustand des Körpers fehlt, ist diese in der Bedeutung mit einem Mangel an Leptin gleichzusetzen. Die Folge ist das Ausbleiben eines Sättigungssignals mit Fortschreiten der Energiespeicherung und einer zunehmenden Adipositas. Daneben führt neben der Adipositas auch ein chronisch erhöhter Konsum von Fructose zu einer Einschränkung der Leptinsignale.

Bekanntermaßen steht eine Adipositas im Zusammenhang mit zahlreichen chronischen Erkrankungen, von denen die meisten auf der Basis einer chronisch-niedriggradigen Entzündung entstehen. Neben der fettgewebsinduzierten Produktion proinflammatorischer Zytokine wie TNF-alpha oder IL-6 konnten Untersuchungen in den letzten Jahren auch die besondere Rolle von Leptin als Immunmodulator zeigen.

INFO

Wirkung von Leptin auf das Immunsystem

Leptin wirkt auf verschiedene Arten von Immunzellen und beeinflusst dabei sowohl die Entwicklung als auch die Funktion von Immunzellen. Durch diese Interaktion fördern erhöhte systemische Leptinspiegel bei ernährungsbedingter Fettleibigkeit direkt die mit Fettleibigkeit einhergehende Entzündung.
Dementsprechend kann eine **Hyperleptinämie** zu chronisch-entzündlichen Erkrankungen wie Multiple Sklerose oder rheumatoide Arthritis beitragen, genauso wie zu Herz-Kreislauf-Erkrankungen, Arteriosklerose, Asthma oder Osteoarthritis. Darüber hinaus sind Adipokine auch an psychischen Störungen wie Depressionen, Angstzuständen, Schizophrenie, bipolaren Störungen oder Essstörungen beteiligt.

Da Leptin ebenfalls über verschiedene Wege die Knochenhomöostase beeinflusst, ist ein Mangel oder eine Resistenz außerdem mit osteoporotischen Veränderungen verbunden.

Zusammenfassend lässt sich daher sagen, dass Fettgewebe heutzutage als das zentrale System angesehen wird, welches für systemische Entzündungsprozesse und den damit vergesellschafteten Erkrankungen verantwortlich ist. Aus diesem Grund stellen Adipokine wie Leptin einen der wichtigsten Akteure bei Entzündungen und Immunität dar, weswegen die gezielte Beeinflussung als zentrales Ziel der zahlreichen Beschwerdebilder angesehen werden sollte.

Die pathophysiologische Entwicklung einer LR mit all ihren Folgeerscheinungen könnte hierbei weitgehend durch einfache, nicht-pharmakologische Hilfsmittel wie körperliche Betätigung und Ernährung reguliert werden. Allen voran steht hier die Gewichtsreduzierung, die sowohl durch Ernährungsinterventionen wie Kalorienrestriktion oder Fasten zu erreichen ist, als auch durch die Zunahme des Kalorienverbrauchs aufgrund vermehrter körperlicher Belastung. Untersuchungen zeigen, dass Fasten unmittelbar zu einem Abfall der Leptinkonzentrationen führt und dadurch bereits frühzeitig einen Einfluss auf eine Verbesserung der Leptinsensitivität spielen kann.

Hinsichtlich des allgemeinen Konsums von Fetten und Kohlenhydraten liegen aktuell keine eindeutigen Dosis-Wirkungs-Beziehungen hinsichtlich einer LR vor. Vor allem eine erhöhte Aufnahme von Omega-6-Fettsäuren scheint aber einen negativen Einfluss auf die LR, die IR und die Fettleibigkeit zu haben. Im Gegensatz dazu führt eine erhöhte Zufuhr von Omega-3-Fettsäuren zu einer Homöostase und Gewichtsabnahme.

Daneben ist vor allem der erhöhte Fructosekonsum deutlich mit der Entwicklung einer IR verbunden und sollte dementsprechend reduziert oder sogar gänzlich eingestellt werden.

Eine eiweißreiche Diät mit einem Anteil von 15–20 % der Gesamtkalorienzufuhr führt hingegen zu einer Verringerung des zirkulierenden Leptinspiegels sowie zu einer Verringerung der Kalorienaufnahme, des Körpergewichts und der Fettmasse.

Untersuchungen haben außerdem gezeigt, dass die Zusammensetzung und Aktivität der Darmmikrobiota einen Einfluss auf die Produktion und Funktion von Adipokinen haben kann. Aus diesem Grund kann die regelmäßige Aufnahme von Prä- und Probiotika ebenfalls zu einer Senkung der Leptinspiegel beitragen. Hierbei sollte vor allem auf eine ballaststoffreiche Ernährung, die reich an Obst und Gemüse ist, geachtet werden.

LITERATURVERZEICHNIS UND WEITERFÜHRENDE LITERATUR

Andreoli MF, Donato J, Cakir I, Perello M. Leptin resensitisation: a reversion of leptin-resistant states. J Endocrinol 2019 Jun 1; 241(3): R81-R96. https://doi.org/10.1530/JOE-18-0606.

Bjørklund G, Dadar M, Pivina L, Doşa MD, Semenova Y, Aaseth J. The Role of Zinc and Copper in Insulin Resistance and Diabetes Mellitus. Curr Med Chem 2020; 27(39): 6643–6657. https://doi.org/10.2174/0929867326666190902122155.

Clemente-Suárez VJ, Redondo-Flórez L, Beltrán-Velasco AI, et al. The Role of Adipokines in Health and Disease. Biomedicines 2023 Apr 27; 11(5): 1290. https://doi.org/10.3390/biomedicines11051290.

DiNicolantonio JJ, O'Keefe JH. Good Fats versus Bad Fats: A Comparison of Fatty Acids in the Promotion of Insulin Resistance, Inflammation, and Obesity. Mo Med 2017 Jul–Aug; 114(4): 303–307. PMID: 30228616

Du S, Wu X, Han T, et al. Dietary manganese and type 2 diabetes mellitus: two prospective cohort studies in China. Diabetologia 2018 Sep; 61(9): 1985–1995. https://doi.org/10.1007/s00125-018-4674-3.

Dubey P, Thakur V, Chattopadhyay M. Role of Minerals and Trace Elements in Diabetes and Insulin Resistance. Nutrients 2020 Jun 23; 12(6): 1864. https://doi.org/10.3390/nu12061864.

Gao H, Geng T, Huang T, Zhao Q. Fish oil supplementation and insulin sensitivity: a systematic review and meta-analysis. Lipids Health Dis 2017 Jul 3; 16(1): 131. https://doi.org/10.1186/s12944-017-0528-0

Hamilton JS, Klett EL. Linoleic acid and the regulation of glucose homeostasis: A review of the evidence. Prostaglandins Leukot Essent Fatty Acids 2021 Dec; 175: 102366. https://doi.org/10.1016/j.plefa.2021.102366.

Imamura F, Micha R, Wu JH, et al. Effects of Saturated Fat, Polyunsaturated Fat, Monounsaturated Fat, and Carbohydrate on Glucose-Insulin Homeostasis: A Systematic Review and Meta-analysis of Randomised Controlled Feeding Trials. PLoS Med 2016 Jul 19; 13(7): e1002087. https://doi.org/10.1371/journal.pmed.1002087.

Janah L, Kjeldsen S, Galsgaard KD, et al. Glucagon Receptor Signaling and Glucagon Resistance. Int J Mol Sci 2019 Jul 5; 20(13): 3314. https://doi.org/10.3390/ijms20133314.

Kelley DE, Mandarino LJ. Fuel selection in human skeletal muscle in insulin resistance: a reexamination. Diabetes 2000 May; 49(5): 677–683. https://doi.org/10.2337/diabetes.49.5.677.

Khan A, Safdar M, Ali Khan MM, Khattak KN, Anderson RA. Cinnamon improves glucose and lipids of people with type 2 diabetes. Diabetes Care 2003 Dec; 26(12): 3215–3218. https://doi.org/10.2337/diacare.26.12.3215.

Kiernan K, MacIver NJ. The Role of the Adipokine Leptin in Immune Cell Function in Health and Disease. Front Immunol 2021 Jan 29; 11: 622468. https://doi.org/10.3389/fimmu.2020.622468.

Kobayashi M, Olefsky JM. Effect of experimental hyperinsulinemia on insulin binding and glucose transport in isolated rat adipocytes. Am J Physiol 1978 Jul; 235(1): E53–E62. https://doi.org/10.1152/ajpendo.1978.235.1.E53.

Mantzoros CS, Magkos F, Brinkoetter M, et al. Leptin in human physiology and pathophysiology. Am J Physiol Endocrinol Metab 2011 Oct; 301(4): E567–E584. https://doi.org/10.1152/ajpendo.00315.2011.

Mendoza-Herrera K, Florio AA, et al. The Leptin System and Diet: A Mini Review of the Current Evidence. Front Endocrinol (Lausanne) 2021 Nov 24; 12: 749050. https://doi.org/10.3389/fendo.2021.749050.

Moradi S, Hojjati Kermani MA, et al. Ultra-Processed Food Consumption and Adult Diabetes Risk: A Systematic Review and Dose-Response Meta-Analysis. Nutrients 2021 Dec 9; 13(12): 4410. https://doi.org/10.3390/nu13124410.

Morais JBS, Severo JS, de Alencar GRR, et al. Effect of magnesium supplementation on insulin resistance in humans: A systematic review. Nutrition. 2017 Jun; 38: 54–60. https://doi.org/10.1016/j.nut.2017.01.009.

Nowotny B, Zahiragic L, Krog D, et al. Mechanisms underlying the onset of oral lipid-induced skeletal muscle insulin resistance in humans. Diabetes 2013 Jul; 62(7): 2240–2248. https://doi.org/10.2337/db12-1179.

Saltiel AR, Kahn CR. Insulin signalling and the regulation of glucose and lipid metabolism. Nature 2001 Dec 13; 414(6865): 799–806. https://doi.org/10.1038/414799a.

Seo K-I, Choi M-S, Jung UJ, et al. Effect of curcumin supplementation on blood glucose, plasma insulin, and glucose homeostasis related enzyme activities in diabetic db/db mice. Mol Nutr Food Res 2008; 52: 995–1004. https://doi.org/10.1002/mnfr.200700184.

Setayesh L, Ebrahimi R, Pooyan S, et al. The possible mediatory role of adipokines in the association between low carbohydrate diet and depressive symptoms among overweight and obese women. PLoS One 2021 Sep 13; 16(9): e0257275. https://doi.org/10.1371/journal.pone.0257275.

Shanik MH, Xu Y, Skrha J, Dankner R, Zick Y, Roth J. Insulin resistance and hyperinsulinemia: is hyperinsulinemia the cart or the horse? Diabetes Care 2008 Feb; 31 Suppl 2: S262–S268. https://doi.org/10.2337/dc08-s264.

Shapiro A, Mu W, Roncal C, Cheng KY, Johnson RJ, Scarpace PJ. Fructose-induced leptin resistance exacerbates weight gain in response to subsequent high-fat feeding. Am J Physiol Regul Integr Comp Physiol 2008 Nov; 295(5): R1370–R1375. https://doi.org/10.1152/ajpregu.00195.2008.

Shelke V, Kale A, Kulkarni YA, Gaikwad AB. Phloretin: a comprehensive review of its potential against diabetes and associated complications. J Pharm Pharmacol 2024 Mar 4; 76(3): 201–212. https://doi.org/10.1093/jpp/rgae010. PMID: 38243397.

Tsatsoulis A, Mantzaris MD, Bellou S, Andrikoula M. Insulin resistance: an adaptive mechanism becomes maladaptive in the current environment – an evolutionary perspective. Metabolism 2013 May; 62(5): 622–633. https://doi.org/10.1016/j.metabol.2012.11.004.

3.4 Egoistische Systeme

Das Überleben des Menschen beruht auf der Fähigkeit, Hungerperioden durch Energiespeicherung zu überstehen, auf der Fähigkeit, Infektionen durch eine entzündungsfördernde Immunantwort abzuwehren, und auf der Fähigkeit, Gefahrensituationen durch eine adaptive Stressreaktion zu bewältigen.

Grundlage hierfür sind die zuvor beschriebenen Mechanismen der metabolischen Flexibilität, welche es den verschiedenen Systemen ermöglicht hat, je nach Situation adäquat reagieren zu können. Eine solche angepasste Reaktion setzt voraus, dass die zur Verfügung stehende Energie akut dem jeweils geforderten System bereitgestellt wird.

Diese Energieumverteilung wird dabei stets über verschiedene Hormone oder Botenstoffe durch das betroffene System selbst reguliert – es wird egoistisch (➤ Abb. 3.4).

Organsysteme, die nicht Teil der jeweiligen Lösungsstrategie des Körpers sind, werden dementsprechend weniger mit Energie versorgt.

Diese im Folgenden beschriebenen physiologischen Mechanismen der egoistischen Energieumverteilung sind evolutionär auf akute, vorübergehende Situationen ausgelegt, an deren Ende immer eine (Auf-)Lösung der Problematik stand.

Eine dauerhafte egoistische Umverteilung von Energie zugunsten bestimmter Systeme bedeutet daher immer Unterversorgung, Dysregulation und Degeneration der anderen Systeme.

Die beiden maßgeblichen, zum Überleben notwendigen, egoistischen Systeme sind das Gehirn und das Immunsystem, welche heutzutage durch Einflussfaktoren wie chronischem Stress, vermehrter Umweltbelastung, falscher Nahrung und zu geringem Kontakt zur Natur chronisch aktiv werden können.

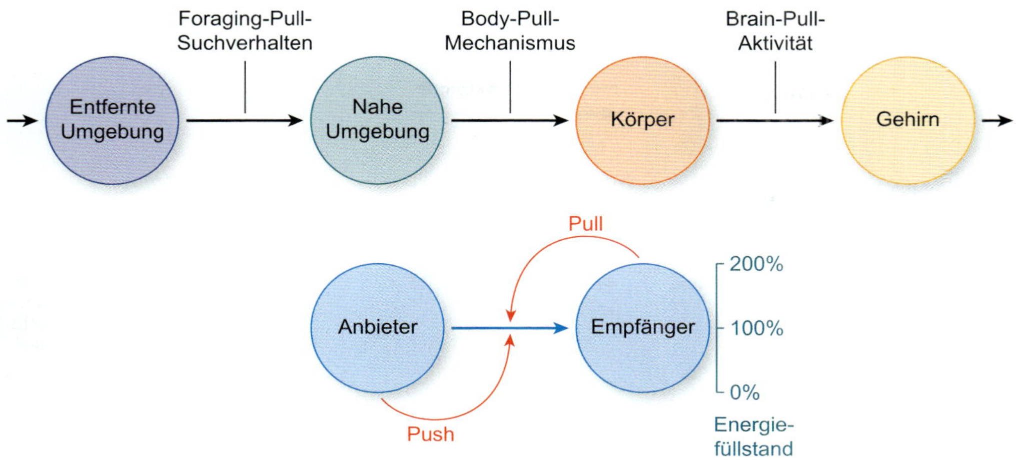

Abb. 3.4 Egoistische Systeme. [H530-001]

3.4.1 Egoistisches Gehirn

Das Gehirn nimmt im Kontext Energiemetabolismus eine besondere Stellung im menschlichen Körper ein. Schon 1921 konnte die Pathologin Marie Krieger feststellen, dass das Gewicht des menschlichen Gehirns während einer ausgeprägten Hungerperiode nahezu konstant bleibt, während das Gewicht von Organen wie Herz, Leber, Nieren oder Pankreas um etwa 40 % abnimmt. Auch hinsichtlich des Glucoseverbrauchs zeigt sich seine besondere Stellung. Obwohl das Gehirn gerade einmal 2 % unserer Körpermasse ausmacht, liegt der Anteil des Glucoseverbrauchs bei über 50 %.

Stresssituationen vergrößern diesen Energiebedarf des Gehirns noch einmal deutlich. Untersuchungen zeigen, dass bereits eine leichte mentale Belastung die Energieversorgung des menschlichen Gehirns um 12 % ansteigen lässt. Dementsprechend müssen Mechanismen existieren, die eine solche schnelle, situative und adaptive Energieumverteilung ermöglichen.

Peters et al. haben daher bereits 2004 das Konzept des egoistischen Gehirns aufgestellt, bei dem die hierarchische Position des Gehirns bei der Allokation von Energie beschrieben wird. Hierbei werden die Energieströme wie in der Ökonomie durch Angebot (Push) und Nachfrage (Pull) reguliert (Peters et al. 2011; ➤ Abb. 3.5).

Nimmt der Hypothalamus über spezielle Neuronen einen Abfall des intrazellulären ATPs wahr, kommt es durch eine Ausschüttung des exzitatorischen Neurotransmitters Glutamat zu einer Aktivierung der Stressachse. Vor allem die Aktivierung der Sympathikus-Nebennierenmark-Achse führt über eine Ausschüttung der Katecholamine Adrenalin und Noradrenalin zu einer Hemmung der Insulinsekretion im Pankreas sowie zu einer verminderten Wirkung der GLUT4-abhängigen Glucoseaufnahme in Muskel- und Fettgewebe. Da beide Systeme als peripherer Energiespeicher fungieren, führen die stressinduzierten Allokationsmechanismen dazu, Glucose vorrangig über die insulinunabhängige Aufnahme durch GLUT1-Transporter dem Gehirn zur Verfügung zu stellen. Diese bedarfsabhängige Energieverteilung zugunsten des Gehirns wird auch als *brain pull* bezeichnet.

Können diese Umverteilungsstrategien die Energienachfrage des Gehirns nicht befriedigen und sinkt in der Folge auch der Blutglucosespiegel ab, sorgen spezielle **Orexigene** aus dem Hypothalamus für eine Aktivierung eines „Body-Pull-Mechanismus“.

Folge ist eine Appetitsteigerung sowie eine gesteigerte Nahrungssuche in der näheren Umgebung. Ist die Nahrungssuche in der näheren Umgebung nicht erfolgreich, erweitert sich der Suchradius auch auf die entfernte Umgebung. Durch eine anschließende Nahrungsaufnahme und einen damit verbundenen Anstieg der Blutglucose kann die Energiehomöostase wiederhergestellt werden.

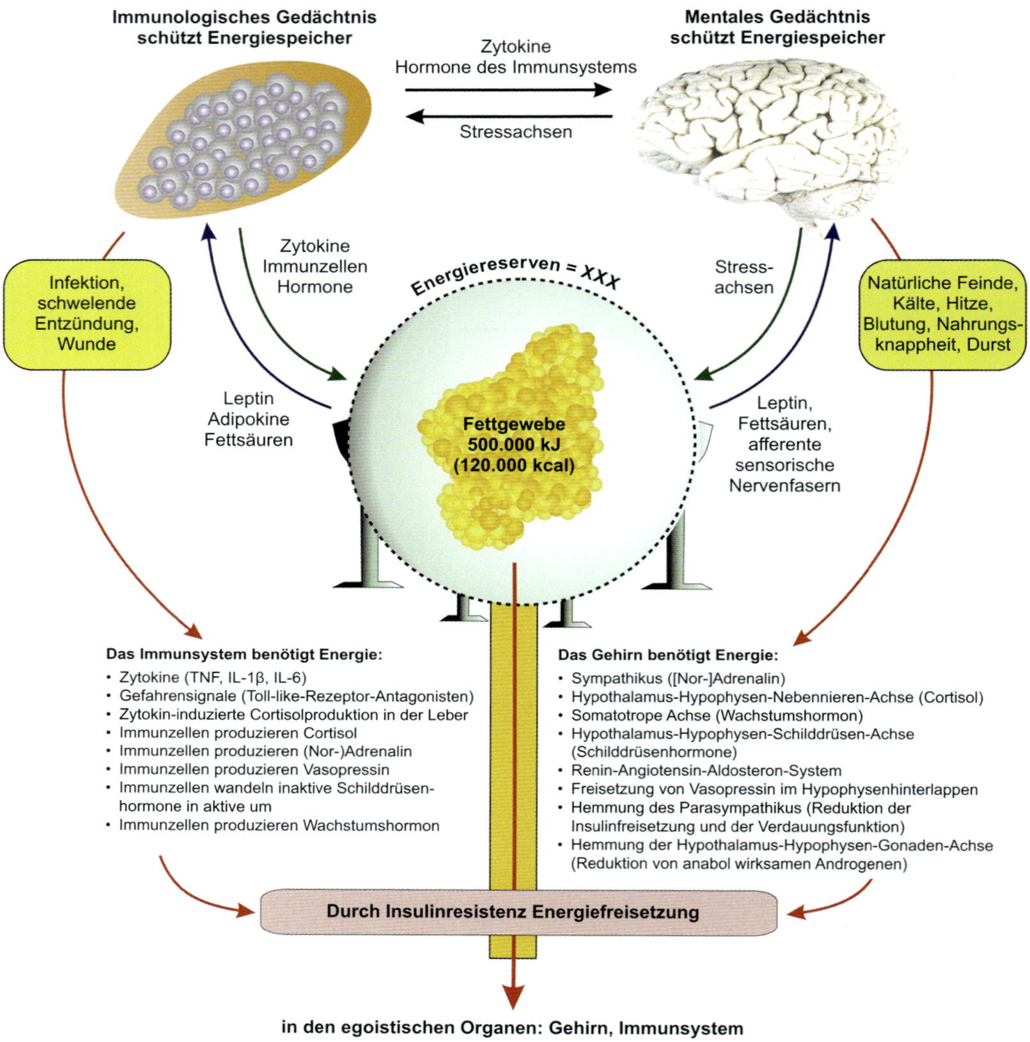

Abb. 3.5 Energieallokation bei egoistischer Energienachfrage des Gehirns. [L231/H285-002]

Daneben sorgen auch Astrozyten in der Blut-Hirn-Schranke bei erhöhtem Bedarf für eine gesteigerte Aufnahme von Glucose aus dem Blut. Das geschieht dabei insbesondere über eine verstärkte Exprimierung von GLUT1-Transportern an ihrer Zelloberfläche. Die aufgenommene Glucose wird anschließend durch die Astrozyten in Lactat umgewandelt, das in der Folge der energetischen Versorgung der Neuronen dienen kann.

Ein Nachlassen der „Brain-Pull-Aktivität" durch eine Verringerung der metabolischen Flexibiliät, einer chronischen Nahrungsüberfrachtung oder Traumata führt daher zu einer dauerhaften Stimulation des *body pull*, was in eine kompensatorisch erhöhte Nahrungsaufnahme mündet. Die Versorgung des Gehirns wird dementsprechend durch eine langfristige Erhöhung der Blutglucose gesteuert, die Grundlage von Übergewicht und eines T2D sein kann.

Eine mangelnde Versorgung des Gehirns mit Glucose, die vor allem durch eine inkompetente egoistische Glucoseallokation entsteht, kann bereits frühzeitig zu so genannten **neuroglykopenischen Symptomen** führen. Dazu gehören Aggressivität, Unruhe, Konzentrationsstörungen, Sehstörungen oder Parästhesien.

Da die Aufrechterhaltung der Energieversorgung über konstante ATP-Plasmaspiegel nicht allein von Glucose abhängig ist, spielt auch im Kontext des egoistischen Gehirns eine gute metabolische Flexibilität eine wesentliche Rolle. Zwar bevorzugt das Gehirn, wie bereits erwähnt, Glucose als primäres Energiesubstrat, allerdings ist es im Bedarfsfall in der Lage, entweder Ketonkörper aus viszeralen Fettzellen oder aus der Muskulatur stammendes Lactat zu nutzen. Untersuchungen zeigen, dass bei Vorhandensein von Glucose und Lactat Neuronen ihren Bedarf präferiert zu über 70 % aus Lactat decken. Ähnliches kann man für Ketonkörper beobachten. In Phasen geringer Glucosezufuhr kann das Gehirn bereits nach wenigen Tagen ein Drittel seines Energiebedarfs durch Ketonkörper decken.

Eine **Hyperinsulinämie** kann allerdings dafür sorgen, dass die für die Aufnahme von Lactat und Ketonkörpern benötigten Monocarboxylattransporter (MCT) gehemmt werden und der Transport durch die Blut-Hirn-Schranke somit empfindlich gestört wird. Stoffwechselerkrankungen und chronische Überernährung erhöhen daher das Risiko für neurodegenerative Erkrankungen erheblich, da sie die metabolische Flexibilität nachhaltig beeinträchtigen, was in der Folge zu einer Beeinträchtigung neuroplastischer Prozesse führt. Die Fähigkeit des Gehirns, sich zu verändern und anzupassen (Neuroplastizität), sowie die Bildung neuer Nervenzellen sind wesentliche Elemente für den Schutz vor verschiedenen neurodegenerativen Erkrankungen wie Alzheimer, Fatigue, Depressionen oder chronischen Schmerzen.

Insbesondere der Hippocampus spielt dabei eine Schlüsselrolle. Die Fähigkeit, im Erwachsenenalter neue Neuronen im Hippocampus zu bilden und sie erfolgreich in bestehende neuronale Netze zu integrieren, ist entscheidend für die kognitive Funktion, während eine gestörte Regulierung dieses Prozesses zu neurodegenerativen oder psychiatrischen Erkrankungen wie den zuvor genannten führen kann. Das Schicksal von neuronalen Stammzellen im Hippocampus schwankt dabei dynamisch mit Veränderungen der Substratverfügbarkeit und des Energiestatus.

Und selbst bei traumatischen Gehirnverletzungen ist die Beeinträchtigung der Glucoseverwertung ein zentrales Problem. In solchen Fällen werden alternative Substrate wie Ketonkörper und Lactat zu wichtigen Energiesubstraten, um die Gehirnfunktion aufrechtzuerhalten. Aufgrund dieser zentralen Rolle als neuronale Energiesubstrate und ihres damit einhergehenden großen Einflusses auf die synaptische Plastizität, wird die therapeutische Rolle der Substitution von Lactat und Ketonkörper bei traumatischen oder ischämischen Gehirntraumata zunehmend diskutiert.

EXPERTENTIPP

Wofür existiert unser Stresssystem?

Die Aktivierung unserer Stressachsen dient der energetischen Versorgung unseres Körpers in Situationen mit besonderen Herausforderungen. Durch die Ausschüttung von Stresshormonen wie Adrenalin, Noradrenalin, Cortisol oder auch Aldosteron wird die energetische Versorgung verbessert sowie die schnelle Verteilung derselben durch eine erhöhte Herz-Kreislauf-Tätigkeit reguliert.
Dies geschieht u. a. durch eine vermehrte Gluconeogenese, eine Unterdrückung der Insulinwirksamkeit, eine vermehrte Aufnahme von Wasser, Natrium und Glucose sowie eine Erhöhung von Blutdruck und Herztätigkeit.

3.4.2 Egoistisches Immunsystem

Neben dem Gehirn ist das Immunsystem das andere zentrale System, dass eine dominante und egoistische Rolle hinsichtlich der Allokation von Ressourcen, allen voran der Glucoseverteilung, einnehmen kann.

Während das Gehirn tagsüber und in Stresssituationen dominiert, ist das Immunsystem vor allem nachts und bei Infektionen oder Wundheilungsprozessen aktiv.

Analog zu der eigennützigen Energieverteilung des Gehirns in akuten Stresssituationen ist die Energieumverteilung zugunsten des Immunsystems in akuten Situationen wie einer Infektion oder einer Verletzung ein evolutionär sinnvoller und physiologischer Prozess.

Infektionskrankheiten gehörten noch zu Beginn des 19. Jahrhunderts zu den häufigsten Todesursachen in Deutschland. Zwar verringerte sich deren Anteil durch zunehmende Hygiene und die moderne Medizin immens, dennoch hat sich unser Immunsystem im Laufe der Evolution auf die Bekämpfung von Pathogenen wie Viren oder Bakterien spezialisiert. Diese Spezialisierung erforderte vor allem eine hohe Sensitivität, eine schnelle Reaktivität und eine robuste Antwort des Immunsystems. Um diese zu ermöglichen, ist in allererster Linie eine schnelle und effektive Energieverteilung von Nöten.

Bereits Anfang des 19. Jahrhunderts konnten Untersuchungen feststellen, dass eine Immunaktivierung bei verschiedensten Krankheiten wie Infektionen, Arthritis oder Spondylitis ankylosans häufig mit einer Veränderung des Glucose- und Insulinstoffwechsels verbunden war. Diese immunvermittelte Insulinresistenz wird dabei aber zunächst nicht durch die Ausschüttung von Stresshormonen orchestriert, sondern entsteht in erster Linie durch die Wirkung von proinflammatorischen Zytokinen wie TNF-alpha, IL-6, IL-1 und IL-18. Erst in der Folge kommt es ebenfalls zur Aktivierung der Stressachse.

Die im Rahmen einer Untersuchung durchgeführte experimentelle Injektion von rekombinantem humanem IL-6 konnte dementsprechend eine deutliche Steigerung des Grundumsatzes auf bis zu 25 % zeigen (Tsigos et al. 1997). Die Flexibilität des Stoffwechsels und die damit verbundene Umleitung des Stoffwechselwegs sind daher auch für die Immunfunktion von entscheidender Bedeutung. Nach Immunstimulation werden naive Lymphozyten aktiviert, die normalerweise auf die oxidative Phosphorylierung von Fettsäuren und Glucose angewiesen sind. Im aktivierten Zustand schalten diese zur schnelleren Energiegewinnung auf **Glykolyse** und **Glutaminolyse** um. Daneben schafft diese Form der Energiegewinnung die Möglichkeit der zusätzlichen Biosynthese von Nukleotiden, Aminosäuren und Lipiden.

Die Glykolyse ermöglicht somit ein robustes Wachstum, eine schnelle Zellproliferation und die Produktion großer Mengen an Effektormolekülen, um letztendlich eine ausreichende Immunantwort auszulösen. Daneben exprimieren aktivierte Lymphozyten und Leukozyten vermehrt GLUT1-Transporter, was den Energiefluss zugunsten des Immunsystems ebenfalls fördert. Ein hochgradig aktiviertes Immunsystem kann dabei enorme Energiemengen mobilisieren, wie das Beispiel ausgedehnter Brandwunden zeigt. Hier kann der Energieverbrauch auf bis zu 4.800 kcal pro Tag ansteigen (➤ Tab. 3.7).

Da ein solcher Energieverbrauch nicht lange aufrechterhalten werden kann, sind akute Immunaktivierungen selbstlimitierend und haben eine Gesamtverbrauchszeit zwischen 19 und 43 Tagen. Zusätzlich geht ein solcher Krankheitszustand mit den klassischen Kennzeichen von Krankheitsverhalten einher, um eine maximale Ökonomisierung der energetischen Ressourcen zu gewährleisten. Dazu zählen Rückzug, erhöhtes Schlafbedürfnis, Anorexie oder Gliederschmerzen.

Tab. 3.7 Energieaufwand von Systemen und Organen

System/Organ	Energieaufwand pro Tag (kJ/Tag)
Grundstoffwechselrate	7.000
Gesamtkörper mit üblicher Aktivität	10.000
Der gesamte Körper eines Tour-de-France-Radfahrers	30.000
Ganzkörper bei kleinen Operationen	11.000
Gesamtkörper mit mehreren Knochenbrüchen	11.500–13.000
Ganzkörper mit Sepsis	15.000
Ganzkörper mit ausgedehnten Verbrennungen	20.000
Immunsystem unter normalen Bedingungen	1.600
Immunsystem mäßig aktiviert	1.750–2.080
Zentrales Nervensystem	2.000
Muskeln im Ruhezustand	2.500
Aktivierte Muskeln	2.500 bis mehr als 6.000
Thoraxorgane (zusammen)	1.600–2.400
Unterleibsorgane (zusammen)	3.000–3.700

Quellen: Blaxter 1989; Iemitsu et al. 2000; Rassow et al. 2008; Rolfe und Brown 1997; Straub et al. 2010

Eine verringerte Nahrungsaufnahme mag zunächst kontraproduktiv erscheinen, jedoch ist es wichtig zu bedenken, dass auch der Verdauungsprozess mit erheblichem Energieaufwand verbunden ist. Darüber hinaus besteht das Risiko, das Immunsystem durch kontaminierte Nahrung zusätzlich zu belasten.

Die beschriebenen metabolischen und neuroendokrinen Mechanismen des Immunsystems entwickelten sich, um akute immunologische Herausforderungen wie Infektionen und Wundheilung zu bewältigen. In Gang gesetzt werden die Prozesse in der Regel durch spezielle Moleküle, die nach einer Gewebeverletzung als Gefahrensignale fungieren und eine Entzündungsreaktion auslösen und aufrechterhalten können. Hierbei unterscheidet man **Pathogen-assoziierte**

molekulare Muster (PAMP) oder **Schaden-assoziierte molekulare Muster (DAMP,** *damage-associated molecular patterns***).** Diese aktivieren spezielle Mustererkennungsrezeptoren (PRRs, Pattern Recognition Receptors), welche über die nachfolgende Produktion entzündlicher Zytokine die Immunkaskade in Gang setzt.

Neben Pathogenen wie Viren oder Bakterien können aber auch anthropogene Faktoren wie Stress, Schlafentzug oder diverse Umwelteinflüsse für eine solche Aktivierung sorgen. Daneben konnten Untersuchungen zeigen, dass auch Nahrungsbestandteile wie freie Fettsäuren, Glucose, fortgeschrittene Verzuckerungsendprodukte (AGEs, *advanced glycation endproducts*), oxidierte LDL (oxLDL) oder Harnsäure PRRs aktivieren und in der Folge die genannten proentzündlichen Signalkaskaden in Gang setzen. Diese nahrungsinduzierten Aktivatoren werden auch unter der Kategorie **metabolisch assoziierte molekulare Muster** (**MAMP,** *metabolism-associated molecular patterns*) zusammengefasst.

Da viele Menschen nicht nur vorübergehend, sondern meist dauerhaft unter dem Einfluss dieser lebensstilbedingten Faktoren steht, sind sie oftmals Auslöser einer chronisch-entzündlichen Aktivierung des Immunsystems.

Obwohl die Entzündung eine Schutzreaktion darstellt, um schädliche Reize zu beseitigen, die Gewebereparatur einzuleiten und die Gesundheit wiederherzustellen, kann sie durch solche langfristig bestehenden Einflüsse auch zur Entwicklung verschiedener Krankheiten wie Autoimmunerkrankungen, Herz-Kreislauf-Erkrankungen und neurodegenerativen Erkrankungen beitragen. Auch bei Depressionen scheint ein solcher chronischer Entzündungsprozess in vielen Fällen eine entscheidende Rolle zu spielen (➤ Tab. 3.8).

Diese Art der Immunaktivierung unterscheidet sich zu der infektiös bedingten akuten Form vor allem durch einen eher hypometabolischen Zustand, der dadurch meist keine starke und deutliche, sondern eine chronisch-niedriggradige Entzündung zur Folge hat. Doch auch hier bleibt die priorisierte Ressourcenverteilung zugunsten des Immunsystems bestehen.

Zur dauerhaften Aufrechterhaltung einer stabilen energetischen Versorgung des chronisch aktivierten Immunsystems gewinnen im Verlauf daher auch die zentralen Stoffwechselhormone Insulin und Leptin wieder eine wesentliche Bedeutung. Das aktivierte Immunsystem sorgt dabei selbst über das Zytokin TNF-alpha für eine erhöhte Leptinproduktion in den Adipozyten. Die damit einhergehende Leptinresistenz gewährleistet die Energieumverteilung zugunsten des Immunsystems sowie eine stete Nahrungsaufnahme. Chronische Entzündungsprozesse erhalten den Zustand der Insulinresistenz und erhöhen anders als bei akuten Entzündungen die Insulinproduktion, was eine Hyperinsulinämie zur Folge hat.

Tab. 3.8 Mit niedriggradiger Entzündung (LGI) assoziierte Erkrankungen

Krebs
Ängste und Depressionen
Typ-2-Diabetes
Asthma
Arthrose
Demenz
Neurodegenerative Störungen
Bluthochdruck, Atherosklerose und Herzkrankheiten
Schlaganfall
Autoimmunerkrankungen
Nicht-alkoholische Fettleber-Erkrankung (NAFLD)
Bandscheibendegeneration
Chronische Schmerzen

NAFLD: non-alcoholic fatty liver disease.

3.4.3 Low-Grade Inflammation

Das Immunsystem und das Stresssystem sind die beiden wichtigsten Systeme des Körpers, um ihn vor den unterschiedlichsten Gefahren zu schützen und dadurch sein Überleben zu sichern. Dementsprechend können diese Systeme, wie beschrieben, einen dominanten Einfluss auf den gesamten Metabolismus des Körpers nehmen, um die eigene Funktionsfähigkeit so lange wie möglich aufrecht zu erhalten. Da diese Systeme für kurzfristige Situationen geschaffen wurden, an deren Ende stets eine Lösung stand, können langfristig einwirkende Stressoren zu einer Dysregulation und einer chronifizierten Aktivität führen.

Eine der wesentlichen Folgen einer solchen dauerhaften Dysregulation stellt die **chronisch-niedrig-**

gradige Entzündung (LGI) dar. Sie gilt heutzutage als wesentliche Ursache der allermeisten modernen Erkrankungen und ist damit wichtigster auslösender Faktor für Morbidität und Mortalität.

Der Entzündungsprozess ist ein überlebensnotwendiger immunologischer Prozess, um den Körper vor Infektionen mit Pathogenen oder Verletzungen zu schützen. Er ist normalerweise gekennzeichnet durch eine zeitlich begrenzte Hochregulation spezieller proinflammatorischer Zytokine und Immunzellen, mit dem Ziel der vollständigen Wiederherstellung der Körper- und Gewebehomöostase. Diese Reaktionen können dabei sowohl systemisch als auch lokal ablaufen. Der Prozess ist dabei in der Regel selbstlimitierend und klingt ab, sobald der schädigende Reiz bzw. die Bedrohung eliminiert wurde. Diese Art der Entzündung wird auch als *hot inflammation* bezeichnet und ist meist durch die klassischen Entzündungszeichen charakterisiert (s. ➢ Kap. 3.8).

Eine LGI stellt dem gegenüberstehend einen chronischen, sterilen Entzündungsprozess dar, der durch das Vorhandensein bestimmter sozialer, psychologischer, umweltbedingter und biologischer Faktoren an der Auflösung behindert wurde. Die Folge sind Veränderungen der Entzündungsreaktion und Immuntoleranz, die sich in Dysregulationen des Stoffwechsels, der Immunantwort sowie der Regeneration und Wundheilung äußern können.

Wie bereits erwähnt, sind alle Stress- und Entzündungsreaktionen eng mit dem Energiemetabolismus verbunden, insbesondere über die Insulinrezeptorsignalisierung. Eine nachhaltige Störung dieser Reaktionswege insbesondere durch **chronische Fehl- und Überernährung** ist daher mitverantwortlich für eine dauerhafte Aktivierung dieser Mechanismen.

Dazu zählen vor allem ein ungünstiges Verhältnis von Omega-6- zu Omega-3-Fettsäuren, eine hohe Zufuhr von gesättigten Fettsäuren und raffinierten Kohlenhydraten, der Konsum von industriell hergestellten Trans-Fettsäuren, eine zu geringe Zufuhr von Vitamin D und K, eine unausgewogene Zufuhr von Antioxidantien, eine hohe Zufuhr von Antinährstoffen sowie eine verringerte Aufnahme von Ballaststoffen.

Daneben sind aber auch zahlreiche anthropogene Faktoren für die Aktivierung einer chronischen Entzündungsantwort durch die dauerhafte Stimulation der Mustererkennungsrezeptoren verantwortlich. Dies sind unter anderem chronischer Stress, Schlafmangel, Einsamkeit, Bewegungsmangel, chronische

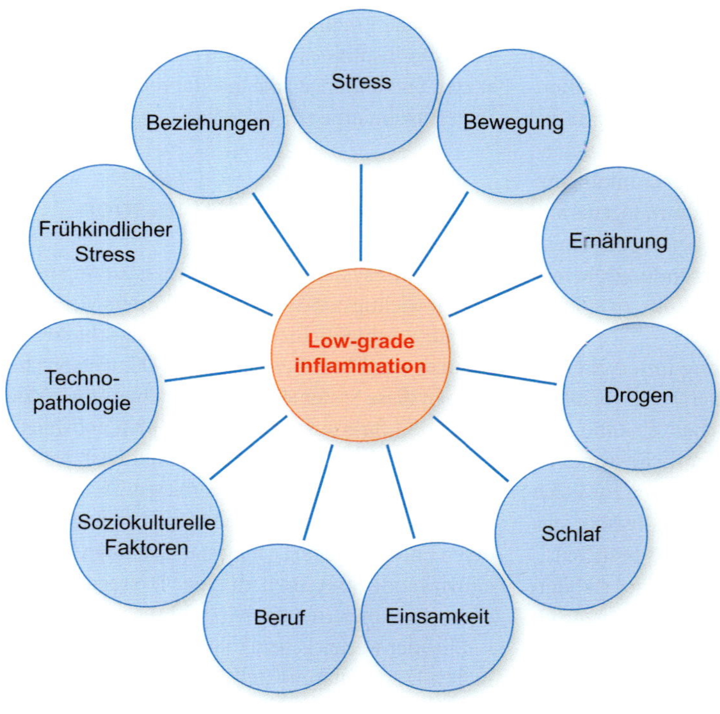

Abb. 3.6 Ursachen einer niedriggradigen Entzündung (LGI). [L231/P1514/P1515]

Infektionen, Xenobiotika bis hin zu frühkindlichem Stress (➤ Abb. 3.6).

Das Vorliegen einer solchen chronisch-niedriggradigen Entzündung ist oftmals durch das Fehlen von deutlichen Biomarkern charakterisiert. Für die therapeutische Praxis empfiehlt sich daher vor allem, klinische Symptome zu beachten. Dazu zählen u. a. die Vermeidung von Bewegung, Müdigkeit, depressive Verstimmungen, sozialer Rückzug, verminderte Libido, Hyper- oder Hyposomnie, zwanghaftes Verhalten oder Anfälligkeit für Süchte.

3.4.4 Zusammenfassung

Wie beschrieben sind die Supersysteme Gehirn und Immunsystem die einzigen Systeme des Körpers, die eine dominante Rolle bei der Verteilung von Ressourcen einnehmen können.

In beiden Fällen sind die hierfür zugrunde liegenden Mechanismen evolutionär für akute und vorübergehende Situationen entstanden.

Eine chronische Aktivierung geht daher stets zu Lasten anderer Systeme, da diesen die benötigte Energie für Regeneration, Wachstum und Zellerneuerung fehlt. Aus diesem Grund steht eine chronische Aktivierung der beiden Systeme auch in Zusammenhang mit zahlreichen Erkrankungen und Dysfunktion (➤ Abb. 3.7).

Wundheilungsstörungen, Verletzungsanfälligkeit, chronische Reizungen wie Tendinopathien oder auch der Abbau von Muskel- und Knochenmasse sind Folgen, die einen großen Teil der Patientinnen und Patienten in der physiotherapeutischen Praxis betreffen.

Damit die entsprechende Therapie erfolgreich werden kann, sollten diese Mechanismen bedacht werden und in ein umfassendes Therapiekonzept integriert werden.

Eine Lebensweise, die intermittierende energetische Herausforderungen beinhaltet, allen voran regelmäßige Bewegung und eine energiereduzierte Ernährung, erhöht daher die Wahrscheinlichkeit einer physiologischen, adaptiven Energieversorgung von Gehirn und Immunsystem. Das kann vor allem über die bereits bekannten Maßnahmen wie inter-

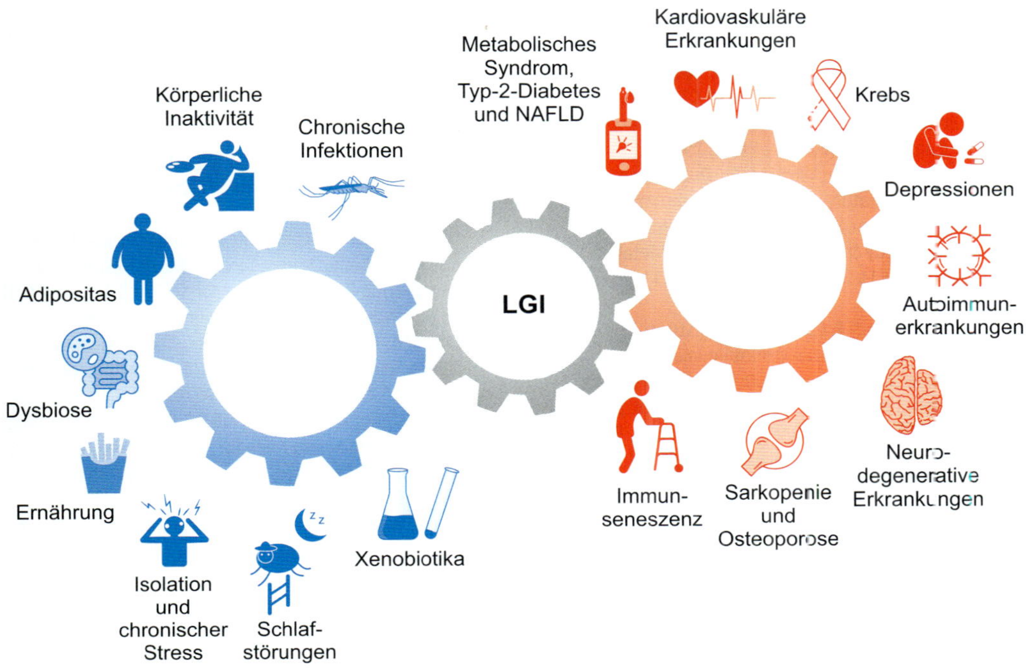

Abb. 3.7 Folgeerscheinungen einer niedriggradigen Entzündung. LGI: low-grade inflammation; NAFLD: nicht-alkoholische Fettleber-Erkrankung. [G1357]

mittierendes Fasten, Kalorienrestriktion oder auch ketogene Diäten erreicht werden.

Darüber hinaus ist auch die Reduzierung oder Eliminierung chronischer Belastungen und Stressoren für die Gesunderhaltung unseres Nerven- und Immunsystems von entscheidender Bedeutung.

Ein hoher Konsum von ultra-prozessierten Nahrungsmitteln sowie von Lebensmitteln mit einem hohen Anteil an Antinutrienten und MAMPs belastet das Immunsystem zusätzlich und sollte dementsprechend vermieden werden. Lebensmittel, die eine antiinflammatorische oder immunmodulierende Wirkung haben, sollten dagegen vermehrt Einzug in den Speiseplan erhalten. Auch das Darmmikrobiom spielt bei dieser Regulation eine zentrale Rolle und sollte daher ebenfalls Berücksichtigung finden. Spezielle Darmkeime wie *Lactobacillus reuteri* und *Lactobacillus casei* können über eine verstärkte Produktion von IL-10 zu einer Zunahme von regulatorischen T-Zellen (Treg) führen und dadurch einen modulierenden Einfluss auf das Immunsystem nehmen. Näheres dazu in ➤ Kapitel 3.5 und ➤ Kapitel 3.6.

LITERATURVERZEICHNIS UND WEITERFÜHRENDE LITERATUR

Armutcu F. Organ crosstalk: the potent roles of inflammation and fibrotic changes in the course of organ interactions. Inflamm Res 2019 Oct; 68(10): 825–839. https://doi.org/10.1007/s00011-019-01271-7.

Blaxter K. Energy Metabolism in Animals and Man. Cambridge: Cambridge University Press; 1989.

Bosma-den Boer MM, van Wetten ML, Pruimboom L. Chronic inflammatory diseases are stimulated by current lifestyle: how diet, stress levels and medication prevent our body from recovering. Nutr Metab (Lond) 2012 Apr 17; 9(1): 32. https://doi.org/10.1186/1743-7075-9-32.

Bouzier-Sore AK, Voisin P, Canioni P, Magistretti PJ, Pellerin L. Lactate is a preferential oxidative energy substrate over glucose for neurons in culture. J Cereb Blood Flow Metab 2003 Nov; 23(11): 1298–306. https://doi.org/10.1097/01.WCB.0000091761.61714.25. Erratum in: J Cereb Blood Flow Metab 2004 Feb;24(2):270.

Camandola S, Mattson MP. Brain metabolism in health, aging, and neurodegeneration. EMBO J 2017 Jun 1; 36(11): 1474–1492. https://doi.org/10.15252/embj.201695810.

Carrard A, Cassé F, Carron C, et al. Role of adult hippocampal neurogenesis in the antidepressant actions of lactate. Mol Psychiatry 2021 Nov; 26(11): 6723–6735. https://doi.org/10.1038/s41380-021-01122-0.

de Punder K, Pruimboom L. Stress induces endotoxemia and low-grade inflammation by increasing barrier permeability. Front Immunol 2015 May 15; 6: 223. https://doi.org/10.3389/fimmu.2015.00223.

Dinh KM, Kaspersen KA, Mikkelsen S, et al. Low-grade inflammation is negatively associated with physical Health-Related Quality of Life in healthy individuals: Results from The Danish Blood Donor Study (DBDS). PLoS One 2019 Mar 28; 14(3): e0214468. https://doi.org/10.1371/journal.pone.0214468. Erratum in: PLoS One. 2019 May 28; 14(5): e0216339.

Egger G, Dixon J. The risk of addressing only risks. CMAJ 2014 Oct 7; 186(14): 1045–1047. https://doi.org/0.1503/cmaj.140138.

Furman D, Campisi J, Verdin E, et al. Chronic inflammation in the etiology of disease across the life span. Nat Med 2019 Dec; 25(12): 1822–1832. https://doi.org/10.1038/s41591-019-0675-0.

Hotamisligil GS. Inflammation and metabolic disorders. Nature 2006 Dec 14; 444(7121): 860–867. https://doi.org/10.1038/nature05485.

Iemitsu M, Itoh M, Fujimoto T, et al. Whole-body energy mapping under physical exercise using positron emission tomography. Med Sci Sports Exerc. 2000; 32: 2067–2070. https://doi.org/10.1097/00005768-200012000-00016.

Landry T, Huang H. Mini-Review: The relationship between energy status and adult hippocampal neurogenesis. Neurosci Lett 2021 Nov 20; 765: 136261. https://doi.org/10.1016/j.neulet.2021.136261.

López-Barradas A, González-Cid T, Vázquez N, et al. Insulin and SGK1 reduce the function of Na+/monocarboxylate transporter 1 (SMCT1/SLC5A8). Am J Physiol Cell Physiol 2016 Nov 1;311(5):C720-C734. https://doi.org/10.1152/ajpcell.00104.2015.

Lunt SY, Vander Heiden MG. Aerobic glycolysis: meeting the metabolic requirements of cell proliferation. Annu Rev Cell Dev Biol 2011; 27:441–464. https://doi.org/10.1146/annurev-cellbio-092910-154237.

Makievskaya CI, Popkov VA, Andrianova NV, Liao X, Zorov DB, Plotnikov EY. Ketogenic Diet and Ketone Bodies against Ischemic Injury: Targets, Mechanisms, and Therapeutic Potential. Int J Mol Sci 2023 Jan 30; 24(3): 2576. https://doi.org/10.3390/ijms24032576.

McNally MA, Hartman AL. Ketone bodies in epilepsy. J Neurochem 2012 Apr; 121(1): 28–35. https://doi.org/10.1111/j.1471-4159.2012.07670.x.

Monsorno K, Buckinx A, Paolicelli RC. Microglial metabolic flexibility: emerging roles for lactate. Trends Endocrinol Metab 2022 Mar; 33(3):186–195. https://doi.org/10.1016/j.tem.2021.12.001.

Omori NE, Woo GH, Mansor LS. Exogenous Ketones and Lactate as a Potential Therapeutic Intervention for Brain Injury and Neurodegenerative Conditions. Front Hum Neurosci 2022 Apr 28; 16: 846183. https://doi.org/10.3389/fnhum.2022.846183.

Pabst R, Trepel F. 72-hour perfusion of the isolated spleen at normothermia. Res Exp Med (Berl) 1974; 164: 247–257. https://doi.org/10.1007/BF01851943.

Pan JW, Rothman TL, Behar KL, Stein DT, Hetherington HP. Human brain beta-hydroxybutyrate and lactate increase in fasting-induced ketosis. J Cereb Blood Flow Metab 2000 Oct; 20(10): 1502–1507. https://doi.org/10.1097/00004647-200010000-00012.

Pellerin L, Bouzier-Sore AK, Aubert A, et al. Activity-dependent regulation of energy metabolism by astrocytes: an update. Glia 2007 Sep; 55(12): 1251–1262. https://doi.org/10.1002/glia.20528.

Peters A, Kubera B, Hubold C, Langemann D. The selfish brain: stress and eating behavior. Front Neurosci 2011 May 30; 5: 74. https://doi.org/10.3389/fnins.2011.00074.

Peters A. The selfish brain: Competition for energy resources. Am J Hum Biol 2011 Jan–Feb; 23(1): 29–34. https://doi.org/10.1002/ajhb.21106.

Peters A, Schweiger U, Pellerin L, et al. The selfish brain: competition for energy resources. Neurosci Biobehav Rev 2004; 28(2), 143–180. https://doi.org/10.1016/j.neubiorev.2004.03.002.

Polak-Szczybyło E. Low-Grade Inflammation and Role of Anti-Inflammatory Diet in Childhood Obesity. Int J Environ Res Public Health 2023 Jan 17; 20(3): 1682. https://doi.org/10.3390/ijerph20031682.

Prins ML, Matsumoto JH. The collective therapeutic potential of cerebral ketone metabolism in traumatic brain injury. J Lipid Res 2014 Dec; 55(12): 2450–2457. https://doi.org/10.1194/jlr.R046706.

Pruimboom L, Raison CL, Muskiet FA. The Selfish Immune System when the Immune System Overrides the 'Selfish' Brain. J Immunol Clin Microbiol 2020; 5(1): 1–34.

Raison CL, Capuron L, Miller AH. Cytokines sing the blues: inflammation and the pathogenesis of depression. Trends Immunol 2006 Jan; 27(1): 24–31. https://doi.org/10.1016/j.it.2005.11.006.

Rassow J, Hauser K, Netzker R, Deutzmann R. Biochemistry. Stuttgart: Georg Thieme; 2008.

Roh JS, Sohn DH. Damage-Associated Molecular Patterns in Inflammatory Diseases. Immune Netw 2018 Aug 13; 18(4): e27. https://doi.org/10.4110/in.2018.18.e27.

Rolfe DF, Brown GC. Cellular energy utilization and molecular origin of standard metabolic rate in mammals. Physiol Rev 1997; 77: 731–758. https://doi.org/10.1152/physrev.1997.77.3.731.

Ruiz-Nunez B, Pruimboom L, Dijck-Brouwer DAJ, Muskiet FAJ. Lifestyle and nutritional imbalances associated with Western diseases: causes and consequences of chronic systemic low-grade inflammation in an evolutionary context. J Nutr Biochem 2013; 24(7): 1183–1201. https://doi.org/10.1016/j.jnutbio.2013.02.009.

Straub RH, Cutolo M, Buttgereit F, Pongratz G. Energy regulation and neuroendocrine-immune control in chronic inflammatory diseases. J Intern Med 2010; 267: 543–560. https://doi.org/10.1111/j.1365-2796.2010.02218.x.

Straub RH. Concepts of evolutionary medicine and energy regulation contribute to the etiology of systemic chronic inflammatory diseases. Brain Behav Immun 2011 Jan; 25(1): 1–5. https://doi.org/10.1016/j.bbi.2010.08.002.

Straub RH. Insulin resistance, selfish brain, and selfish immune system: an evolutionarily positively selected program used in chronic inflammatory diseases. Arthritis Res Ther 2014 Nov 13; 16 Suppl 2(Suppl 2): S4. https://doi.org/10.1186/ar4688.

Tsigos C, Papanicolaou DA, Kyrou I, Defensor R, Mitsiadis CS, Chrousos GP. Dose-dependent effects of recombinant human interleukin-6 on glucose regulation. J Clin Endocrinol Metab 1997; 82(12): 4167–4170. https://doi.org/10.1210/jcem.82.12.4422.

Valdearcos M, Xu AW, Koliwad SK. Hypothalamic inflammation in the control of metabolic function. Annu Rev Physiol 2015; 77: 131–60. https://doi.org/10.1146/annurev-physiol-021014-071656.

van Praag H, Fleshner M, Schwartz MW, Mattson MP. Exercise, energy intake, glucose homeostasis, and the brain. J Neurosci 2014 Nov 12; 34(46): 15139–15149. https://doi.org/10.1523/JNEUROSCI.2814-14.2014.

Wang X, Wang Y, Antony V, Sun H Liang G. Metabolism-Associated Molecular Patterns (MAMPs). Trends Endocrinol Metab 2020 Oct; 31(10): 712–724. https://doi.org/10.1016/j.tem.2020.07.001.

Zhu XX, Zhang WW, Wu CH, et al. The Novel Role of Metabolism-Associated Molecular Patterns in Sepsis. Front Cell Infect Microbiol 2022 Jun 2; 12: 915099. https://doi.org/10.3389/fcimb.2022.915099.

3.5 Immunsystem

Das Immunsystem gehört evolutionär gesehen zu den ältesten Systemen unseres Körpers. Dementsprechend komplex und vielschichtig ist es aufgebaut, um uns effektiv vor drohenden Gefahren zu beschützen und zu verteidigen. Dabei bestehen vielseitige Wechselbeziehungen zu anderen Organsystemen, wie dem Stresssystem, dem metabolischen System oder dem Verdauungssystem.

Die zentrale Aufgabe des Immunsystems ist es dabei zwischen „Selbst" und „Nicht-Selbst" zu unterscheiden. Neben diesem Unterscheidungs- und Wahrnehmungsprozess gilt es, potenzielle Gefahren schnellstmöglich zu eliminieren. Diese Aufgaben beziehen sich allerdings nicht allein auf externe Pathogene wie Viren oder Bakterien. Auch die Kontrolle körpereigener Strukturen, insbesondere hinsichtlich der Gefahr der Entartung, ist eine wesentliche Funktion des Immunsystems. Mittlerweile ist bekannt, dass

3

das Immunsystem in allen Erkrankungsprozessen eine wesentliche Rolle spielt. Selbst orthopädische Krankheitsbilder wie Arthrosen, Bandscheibenvorfälle, Verletzungen oder eine Frozen Shoulder sind zu einem wesentlichen Teil durch immunologische Prozesse bestimmt.

Während der Entwicklung des Immunsystems in den vergangenen 4 Mrd. Jahren hat sich der Mensch mit den ihn umgebenen Mikroorganismen ko-evolutioniert. Dieser Umstand hat dafür gesorgt, dass sich das Immunsystem regelmäßig an eine veränderte Umwelt und neue Gefahren adaptieren musste. In diesem Kontext wird auch von der so genannten **„Red-Queen-Hypothese“** gesprochen, welche 1973 vom Evolutionsbiologen Leigh Van Valen vorgeschlagen wurde. Sie besagt, dass biologische Arten aufgrund des steten Konkurrenzdrucks ständig neue adaptive Anstrengungen und Weiterentwicklungen hervorbringen müssen, um nicht auszusterben.

Dieses evolutionäre Wettrüsten hat zu einer großen Vielfalt an Verteidigungsstrategien unseres heutigen Immunsystems geführt, sowohl auf angeborener als auch auf erworbener Ebene. Zum besseren Verständnis von pathophysiologischen Prozessen der einzelnen Krankheitsbilder in ➤ Kapitel 4 wird daher im Folgenden ein grober Überblick über die einzelnen Immunkomponenten und ihre Wirkweise gegeben.

3.5.1 Erkennung von Selbst und Nicht-Selbst

Die scheinbar einfache Aufgabe des Immunsystems zwischen dem „Selbst“ und dem „Nicht-Selbst“ zu unterscheiden, entpuppt sich bei genauerer Betrachtung als ein komplexes Unterfangen. Das liegt vor allem daran, dass der Mensch ein symbiontisches Lebewesen ist, welches neben den zahlreichen Populationen an Mikroorganismen, die seine Mikrobiota ausmachen, zu etwa 50 % aus fremder DNA von Viren, Bakterien oder Pilzen besteht.

Neben den knapp 30 Billionen menschlichen Zellen des Körpers leben in und auf uns in etwa genauso viele Bakterien, die teilweise wichtige Aufgaben für uns übernehmen. Daher unterscheidet man in der Medizin auch zwischen **obligat pathogenen** und **fakultativ pathogenen Erregern.** Während obligat pathogene Erreger immer eine Krankheit hervorrufen, ist dies bei fakultativ pathogenen Erregern nur dann der Fall, wenn der Wirt seine Immuntoleranz verliert. Letztere gehören zum Teil zur **Normalflora des Menschen.**

Dementsprechend muss unser Immunsystem über sehr spezifische Erkennungsmechanismen verfügen, die klar zwischen fremden und körpereigenen Strukturen sowie Mikroorganismen der kommensalen Flora und Pathogenen unterscheiden können. Wenn diese Unterscheidung nicht gelingt, besteht das Risiko, dass pathogene Faktoren toleriert oder körpereigene Strukturen angegriffen werden.

3.5.2 Gefahrensignale und -rezeptoren

So genannte **Sialinsäuren** sind essenzielle Zuckermoleküle, die in allen Zellen des menschlichen Körpers vorkommen. Aufgrund dieser Eigenschaft können sie diese Zellen als „körpereigen“ kennzeichnen. Die **N-Acetylneuraminsäure (Neu5Ac)** ist dabei die am häufigsten vorkommende Sialinsäure beim Menschen.

Demgegenüber stehen die *sialic acid-binding immunoglobulin-type lectins* oder kurz SIGLECS. Siglecs sind immunglobulin-ähnliche Verbindungen, die die in Zellen vorhandenen Sialinsäuren erkennen können und daran binden. Dadurch ermöglichen sie dem Immunsystem die Unterscheidung zwischen „Selbst“ und „Nicht-Selbst“.

Es ist jedoch bekannt, dass einige Pathogene und sogar Krebszellen diesen Mechanismus ausnutzen können, indem sie ebenfalls Sialinsäuren an ihrer Oberfläche exprimieren, um das Immunsystem zu täuschen.

INFO

Neu5Gc

Die Sialinsäure **N-Glycolylneuraminsäure (Neu5Gc)** kommt in zahlreichen tierischen Organismen vor. Durch eine Mutation ist das Enzym, welches beim Menschen die Umwandlung von Neu5Ac zu Neu5Gc katalysiert, allerdings funktionslos geworden. Daher fehlt Neu5Gc im menschlichen Körper. Ein erhöhter Konsum von Neu5Gc-reichen Lebensmitteln wie rotem Fleisch oder Milchprodukten kann daher zu einer Antikörperbildung gegen diese körperfremde Sialinsäure führen. Dadurch ausgelöste Entzündungsprozesse, auch **Xenosialitis** genannt, scheinen eine wesentliche Rolle in der Pathophysiologie von Erkrankungen wie Krebs und Atherosklerose zu spielen.

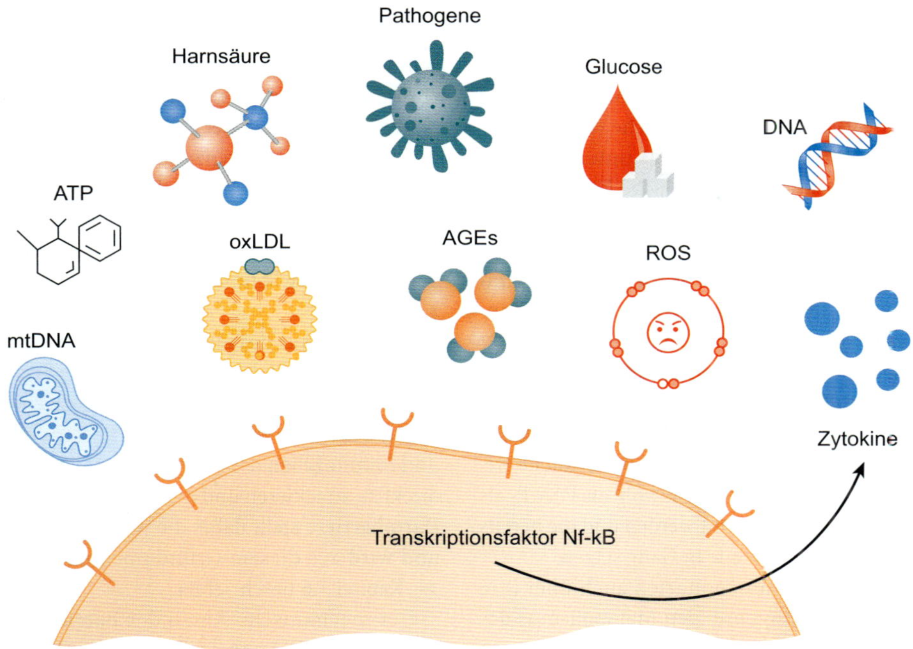

Abb. 3.8 *Pattern Recognition Receptors* (PRRs).
AGEs: fortgeschrittene Glykationsendprodukte; ATP: Adenosintriphosphat; DNA: Desoxyribonukleinsäure; oxLDL: oxidiertes LDL; ROS: reaktive Sauerstoffspezies. [L231 / P1514 / P1515]

Neben der Erkennung von körpereigenen Zellen muss unser Immunsystem auch körperfremde sowie potenziell schädliche Körperzellen detektieren können. Hierfür existieren die bereits erwähnten Mustererkennungsrezeptoren (PRRs; ➤ Abb. 3.8).

PRRs können auf eine Vielzahl an Pathogenen wie Bakterien, Viren oder Pilze reagieren, die in ihrer Gesamtheit als *pathogen-associated molecular patterns (PAMPs)* zusammengefasst werden. Daneben können PRRs ebenso auf eine breite Palette von **nicht-infektiösen Schadensmeldern** reagieren, die durch Verletzungen oder alle Arten von Zellstress hervorgerufen werden können. Diese werden als *damage-associated molecular patterns (DAMPs)* bezeichnet. Bei DAMPs, die auch als Alarmine bezeichnet werden, handelt es sich um körpereigene, meist intrazelluläre Substanzen oder Stoffwechselendprodukte, die das Immunsystem aktivieren, sobald sie im Zytoplasma auftreten.

Und auch Substanzen aus unserer Nahrung können, nachdem sie die Darmbarriere überwunden haben, PRRs aktivieren und eine Immunreaktion provozieren. Zu den Nahrungsbestandteilen zählen z. B. Glucose, Fettsäuren, oxidierte LDL-Moleküle, AGEs, Harnsäure oder Cholesterol. Diese Stoffwechselprodukte werden dementsprechend als *metabolism-associated molecular patterns (MAMPs)* zusammengefasst.

Die Aktivierung von PRRs durch verschiedenste Gefahrensignale löst schließlich eine Signalkaskade des angeborenen Immunsystems aus. In erster Linie wird dabei der Transkriptionsfaktor NF-κB aktiviert, welcher für die Ausschüttung von verschiedenen Zytokinen wie IL-1, IL-6 oder TNF-alpha sorgt, wodurch in der Folge eine Entzündungsantwort ausgelöst wird. Der sich daraus ergebende proinflammatorische Zustand ist für die Schaffung eines robusten antimikrobiellen Umfelds und für die ordnungsgemäße Aktivierung der nachfolgenden adaptiven Immunantwort erforderlich. Näheres zum Ablauf des Entzündungsprozesses findet sich in ➤ Kapitel 3.8.

Auch **Mitochondrien** spielen in diesem Mustererkennungsprozess und der dadurch ausgelösten Immunreaktion eine wesentliche Rolle. Wie in ➤ Kapitel 3.7 näher beschrieben, sind Mitochondrien nach der so genannten **Endosymbiontentheorie** bakteriellen Ursprungs und können dementsprechend in bestimmten Situationen auch als solche vom Immunsystem erkannt werden. Das liegt unter anderem daran, dass Mitochondrien zahlreiche körperfremde Bestandteile besitzen und unter anderem eine eigene mitochondriale DNA (mtDNA) aufweisen.

Die Apoptose ist eine spezielle Form des programmierten Zelltods und sorgt für die Eliminierung kranker oder entarteter Zellen sowie für die Kontrolle der Zellanzahl in den verschiedenen Geweben, unter anderem auch bei Immunzellen. Der Prozess der Apoptose wird dabei vor allem durch die Mitochondrien gesteuert. So können die mitochondrialen Bestandteile frei werden und vom Immunsystem sowohl als PAMP- als auch als DAMP-Signal erkannt werden und die bereits beschriebene Immunkaskade in Gang setzen.

Daneben steuern Mitochondrien auch über ihre Rolle im Energiestoffwechsel den Metabolismus des Immunsystems und sorgen über die Produktion von reaktiven Sauerstoffspezies (ROS) für eine zusätzliche Aktivierung des Immunsystems. Darüber hinaus werden diese ROS durch Immunzellen genutzt, um Erreger im Prozess der Phagozytose abzutöten.

3.5.3 Körperbarrieren

Das Immunsystem in seiner ganzen Komplexität lässt sich zum besseren Verständnis grob in drei Verteidigungslinien einteilen, welche jeweils unterschiedliche Strategien zur Bekämpfung von Pathogenen aufweisen (➤ Abb. 3.9).

Die Körperbarrieren stellen dabei die erste der drei Verteidigungslinien dar. Sie werden, wie auch die bereits beschriebenen Mustererkennungsmechanismen, zum angeborenen, unspezifischen Anteil des Immunsystems gezählt. Da der größte Kontakt mit Mikroorganismen an der Grenze zur Außenwelt stattfindet, ist es sinnvoll, diese Grenze bestmöglich zu sichern. Dies Aufgabe übernehmen unsere Körperbarrieren, zu denen vor allem unsere Hautbarriere, unsere Lungenbarriere sowie unsere Mund- und Darmbarriere zählen.

Sie helfen auf der einen Seite durch eine mechanische Barriere dabei, Krankheitserregern den Eintritt in den Körper zu erschweren, desweiteren sind die in den Schleimhäuten assoziierten Substanzen und Immunzellen dabei behilflich, Mikroorganismen direkt zu attackieren und unschädlich zu machen. Die Darmbarriere stellt dabei die wichtigste Barriere dar und wird aus diesem Grund nochmal detailliert in ➤ Kapitel 3.6 beschrieben.

Der mechanische Anteil der Barrieren wird vor allem durch die Epithelzellen der einzelnen Gewebe gewährleistet. Diese sind durch so genannte Tight Junctions eng miteinander verbunden und sichern so die Integrität. Der Zustand und auch die Regulation dieser Tight Junctions hängt dabei vom allgemeinen Gesundheitszustand des Körpers sowie von externen Einflüssen wie Toxinen oder Nahrungsbestandteilen ab. Das auf der mechanischen Barriere liegende Mikrobiom sorgt darüber hinaus für eine weitere biologische Barriere, die ebenfalls durch zahlreiche Faktoren in ihrer Diversität beeinflusst werden kann.

Zusätzlich zu der mechanischen und biologischen Barriere existieren spezielle Substanzen, die das Immunsystem an den Körpergrenzen unterstützen. Allen

Unspezifisches Immunsystem (angeborenes IS)		Spezifisches Immunsystem (erworbenes IS)
1. Verteidigungslinie	**2. Verteidigungslinie**	**3. Verteidigungslinie**
Barrieren Mikrobiom Defensine	Antigenpräsentierende Zellen Phagozyten Entzündungsprozess Fieber	T-Zellen B-Zellen Antikörper Gedächtniszellen

Abb. 3.9 Verteidigungslinien des Immunsystems. [L231 / P1514 / P1515]

voran ist das eine Gruppe an Peptiden mit antimikrobieller Wirkung, die unter dem Begriff **Defensine** zusammengefasst werden. Sie sind gegen ein breites Spektrum infektiöser Mikroben wie Bakterien, Viren und Pilze wirksam und spielen daneben eine wichtige Rolle bei Entzündungsprozessen, bei der Wundheilung und bei der Regulation der spezifischen Immunantwort. Da die Gesamtheit der Mechanismen an den Außengrenzen den Körper schon im Vorfeld vor einer Infektion durch verschiedene Pathogene schützt, ist eine optimale Integrität der Barrieren für die Immunfunktion von entscheidender Bedeutung.

3.5.4 Angeborenes Immunsystem

Die zweite Verteidigungslinie besteht aus den zellulären Komponenten des angeborenen Immunsystems. Das sind in erster Linie neutrophile, basophile und eosinophile Granulozyten, Monozyten und Makrophagen, Mastzellen sowie dendritische Zellen und natürliche Killerzellen (NK-Zellen). Sie werden aktiv, wenn Pathogene den Weg durch die Barrieren gefunden haben und durch Mustererkennungsrezeptoren detektiert wurden. Diese Verteidigungsstrategie des Immunsystems ist ebenfalls unspezifisch, reagiert also auf alle Arten von Erregern gleich, und aktiviert in aller Regel proinflammatorische Prozesse.

Startpunkt dieser Immunkomponente ist der Kontakt eines Pathogens mit einem PRR. Wie beschrieben, wird in der Folge insbesondere über den Transkriptionsfaktor NF-κB die Ausschüttung von proinflammatorischen Zytokinen stimuliert. Eine hohe Ausschüttung von Zytokinen sorgt in Form eines systemischen Entzündungsprozesses auch für die Entwicklung von Fieber und dem damit einhergehenden Krankheitsverhalten.

Neben dem Erkennungsprozess über PRRs können Erreger auch durch die so genannte **Opsonierung** durch Anteile des Komplementsystems oder durch Antikörper des erworbenen Immunsystems für die Fresszellen des angeborenen Immunsystems kenntlich gemacht werden. Die durch Zytokine angelockten neutrophilen Granulozyten und Makrophagen phagozytieren den Erreger anschließend über Endozytose mit darauffolgender Auflösung. Da insbesondere neutrophile Granulozyten zu klein sind, um alle Arten von Erregern zu phagozytieren, können sie zusätzlich Defensine zur Bekämpfung sezernieren. Da Granulozyten den Prozess der Phagozytose meist nicht überleben, bleiben ihre Zellreste häufig in Form von Eiter gut sichtbar zurück.

Natürliche Killerzellen (NK-Zellen) sind vor allem für die Abtötung von virusbefallenen oder entarteten körpereigenen Zellen verantwortlich. Sie erkennen veränderte Oberflächenmerkmale einer befallenen Zelle und sorgen über bestimmte Enzyme für die anschließende Lyse der Zelle. **Eosinophile** und **basophile Granulozyten** und auch **Mastzellen** spielen vor allem in der Abwehr von Parasiten sowie bei allergischen Prozessen eine große Rolle. Beim Abklingen einer schweren Infektion findet sich ebenfalls oftmals ein Anstieg der eosinophilen Zellen. Dieser wird daher auch als „Morgenröte der Heilung" bezeichnet.

Makrophagen gehören außerdem gemeinsam mit **Monozyten, dendritischen Zellen** und **B-Zellen** zu den so genannten **antigenpräsentierenden Zellen (APZ).** Diese stellen eine Verbindung zwischen dem angeborenen, unspezifischen und dem erworbenen, spezifischen Immunsystem her. Nach der Phagozytose eines Erregers haben APZ die Möglichkeit, bestimmte Bestandteile des Erregers an ihrer Oberfläche dem erworbenen Immunsystem zu präsentieren, wodurch dieses spezifische Antikörper produzieren kann.

Ergänzt wird das angeborene Immunsystem durch das **Komplementsystem,** welches ebenfalls zur unspezifischen Immunantwort gehört. Es besteht aus mehreren Proteinen, den so genannten Komplementfaktoren (C1–C9), die sich kaskadenartig gegenseitig aktivieren. Zu den Aufgaben des Komplementsystems gehören u. a. die Lyse von Krankheitserregern, das Anlocken und Aktivieren verschiedener Leukozyten, die Steigerung der Gefäßpermeabilität sowie die Opsonierung von Krankheitserregern.

3.5.5 Erworbenes Immunsystem

Das erworbene Immunsystem ist die entwicklungstechnisch jüngste Komponente unseres Immunsystems und repräsentiert die dritte Verteidigungslinie. Die beiden Hauptbestandteile, die B-Zellen und die T-Zellen, ermöglichen eine spezifische Immunantwort, die sich an die individuellen Anforderungen jedes Krankheitserregers anpassen.

Der Prozess entsteht durch die Erkennung von Antigenen durch T-Zellen und B-Zellen. Antigene sind Moleküle auf der Oberfläche von Krankheitserregern, die eine Immunantwort auslösen können, wie z. B. Proteine, Polysaccharide oder Lipide.

Knapp ein Viertel aller Lymphozyten im menschlichen Körper sind **B-Zellen.** Sie entstehen und reifen im Knochenmark und wandern nach dem Verlassen des Knochenmarks als naive B-Zellen durch unsere Blutbahn. B-Zellen tragen auf ihrer Oberfläche bestimmte B-Zell-Rezeptoren. Diese haben eine einzigartige Bindungsstelle, die spezifisch an ein bestimmtes Antigen binden kann. Bei der Exposition gegenüber einem Antigen, das zu einem bestimmten B-Zellrezeptor passt, kommt es zur Bindung und Aktivierung der B-Zelle. Findet eine B-Zelle innerhalb weniger Tage kein passendes Antigen, stirbt sie ab.

Auch **T-Zellen** tragen auf ihrer Oberfläche bestimmte T-Zell-Rezeptoren, die spezifisch an Antigene binden können. Im Unterschied zu B-Zellen können T-Zellen Antigene allerdings nur wahrnehmen, wenn diese von APZ in den Lymphknoten präsentiert werden. Durch die Wechselwirkung zwischen diesen Rezeptoren und dem präsentierten Antigen erfolgt die Erkennung durch T-Zellen und deren Aktivierung.

INFO

Antigenerkennung durch T-Zellen

Die Antigenerkennung durch T-Zellen stellt den Übergang von angeborenem zu erworbenem Immunsystem dar und ist ein entscheidender Schritt, der darauf abzielt, spezifische Krankheitserreger zu identifizieren und gezielte Abwehrmaßnahmen einzuleiten.

Die gemeinsame Aktivierung von B- und T-Zellen über Antigene ist von entscheidender Bedeutung für die Immunantwort. Wird eine B-Zelle durch ein Antigen aktiviert, wandert diese in nahegelegene Lymphknoten, in denen sie auf T-Zellen trifft und diesen in ihrer Funktion als APZ das entsprechende Antigen präsentiert. Die bis dahin naiven T-Zellen differenzieren sich in T-Helferzellen (CD4+) oder zytotoxische Zellen (CD8+).

Daneben sorgt dieser Kontakt von B- und T-Zellen für die vollständige Aktivierung der B-Zellen. Diese differenzieren sich anschließend zu Plasmazellen, die große Mengen von Antikörpern produzieren können und in den Blutkreislauf freisetzen. Antikörper haben die Fähigkeit, sich an die spezifischen Antigene auf der Oberfläche der Erreger zu binden, wodurch die so genannten **Antigen-Antikörper-Komplexe** entstehen. Diese Markierung erleichtert die phagozytotische Aufnahme durch Fresszellen und fördert die Eliminierung des Erregers.

Gleichzeitig werden die **zytotoxischen T-Zellen** aktiv, die direkt gegen infizierte Zellen vorgehen. Diese spezielle Art von T-Zellen erkennen und zerstören körpereigene Zellen, die von einem Pathogen befallen oder entartet sind, und tragen somit dazu bei, die Ausbreitung der Infektion oder die Entstehung von Krebs einzudämmen.

Ein weiterer wesentlicher Aspekt des erworbenen, adaptiven Immunsystems ist die Bildung von **Gedächtniszellen.** Diese entstehen sowohl aus T-Zellen als auch aus B-Zellen. Nach einer erfolgreichen Immunantwort bleiben diese Zellen im Körper vorhanden und ermöglichen bei erneutem Kontakt mit dem gleichen Erreger eine schnellere und gezieltere Reaktion. Die Produktion von Gedächtniszellen bildet dadurch die Grundlage für die Immunität nach überstandenen Infektionen oder Impfungen.

3.5.6 Regulation der Immunantwort

Die Intensität der Immunantwort muss ständig kontrolliert und reguliert werden, um auf der einen Seite eine ausreichende Immunantwort gegenüber Erregern oder Krebszellen zu gewährleisten, auf der anderen Seite aber genug Toleranz aufzuweisen, um autoimmunologische Prozesse gegen körpereigenes Gewebe zu unterdrücken.

Diese Regulation geschieht dabei einerseits über die unterschiedlichen Arten von T-Helferzellen und zytotoxischen Zellen, auf der anderen Seite über so genannte **regulatorische T-Zellen (Treg).** Diese üben einen beruhigenden Einfluss auf Immunzellen aus und sorgen dadurch für eine größere Toleranz gegenüber Antigenen. Somit können sie Immunreaktionen beenden, bevor diese den Organismus zu sehr schädigen. Diese Funktion üben sie insbesondere über die Ausschüttung bestimmter entzündungshemmender Botenstoffen aus, wie Interleukin-10 (IL-10) und TGF-β.

T-Helferzellen können über ihre Rezeptoren, wie beschrieben, Oberflächenmerkmale von Immunzellen erkennen und in der Folge Immunreaktionen auslösen. Diesen Prozess koordinieren sie insbesondere über die Ausschüttung von Zytokinen, die in der Folge weitere Immunzellen anlocken und aktivieren. Ohne diese Hilfe bei der Aktivierung würden die bereits voraktivierten Immunzellen absterben. Abhängig von der Art eines Erregers sind auch unterschiedliche Arten der Immunantwort von Nöten.

Lange Zeit wurden diese T-Helferzellen daher in zwei verschiedene Arten unterteilt, die TH1-Zellen und die TH2-Zellen. Bei **intrazellulären** Prozessen, wie einer viralen Infektion, entstehen aus den naiven Vorläuferzellen (TH0-Zellen) **TH1-Zellen.** Diese locken über ihre Zytokine, allen voran Interferon-gamma (IFN-γ) und TNF-alpha, Immunzellen wie Makrophagen, zytotoxische Zellen und Granulozyten an, die die infizierten Zellen abtöten und phagozytieren. Ein weiteres Zytokin, Interleukin-2 (Il-2), stimuliert außerdem die Vermehrung weiterer T-Zellen (➤ Abb. 3.10).

Bei Infektionen mit **extrazellulären** Erregern kommt es hingegen zur Entwicklung von **TH2-Zellen.** Die in diesem Prozess wesentlichen Zytokine sind Interleukin-4 (IL-4) und Interleukin-5 (IL-5). Diese Art von T-Zellen aktivieren B-Zellen dazu, Antikörper gegen den entsprechenden Erreger zu produzieren. Darüber hinaus sorgen auch diese Zytokine für eine T-Zell-Vermehrung.

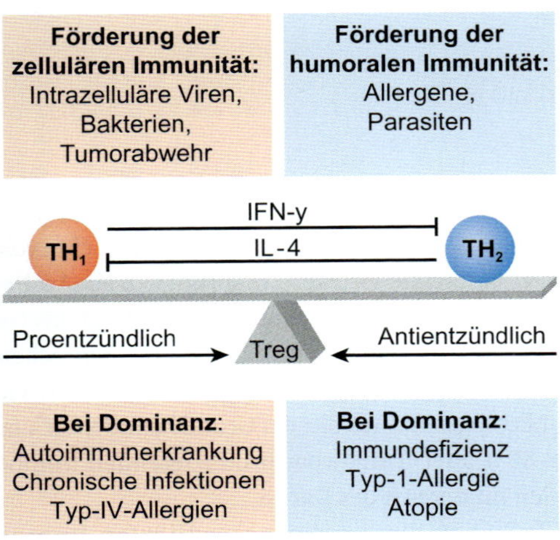

Abb. 3.10 TH1/TH2-System.
IFN: Interferon; IL: Interleukin; TH: T-Helferzelle; Treg: regulatorische T-Zellen. [L231 / P1514 / P1515]

Daneben werden mittlerweile auch weitere Arten von T-Helferzellen unterschieden. Die wichtigste weitere Art ist die **TH17-Zelle.** Diese zeichnet sich durch die Produktion von Interleukin-17 (IL-17) aus und ist ebenfalls primär bei extrazellulären Prozessen sowie bei Pilzinfektionen anzutreffen. IL-17 ist darüber hinaus an der Proliferation von Haut- und Bindegewebszellen sowie an der Stimulation von neutrophilen Granulozyten beteiligt.

Bei normalem Gesundheitszustand wird das Gleichgewicht zwischen den Immunantworten von TH1 und TH2 situativ den aktuellen Anforderungen des Organismus entsprechend reguliert. Aufgrund verschiedener Faktoren kann es jedoch zu einer anhaltenden, chronischen Dominanz eines dieser Abwehrwege kommen, was häufig als Immunstarre oder Dominanz von TH1 beziehungsweise TH2 bezeichnet wird. Eine solche anhaltende Fehlregulation des Immunsystems kann maßgeblich zur Entwicklung verschiedener Erkrankungen beitragen. Hierzu zählen insbesondere chronisch-entzündliche Erkrankungen und Autoimmunerkrankungen, die mit einer TH1-Dominanz in Verbindung stehen, sowie Allergien und chronische Infektionen, die eher mit einer TH2-Dominanz assoziiert sind. Eine Dominanz der TH17-Antwort kann sowohl autoimmunologische Prozesse als auch allergische Erkrankungen nach sich ziehen.

Verschiebungen in Richtung einer dominanten Art der Immunantwort können durch verschiedene Ursachen ausgelöst werden. Dazu gehören Faktoren wie Stress, Hormonungleichgewichte oder Infektionen. Zusätzlich beeinflussen zahlreiche Ernährungsfaktoren das Gleichgewicht der Immunzellen. Untersuchungen haben gezeigt, dass verschiedene Nährstoffe und Pflanzenstoffe einen bedeutenden Einfluss auf verschiedene Arten der Immunantwort haben können. Durch gezielte Anwendung dieser Ernährungskomponenten kann die Immunbalance daher unterstützt oder wiederhergestellt, jedoch ebenso verschlechtert werden.

3.5.7 Immunsystem und Ernährung

Wie auch schon im vorangehenden Kapitel gezeigt, ist die Immunfunktion stark abhängig von diversen Lebensstilfaktoren wie Schlaf, Stress, Bewegung oder Ernährung. Insbesondere Ernährungskomponenten

Tab. 3.9 Wichtige Nährstoffe für die Immunfunktion

Nährstoff	Wirkung
Proteine + Aminosäuren	Bausteine für Immunzellen und Antikörper Steigerung T-Zell-Funktion
Probiotika + Präbiotika	Mikrobiomdiversität Integrität der Barriere u. a. *Lactobacillus reuteri* fördert die Produktion von regulatorischen T-Zellen (Treg)
Vitamin D	Immunmodulatorische Wirkung Hemmung proinflammatorischer und Stimulation antiinflammatorischer Zytokine Stimulation der Phagozytoseaktivität Induktion der Apoptose
Vitamin C	Antioxidative Wirkung Aktivierung des Komplementsystems Förderung des Histaminabbaus und Mastzellenstabilisierung
Vitamin E	Antioxidative Wirkung Stimulation der humoralen und zellulären Immunantwort
Vitamin A	Förderung der Barriere-Integrität Aktivierung von NK-Zellen, Neutrophilen, Makrophagen, T-Helferzellen und B-Zellen Beteiligt an der Antikörperproduktion
Beta-Glucane	Immunmodulatorische Effekte (TH1 > TH2) Erhöhung und Aktivierung der Leukozyten Aktivierung von NF-κb
Omega 3 (EPA + DHA)	Wesentlicher Faktor für die Auflösung einer Entzündung
Zink	Differenzierung und Aktivierung der T-Zellen Beeinflussung der Aktivität von T-Helferzellen und NK-Zellen Förderung der Barriere-Integrität Antioxidative Wirkung als Cofaktor der SOD
Selen	Antioxidative Wirkung als Cofaktor der Glutathion-Peroxidase Förderung der Antikörperproduktion, Lymphozytenproliferation, Zytokinproduktion Regulation der NK-Zellen und zytotoxischen Zellen
B-Vitamine	Förderung der Antikörperproliferation (B_6) Immunmodulatorisch (B_{12}) Cofaktor der Phagozytose (B_2) Entzündungshemmend und antioxidativ (B_2, B_9)

zeigen einen massiven Einfluss auf die Funktionsfähigkeit und Balance des Immunsystems. Dieser Einfluss kann auf der Ebene der physischen Barrieren, des Mikrobioms, des angeborenen Immunsystems und des adaptiven Immunsystems einwirken. Ernährungsinterventionen zeigen daher großes Potenzial zur Beeinflussung des Immunsystems sowie zur Vorbeugung und Therapie von Krankheiten (➤ Tab. 3.9). Im Zuge dieses Erkenntnisprozesses über die zahlreichen Wechselwirkungen zwischen Ernährung und Immunsystem hat sich mittlerweile die **Ernährungsimmunologie** als eigenständiges Forschungsfeld in der Wissenschaft etabliert.

Dass Nahrungskomponenten einen so deutlichen Einfluss auf die Immunfunktion haben, macht evolutionär betrachtet viel Sinn. Ursprünglich ein Aasfresser, war die Nahrung des Menschen meist mit diversen Mikroorganismen kontaminiert. Dementsprechend war der Verdauungstrakt der primäre Kontaktbereich mit Pathogenen. Aus diesem Grund befinden sich fast 70–80 % aller Antikörper produzierenden Immunzellen im Bereich des Darms.

Zwischen diesem **darmassoziierten Immunsystem** (**GALT,** *gut-associated lymphoid tissue*), der Darmmikrobiota sowie der Darmepithelschicht besteht ein kompliziertes Zusammenspiel, auf welches im nachfolgenden Kapitel noch genauer eingegangen wird. Neben den lokalen Immunreaktionen der Darmschleimhaut wird zunehmend anerkannt, dass auch das Darmmikrobiom die systemische Immunität beeinflussen kann. Der durch zahlreiche Untersuchungen bestätigte Einfluss der Ernährung auf die Zusammensetzung des Darmmikrobioms und des Immunsystems verdeutlicht daher, welche Rolle die Lebensmittelauswahl bei der Verbesserung der Gesundheit spielen kann.

Insbesondere eine geringe Nahrungsdiversität sowie eine hohe Zufuhr von energiereichen, aber ballaststoffarmen Lebensmitteln sind mit einer Beeinträchtigung des Darmmikrobioms und infolgedessen mit einer verschlechterten lokalen und systemischen Immunantwort verbunden. Eine Untersuchung des Universitätsklinikums Hamburg-Eppendorf konnte zeigen, dass bereits eine 5-tägige fett- und energiereiche sowie ballaststoffarme Ernährung ausreicht, um die Funktion von T-Helferzellen deutlich negativ zu beeinflussen (Siracusa et al. 2023). Insbesondere der geringe Ballaststoffgehalt der Nahrung führte zu einer Verringerung kurzkettiger Fettsäuren im Darm und in der Folge zu einer verringerten Funktion der T-Helferzellen.

Dies zeigt, dass sogar kurzfristige Ernährungsumstellungen ausreichen, um eine vorübergehende Schwächung der mukosalen und systemischen Immunität zu erzielen und dadurch ein Zeitfenster für pathogene Infektionen schaffen.

Störungen im Bereich von Mikrobiom und Darmpermeabilität sind daher auch mit zahlreichen Krankheiten wie Allergien, Nahrungsmittelunverträglichkeiten, Autoimmunerkrankungen und sogar Depressionen vergesellschaftet. Nicht nur die erhöhte Durchlässigkeit der Darmbarriere, mit der einhergehenden erhöhten Translokation von Pathogenmaterial, sorgt für eine dauerhafte Stimulation des Immunsystems. Auch Nahrungsbestandteile selbst können PRRs stimulieren und eine proinflammatorische Signalkaskade in Gang setzen. Daher sollte darauf geachtet werden, eine Anflutung von MAMPs wie Glucose, AGEs oder freien Fettsäuren zu vermeiden.

Daneben existieren zahlreiche Antinährstoffe, die insbesondere in hoher Menge negative Auswirkungen auf den Körper haben können. Nahrungsbestandteile wie Lektine, Saponine oder Phytate haben das Potenzial, die Darmwand zu schädigen, die Nährstoffaufnahme zu hemmen oder eine immunogene Wirkung zu entfalten (s. ➤ Kap. 3.6). Dementsprechend sollten Lebensmittel mit diesen Inhaltsstoffen nicht allzu häufig auf dem Speiseplan stehen.

Neben dem Einfluss auf die Barrierefunktion spielen Ernährungsfaktoren vor allem bei der Balance zwischen hoher Reaktivität und Toleranz eine entscheidende Rolle. Das bereits mehrfach erwähnte Verhältnis von Omega-6- und Omega-3-Fettsäuren ist auch an dieser Stelle von zentraler Bedeutung. Ein hoher Konsum der Omega-3-Fettsäuren EPA und DHA reduziert die Schwere und Dauer einer proinflammatorischen Immunantwort deutlich. Ebenso kann auch das ausgewogene Verhältnis zwischen der proinflammatorischen TH1-Antwort und einer eher antiinflammatorischen TH2-Antwort durch bestimmte Lebensmittel oder Nährstoffe moduliert werden und somit zur Beeinflussung von damit vergesellschafteten Krankheiten genutzt werden (➤ Tab. 3.10).

Wie im vorangehenden Kapitel zum Thema egoistisches Immunsystem beschrieben, spielt der Energie-

Tab. 3.10 Wirkstoffe mit Einfluss auf die TH1/TH2-Aktivität

TH1-Hemmung (TH2+)	TH1-Stimulation (TH2–)
• Vitamin A • Vitamin D • Alpha-Liponsäure • N-Acetylcystein • Omega 3 (EPA + DHA) • Selen • Kupfer • Coenzym Q10 • Inositol • Curcumin • Bromelain • Resveratrol • Quercetin	• Zink • Vitamin B_6 • Vitamin E • Mangan • Magnesium • Molybdän • Glutamin • Arginin • Grapefruitkernextrakt
• Kaffee (Koffein) • Avocados • Olivenöl • Sesamöl • Zimt • Pistazien • Fenchel • Rotwein • EGCG aus Grüntee	• Schwarzkümmelöl • Echinacea • Süßholzwurzel • Ingwer • Granatapfel • Zitronenmelisse • Spirulina • Ginseng • Ashwagandha • Beta-Glucan-reiche Pilze • Probiotika

metabolismus für eine gute Immunfunktion ebenfalls eine zentrale Rolle. Metabolische Inflexibilität, insbesondere durch eine zugrunde liegende Insulin- und Leptinresistenz, sorgt für eine schlechtere Immunantwort. Dies zeigt auch eine Studie der Universität München, die den Einfluss einer ketogenen Diät auf die T-Zell-Immunität untersucht hat (Hirschberger et al. 2021). Dabei führte bereits eine dreiwöchige ketogene Diät gesunder Probanden zu einer erheblichen Verbesserung der Leistungsfähigkeit der T-Zell Immunität. Dies betraf sowohl T-Helferzellen, zytotoxische T-Lymphozyten, als auch regulatorische T-Zellen. Zudem wurde die Bildung von T-Gedächtniszellen zur Vermittlung einer langfristigen Immunität deutlich gesteigert. Diese immunologischen Verbesserungen basierten insbesondere auf einer grundlegenden Neuprogrammierung des Immunmetabolismus menschlicher T-Zellen. Es zeigte sich eine Verbesserung der mitochondrialen oxidativen Phosphorylierung, wodurch ein höheres zelluläres Energieangebot erreicht werden konnte.

Derlei Untersuchungen zeigen exemplarisch das Potenzial, welches Ernährungsfaktoren auf die Modulation zahlreicher Immunkomponenten besitzen. Demzufolge sollten diese auch als Teil eines therapeutischen Gesamtkonzepts in der Behandlung von Krankheiten eingesetzt werden, bei denen die entsprechenden Immunkomponenten Teil der Pathophysiologie sind.

INFO

Lactoferrin, das „Schweizer Taschenmesser" des Immunsystems

- Eisenbindendes Protein aus der Gruppe der Defensine
- Natürlich vorkommend in Muttermilch und in den Schleimhäuten
- Antibakterielle, antimikrobielle, antivirale und antioxidative Wirkung
- Immunmodulatorische Wirkung
- Anti-allergische Wirkung
- Anti-inflammatorische Wirkung
- Stimulation von zytotoxischen Zellen und Fresszellen
- Auflösung von Biofilmen

LITERATURVERZEICHNIS UND WEITERFÜHRENDE LITERATUR

Arnoult D, Carneiro L, Tattoli I, Girardin SE. The role of mitochondria in cellular defense against microbial infection. Semin Immunol 2009 Aug; 21(4): 223–232. https://doi.org/10.1016/j.smim.2009.05.009.

Behrends J, Bischofberger J, Deutzmann R. Duale Reihe Physiologie. 4. Auflage. Stuttgart: Georg Thieme Verlag KG; 2020.

Breda CNS, Davanzo GG, Basso PJ, Saraiva Câmara NO, Moraes-Vieira PMM. Mitochondria as central hub of the immune system. Redox Biol 2019 Sep; 26: 101255. https://doi.org/10.1016/j.redox.2019.101255.

Crocker PR, Paulson JC, Varki A. Siglecs and their roles in the immune system. Nat Rev Immunol 2007 Apr; 7(4): 255–266. https://doi.org/10.1038/nri2056.

Daly JM, Reynolds J, Sigal RK, Shou J, Liberman MD. Effect of dietary protein and amino acids on immune function. Crit Care Med 1990 Feb; 18(2 Suppl): S86–93. PMID: 2105184.

Dhar C, Sasmal A, Varki A. From "Serum Sickness" to "Xenosialitis": Past, Present, and Future Significance of the Non-human Sialic Acid Neu5Gc. Front Immunol 2019 Apr 17; 10: 807. https://doi.org/10.3389/fimmu.2019.00807.

Elmadfa I, Meyer AL. The Role of the Status of Selected Micronutrients in Shaping the Immune Function. Endocr Metab Immune Disord Drug Targets 2019; 19(8): 1100–1115. https://doi.org/10.2174/1871530319666190529101816.

Gabius HJ. The sugar code: Why glycans are so important. Biosystems 2018 Feb; 164: 102–111. https://doi.org/10.1016/j.biosystems.2017.07.003.

Gao X, Ding J, Liao C, Xu J, Liu X, Lu W. Defensins: The natural peptide antibiotic. Adv Drug Deliv Rev 2021 Dec; 179: 114008. https://doi.org/10.1016/j.addr.2021.114008.

Hansda AK, Biswas B, Goswami R. 17-β Estradiol (E2) distinctly regulates the expression of IL-4 and IL-13 in Th2 cells via modulating the interplay between GATA3 and PU.1. Cytokine 2023 Nov 18;173: 156440. https://doi.org/10.1016/j.cyto.2023.156440.

Hatton IA, Galbraith ED, Merleau NSC, Miettinen TP, Smith BM, Shander JA. The human cell count and size distribution. Proc Natl Acad Sci U S A 2023 Sep 26; 120(39): e2303077120. https://doi.org/10.1073/pnas.2303077120.

Hirschberger S, Strauß G, Effinger D, et al. Very-low-carbohydrate diet enhances human T-cell immunity through immunometabolic reprogramming. EMBO Mol Med 2021 Aug 9; 13(8): e14323. https://doi.org/10.15252/emmm.202114323.

Kamphuis A. Das Autoimmunbuch. Band 1: Biologie des Immunsystems. 1. Auflage. Books on Demand; 2018.

Kowalczyk P, Kaczyńska K, Kleczkowska P, Bukowska-Ośko I, Kramkowski K, Sulejczak D. The Lactoferrin Phenomenon-A Miracle Molecule. Molecules 2022 May 4; 27(9): 2941. https://doi.org/10.3390/molecules27092941.

Lander ES, Linton LM, Birren B, International Human Genome Sequencing Consortium, et al. Initial sequencing and analysis of the human genome. Nature 2001 Feb 15; 409(6822): 860–921. https://doi.org/10.1038/35057062. Erratum in: Nature 2001 Aug 2; 412(6846): 565. Erratum in: Nature 2001 Jun 7;

411(6838): 720. Szustakowki, J [corrected to Szustakowski, J].
López-Moreno M, Garcés-Rimón M, Miguel M. Antinutrients: Lectins, goitrogens, phytates and oxalates, friends or foe? J Funct Foods 2022; 89: 104938. https://doi.org/10.1016/j.jff.2022.104938.
Majumder S, Amatya N, Revu S, et al. IL-17 metabolically reprograms activated fibroblastic reticular cells for proliferation and survival. Nat Immunol 2019 May; 20(5): 534–545. https://doi.org/10.1038/s41590-019-0367-4.
Miraglia Del Giudice M, Indolfi C, Strisciuglio C. Vitamin D: Immunomodulatory Aspects. J Clin Gastroenterol 2018 Nov/Dec; 52 Suppl 1. Proceedings from the 9th Probiotics, Prebiotics and New Foods, Nutraceuticals and Botanicals for Nutrition & Human and Microbiota Health Meeting, held in Rome, Italy from September 10 to 12, 2017: S86-S88. https://doi.org/10.1097/MCG.0000000000001112.
Otto K. Immunbalance TH1-/TH2-Shift erkennen und behandeln. Vitalstoffratgeber. 1. Auflage. Dr. Schweikart Verlag/NATURE MEETS SCIENCE; 2021.
Pecora F, Persico F, Argentiero A, Neglia C, Esposito S. The Role of Micronutrients in Support of the Immune Response against Viral Infections. Nutrients 2020 Oct 20; 12(10): 3198. https://doi.org/10.3390/nu12103198.
Samraj AN, Pearce OM, Läubli H, et al. A red meat-derived glycan promotes inflammation and cancer progression. Proc Natl Acad Sci U S A 2015 Jan 13; 112(2): 542-547. https://doi.org/10.1073/pnas.1417508112.
Schmidbauer C, Hofstätter G. Mikronährstoff-Coach: Das große BIOGENA-Kompendium der Nährstoffe. Verlagshaus der Ärzte; 2020.
Sender R, Fuchs S, Milo R. Revised Estimates for the Number of Human and Bacteria Cells in the Body. PLoS Biol 2016 Aug 19; 14(8): e1002533. https://doi.org/10.1371/journal.pbio.1002533.
Siracusa F, Schaltenberg N, Kumar Y, et al. Short-term dietary changes can result in mucosal and systemic immune depression. Nat Immunol 2023 Sep; 24(9): 1473–1486. https://doi.org/10.1038/s41590-023-01587-x.
Tourkochristou E, Triantos C, Mouzaki A. The Influence of Nutritional Factors on Immunological Outcomes. Front Immunol 2021 May 31; 12: 665968. https://doi.org/10.3389/fimmu.2021.665968.
Venter C, Eyerich S, Sarin T, Klatt KC. Nutrition and the Immune System: A Complicated Tango. Nutrients 2020 Mar 19; 12(3):818. https://doi.org/10.3390/nu12030818.
West AP, Shadel GS, Ghosh S. Mitochondria in innate immune responses. Nat Rev Immunol 2011 Jun; 11(6): 389–402. https://doi.org/10.1038/nri2975.
Wiertsema SP, van Bergenhenegouwen J, Garssen J, Knippels LMJ. The Interplay between the Gut Microbiome and the Immune System in the Context of Infectious Diseases throughout Life and the Role of Nutrition in Optimizing Treatment Strategies. Nutrients 2021 Mar 9; 13(3): 886. https://doi.org/10.3390/nu13030886.
Zenobia C, Hajishengallis G. Basic biology and role of interleukin-17 in immunity and inflammation. Periodontol 2000; 2015 Oct; 69(1): 142–159. https://doi.org/10.1111/prd.12083.
Zhang J, Zhang J, Lin Q, Chen L, Song Y. IL-17 promotes proliferation, inflammation and inhibits apoptosis of HaCaT cells via interacting with the TRAF3 interacting protein 2. Exp Ther Med 2021 Jan; 21(1): 49. https://doi.org/10.3892/etm.2020.9480.

3.6 Mikrokosmos Darm

Der Stellenwert des Darms und seines Mikrobioms hat in den vergangenen zwei Jahrzehnten eine immer größere Bedeutung in der Medizin erlangt. Das zeigt auch die Anzahl an Publikationen zum Thema Mikrobiom. Wurden 2010 diesbezüglich noch knapp 1.000 Studien in der Datenbank PubMed veröffentlicht, so wuchs die Anzahl auf über 27.000 Veröffentlichungen allein im Jahr 2022.

Mittlerweile sind zahlreiche Wechselwirkungen zwischen dem Darm und den verschiedenen weiteren Körpersystemen bekannt, wodurch die Erkenntnis gereift ist, dass unser Darm nicht allein Verdauungsaufgaben erfüllt. Insbesondere seine zentrale Rolle als „erste Verteidigungslinie" des Immunsystems hat den Darm ins Zentrum medizinischer Forschung gerückt. So zeigen sich immer mehr Korrelationen zwischen einem dysfunktionalen Darm und zahlreichen Pathologien, beginnend bei diversen Autoimmunerkrankungen bis hin zu psychischen Erkrankungen wie Depressionen.

Dementsprechend spielt die Darmgesundheit auch in der Physiotherapie eine wichtige Rolle und sollte im Rahmen des Therapieprozesses bei zahlreichen Problematiken berücksichtigt werden.

3.6.1 Aufgaben des Darms

Der Darm erfüllt zahlreiche Aufgaben und Funktionen in unserem Körper. Eine seiner Hauptaufgaben liegt in der **Verdauung** von im Magen vorverdauten Nahrungsbestandteilen und der Absorption von Nährstoffen wie Aminosäuren, Fettsäuren, Glucose, Mineralstoffen und Vitaminen. Hierfür sind, unterstützt von den exokrinen Säften von Pankreas und Gallenblase, vor allem die einzelnen Dünndarmabschnitte verantwortlich. Daneben ist auch die **Wasseraufnahme,** die vor allem im Dickdarm stattfindet, eine lebenswichtige Funktion dieses Organs, wodurch ebenso die Konsistenz unseres Stuhls bestimmt wird.

Aber insbesondere seine **immunologische Funktion** ist, wie sich immer mehr zeigt, von zentraler Bedeutung für die Aufrechterhaltung unserer Gesundheit. Mit seinen über 200 m^2 Oberfläche stellt der Darm die größte Kontaktfläche zur Außenwelt dar und übernimmt als erste Instanz den Unterscheidungsprozess zwischen „Selbst" und „Nicht-Selbst". Wichtige Nährstoffe müssen diese Barriere passieren, während Bakterien, Viren, Pilzen oder Toxinen diese Passage verwehrt bleiben muss. Gelingt es einem Pathogen doch, einmal die Darmbarriere zu überwinden, ist das im Darm assoziierte Immunsystem (GALT) dafür verantwortlich, diese fehlerhafte Translokation zu erkennen und das Pathogen zu eliminieren. Wie im vorangehenden Kapitel beschrieben, kann es bereits hier aus verschiedenen Gründen zu einer dysfunktionalen Immunreaktion kommen, wodurch allergische oder autoimmunologische Prozesse ausgelöst oder begünstigt werden können.

Immer mehr zeigt sich auch, wie der Darm und speziell sein Mikrobiom in **komplexer Wechselwirkung mit dem restlichen Körper** steht. Neben der engen Verknüpfung mit dem Immunsystem, bestehen zahlreiche weitere Achsen zu Körperorganen wie Gehirn, Lunge, Leber oder Haut. Diese Kommunikation wird zu einem großen Teil durch im Darm produzierte Stoffe wie kurzkettige Fettsäuren (SCFA) oder Neurotransmitter wie Serotonin ermöglicht, welche vor allem durch bakterielle Fermentationsprozesse im Dickdarm entstehen. Daneben werden dabei außerdem zahlreiche weitere wichtige Stoffe wie Vitamine, Aminosäuren oder Hormone produziert, die ihrerseits vielfältige Funktionen im Körper ermöglichen.

3.6.2 Embryologie des Darms

Im Zuge der embryonalen Entwicklung entstehen durch die zunehmende Differenzierung von Zellpopulationen die ersten Vorstufen der Gewebe und Organe unseres Körpers.

Die so genannte Keimscheibe ist dabei eine der ersten Strukturen des Embryos, welche sich in der 2. Entwicklungswoche auf dem Boden der Amnionhöhle bildet. Sie differenziert sich in der Folge in die drei Keimblätter Ektoderm, Mesoderm und Entoderm.

Die äußerste Schicht der Keimscheibe bildet das **Ektoderm,** aus dem sich später vor allem das Nervensystem, die äußeren Hautschichten und weitere Strukturen entwickeln. Aus dem **Mesorderm,** der mittleren Schicht, gehen verschiedene Gewebe wie Muskeln, Knochen, Blutgefäße oder Fortpflanzungsorgane hervor. Die innere Schicht bildet das **Entoderm,** aus dem sich die inneren Organe wie der Magen, die Leber, die Lunge und der Darm entwickeln. Dieses differenziert sich durch Faltungen weiter und bildet so das primitive Darmrohr, aus welchem später die zahlreichen Organe hervorgehen. Hierbei unterscheidet man wiederum drei verschiedene Abschnitte, den Vorderdarm, den Mitteldarm und den Hinterdarm.

Aus dem Vorderdarm entstehen der Pharynx, der Respirationstrakt, die Speisröhre, der Magen sowie die Leber mit Gallenblase und Pankreas. Aus dem Mitteldarm gehen vor allem die einzelnen Darmabschnitte hervor. Hierzu zählen der Dünndarm mit seinen drei Anteilen sowie der Dickdarm, angefangen beim Appendix vermiformis bis zu den proximalen Zwei Dritteln des Colon transversum. Die restlichen Anteile bis zum Anus gehen aus dem Hinterdarm hervor. Daneben geht die gesamte epitheliale Auskleidung sowie die Schleimhaut und die Submukosadrüsen des Gastrointestinaltrakts in der embryonalen Entwicklung aus dem Entoderm hervor.

Und auch die Entwicklung und Prägung von Immunzellen findet bereits in dieser frühen Phase in den ausdifferenzierten Organen des Darmrohrs statt. Die Vorläuferzellen der unspezifischen Abwehr existieren zwar bereits im Dottersack, vermehren sich aber anschließend in der Milz und der Leber, bis sie etwa ab dem 5. Monat im Knochenmark gebildet werden. Außerdem wandern bereits in der 12. Woche einige Immunzellen wie Makrophagen oder dendritische Zellen zur weiteren Prägung in den aus dem Vorderdarm entstandenen Thymus ein.

Auch die Besiedlung des menschlichen Darms wird möglicherweise schon im Mutterleib durch verschiedene mikrobielle Gemeinschaften in der Plazenta und im Fruchtwasser eingeleitet und kann dadurch eventuell einen frühen Einfluss auf die Prägung des Immunsystems nehmen.

Somit zeigt bereits ein kurzer Blick auf diese Phase der menschlichen Ontogenese, wie weitreichend die Verflechtungen und Beziehungen der einzelnen Organe zueinander sind. Das Wissen um diese gemeinsamen embryologischen Ursprünge hilft dabei zu verstehen, wie die verschiedenen Organe bereits in ihrer Entstehung miteinander verbunden sind.

3.6.3 Die Darmbarriere

Die Darmbarriere stellt als erste Verteidigungslinie des Immunsystems eine der wesentlichen Schutzsysteme dar, um unseren Körper vor schädlichen Substanzen abzuschirmen. Funktionell betrachtet zählt das Innere des Darmlumens weiterhin zur Außenwelt, weswegen Stoffe erst die Barriere passieren müssen, um in unser Körperinneres zu gelangen. Die Darmbarriere ist dabei aus verschiedenen Ebenen und Elementen aufgebaut, die eng miteinander interagieren. Sie machen außerdem den wesentlichen Anteil des GALT-Systems aus.

Die **mikrobielle Barriere,** umgangssprachlich auch Darmflora genannt, stellt die erste zentrale Komponente dar. Sie besteht aus unzähligen verschiedenen Mikroorganismen, die neben ihrer Barrierefunktion zahlreiche weitere Aufgaben für unseren Körper erfüllen. Diese werden im weiteren Verlauf daher noch näher erläutert.

Die **humorale und mechanische Immunbarriere** besteht aus sekretorischen Immunglobulinen, insbesondere sekretorisches Immunglobulin A (sIgA). Diese Substanz bindet an Antigene und verhindert so deren Penetration durch die Darmwand. Die Darmschleimhaut, in welcher auch die Defensine organisiert sind, bildet eine zusätzliche mechanische Barriere.

Die **anatomische Barriere** wird durch Enterozyten, spezialisierte Darmzellen, und den Tight Junctions gebildet. Diese ermöglichen nicht nur den Transport von Substanzen, sondern fungieren auch als physikalische Barriere zwischen den Zellen.

Die **zelluläre Immunbarriere** umfasst verschiedene Akteure wie Makrophagen, die für Phagozytose, Lysozymbereitstellung und die Freisetzung von Radikalen verantwortlich sind. Daneben spielen T-Helferzellen ebenfalls eine Rolle, indem sie die Produktion von sIgA regulieren.

Die Verzahnung dieser verschiedenen Anteile gewährleistet einen effektiven Schutz vor schädlichen Substanzen, weswegen die Selektion und der Transport durch diese Barriere streng reguliert werden muss. Hierfür stehen verschiedene Mechanismen zur Verfügung, um den Transport von etwa einer Tonne Nährstoffe pro Jahr zu gewährleisten.

Transport durch die Darmbarriere

Die darmassoziierten lymphatischen Gewebe nehmen ständig potenzielle Antigene aus dem Darmlumen auf, um gegebenenfalls eine spezifische Immunantwort einzuleiten. Diese Antigenaufnahme erfolgt durch spezialisierte **M-Zellen.** Durch Endozytose nehmen diese Zellen Partikel oder ganze Mikroorganismen in Vesikeln auf, phagozytieren sie und transportieren sie anschließend durch die Darmbarriere hindurch, um sie anschließend dem nachgeschalteten Immunsystem verfügbar zu machen.

Nahrungsbestandteile hingegen werden nach ihrer Aufspaltung im Magen und Darmtrakt entweder **parazellulär** oder **transzellulär** durch die Darmschleimhaut aufgenommen und ins Blut abgegeben. Kohlenhydrate, Fette und Proteine werden dabei primär transzellulär, also durch die Enterozyten hindurch, aufgenommen. Der parazelluläre Transport, der vor allem für die Wasser- und Mineralstoffaufnahme entscheidend ist, erfolgt passiv und kann durch spezielle **Tight Junctions** zwischen den Zellen reguliert werden. Beim so genannten **Leaky-Gut-Syndrom** ist diese selektive Regulation gestört, was in der Folge Krankheitsprozesse durch eine übermäßige Permeabilität auslösen kann (➤ Abb. 3.11).

3.6.4 Das Darmmikrobiom

Das Darmmikrobiom ist ein komplexes Ökosystem und umfasst die Gesamtheit aller im Darm assoziierten Mikroorganismen wie Bakterien, Viren oder Pilze. Noch bis zum Ende des 19. Jahrhunderts wurden Mikroben ausschließlich als schädliche Krankheitserreger betrachtet, die Infektionen verursachen. Erst in den vergangenen 20 Jahren ist die Rolle des Mikrobioms zunehmend in den Fokus der Wissenschaft geraten.

Das Human Microbiome Project (HMP) war eine großangelegte und von 2007 bis 2016 andauernde

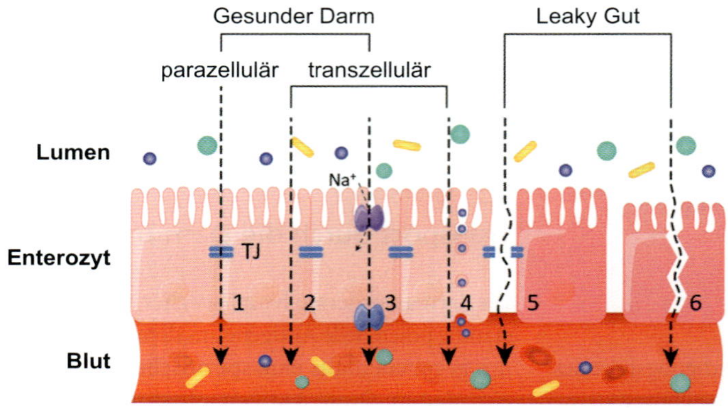

Abb. 3.11 Darmbarriere und Leaky-Gut-Syndrom.
Na: Natrium; TJ: Tight Junction.
[F1201]

Forschungsinitiative der National Institutes of Health (NIH) der Vereinigten Staaten, mit dem Ziel, ein besseres Verständnis der Mikrobiota, die an der menschlichen Gesundheit und Krankheit beteiligt sind, zu schaffen. Inzwischen ist daher bekannt, dass zahlreiche Funktionen des Körpers von der Kolonisation kommensaler Mikroben abhängig ist.

Das menschliche Genom besteht aus gerade einmal 23.000 Genen, wohingegen eine Pflanze wie Mais bereits auf etwa 35.000 Gene kommt. Unser Mikrobiom hingegen verfügt über etwa drei Millionen Gene, die Tausende von Stoffwechselprodukten produzieren und viele Funktionen des Wirts ersetzen und hierüber die Fitness, den Phänotyp und die Gesundheit maßgeblich beeinflussen. Dementsprechend ist eine Theorie hinter der vergleichsweisen geringen Anzahl an Genen, dass der Mensch viele Funktionen an seine Symbionten outgesourct hat.

Funktionen des Darmmikrobioms

Der mikrobielle Inhalt des Darmtraktes spielt damit eine Schlüsselrolle bei zahlreichen physiologischen Prozessen im menschlichen Körper. Eine seiner Hauptaufgaben besteht, neben der Beeinflussung des darmassoziierten Immunsystems, in der Produktion von **kurzkettigen Fettsäuren (SCFAs).** Zu den wichtigsten SCFAs zählen dabei Acetat, Propionat und Butyrat. Diese Substanzen, welche ebenfalls Endprodukte der Fermentationsprozesse sind, beeinflussen nicht nur die Darmmotilität, sondern stellen auch seine wichtigste Energiequelle dar. Darüber hinaus beeinflussen sie die Barriere- und Immunfunktion, indem sie die entsprechende Genexpression regulieren können. Und auch auf die Funktion von Immunzellen wie Makrophagen, Neutrophilen oder dendritischen Zellen haben sie einen regulierenden Einfluss und scheinen dadurch ebenfalls hemmend auf Tumorzellen einwirken zu können. Außerdem sind sie an der Regulation der Energiehomöostase beteiligt und wirken als wichtige Botenstoffe in der Kommunikation mit Organen wie Gehirn und Leber.

Neben der Produktion kurzkettiger Fettsäuren zeigt sich ein gesundes Mikrobiom ebenfalls für die Produktion zahlreicher weiterer Substanzen verantwortlich. So ist mittlerweile bekannt, dass durch mikrobielle Fermentationsprozesse alle essenziellen Aminosäuren (EAAs) wie Tryptophan oder Methionin produziert werden sowie die meisten B-Vitamine und Vitamin K2.

Die Einflüsse des Mikrobioms erstrecken sich auch auf das zentrale und periphere Nervensystem. Es beeinflusst über SCFA- und Neurotransmitterproduktion die Darm-Hirn-Achse, was wiederum Auswirkungen auf die Regulation der Stimmung und des emotionalen Wohlbefindens hat. Darmmikroben können nach neueren Erkenntnissen eigenständig sowohl Hormone als auch Neurotransmitter produzieren. Dazu zählen beispielsweise die Neurotransmitter Acetylcholin und Gamma-Aminobuttersäure (GABA) sowie Noradrenalin, Serotonin und Dopamin.

Im Bereich der Verdauungsprozesse nimmt das Mikrobiom außerdem eine ergänzende, aktive Rolle ein, indem es komplexe Kohlenhydrate, Proteine und in geringerem Maße auch Fette, die den unteren

Tab. 3.11 Mit einer Dysbiose assoziierte Erkrankungen
Endometriose, PCOS, Zystitis
Multiple Sklerose, Parkinson, ADHS, Autismus
Low Back Pain und Bandscheibenvorfälle
Rheumatoide Arthritis
Neurodermitis, Psoriasis
Herz-Kreislauf-Erkrankungen
Typ-1-Diabetes, Typ-2-Diabetes
Asthma
Morbus Crohn, Colitis ulcerosa, Reizdarmsyndrom
NAFLD
Chronische Nierenerkrankungen
Psychische Erkrankungen (Depressionen, Schizophrenie)
Allergien
Übergewicht
Metabolisches Syndrom
ADHS: Aufmerksamkeitsdefizit-/Hyperaktivitätsstörung; NAFLD: nicht-alkoholische Fettleber-Erkrankung; PCOS: polyzystisches Ovarialsyndrom.

Magen-Darm-Trakt erreichen, aufspaltet. Daneben sorgt es für eine verbesserte Nährstoffaufnahme sowie eine Regulation des Sättigungsgefühls.

Diese Vielseitigkeit unterstreicht die Bedeutung des Mikrobioms für die Aufrechterhaltung der Gesundheit und das reibungslose Funktionieren verschiedener Körpersysteme. Eine **Dysbiose,** also eine Fehlbesiedlung des Darms, fördert daher Erkrankungen wie Fettleibigkeit, das metabolische Syndrom, Immundysregulationen oder Depressionen (➤ Tab. 3.11).

Entwicklung des Darmmikrobioms

Lange Zeit wurde angenommen, dass die Umgebung des Fetus im Mutterleib steril sei und die Besiedlung des kindlichen Darms erst zum Zeitpunkt der Geburt beginne. Jüngste Arbeiten, die das Vorhandensein einer mikrobiellen Gemeinschaft im Mekonium nachweisen, haben diese Vorstellung jedoch in Frage gestellt. Mittlerweile gibt es zahlreiche Hinweise auf eine mikrobielle Besiedlung der Plazenta, des Fruchtwassers und der Nabelschnur, was die Hypothese stärkt, dass eine Besiedlung des Darms bereits im Mutterleib beginnt (Aagaard et al. 2014; Collado et al. 2016; Funkhouser et al. 2013). Diese Ergebnisse deuten außerdem darauf hin, dass das fetale intestinale Immunsystem durch den mikrobiellen Kontakt bereits in utero beeinflusst werden könnte. Spätestens beim normalen Geburtsprozess kommt das Kind mit der Vaginal- und Fäkalflora der Mutter in Kontakt, wodurch sich die übertragenen Mikroorganismen im Körper des Kindes zu einer eigenständigen Mikrobiota kolonisieren können. Dementsprechend weisen per Kaiserschnitt geborene Kinder ein deutlich verändertes Mikrobiom auf.

Neben den intrauterinen Einflüssen und der Translokation während der Geburt, spielt auch das Gestationsalter eine große Rolle. Frühgeborene hatten Untersuchungen zufolge eine andere Zusammensetzung als termingerecht geborene Kinder (Ihekweazu et al. 2018).

Ein weiterer wichtiger Einfluss auf das Darmmikrobiom des Säuglings ist die Ernährung sowie die Art der Nahrungszufuhr. Gestillte Säuglinge haben eine Mikrobiota, die mit *Lactobacillus, Staphylococcus* und *Bifidobacterium* angereichert ist. Säuglinge, die mit künstlicher Säuglingsnahrung gefüttert werden, wiesen hingegen größere Mengen an Mikroben auf, die mit Entzündungen in Verbindung gebracht werden. Auch aus diesem Grund empfiehlt die WHO das Stillen als beste Methode zur Säuglingsernährung in einem Zeitraum von bis zu zwei Jahren.

Im ersten Lebensjahr eines Säuglings reift das relativ einfache neonatale Mikrobiom und entwickelt sich zu einem komplexeren Mikrobiom mit einer Zusammensetzung, die eher dem Gastrointestinaltrakt eines Erwachsenen entspricht und reich an *Bacteroidetes* und *Firmicutes* ist. Sobald feste Nahrung eingeführt wird, kommt es zu einer nachhaltigen Veränderung der mikrobiellen Zusammensetzung mit einer Zunahme der *Bacteroidetes.*

Auch die Exposition gegenüber einer weniger hygienischen Umgebung, einschließlich des Kontakts mit Haustieren und Geschwistern, hat erhebliche Auswirkungen auf das sich entwickelnde Mikrobiom eines Kleinkinds.

Nach etwa drei Jahren ähnelt die Mikrobiota des Kleinkindes in ihrer Zusammensetzung bereits vollständig der eines Erwachsenen. Diese kann dann je nach Lebensstil langfristig stabil bleiben. Allerdings weisen die Mikrobiota von Erwachsenen in den Industrieländern oftmals große individuelle Unterschiede

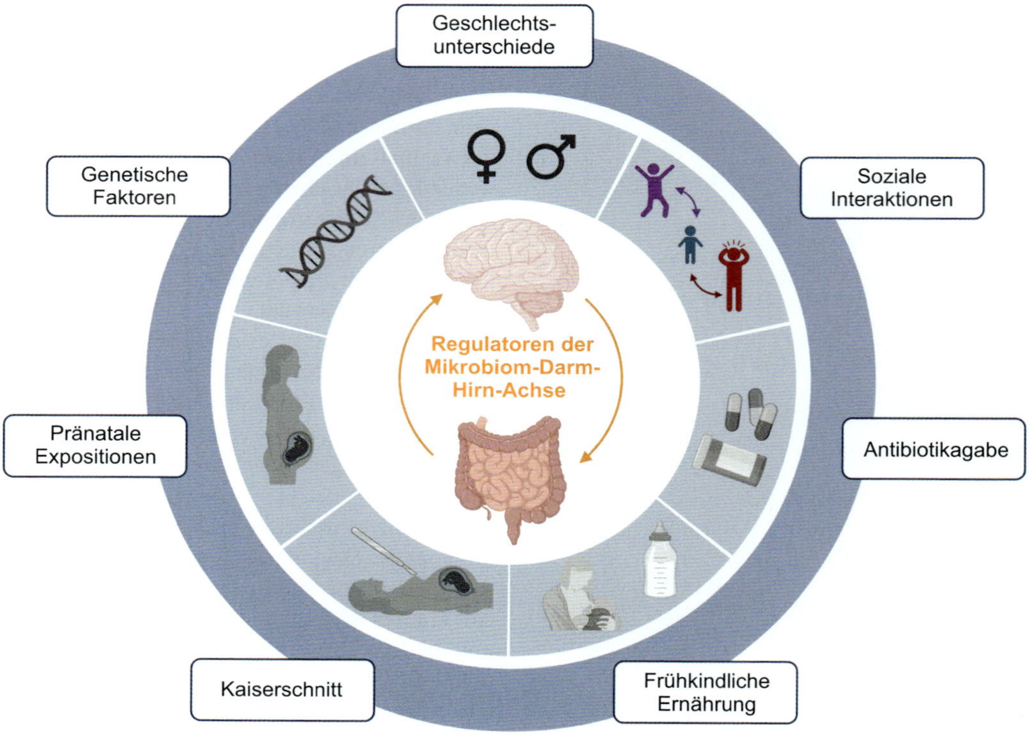

Abb. 3.12 Einflussfaktoren auf die Entwicklung des Darmmikrobioms. [G1366]

auf, die auf zahlreiche Einflüsse zurückzuführen sind (➤ Abb. 3.12).

So haben allen voran Medikamente einen deutlichen und nachhaltigen Einfluss auf die Zusammensetzung des Darmmikrobioms. Untersuchungen konnten zeigen, dass neben dem bekannten Einfluss von Antibiotika jedes 4. von mehr als 1.000 zugelassenen Medikamenten die Zusammensetzung der Darmflora veränderte. Dazu zählten insbesondere Metformin, Protonenpumpeninhibitoren, nicht-steroidale Antirheumatika (NSAR) sowie atypische Antipsychotika (Maier et al. 2018).

Neben dem Einfluss von Medikamenten oder Toxinen zeigen vor allem Lebensstilfaktoren wie eine einseitige und wenig abwechslungsreiche Ernährung, chronischer Stress, Bewegungsmangel, zu geringer Kontakt zur Natur oder fehlende Kälteexposition deutliche Auswirkungen auf die Zusammensetzung des Darmmikrobioms.

Enterotypen

Aufgrund der vielzähligen Einflüsse auf die Entwicklung des Mikrobioms hat der Darm jedes gesunden Erwachsenen eine einzigartige und relativ stabile Zusammensetzung. Dennoch weisen Erwachsene keine einheitliche Flora auf, was sich in den zahlreichen verschiedenen phylogenetischen Clustern widerspiegelt. Schätzungen deuten darauf hin, dass die Diversität im Darm mehr als 1.000 unterschiedliche Arten und eine Vielzahl von Stämmen umfassen könnte.

Trotzdem zeigt sich, dass mehr als 90 % der verschiedenen Stämme zu nur drei bakteriellen Obergruppen gehört: den *Bacteroidetes*, den *Firmicutes* und den *Actinobacteria*. Untersuchungen zeigen, dass sich daher beim Menschen drei robuste Cluster aufteilen lassen, welche auch als **Enterotypen** bezeichnet werden. Jeder dieser drei Enterotypen lässt sich durch Variationen in den Konzentrationen von Abkömm-

Tab. 3.12 Enterotypen

Enterotypen	Funktion	Ernährungsweise
Enterotyp 1: (überwiegend Bakterienstamm *Bacteroides*)	Produziert Vitamin B_2, B_5, B_7, Vitamin C Abbau von tierischen Fetten und Proteinen	Hoher Anteil an tierischen Proteinen und Fetten Am häufigsten bei typisch westlicher Ernährung
Enterotyp 2: (überwiegend Bakterienstamm *Prevotella*)	Produziert Vitamin B_1 und Folsäure Abbau von Pflanzenfasern, Kohlenhydraten und Einfachzucker	Pflanzen- und kohlenhydratbasierte Ernährung Häufig bei Vegetarierinnen und Veganern
Enterotyp 3: (überwiegend Bakterienstamm *Ruminococcus*)	Abbau von Glykoproteinen (Muzine) und Kohlenhydraten	„Allesesser" 70 % der Bevölkerung

lingen einer der drei Hauptgattungen identifizieren: *Bacteroides* **(Enterotyp 1),** *Prevotella* **(Enterotyp 2)** und *Ruminococcus* **(Enterotyp 3)** (Arumugam et al. 2011; Bresser et al. 2022; Siezen et al. 2011).

Insbesondere die langfristige Ernährungsweise lässt sich mit der Ausbildung einer der drei Enterotypen in Zusammenhang bringen. So überwiegt bei Fleischessern der Enterotyp 1, bei Mischköstlern der Enterotyp 3 und bei pflanzenbetonter Ernährung der Enterotyp 2 (➤ Tab. 3.12).

Daneben konnten Studien auch deutliche Abweichungen in der Zusammensetzung des Mikrobioms bei fettleibigen Personen sowie bei Personen mit einer Vielzahl an anderen Krankheiten zeigen (Valdes et al. 2018). Außerdem unterscheiden sich die Bakteriengattungen je nach Darmabschnitt von proximal nach distal sowie in den unterschiedlichen Schichten der Darmwand. Das Bakterium *Akkermansia muciniphila* ist dabei vor allem in der Darmschleimhaut zu finden, wo es einen protektiven Einfluss auf dieselbe ausübt, indem es einerseits Mucin-bindende Proteine sezerniert sowie Mucin-abbauende Enzyme. Diese schützenden Einflüsse auf die Darmschleimhaut stehen ebenfalls mit zahlreichen weiteren positiven Folgen in Verbindung. Insbesondere die Entwicklung von Übergewicht, Insulinresistenz und damit einhergehenden Entzündungen ist bei einer mukosaprotektiven Darmflora deutlich reduziert.

3.6.5 Darm-Achsen

Lange Zeit hat sich die Darmforschung darauf fokussiert, die wesentlichen Beiträge der Darmmikrobiota zur menschlichen Verdauung zu untersuchen. Mittlerweile ist klar, dass die Auswirkungen des mikrobiellen Stoffwechsels nicht nur den Magen-Darm-Trakt betreffen, sondern auch in Wechselwirkungen über die sogenannten Darm-Hirn-, Darm-Leber-, Darm-Niere- und Darm-Herz-Achsen mit den verschiedenen Organen stehen. Insbesondere die Rolle der kurzkettigen Fettsäuren als Botenstoff der einzelnen Organachsen steht dabei im Vordergrund.

Ein zunehmendes Verständnis dieser Wirkbeziehungen könnte daher dazu beitragen, neue Ansätze bei Erkrankungen wie Autismus und Depressionen (Darm-Gehirn), Fettleber (Darm-Leber), chronischen Nierenerkrankungen (Darm-Niere) und Herz-Kreislauf-Erkrankungen (Darm-Herz) zu finden.

Darm-Hirn-Achse

Die wohl wichtigste und am besten untersuchte Achse ist die so genannte **Darm-Hirn-Achse** (GBA). Sie besteht aus einer bidirektionalen Kommunikation zwischen dem zentralen und dem enterischen Nervensystem und verbindet sowohl emotionale als auch kognitive Zentren des Gehirns mit peripheren Darmfunktionen. Die neuralen, endokrinen, immunologischen und humoralen Verbindungen dieser beiden Organe werden dabei insbesondere über SCFA sowie über Metaboliten des Tryptophanstoffwechsels wie

Serotonin, Melatonin oder Kynureninsäure gesteuert. Die Kommunikation erfolgt dabei aber nicht nur vom Darm ausgehend in Richtung Gehirn. Auch das ZNS kann über Neurotransmitter wie Noradrenalin Einfluss auf den Darm nehmen.

Das spielt insbesondere bei chronischem Stress eine wichtige Rolle. Stress führt zu einer erhöhten Energienachfrage des ZNS. Im Darm wird daher unter dem Einfluss von Stresshormonen wie Noradrenalin die aktive Aufnahme von Glucose, Natrium und Wasser, vor allem durch spezielle natriumabhängige Glucosetransporter (SGLTs) erhöht. Dieser Mechanismus führt außerdem zu einer generell gesteigerten Permeabilität der Tight Junctions, was langfristig zu einer dauerhaften Translokation von Pathogenen und Toxinen führen kann.

Psychologische Stressoren modulieren außerdem die Zusammensetzung und Gesamtbiomasse der Darmmikrobiota. In verschiedenen Studien konnte gezeigt werden, dass Bakterien Bindungsstellen für vom Wirt produzierte Neurotransmitter besitzen, die die Funktion der Mikrobiota beeinflussen können und zu einer erhöhten Anfälligkeit für Entzündungs- und Infektionsreize beitragen. Zusätzlich hat das Gehirn einen starken Einfluss auf die Modulation bestimmter Darmfunktionen wie Motilität, Schleimproduktion sowie die Säure- und Bikarbonatsekretion (Cryan et al. 2017; Galland et al. 2014).

Andersherum beeinflusst das Darmmikrobiom nicht nur die Funktion, sondern auch die Entwicklung und Reifung sowohl des enterischen als auch des zentralen Nervensystems. Daneben reguliert es die Aktivität der Hypothalamus-Hypophysen-Nebennieren-Achse (HPA) und beeinflusst dadurch die generelle Stressreaktivität sowie angstähnliches Verhalten. Und auch die Gedächtnisleistung scheint durch eine verbesserte Expression des *Brain-Derived Neurotrophic Factors (BDNF)* vom Mikrobiom beeinflusst zu werden.

Durch die verstärkte Expression von BDNF im Hippocampus sowie einem hemmenden Einfluss auf Faktoren der zentralen Sensibilisierung scheint das Darmmikrobiom außerdem modulierend auf das Schmerzempfinden einwirken zu können. Die Kommunikation der Mikrobiota mit dem Gehirn scheint dabei neben der Produktion von SCFA und Neurotransmittern vor allem auch retrograd über den Nervus vagus abzulaufen.

Weitere Darm-Organ-Achsen

Neben den bedeutsamen Wechselwirkungen zwischen dem Darm und dem Gehirn zeigen Untersuchungen, dass auch mit anderen Organen weitere, wichtige Wirkbeziehungen bestehen.

Die **Darm-Nieren-Achse** beinhaltet verschiedene bidirektionale Mechanismen, über die der Darm und die Nieren funktionell verbunden sind. Eine wesentliche Rolle spielen auch hier die Darmmikrobiota und ihre Stoffwechselprodukte. Verschiedene Metaboliten, die über den Blutkreislauf zu den Nieren gelangen, haben Auswirkungen auf den Wasser- und Elektrolythaushalt sowie die Blutdruckregulation. Eine Dysbiose des Gastrointestinaltrakts kann in diesem Zusammenhang daher ein wesentlicher Mechanismus sein, der zu einer Progression einer chronischen Nierenerkrankung sowie einem erhöhten kardiovaskulären Risiko führt. Ebenso zeigen jüngste Untersuchungen einen Zusammenhang einer gestörten Darmflora und der vermehrten Entwicklung von Nierensteinen (Antza et al. 2018; Evenepoel et al. 2017; Kait et al. 2023; Meijers et al. 2011).

Gelangen auf der anderen Seite harnpflichtige Substanzen ins Blut, können diese wiederum die Zusammensetzung und Funktion des Darmmikrobioms beeinträchtigen. Dementsprechend kann eine Beeinflussung des Darmmikrobioms über Ernährungsfaktoren auch in der Nephrologie ein neuartiges therapeutisches Ziel darstellen.

Bei der **Darm-Leber-Achse** bestehen ebenfalls bidirektionale Kommunikationswege, die einerseits über die Wirkung der SCFA orchestriert wird, auf der anderen Seite durch den enterohepatischen Kreislauf beeinflusst wird. SCFA können über den portalen Kreislauf zur Leber gelangen und dort auf ortsansässige Makrophagen und Hepatozyten wirken. Dieser Mechanismus kann die Regulierung des Leberstoffwechsels hinsichtlich der Aufrechterhaltung der Lipid- und Glucosehomöstase beeinflussen sowie das Entzündungsgeschehen modulieren und dadurch zu einer allgemeinen Aufrechterhaltung der gesunden Leberfunktion beitragen. Darüber hinaus können SCFA die Insulinproduktion in der Bauchspeicheldrüse verbessern, den Fluss freier Fettsäuren aus den Adipozyten fördern sowie über eine vermehrte Leptinsekretion den Appetit regulieren.

Auf umgekehrtem Wege werden Gallensäuren und antimikrobielle Moleküle aus der Leber über den enterohepatischen Kreislauf in das Darmlumen transportiert. Auf diese Weise wird die physiologische Darmflora aufrechterhalten und eine unkontrollierte bakterielle Überwucherung kontrolliert. Ebenso helfen Gallensäuren im Verdauungsprozess bei der Emulgierung und Aufnahme von Nahrungsfetten, Cholesterin und fettlöslichen Vitaminen. Etwa 95 % der Gallensäuren werden anschließend wieder resorbiert und zur Leber zurück transportiert.

Daher zeigen Untersuchungen, dass verschiedene Lebererkrankungen gemeinsame pathophysiologische Komponenten teilen. Insbesondere entzündungsfördernde Veränderungen in Leber und Darm führen langfristig zu Fibrose, Zirrhose und karzinogenen Veränderungen (Tripathi et al. 2018).

Eine gestörte Barrierefunktion des Darms und eine veränderte Zusammensetzung der Darmmikrobiota stehen über die **Darm-Herz-Achse** außerdem im Zusammenhang mit dem Auftreten von Herzerkrankungen. Die Dysfunktion des Darmepithels und Dysbiose der Darmmikrobiota führt bei Herzinsuffizienz-Patientinnen und -Patienten zu einer abnormen Produktion und Absorption von aus Mikroben gewonnenen Metaboliten. Dieses Ungleichgewicht kann zusammen mit einer Dysfunktion des Darmepithels zu Herzfunktionsstörungen, Entzündungen und Unterernährung beitragen. Neuere Untersuchungen zeigen dementsprechend das therapeutische Potenzial von SCFA, Prä- und Probiotika für die Herzgesundheit (Kamo et al. 2017).

Zusammenfassend zeigen die bis dato belegten Wechselbeziehungen des Darms und seiner Mikrobiota mit anderen Organen, welchen Stellenwert dieser in der Aufrechterhaltung der Körperhomöstase einnimmt und welche Rolle dem Darm dadurch in der Gesunderhaltung unseres Körpers zukommt.

3.6.6 Leaky-Gut-Syndrom

„Alle Krankheiten beginnen im Darm."

Hippokrates von Kos

Schon vor 2.500 Jahren erkannte Hippokrates die zentrale Bedeutung des Darms auf unsere Gesundheit. Aufgrund seiner zahlreichen Wirkbeziehungen und seiner Funktion als erste Verteidigungslinie des Immunsystems führen dysfunktionale Zustände fast unweigerlich zu Morbidität und Mortalität.
Eine der wesentlichen Aufgaben des Darms ist neben der Verdauungsfunktion die Unterscheidung in „Selbst" und „Nicht-Selbst". Die Darmbarriere ist dabei dauerhaft den verschiedensten Arten von Antigenen ausgesetzt, von Lebensmittelantigenen über lebensmittelbedingten Krankheitserregern bis hin zu kommensalen Mikroben oder Pathogenen. Aus diesem Grund hat der Darm eine einzigartige Barrierefunktionen entwickelt, die das Eindringen von potenziell feindlichen Antigenen in den Körper verhindern soll. Eine Störung dieser Barriere erhöht daher die intestinale Permeabilität, was zu einer vermehrten Translokation unerwünschter Antigene aus dem Darmlumen ins Körperinnere führt. Dieser pathologische Prozess wird auch als undichter Darm bzw. **Leaky-Gut-Syndrom (LGS)** bezeichnet.

Die erhöhte intestinale Permeabilität kann dementsprechend für eine Vielzahl von Gesundheitsproblemen verantwortlich sein, die von kleineren Problemen, wie Verdauungsstörungen, Nahrungsmittelallergien oder Müdigkeit, bis hin zu schwerwiegenden Erkrankungen reichen. Autoimmunerkrankungen, Depressionen, Diabetes, entzündliche Darmerkrankungen oder Multiple Sklerose sind nur einige dieser Folgeerkrankungen, die mit einer dysfunktionalen Barriere assoziiert sind.

Vor allem die kommensale Mikrobiota hat entscheidende regulatorische Einflüsse auf die epitheliale Barrierefunktion. Eine veränderte mikrobielle Zusammensetzung wird daher auch mit einer Dysfunktion der Schleimhautbarriere und in der Folge mit Entzündungsreaktionen in Verbindung gebracht.

Einer der wesentlichen Regulatoren der Tight Junctions und damit der Darmpermeabilität ist ein Protein namens **Zonulin.** Eine erhöhte Freisetzung von Zonulin ist daher mit einer erhöhten Darmdurchlässigkeit verknüpft, was Zonulin auch zu einem bedeutenden Biomarker in der Labordiagnostik macht. Eine Dysbiose des Darms ist dabei einer der wichtigsten Faktoren, die zu einer erhöhten Produktion an Zonulin führen. Der anschließende Funktionsverlust der Darmbarriere sorgt in der Folge zu einem verstärkten Antigen- und Endotoxintransport aus dem Lumen in die Lamina propria der Darmwand. Eine solche **Endotoxämie** sorgt anschließend für eine angeborene immunregulatorische Reaktion, die ein entzündungsförderndes Mikromilieu verursacht.

Setzt sich dieser Prozess fort, entstehen weitere adaptive Immunreaktionen, die die Produktion von proinflammatorischen Zytokinen wie Interferon-gamma (IFN-γ) und Tumornekrosefaktor-alpha (TNF-α) auslösen und eine weitere Öffnung des parazellulären Weges für die Passage von Antigenen bewirken. Der hierdurch entstandene Teufelskreis hat eine chronisch-egoistische Immunaktivierung (s. ➤ Kap. 3.4) zur Folge. Langfristig sorgen diese Prozesse daher für eine verringerte Immuntoleranz, die sich neben Nahrungsmittelallergien unter anderem auch in einer chronisch-entzündlichen Erkrankung äußern kann.

Neben einer bakteriellen Überwucherung im Darm können ebenso Pathobioten aus der Mundhöhle für diese Prozesse verantwortlich sein. Insbesondere *Porphyromonas gingivalis,* ein parodontopathisches Bakterium, korreliert deutlich mit systemischen Entzündungen, aber ebenso mit Bandscheibenpathologien, Frozen Shoulder oder rheumatoider Arthritis.

Unter den verschiedenen potenziellen Stimuli des Darmlumens, die die Freisetzung von Zonulin anregen, konnte die langfristige Exposition von Gluten neben einer Dysbiose als stärkster auslösender Faktor identifiziert werden (Fasano 2020). Dabei ist es wichtig zu erwähnen, dass Gluten diesen Mechanismus der gesteigerten Darmpermeabilität nicht ausschließlich bei Zöliakie-Patienten verursacht, sondern obligatorisch mehr oder weniger stark stattfindet.

Auch eine fett- und kohlenhydratreiche Ernährung führte in Untersuchungen zu einer erhöhten Endotoxinbelastung durch eine gesteigerte intestinale Permeabilität. Vor allem ein erhöhter Konsum von Fructose und Omega-6-Fettsäuren führte zu einer deutlichen Veränderung der Tight Junctions sowie zu einer dysbiotischen Darmflora (Binienda et al. 2020; Febbraio et al. 2021; Cho et al. 2021; Sellmann et al. 2015; Staltner et al. 2023).

Demgegenüber konnte gezeigt werden, dass diätetische Faktoren ebenso das Potenzial haben, die Durchlässigkeit des Darms und die Schädigung der Schleimhaut umzukehren, weswegen sie sich bei zahlreichen Erkrankungen als eine sinnvolle Ergänzung der Therapie anbieten (Achamrah et al. 2017; Camilleri et al. 2019; Kim et al. 2017; ➤ Tab. 3.13).

Tab. 3.13 Einflussfaktoren auf die Darmpermeabilität

Erhöhte Permeabilität	Verringerte Permeabilität
Dysbiose	Probiotika
Lektine (Gluten, Casein o. ä.)	Fermentierte Lebensmittel
Alpha-Linolensäure (ALA)	Ballaststoffe
Fructose	Galacto-Oligosaccharide
Omega-6-Fettsäuren	Butyrat
Stress	Proprionat
Ausdauertraining	EPA
Medikamente (z. B. NSAR, Protonenpumpeninhibitoren)	DHA
Hochkalorische Mahlzeiten	Phosphatidylcholine
Alkohol	

DHA: Decosahexaensäure; EPA: Eicosapentaensäure; NSAR: nicht-steroidale Antirheumatika.

3.6.7 Ernährungseinflüsse auf den Darm

Der Einfluss der Ernährung auf die Funktion eines Organs ist nirgendwo unmittelbarer und naheliegender als bei einem primären Verdauungsorgan wie dem Darm. Bereits im vorangegangenen Kapitel wurde die Rolle der Ernährung auf den Darm hinsichtlich der Funktionsfähigkeit des Immunsystems skizziert. Mit dem erweiterten Verständnis über die Zusammensetzung der Darmbarrieren sowie deren Rolle als erste Verteidigungslinie, gewinnen auch die Einflüsse von Nahrungsmitteln eine klarere Bedeutung.

Diese Einflüsse können dabei sowohl positiver Art sein und die mikrobielle Vielfalt, die Integrität der Darmbarriere sowie die Produktion wichtiger Substanzen fördern, als auch negativer Art sein und einen eigenständigen Faktor für Dysbiose, Entzündung oder das Leaky-Gut-Syndrom darstellen.

Antinährstoffe

Bei der Betrachtung von Lebensmitteln liegt der Fokus zumeist auf der Zusammensetzung der verschiedenen Nährstoffe sowie auf deren Nährstoffdichte. Daneben enthalten so gut wie alle Lebensmittel aber ebenso potenziell schädigende Stoffe mit meist immunogener Wirkung.

Insbesondere pflanzliche Lebensmittel beinhalten neben Makro- und Mikronährstoffen auch ein breites Spektrum an bioaktiven Pflanzenstoffen. Hierzu zählen unter anderem auch Stoffe mit für den Menschen gesundheitsförderlichen Wirkungen wie Polyphenole, Alkaloide, Carotinoide oder Terpenoide.

Daneben existieren zahlreiche weitere Pflanzenstoffe, denen insbesondere bei erhöhtem Konsum oder falscher Zubereitung eine negative Auswirkung auf die Gesundheit nachgewiesen werden konnte. Dies sind insbesondere die in ➢ Tab. 3.14 aufgeführten, so genannten **Antinährstoffe** oder **Antinutrienten.** Vor allem die große Gruppe der Lektine zeigt einen potenziell negativen Einfluss auf den menschlichen Körper. Über 500 verschiedene Lektinarten konnten

Tab. 3.14 Antinährstoffe

Nährstoff	Potenzielle Auswirkungen	Vorkommen
Lektine	Immunogene pflanzliche Proteine Veränderte Darmfunktion; entzündungsfördernd	Insbesondere in Hülsenfrüchten und Getreide reichhaltig vorhanden
Gliadin	Klebereiweiß des Glutens Aus der Gruppe der Lektine Erhöhung der Darmpermeabilität; entzündungsfördernd	In glutenhaltigem Getreide wie Weizen, Gerste, Roggen, etc
ATI	Immunogenes Protein aus der Gruppe der Lektine Veränderte Darmfunktion; entzündungsfördernd	In glutenhaltigem Getreide insbesondere in der Schale (Vollkorn)
WGA	Immunogenes Protein aus der Gruppe der Lektine Veränderte Darmfunktion; entzündungsfördernd	In glutenhaltigem Getreide insbesondere in der Schale (Vollkorn)
Goitrogene	„Strumigene" Substanzen – stören die Funktion der Schilddrüse (Hypothyreose oder Kropfbildung) Hemmen die Hormonproduktion, hemmen die Iodaufnahme, etc.	Senföle aus Kohlgemüse Blausäure aus Kernen, Leinsamen, Maniok, Hirse, Süßkartoffeln, etc.
Saponine	„Schaumbildner" können sich an Cholesterol in der Darmwand binden und diese schädigen, daneben hämolytische Wirkung	Kichererbsen, Sojabohnen, grüne Bohnen, Quinoa
Glykoalkaloide (Chakonine und Solanine)	Aus der Gruppe der Solanine Gastrointestinale und neurologische Wirkungen	Nachtschattengewächse insbesondere Kartoffeln
Oxalate	Können die Kalziumaufnahme hemmen; können die Bildung von Kalziumnierensteinen verstärken	Spinat, Mangold, Sauerampfer, Rübengrün, rote Bete, Rhabarber, Nüsse, Hülsenfrüchte, Getreidekörner, Süßkartoffeln, Kartoffeln
Phytinsäure	Binden Mineralstoffe wie Calcium, Magnesium, Eisen und Zink im Darm und hemmen die Aufnahme	Ölsaaten, Hülsenfrüchte, Soja (Erzeugnisse), Getreidekörner, Pseudogetreide (Amaranth, Quinoa, Hirse), Nüsse, Samen
Tannine	Hemmen die Eisenaufnahme; negative Auswirkungen auf die Eisenspeicher	Tee, Kakao, Weintrauben, Beeren, Äpfel, Steinobst, Nüsse, Bohnen, Vollkornprodukte
Phytoöstrogene	Endokrine Störung; Erhöhtes Risiko für östrogenempfindliche Krebserkrankungen	Soja und Sojaprodukte, Leinsamen, Nüsse (vernachlässigbare Mengen), Obst und Gemüse (vernachlässigbare Mengen)
Neu5Gc	Sialinsäure mit immunogenem Charakter Zählt nicht zu den klassischen Antinährstoffen	In tierischen Produkten insbesondere rotem Fleisch enthalten

ATI: Amylase-Trypsin-Inhibitoren; Neu5Gc: N-Glycolylneuraminsäure; WGA: Weizenkeim-Agglutinin.

mittlerweile aus Pflanzen isoliert und identifiziert werden. Diese werden durch die Pflanze hauptsächlich als Abwehrmechanismen gegen Insekten, Schimmel, Pilze und Krankheiten produziert. Pflanzenlektine sind weit verbreitet und in vielen Nahrungsquellen zu finden, darunter in Hülsenfrüchten, Samen, Nüssen, Obst und Gemüse. Vor allem rohe Hülsenfrüchte und Vollkorn stellen dabei stark konzentriertere Quellen für Nahrungslektine dar. Unter die große Gruppe der Lektine in Getreideprodukten fallen insbesondere Gliadin, Weizenkeim-Agglutinin (WGA) oder Amylase-Trypsin-Inhibitoren (ATI). Für alle drei Antinutrienten konnte ein negativer Einfluss auf die Darmbarriere und ein förderlicher Einfluss auf die Entzündungslage im Darm nachgewiesen werden.

Eine kürzlich veröffentliche Studie der Universität Mainz konnte zeigen, dass ATIs in Mengen, wie sie in einer durchschnittlichen menschlichen Weizennahrung enthalten ist, nicht nur eine Darmentzündung verursachten, sondern sich außerdem auf extraintestinale Bereiche ausbreiteten. Dies führte im Rahmen einer experimentell induzierten MS bei Mäusen zu einer Verschlimmerung der ZNS-Entzündung und einer Verschlechterung der klinischen Symptome (Zevallos et al. 2023). Diese Ergebnisse unterstreichen nicht nur die Bedeutung der Darm-Hirn-Achse bei entzündlichen ZNS-Erkrankungen, sondern ebenso den möglichen Einfluss bestimmter Nahrungsbestandteile auf die menschliche Gesundheit.

Da die aufgeführten Antinährstoffe allerdings nicht nur negative Auswirkungen, sondern auch zahlreiche positive Einflüsse auf den Körper haben, sind vor allem die Menge, die Häufigkeit, die Zubereitung und der gesundheitliche Kontext von entscheidender Bedeutung. Insbesondere Personen mit spezifischen Vorerkrankungen wie Autoimmunerkrankungen, Schilddrüsenunterfunktionen oder chronisch-entzündlichen Darmerkrankungen profitieren deutlich von einer Reduzierung oder Eliminierung bestimmter Nahrungsbestandteile.

Darüber hinaus lassen sich die meisten Antinährstoffe durch verschiedene traditionelle Zubereitungsarten deutlich reduzieren. Hierzu zählen vor allem das Einweichen, das Autoklavieren und das längere Kochen. Das einstündige Kochen von Hülsenfrüchten reduzierte zum Beispiel die hämagglutinierende Aktivität um bis zu 99 %. Und auch bei Fermentationsprozessen konnte in Untersuchungen eine Deaktivierung von Nahrungslektinen gezeigt werden.

Zusammenfassend zeigt sich, dass insbesondere der häufige Konsum großer Mengen an Getreideerzeugnissen oder Hülsenfrüchten schädliche Wirkungen haben können oder die körpereigenen Reserven oder Funktionen somit in irgendeiner Weise beeinträchtigen können. Eine abwechslungsreiche Ernährungsweise, die viele unterschiedliche Lebensmittel beinhaltet, und vor allem die Anwendung von eher traditionellen Zubereitungsarten, könnten diese schädigenden Auswirkungen kompensieren und zu einer verbesserten Gesundheit beitragen. Bei bereits bestehenden Problemen insbesondere hinsichtlich der Verdauungsfunktion hat sich die Durchführung einer so genannten **Eliminationsdiät** bewährt. Hierbei werden zunächst die potenziell problematischen Lebensmittel wie Getreide oder Hülsenfürchte aus der Ernährung entfernt und nach Besserung der Symptomatik schrittweise wieder eingeführt. Lässt sich hierdurch ein Lebensmittel als symptomauslösend ausdifferenzieren, so sollte dieses aus dem regelmäßigen Speiseplan eliminiert werden.

Neben der Reduzierung oder Eliminierung von problematischen Lebensmitteln sollte vor allen Dingen auf Lebensmittel zurückgegriffen werden, die einen protektiven Einfluss auf den Darm und das Mikrobiom haben.

Expertentipp

Fermentierte Lebensmittel

Sauerkraut, Kimchi, Joghurt, Kefir und eingelegtes Gemüse sind Beispiele für Nahrungsmittel, die durch ihre mikrobielle Vielfalt einen positiven Einfluss auf den Darm und die Diversität des Mikrobioms haben.

Zur weiteren Unterstützung sollte außerdem auf eine ausreichende Zufuhr an Präbiotika geachtet werden. Dies sind unverdauliche Kohlenhydrate (Ballaststoffe), welche als Nahrungsgrundlage der kommensalen Darmflora dienen und damit die Aktivität und das Wachstum derselben fördern. Typische **Präbiotika** sind Humanmilch-Oligosaccharide (HMOs), Inulin und Fructo-Oligosaccharide sowie Galacto-Oligosaccharide. Ballaststoffe, die keine typischen Präbiotika sind, aber präbiotische Eigenschaften haben, sind zum Beispiel Beta-Glucane, Arabinoxylane, Pektine

Tab. 3.15 Ballaststoffreiche Lebensmittel

Lebensmittel	Ballaststoffgehalt (auf 100 g)
Weizenkleie	45 g
Chiasamen	40 g
Leinsamen	38 g
Kidney-Bohnen	25 g
Kokosraspeln	24 g
Kürbiskerne	18 g
Kichererbsen	12 g
Linsen	11 g
Hafer	11 g
Feigen	10 g
Buchweizen	10 g
Hirse	9 g
Avocado	7 g
Vollkornbrot	7 g
Weißbrot	3 g

und resistente Stärken. Die DGE empfiehlt hier eine tägliche Ballaststoffaufnahme von mindestens 30 g. Diese sollte generell aus einer Variation von verschiedenen Lebensmittelquellen bestehen (➤ Tab. 3.15).

Eine möglichst große diätische Vielfalt ist vor allem hinsichtlich einer guten und regulären Darmfunktion zu empfehlen. Hierdurch wird einerseits eine erhöhte Exposition gegenüber den verschiedenen Antinährstoffen verringert, auf der anderen Seite fördert diese Lebensmittelvielfalt auch die Diversität des Darmmikrobioms. Dies gilt ebenso für eine ausgewogene Zufuhr von Kohlenhydraten, Proteinen und Fetten. Ein Überwiegen eines bestimmten Makronährstoffs in der Ernährung ist assoziiert mit der vermehrten Besiedlung bestimmter Darmkeime und sollte daher vermieden werden.

Um mögliche Schäden an der Darmwand zu reparieren, kann neben der Aufnahme durch Lebensmittel oder Gewürze auch eine Unterstützung durch durchgezielte Nahrungsergänzungsmittel hilfreich sein. Die Aminosäure **L-Glutamin** spielt dabei eine wesentliche Rolle. Glutamin ist die häufigste in unserem Körper vorkommende Aminosäure und kann sowohl vom Körper selbst gebildet werden als auch über die Nahrung aufgenommen werden. Ein Mangel an Glutamin führt zu einer Zottenatrophie, einer verminderten Expression von Tight-Junction-Proteinen und einer erhöhten Darmpermeabilität. Daher kann eine gezielte Glutaminsupplementierung die Darmbarrierefunktion verbessern und zu einer Regeneration der Darmzellen beitragen.

Ebenso spielen **Curcumin, Lactoferrin, Vitamin D, Zink, Quercetin und Omega-3-Fettsäuren** eine wichtige Rolle bei der Regeneration des Darms und der Regulation der intestinalen Barriere. **Curcumin** ist ein natürlicher Pflanzenextrakt, der den Hauptbestandteil des Kurkumas ausmacht. Dieser ist als natürlicher TNF-alpha-Hemmer vor allem für seine antientzündliche, antioxidative und antiproliferative Wirkung bekannt. Daneben zeigt Curcumin einen bedeutenden Einfluss auf die Integrität der Darmbarriere. Curcuma wird von der Darmepithelzelle aufgenommen und initiiert innerhalb dieser Zellen mehrere Signalwege, die letztendlich dazu führen, dass die Störung der Darmbarrierefunktion umgekehrt wird. Das macht eine Ernährung oder eine Nahrungsergänzung, die reich an Curcumin ist, zu einem sehr potenten therapeutischen oder präventiven Faktor.

Auch **Lactoferrin** kann einen Beitrag zur Regeneration der Darmepithelzellen leisten, weswegen es ebenso als therapeutisches Mittel bei chronisch-entzündlichen Darmerkrankungen (CED) wie Morbus Crohn vorgeschlagen wird. Der hohe Anteil an Lactoferrin im Kolostrum hilft bei der Proliferation und Differenzierung des Darmepithels und zeigt dadurch auch im Erwachsenenalter bei der Behebung von Darmschäden einen positiven Einfluss. Daneben unterstützt Lactoferrin als Defensin die erste Verteidigungslinie des Wirts gegen Krankheitserreger, hemmt proinflammatorische Zytokine und hilft bei der Eisenaufnahme im Darm.

3.6.8 Zusammenfassung

Insgesamt zeigt die aktuell vorherrschende Evidenz, welche zentrale Rolle der Darm für die menschliche Gesundheit spielt. Neben seiner bedeutenden immunologischen Barrierefunktion ist es vor allem auch die Produktion zahlreicher essenzieller Substanzen wie SCFA, Hormone, Vitamine oder Neurotransmitter, die dem Darm seinen besonderen Stellenwert verleihen. Dadurch nimmt er, u. a. über die verschiedenen Organ-Achsen, Einfluss auf vielfältige Körperregionen und -funktionen.

Naheliegenderweise sind es vor allem Ernährungsfaktoren, die das Darmmikrobiom, die intestinale Barriere und darüber die zahlreichen weiteren Funktionen des Darms positiv wie negativ beeinflussen können. Eine abwechslungsreiche und kalorienausgewogene Ernährung, die reich an fermentierten Lebensmitteln und Ballaststoffen ist, dient dementsprechend als Grundlage für die Gesunderhaltung des Darms.

Expertentipp

Resistente Stärken können anders als die gewöhnliche, verdaubare Stärke nicht durch menschliche Verdauungsenzyme abgebaut werden, obwohl sie biochemisch ähnlich aufgebaut sind. Sie zählen daher zu den Ballaststoffen, die im Bereich des Dickdarms von Darmbakterien fermentiert werden können. Dadurch stehen sie in Verbindung mit zahlreichen positiven Eigenschaften u. a. auf Übergewicht, Entzündungen oder Stoffwechselstörungen. Durch das Kochen und anschließende Abkühlen stärkehaltiger Lebensmittel wie Kartoffeln, Reis oder Nudeln kann der Gehalt an resistenter Stärke deutlich erhöht werden und dadurch die glykämische Reaktion des Lebensmittels deutlich verringert werden.

LITERATURVERZEICHNIS UND WEITERFÜHRENDE LITERATUR

Aagaard K, Ma J, Antony KM, Ganu R, Petrosino J, Versalovic J. The placenta harbors a unique microbiome. Sci Transl Med 2014 May 21; 6(237): 237ra65. https://doi.org/10.1126/scitranslmed.3008599.

Achamrah N, Déchelotte P, Coëffier M. Glutamine and the regulation of intestinal permeability: from bench to bedside. Curr Opin Clin Nutr Metab Care 2017 Jan; 20(1): 86–91. https://doi.org/10.1097/MCO.0000000000000339.

Aggarwal BB, Gupta SC, Sung B. Curcumin: an orally bioavailable blocker of TNF and other pro-inflammatory biomarkers. Br J Pharmacol 2013 Aug; 169(8): 1672–1692. https://doi.org/10.1111/bph.12131.

Al KF, Joris BR, Daisley BA, et al. Multi-site microbiota alteration is a hallmark of kidney stone formation. Microbiome 2023; 11(1): 263. https://doi.org/10.1186/s40168-023-01703-x.

Antza C, Stabouli S, Kotsis V. Gut microbiota in kidney disease and hypertension. Pharmacol Res 2018 Apr; 130: 198–203. https://doi.org/10.1016/j.phrs.2018.02.028.

Arumugam M, Raes J, Pelletier E, et al. Enterotypes of the human gut microbiome. Nature 2011 May 12; 473(7346): 174–180. https://doi.org/10.1038/nature09944. Erratum in: Nature 2011 Jun 30; 474(7353): 666. Erratum in: Nature 2014 Feb 27; 506(7489): 516.

Binienda A, Twardowska A, Makaro A, Salaga M. Dietary Carbohydrates and Lipids in the Pathogenesis of Leaky Gut Syndrome: An Overview. Int J Mol Sci 2020 Nov 8; 21(21): 8368. https://doi.org/10.3390/ijms21218368.

Bresser LRF, de Goffau MC, Levin E, Nieuwdorp M. Gut Microbiota in Nutrition and Health with a Special Focus on Specific Bacterial Clusters. Cells 2022 Sep 30; 11(19): 3091. https://doi.org/10.3390/cells11193091.

Camilleri M. Leaky gut: mechanisms, measurement and clinical implications in humans. Gut 2019 Aug; 68(8): 1516–1526. https://doi.org/10.1136/gutjnl-2019-318427.

Carabotti M, Scirocco A, Maselli MA, Severi C. The gut-brain axis: interactions between enteric microbiota, central and enteric nervous systems. Ann Gastroenterol 2015; 28: 203–209.

Cho YE, Kim DK, Seo W, Gao B, Yoo SH, Song BJ. Fructose Promotes Leaky Gut, Endotoxemia, and Liver Fibrosis Through Ethanol-Inducible Cytochrome P450–2E1-Mediated Oxidative and Nitrative Stress. Hepatology 2021 Jun; 73(6): 2180–2195. https://doi.org/10.1002/hep.30652.

Collado MC, Rautava S, Aakko J, Isolauri E, Salminen S. Human gut colonisation may be initiated in utero by distinct microbial communities in the placenta and amniotic fluid. Sci Rep 2016 Mar 22; 6: 23129. https://doi.org/10.1038/srep23129.

Conesa C, Bellés A, Grasa L, Sánchez L. The Role of Lactoferrin in Intestinal Health. Pharmaceutics 2023 May 23; 15(6): 1569. https://doi.org/10.3390/pharmaceutics15061569.

Cryan JF, O'Riordan KJ, Cowan CSM, et al. The Microbiota-Gut-Brain Axis. Physiol Rev 2019 Oct 1; 99(4): 1877–2013. https://doi.org/10.1152/physrev.00018.2018.

de Punder K, Pruimboom L. Stress induces endotoxemia and low-grade inflammation by increasing barrier permeability. Front Immunol 2015 May 15; 6: 223. https://doi.org/10.3389/fimmu.2015.00223.

Evenepoel P, Poesen R, Meijers B. The gut-kidney axis. Pediatr Nephrol 2017 Nov; 32(11): 2005–2014. https://doi.org/10.1007/s00467-016-3527-x.

Fasano A. All disease begins in the (leaky) gut: role of zonulin-mediated gut permeability in the pathogenesis of some chronic inflammatory diseases. F1000Res 2020 Jan 31; 9: F1000 Faculty Rev-69. https://doi.org/10.12688/f1000research.20510.1.

Febbraio MA, Karin M. "Sweet death": Fructose as a metabolic toxin that targets the gut-liver axis. Cell Metab 2021 Dec 7; 33(12): 2316–2328. https://doi.org/10.1016/j.cmet.2021.09.004.

Funkhouser LJ, Bordenstein SR. Mom knows best: the universality of maternal microbial transmission. PLoS Biol 2013; 11(8): e1001631. https://doi.org/10.1371/journal.pbio.1001631.

Galland L. The gut microbiome and the brain. J Med Food 2014 Dec; 17(12): 1261–1272. https://doi.org/10.1089/jmf.2014.7000.

Generoso JS, Giridharan VV, Lee J, Macedo D, Barichello T. The role of the microbiota-gut-brain axis in neuropsychiatric disorders. Braz J Psychiatry 2021 May-Jun; 43(3): 293–305. https://doi.org/10.1590/1516-4446-2020-0987.

Ghosh SS, He H, Wang J, Gehr TW, Ghosh S. Curcumin-mediated regulation of intestinal barrier function: The mechanism underlying its beneficial effects. Tissue Barriers 2018 Jan 2; 6(1): e1425085. https://doi.org/10.1080/21688370.2018.1425085.

Guo Y, Chen X, Gong P, Li G, Yao W, Yang W. The Gut-Organ-Axis Concept: Advances the Application of Gut-on-Chip Technology. Int J Mol Sci 2023 Feb 17; 24(4): 4089. https://doi.org/10.3390/ijms24044089.

Ihekweazu FD, Versalovic J. Development of the Pediatric Gut Microbiome: Impact on Health and Disease. Am J Med Sci 2018 Nov; 356(5): 413–423. https://doi.org/10.1016/j.amjms.2018.08.005.

Kamo T, Akazawa H, Suzuki J, Komuro I. Novel concept of a heart-gut axis in the pathophysiology of heart failure. Korean Circ J 2017; 47: 663–669. https://doi.org/10.4070/kcj.2017.0028.

Kim MH, Kim H. The Roles of Glutamine in the Intestine and Its Implication in Intestinal Diseases. Int J Mol Sci 2017 May 12; 18(5): 1051. https://doi.org/10.3390/ijms18051051.

Kinashi Y, Hase K. Partners in Leaky Gut Syndrome: Intestinal Dysbiosis and Autoimmunity. Front Immunol 2021 Apr 22; 12: 673708. https://doi.org/10.3389/fimmu.2021.673708.

Leiss O. Ernährungstherapie beim Reizdarmsyndrom – bei wem FODMAP-arm, bei wem glutenfrei und bei wem anderes? Verdauungskrankheiten 2020; 38(05): 97–113. https://doi.org/10.5414/VDX01060.

Li H, Zhang L, Li J, et al. Resistant starch intake facilitates weight loss in humans by reshaping the gut microbiota. Nat Metab 2024; 6(3): 578–597. https://doi.org/10.1038/s42255-024-00988-y.

Lin R, Liu W, Piao M, Zhu H. A review of the relationship between the gut microbiota and amino acid metabolism. Amino Acids 2017; 49: 2083–2090. https://doi.org/10.1007/s00726-017-2493-3.

Liu Z, Wei ZY, Chen J, et al. Acute Sleep-Wake Cycle Shift Results in Community Alteration of Human Gut Microbiome. mSphere 2020 Feb 12; 5(1): e00914–19. https://doi.org/10.1128/mSphere.00914-19.

López-Moreno M, Garcés-Rimón M, Miguel M. Antinutrients: Lectins, goitrogens, phytates and oxalates, friends or foe? J Funct Foods 2022; 89: 104938. https://doi.org/10.1016/j.jff.2022.104938.

Maier L, Pruteanu M, Kuhn M, et al. Extensive impact of non-antibiotic drugs on human gut bacteria. Nature 2018 Mar 29; 555(7698): 623–628. https://doi.org/10.1038/nature25979.

Margolis KG, Cryan JF, Mayer EA. The Microbiota-Gut-Brain Axis: From Motility to Mood. Gastroenterology 2021 Apr; 160(5): 1486–1501. https://doi.org/10.1053/j.gastro.2020.10.066.

Meijers BK, Evenepoel P. The gut-kidney axis: indoxyl sulfate, p-cresyl sulfate and CKD progression. Nephrol Dial Transplant 2011 Mar; 26(3): 759–761. https://doi.org/10.1093/ndt/gfq818.

Morrison DJ, Preston T. Formation of short chain fatty acids by the gut microbiota and their impact on human metabolism. Gut Microbes 2016 May 3; 7(3): 189–200. https://doi.org/10.1080/19490976.2015.1134082.

Moszak M, Szulińska M, Bogdański P. You Are What You Eat-The Relationship between Diet, Microbiota, and Metabolic Disorders-A Review. Nutrients 2020 Apr 15; 12(4): 1096. https://doi.org/10.3390/nu12041096.

Petroski W, Minich DM. Is There Such a Thing as "Anti-Nutrients"? A Narrative Review of Perceived Problematic Plant Compounds. Nutrients 2020 Sep 24; 12(10): 2929. https://doi.org/10.3390/nu12102929.

Schulze S. Kurzlehrbuch Embryologie. Urban & Fischer Verlag/Elsevier GmbH; 2013.

Sellmann C, Priebs J, Landmann M, et al. Diets rich in fructose, fat or fructose and fat alter intestinal barrier function and lead to the development of nonalcoholic fatty liver disease over time. J Nutr Biochem 2015 Nov; 26(11): 1183–1192. https://doi.org/10.1016/j.jnutbio.2015.05.011.

Siezen RJ, Kleerebezem M. The human gut microbiome: are we our enterotypes? Microb Biotechnol 2011 Sep; 4(5): 550–553. https://doi.org/10.1111/j.1751-7915.2011.00290.x.

Sonia S, Witjaksono F, Ridwan R. Effect of cooling of cooked white rice on resistant starch content and glycemic response. Asia Pac J Clin Nutr 2015; 24(4): 620–625. https://doi.org/10.6133/apjcn.2015.24.4.13.

Staltner R, Burger K, Baumann A, Bergheim I. Fructose: a modulator of intestinal barrier function and hepatic health? Eur J Nutr 2023 Dec; 62(8): 3113–3124. https://doi.org/10.1007/s00394-023-03232-7.

Suzuki T. Regulation of the intestinal barrier by nutrients: The role of tight junctions. Anim Sci J 2020 Jan–Dec; 91(1): e13357. https://doi.org/10.1111/asj.13357.

Tripathi A, Debelius J, Brenner DA, et al. The gut–liver axis and the intersection with the microbiome. Nat Rev Gastroenterol Hepatol 2018; 15: 397–411. https://doi.org/10.1038/s41575-018-0011-z.

Turner JR, Rill BK, Carlson SL, et al. Physiological regulation of epithelial tight junctions is associated with myosin light-chain phosphorylation. Am J Physiol 1997 Oct; 273(4): C1378–C1385. https://doi.org/10.1152/ajpcell.1997.273.4.C1378.

Valdes AM, Walter J, Segal E, Spector TD. Role of the gut microbiota in nutrition and health. BMJ 2018 Jun 13; 361: k2179. https://doi.org/10.1136/bmj.k2179.
Venter C, Eyerich S, Sarin T, Klatt KC. Nutrition and the Immune System: A Complicated Tango. Nutrients 2020 Mar 19; 12(3): 818. https://doi.org/10.3390/nu12030818.
Venter C, Greenhawt M, Meyer RW, et al. EAACI position paper on diet diversity in pregnancy, infancy and childhood: Novel concepts and implications for studies in allergy and asthma. Allergy 2020 Mar; 75(3): 497–523. https://doi.org/10.1111/all.14051.
Vijay A, Valdes AM. Die Rolle des Darmmikrobioms bei chronischen Krankheiten: Eine narrative Übersichtsarbeit. Kompass Autoimmun 2022; 4(2): 47–58. https://doi.org/10.1159/000524069.
Wang X, Valenzano MC, Mercado JM, Zurbach EP, Mullin JM. Zinc supplementation modifies tight junctions and alters barrier function of CACO-2 human intestinal epithelial layers. Dig Dis Sci 2013 Jan; 58(1): 77–87. https://doi.org/10.1007/s10620-012-2328-8.
Wu GD, Chen J, Hoffmann C, et al. Linking Long-Term Dietary Patterns with Gut Microbial Enterotypes. Science 2011; 334(6052): 105–108. https://doi.org/10.1126/science.1208344.
Wu L, Tang Z, Chen H, et al. Mutual interaction between gut microbiota and protein/amino acid metabolism for host mucosal immunity and health. Anim Nutr 2021; 7: 11–16. https://doi.org/10.1016/j.aninu.2020.11.003.
Yao Y, Cai X, Fei W, Ye Y, Zhao M, Zheng C. The role of short-chain fatty acids in immunity, inflammation and metabolism. Crit Rev Food Sci Nutr 2022; 62(1): 1–12. https://doi.org/10.1080/10408398.2020.1854675.
Zevallos VF, Yogev N, Hauptmann J, et al. Dietary wheat amylase trypsin inhibitors exacerbate CNS inflammation in experimental multiple sclerosis. Gut 2023 Dec 7; 73(1): 92–104. https://doi.org/10.1136/gutjnl-2023-329562.
Ziętak M, Kovatcheva-Datchary P, Markiewicz LH, Ståhlman M, Kozak LP, Bäckhed F. Altered Microbiota Contributes to Reduced Diet-Induced Obesity upon Cold Exposure. Cell Metab 2016 Jun 14; 23(6): 1216–1223. https://doi.org/10.1016/j.cmet.2016.05.001.
Zmora N, Suez J, Elinav E. You are what you eat: diet, health and the gut microbiota. Nat Rev Gastroenterol Hepatol 2019 Jan; 16(1): 35–56. https://doi.org/10.1038/s41575-018-0061-2.

3.7 Mitochondrien

Mitochondrien sind bekannt als die Kraftwerke unserer Zellen. Ein gesunder Mensch produziert im Ruhezustand jeden Tag sein eigenes Körpergewicht an Adenosintriphosphat (ATP). Bei maximaler Belastung kann diese Zahl sogar auf bis zu 1,0 kg pro Minute ansteigen.

Um diese erstaunliche Leistung zu vollbringen, muss jedes ATP-Molekül bis zu 1.000-mal pro Tag recycelt werden. Da der Körper kein ATP speichern kann, ist er infolgedessen auf die dauerhafte Aktivität der Mitochondrien angewiesen. Ein gesunder Mensch produziert so jeden Tag beachtliche 1.200 Watt.

Aufgrund dieser enormen Bedeutung für den Körper enthalten die verschiedenen Zellarten des Körpers teilweise mehrere 1.000 Mitochondrien pro Zelle, so dass diese bis zu 25 % des gesamten Zellvolumens einnehmen können (➤ Tab. 3.16). Reife Erythrozyten enthalten hingegen als einzige Zellart keine Mitochondrien und sind zur Energiegewinnung abhängig von glykolytischen Prozessen im Zytosol.

Nach der **Endosymbiontentheorie** geht man davon aus, dass die Mitochondrien aus einer Symbiose von aeroben Proteobakterien mit den Vorläufern der heutigen Eukaryoten hervorgegangen sind. Hinweise, die diese Theorie stützen, sind unter anderem das Vorhandensein einer eigenen Erbinformation (mtDNA), eine eigene Proteinsynthese und das Vorhandensein einer inneren Membran, die sich deutlich vom Bau der äußeren Membran unterscheidet. Die Mitochondrien sind jedoch so spezialisiert, dass sie nicht allein lebensfähig sind. Außerdem werden Mitochondrien durch den Körper nicht neu gebildet, sondern entstehen durch Teilung **(Fission)** als Reaktion auf Veränderungen im Energie- oder Stresszustand.

Mitochondrien teilen sich durchschnittlich etwa alle 5–10 Tage. Auch veränderte und geschädigte Mitochondrien können sich dabei vermehren, allerdings können sie ebenso mit gesunden, funktionstüchtigen Exemplaren verschmelzen **(Fusion).** Daneben können defekte Genkopien durch Fission abgespalten und

Tab. 3.16 Durchschnittliche Anzahl an Mitochondrien pro Zellart

Zellart	Anzahl Mitochondrien
Hautzelle	100–250
Leberzelle	1.000–2.000
Muskelzelle	1.000–2.500
Herzmuskelzelle	5.000
Eizelle	100.000
Nervenzelle	Bis zu 2.000.000

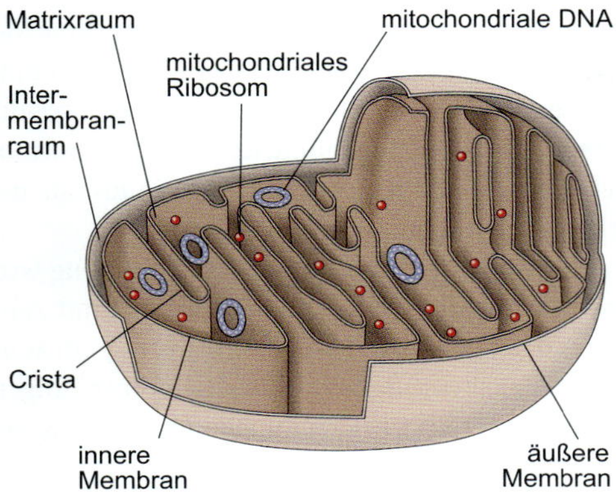

Abb. 3.13 Aufbau eines Mitochondriums. DNA: Desoxyribonukleinsäure. [L190]

anschließend verdaut werden, was als **Mitophagie** bezeichnet wird. Über diese Prozesse wird verhindert, dass die Zelle durch eine zu geringe ATP-Produktion sowie eine zu hohe oxidative Belastung dysfunktional wird oder abstirbt.

Ein Mitochondrium ist von einer Doppelmembran umgeben. Diese besteht aus einer relativ glatten **äußeren** und einer stark gefalteten **inneren Membran** mit Einstülpungen (Cristae). Hier befindet sich die Atmungskette und der Ort der ATP-Produktion.

Der Innenraum der Mitochondrien wird als **Matrix** bezeichnet, der Raum zwischen der inneren und äußeren Membran als **Intermembranraum.** Innerhalb der Matrix befinden sich etwa zwei Drittel aller Proteine sowie mehrere Kopien des Genoms eines Mitochondriums (> Abb. 3.13).

3.7.1 Mitochondriale Funktionen

Neben der lebensnotwendigen Funktion der **Energiebereitstellung** erfüllen Mitochondrien zahlreiche weitere essenzielle Aufgaben in unserem Körper, von denen einige bereits in den vorangegangenen Kapiteln angesprochen wurden.

Mitochondrien tragen unter anderem zur **Produktion mehrerer Moleküle** wie Lipiden, Proteinen, Ketonkörpern sowie DNA und RNA bei. Sie sind außerdem ein wichtiger Ort für die Synthese von Steroidhormonen und Neurotransmittern. Dazu gehören unter anderem Acetylcholin als primärer Neurotransmitter des parasympathischen Nervensystems oder Glutamat als wichtigster exzitatorischer Neurotransmitter. Auch bei der Synthese von Noradrenalin, Gamma-Aminobuttersäure und Serotonin spielen Mitochondrien eine übergeordnete Rolle. Ebenso stellen sie den Endweg der Cortisol- und Aldosteronsynthese dar. Und selbst unser Schlafhormon Melatonin, welches eines der wichtigsten Antioxidanzien ist, wird in neuronalen Mitochondrien produziert. Die Menge und die Funktionalität der Mitochondrien können dementsprechend weitreichende Einflüsse auf das Nervensystem und hier insbesondere auf kognitive und affektive Funktionen haben.

Auch der Beginn und das Ende der **Hämsynthese** findet hier statt. Häm dient als wesentlicher Baustoff von Hämproteinen wie Cytochromen oder Hämoglobin, welches zur Sauerstoffbindung im Blut erforderlich ist. Über diesen Weg nehmen Mitochondrien eine wichtige Rolle in der Eisenhomöostase ein.

Aber auch auf die **homöostatische Regulation** anderer Stoffe haben sie Einfluss, insbesondere auf Glucose, Lactat, Lipide, ROS und Calcium. Mitochondrien können Calcium speichern und freisetzen und so die Frequenz und Amplitude von Calciumspitzen im Zytosol beeinflussen. Diese Fähigkeit, intrazelluläres Calcium zu puffern, hat großen Einfluss auf Signalübertragungen insbesondere in der Muskulatur, kann aber ebenso das Gesamtniveau der Erregbarkeit von Nozizeptoren und dementsprechend Schmerz erheblich beeinflussen. Auch mehrere Schritte des Harnstoffzyklus findet in den Mitochondrien statt.

Darüber hinaus steuern Mitochondrien die **Apoptose** erkrankter oder geschädigter Zellen, indem eine erhöhte Permeabilität oder die Zerstörung der Mitochondrienmembran dafür sorgen, dass bestimmte Zellbestandteile über Mustererkennungsrezeptoren detektiert und proentzündliche Signalwege ausgelöst werden. Für diese Entdeckung erhielt der Japaner Yoshinori Ohsumi 2016 den Medizin-Nobelpreis.

Neben der Apoptosefunktion dient auch die Produktion reaktiver Sauerstoffspezies, die als Nebenprodukt der Energieherstellung anfallen, dem **Immunsystem** als ein möglicher Mechanismus, phagozytierte Zellen abzutöten. Eine erhöhte Produktion von ROS durch dysfunktionale Mitochondrien oder einen Mangel an Antioxidanzien sorgt allerdings für eine Beschädigung der mtDNA und in der Folge für Zellschäden, welche langfristig Krankheitsprozesse begünstigen.

Auch die so genannte *non-shivering thermogenesis,* also die nicht-zitternde **Wärmeproduktion** des Körpers, findet in den Mitochondrien des braunen Fettgewebes statt (➤ Kap. 3.2). Das *uncoupling protein 1 (UCP1)* ermöglicht dabei die Diffusion von Protonen durch die innere Mitochondrienmembran, um Wärmeerzeugung zu generieren. Um diesen energieaufwändigen Prozess zu unterstützen, steigern die Mitochondrien in braunen und beigen Adipozyten die Oxidation von Glucose, Aminosäuren und Lipiden.

Einen starken Einfluss haben Mitochondrien außerdem in der Regulation der inneren Uhr. Menschen unterliegen verschiedensten längeren und kürzeren Rhythmen. Der zirkadiane 24-Stunden-Rhythmus stellt dabei einen der wichtigsten dar. 2017 ging der Nobelpreis an drei Wissenschaftler, die in den 1980er Jahren wichtige Entdeckungen im Bereich dieser **zirkadianen Rhythmen** gemacht haben. Die drei Chronobiologen Hall, Rosbash und Young untersuchten, wie der menschliche Körper in der Lage ist, Zeit zu messen, um darüber einen solchen Rhythmus zu generieren. Sie erkannten, dass sich ein bestimmtes Protein im Tagesverlauf anstaut und anschließend wieder abbaut. Der Start dieses Zyklus wird dabei durch verschiedene CLOCK-Gene gesteuert, die der Regulation des im Hypothalamus liegenden **suprachiasmatischen Nucleus (SCN)** unterliegen. Dieser steuert die Aktivität der verschiedenen Rhythmen in Abhängigkeit von Lichtreizen auf der Netzhaut des Auges.

Die innere Uhr kann allerdings ebenfalls durch lichtunabhängige Faktoren wie Stoffwechselveränderungen beeinflusst werden. Insbesondere eine fett- und zuckerreiche Ernährung wird gemeinsam mit einem sitzenden Lebensstil mit Veränderungen der zirkadianen Rhythmen in Verbindung gebracht. Umgekehrt zeigt eine Dysregulation der zirkadianen Uhr aber ebenso einen entscheidenden Einfluss auf den Zellstoffwechsel. Aus diesem Grund korreliert Nachtschichtarbeit mit einem erhöhten Risiko für Fettleibigkeit und Typ-2-Diabetes. Mitochondrien sind in diesem Kontext einer der wesentlichen Knotenpunkte. Insbesondere die Verfügbarkeit von Nährstoffen und ATP konnte in Untersuchungen über die AMPK-Aktivität einen deutlichen Einfluss auf den zirkadianen Rhythmus nehmen, weswegen diese Mechanismen abhängig sind von einer normalen Funktion der Mitochondrien des SCN. Daneben produzieren neuronale Mitochondrien das Schlafhormon Melatonin, wodurch sie zusätzlichen Einfluss auf den zirkadianen Rhythmus nehmen können.

Aufgrund der gegenseitigen Beeinflussung wird eine Störung des zirkadianen Rhythmus mit zahlreichen Krankheiten in Verbindung gebracht, darunter insbesondere Stoffwechselerkrankungen, neurodegenerative Erkrankungen und Herz-Kreislauf-Erkrankungen.

3.7.2 Mitochondriale Biogenese

Betrachtet man die diversen und für die Gesunderhaltung essenziellen Funktionen, die Mitochondrien im menschlichen Körper erfüllen, so wird schnell klar, dass ein Mangel an oder eine Dysfunktion von im Körper vorhandenen Mitochondrien langfristig mit pathophysiologischen Veränderungen einhergeht.

Dementsprechend sind die Mechanismen, die zu einer gesteigerten Biogenese von Mitochondrien führen, vor allem in der Medizin von starkem Interesse.

Die Menge an funktionstüchtigen Mitochondrien eines Organismus hängt dabei vom Gleichgewicht zwischen mitochondrialem Abbau durch Mitophagie, der mitochondrialen Dynamik bei Fusion und Fission sowie der Erzeugung neuer Mitochondrien durch Biogenese ab. Bei optimaler Koordination führen diese Prozesse zur Eliminierung von beschädigten oder dysfunktionalen Mitochondrien und zur Bildung neuer funktionstüchtiger Organellen.

Bei einer nicht-optimalen Koordination kann eine übermäßige Mitophagie zu einer verringerten Mitochondrienzahl führen oder eine erhöhte Neubildung durch Fission zahlreiche dysfunktionale Mitochondrien hervorbringen.

Diese wichtige Feinabstimmung wird dabei vor allem durch bestimmte Faktoren wie PGC1α, NRF2 oder Sirtuinen orchestriert. Wesentlicher Stimulus sind dabei so genannte hormetische Reize. Aus diesem Grund spricht man in diesem Zusammenhang auch von der so genannten **Mitohormesis.**

INFO
Hormesis

Als Hormesis bezeichnet man die auf Paracelsus zurückgehende Hypothese, dass geringe Dosen potenziell schädlicher Einflüsse eine positive Wirkung auf den Organismus haben können. Hormetische Reaktionen werden klassischerweise als Überkompensationsreaktionen auf direkte und unmittelbare Störungen der zellulären Homöostase durch subtoxische oder subschwellige Dosen verschiedener Stressoren definiert. Zu den Stressoren zählen sowohl Substanzen, Strahlung, thermische Stressoren als auch sportliche Betätigung oder Fastenzustände. Der gesundheitsförderliche Effekt von sekundären Pflanzenstoffen beruht ebenfalls auf diesem Prinzip.

Einer der wesentlichsten Stimuli auf den Prozess der Mitohormesis sind reaktive Sauerstoffspezies. Diese Nebenprodukte der mitochondrialen Energieproduktion können nicht nur oxidativen Stress auslösen, sondern fungieren ebenso als Signalmolekül. Dysfunktionale Mitochondrien oder eine energetische Überfrachtung können zu einer vermehrten Anflutung von ROS, zu fortschreitender Seneszenz und zu zellulären Zerfall führen. Wohingegen niedrige ROS-Konzentrationen eher die systemischen Abwehrmechanismen verbessern, indem sie eine adaptive, hormetische Reaktion auslösen, an deren Ende eine vermehrte Biogenese steht (➤ Abb. 3.14).

Die Mitochondrien stehen dabei stets in enger Verbindung zum Zellkern, wodurch einerseits Störungen der zellulären Homöostase anterograd an das Mitochondrium kommuniziert werden und andererseits mitochondriale Schäden retrograd an den Zellkern.

Ist die Funktion eines Mitochondriums reduziert, so kommt es zwangsläufig zu einer geringeren ATP-Ausbeute, einer vermehrten β-Oxidation und infolgedessen zu einem Anstieg von ROS. Diese Prozesse führen zu einer Aktivierung des zentralen Energieschalters AMPK (➤ Kap. 2.4) sowie einer nachfolgenden Ak-

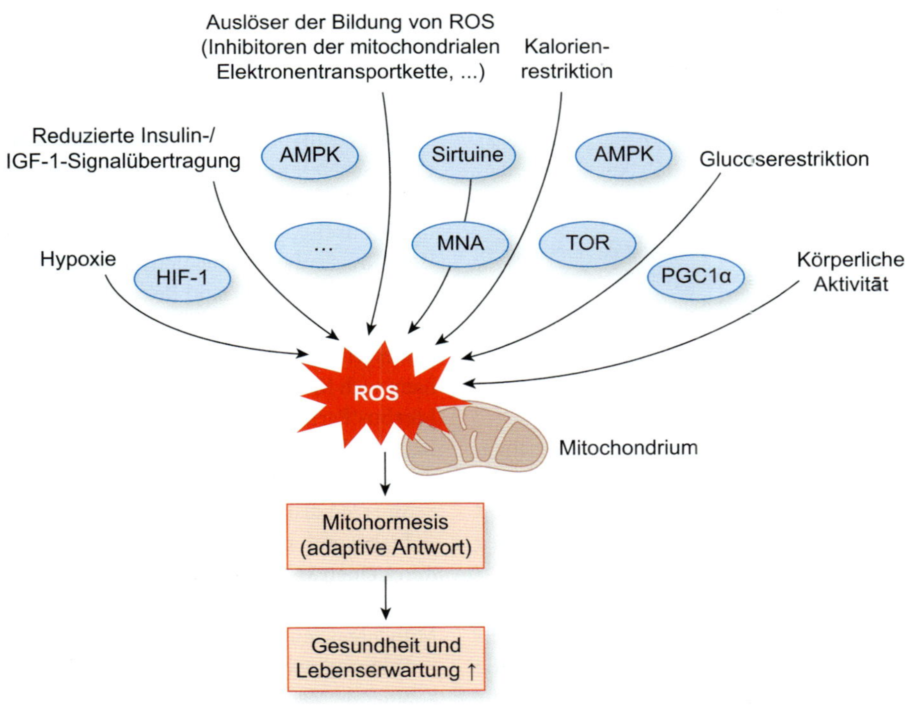

Abb. 3.14 Einflussfaktoren auf die Mitohormesis.
AMP: Adenosinmonophosphat; AMPK: AMP-aktivierte Proteinkinase; HIF: hypoxieinduzierbarer Faktor; IGF: Insulin-like Growth Factor; MNA: 1-Methylnicotinamid; PGC: PGC1α: Peroxisome Proliferator-Activated Receptor Gamma Coactivator 1 alpha; ROS: reaktive Sauerstoffspezies; TOR: Target of Rapamycin. [H547-001]

tivierung der o. g. Transkriptionsfaktoren. PGC1α und NRF2 werden dabei von diversen Stoffwechsel-, Ernährungs- oder Umweltfaktoren stimuliert, die in der Summe die Zellhomöostase beeinträchtigen. Dazu zählen Fastenzustände, starke Temperaturveränderungen, Veränderungen der Sauerstoffverfügbarkeit, hormonelle Veränderungen oder Veränderungen der energetischen Versorgung. PGC1α und NRF2 stehen dabei in einer engen Wechselbeziehung und sorgen nach ihrer Aktivierung für die Expression von Genen, die die mitochondriale Biogenese regulieren.

Eines dieser nachgeschalteten Ziele sind **Sirtuine,** allen voran SIRT3. Sirtuine modulieren zellschützende Mechanismen wie den Schutz vor oxidativem Stress, die DNA-Reparatur, die Proteinfaltung, die Energienutzung und die Autophagie.

INFO

NRF2

Nuclear factor erythroid-2-related factor 2 (NRF2) ist ein Transkriptionsfaktor, der eine entscheidende Rolle bei der Regulation von über 250 Genen spielt, die insbesondere an der zellulären Abwehr gegen oxidativen und nitrosativen Stress beteiligt sind. Wenn Zellen oxidativem Stress ausgesetzt sind, wird NRF2 aktiviert und wandert in den Zellkern, wo er die Expression verschiedener schützender Proteine und Enzyme fördert. Ein Großteil dieser Gene beeinflusst dabei mitochondriale Funktionen wie die Elektronentransportkette oder die Biogenese. Dadurch spielt NRF2 eine wesentliche Rolle für den Zellschutz und die zellulären Entgiftung und wirkt darüber hinaus antiinflammatorisch und antiapoptotisch. Neben der Aktivierung durch ROS zeigen verschiedene Nährstoffe wie Sulforaphan in Brokkoli oder Curcumin ebenfalls eine aktivitätssteigernde Wirkung auf NRF2.

Die mitochondriale Homöostase, also das Gleichgewicht zwischen Abbau und Aufbau, ist dementsprechend von regelmäßigen hormetischen Reizen und Stressoren abhängig, allen voran von einem Anstieg von oxidativem Stress.

Ein zu geringes zelluläres Stresslevel durch Faktoren des modernen Lebens wie Bewegungsmangel, regelmäßige Nährstoffversorgung oder gleichbleibende Temperaturen sorgen dementsprechend nicht für eine vermehrte mitochondriale Biogenese und dadurch langfristig zu Alterung und Degeneration. Demgegenüber steht eine zu hohe ROS-Belastung durch exzessiven Sport, Umwelteinflüsse oder einem Mangel an Antioxidanzien, wodurch die Mitophagie oder Apoptose von Zellen gefördert wird und was ebenso in vorzeitige Alterung oder Krankheit münden kann.

Vor diesem Hintergrund ist außerdem die übermäßige Zufuhr von antioxidativ wirksamen Nahrungsergänzungsmitteln zu hinterfragen. Untersuchungen konnten diese Effekte am Beispiel von unterschiedlichen Vitamin-C-Dosierungen auf die Mitohormesis zeigen. Eine zu geringe Aufnahme von weniger als 70 g am Tag führte ebenso zu mitochondrialen Störungen wie eine zu hohe Aufnahme von täglich mehr als 650 mg (Pruimboom et al. 2018).

3.7.3 Mitochondriale Dysfunktion

Unter mitochondrialen Erkrankungen oder auch Mitochondriopathien fasste man in der Schulmedizin stets genetische Defekte der Mitochondrien zusammen, welche meist durch Deletionen oder Mutationen in der mitochondrialen DNA zustandekommen und schwerwiegende Auswirkungen haben. Gesellschaftlich bedeutender sind heutzutage vor allem **erworbene mitochondriale Dysfunktionen,** die keine genetische Ursache haben, sondern durch verschiedenste Lebensstilfaktoren bedingt sind. So gut wie alle chronischen Erkrankungen in den Industrienationen gehen auf dysfunktionale Mitochondrien zurück. Das metabolische Syndrom, neuronale Erkrankungen, Herz-Kreislauf- und Infektionskrankheiten sowie entzündliche Störungen sind Beispiele für Krankheiten, die mit einer veränderten mitochondrialen Funktion einhergehen. Daneben werden in diesem Zusammenhang auch Krankheiten wie Krebs, Morbus Alzheimer, Morbus Parkinson, Multiple Sklerose, amyotrophe Lateralsklerose (ALS), chronisches Erschöpfungssyndrom (CFS, *chronic fatigue syndrome*) und chronische Schmerzen diskutiert.

Insbesondere das moderne Leben sorgt sowohl durch einen Mangel als auch in Teilen durch ein Übermaß an Stressoren für negative Auswirkungen auf die Mitochondrienfunktion.

Faktoren wie langes Sitzen, Schlafstörungen, Alkohol- und Medikamentenmissbrauch sowie Umweltverschmutzung und Pestizide können zu mitochondrialen Dysfunktionen und Krankheit führen.

Daneben spielen aber vor allem auch Ernährungsfaktoren eine zentrale Rolle bei der Beeinflussung der mitochondrialen Funktion. Eine chronische Nährstoffüberladung sowie eine einseitige Makronährstoffauswahl haben eine verringerte metabolische Flexibilität, eine verringerte Effizienz der ATP-Synthese sowie eine vermehrte Fragmentierung des mitochondrialen Netzwerkes zur Folge.

Beschädigte Mitochondrien können außerdem über Mustererkennungsrezeptoren als PAMPs wahrgenommen werden und chronisch-entzündliche Prozesse fördern.

Experimentelle Untersuchungen unterstreichen zusätzlich den Stellenwert, den Mitochondrien in unserem Organismus einnehmen.

Um zu beweisen, dass bei Krebserkrankungen eine Stoffwechselstörung zugrunde liegt, haben mehrere Untersuchungen in der Vergangenheit einen so genannten Kern-Zytoplasma-Transfer durchgeführt. Bei diesen Experimenten werden geschädigte Mitochondrien durch normale Mitochondrien oder der Kern einer Krebszelle durch einen normalen Kern ersetzt, um festzustellen, ob ein geschädigtes Mitochondrium oder ein geschädigter Kern als Ursprung des Krebses dient. Die Untersuchungen konnten zeigen, dass der Austausch des Kerns einer Krebszelle mit einem normalen Zellkern trotz fehlender tumorassoziierter genomischer Anomalien krebsartige Zellen hervorbringt. Der Kern einer Krebszelle in einer normalen Zelle mit gesunden Mitochondrien erzeugte hingegen normale Zellen. Derartige Untersuchungen erklären selbstverständlich nicht die gesamte Pathophysiologie karzinogener Erkrankungen, verdeutlichen aber die zentrale Rolle von Mitochondrien bei Gesundheit und Krankheit (Gyamfi et al. 2022).

3.7.4 Ernährung und Mitochondrien

Die Art und die Häufigkeit der Nahrungsaufnahme ist neben zahlreichen weiteren Lebensstilinterventionen wie Bewegung, Kälte oder Wärme einer der wesentlichsten Einflussfaktoren auf die Anzahl und die Funktion der Mitochondrien.

Wie beschrieben, ist sowohl die Biogenese als auch die mitochondriale Dynamik von Fusion und Fission abhängig von Stressoren, allen voran von ROS.

Dementsprechend induzieren Reize, die eine vermehrte Energieproduktion durch oxidative Phosphorylierung zur Folge haben, zwangsläufig den oxidativen Stress und wirken daher als potentes Stimulans.

Zu diesen Reizen zählen neben der **sportlichen Betätigung** vor allem die **Kalorienrestriktion,** insbesondere durch eine **Verringerung der Glucoseverfügbarkeit.** Besteht ein solcher Glucosemangel in der Zelle, bleibt dieser zur weiteren Energiegewinnung nur der Weg über die β-Oxidation von Fettsäuren oder die Produktion von Ketonkörpern.

Aus diesem Grund sind Ernährungsinterventionen wie eine allgemeine Kalorienrestriktion, Fasten oder eine ketogene Diät wichtige Stimulatoren der Mitohormesis. Durch den induzierten Nährstoffmangel steigt die Fusionsrate und sinkt die Fissionsrate, was zu einer erhöhten bioenergetischen Effizienz der verbliebenen Mitochondrien führt.

Um in Phasen eines reduzierten Nahrungsangebots und der damit einhergehenden Umstellung des Energiestoffwechsels nicht Gefahr zu laufen, dass die Anflutung an ROS die Funktionsfähigkeit der Mitochondrien zusätzlich negativ beeinflusst, erhöhen sich fast simultan die antioxidativen Mechanismen in einer Zelle. Das geschieht zum einen durch die Stimulation bestimmter Wachstumsfaktoren, auf der anderen Seite kann der Ketonkörper β-Hydroxybutyrat (BHB) ebenfalls als wichtiges Signalmolekül fungieren und die Aktivität der antioxidativ wirksamen Enzyme SOD und Katalase erhöhen.

Daneben sorgen Energiemangelphasen immer auch für eine Aktivierung des Stoffwechselschalters AMPK, der in der Folge die Transkriptionsfaktoren NRF2 und PGC1α aktiviert und dadurch die mitochondriale Biogenese stimuliert. Auch eine ketogene Ernährung erhöht AMPK-aktivierende Faktoren und verringert AMPK-hemmende. Das deutet darauf hin, dass eine Ernährungsketose trotz ausreichendem Kalorienangebot durch Proteine und Fett ein Signal für Energiemangel induziert. Werden Fastenphasen oder ketogene Phasen mit körperlicher Aktivität verbunden, erhöhen sich Untersuchungen zufolge deren Auswirkungen auf die metabolischen Funktionen nochmals (Miller et al. 2020).

Insulin hingegen hat einen hemmenden Einfluss auf AMPK und die mitochondriale Biogenese, weswegen ein T2D mit mitochondrialen Schäden wie Neuropathien oder Angiopathien vergesellschaftet ist.

Neben Einflussfaktoren auf den Energiestatus der Zelle sind auch Phytochemikalien an der Regulierung von NRF2 beteiligt. Phytochemikalien sind in pflanzlichen Lebensmitteln vorhandene Antinähr-

Tab. 3.17 NRF2-Aktivatoren in Lebensmitteln

Wirkstoff	Lebensmittel
Sulforapham	Kreuzblütler (Brokkoli, Blumenkohl, Rettich, Kohlrabi, alle weiteren Kohlsorten)
Quercetin	Kapern, Liebstöckel, Zwiebeln, Äpfel, Brokkoli, Heidelbeeren
Curcumin	Kurkuma
Resveratrol	Rote Weintrauben, Himbeeren, Rotwein, Heidelbeeren, Erdnüsse, dunkle Schokolade
EGCG	Grüner Tee, weißer Tee
Ferulasäure	Getreidekleie, Artischocken, Auberginen, Bananen, Kohl, Kaffee
Luteolin	Brokkoli, Paprika, Thymian, Sellerie, Salat, Oregano, Artischocke, Karotten
Gingerol	Ingwer

stoffe, die auch als sekundärer Pflanzenstoffe bekannt sind. Zu ihnen gehören diverse Substanzen aus den Gruppen der Polyphenole, Phenole, Terpenoide, Alkaloide sowie schwefelhaltige Verbindungen. Zahlreiche dieser Phytochemikalien sind nützliche Stimulatoren des NRF2 und sorgen über diesen Weg ebenfalls für die Aktivierung zytoprotektiver Mechanismen (➤ Tab. 3.17).

Neben der Reduktion potenziell schädlicher Einflüsse auf die Mitochondrienfunktion und der Stimulation der Mitohormesis durch verschiedene Lebensstilinterventionen ist vor allem auch eine ausreichende Versorgung mit für den mitochondrialen Stoffwechsel notwendigen Mikronährstoffen von Nöten.

Im Prozess der Energiegewinnung dienen NAD^+ und FAD als wichtige Elektronenüberträger. Beides sind Abkömmlinge der **Vitamine B_3** (NAD^+) und **B_2** (FAD).

Coenzym A ist ein entscheidender Faktor bei der Oxidation von Fettsäuren sowie der Glucoseverstoffwechselung im Mitochondrium. Wichtigster Bestandteil ist dabei die Pantothensäure des **Vitamin B_5**.

Thiamin (**Vitamin B_1**) ist ebenfalls ein wichtiges Schlüsselvitamin bei mehreren Reaktionen des Energiestoffwechsels. Unter anderem katalysiert es die Umwandlung von Pyruvat zu Acetyl-CoA.

Vitamin B_6 ist Bestandteil von Enzymen, die Aminosäuren zu Zwischenprodukten im Abbau von Fettsäuren und Kohlenhydraten umwandeln.

Eisen und **Coenzym Q10** sind zentrale Moleküle an der inneren Mitochondrienmembran und unterstützen die Elektronenübertragung in der Atmungskette, was für die ATP-Produktion von entscheidender Bedeutung ist. Coenzym Q10 kann zwar vom Körper selbst produziert werden, benötigt jedoch erhebliche Energiemengen.

Um die Mitochondrien vor oxidativem Stress zu schützen, sind außerdem zahlreiche Antioxidanzien wie **Vitamin C** und **E** von Nöten sowie die Cofaktoren der antioxidativ wirksamen Enzyme Glutathionperoxidase, SOD und Katalase: **Selen, Kupfer, Zink** und **Mangan.**

LITERATURVERZEICHNIS UND WEITERFÜHRENDE LITERATUR

Alqahtani T, Deore SL, Kide AA, et al. Mitochondrial dysfunction and oxidative stress in Alzheimer's disease, and Parkinson's disease, Huntington's disease and Amyotrophic Lateral Sclerosis – An updated review. Mitochondrion 2023; 71: 83–92. https://doi.org/10.1016/j.mito.2023.05.007.

Andrieux P, Chevillard C, Cunha-Neto E, Nunes JPS. Mitochondria as a Cellular Hub in Infection and Inflammation. Int J Mol Sci 2021 Oct 20; 22(21): 11338. https://doi.org/10.3390/ijms222111338.

Annesley SJ, Fisher PR. Mitochondria in Health and Disease. Cells 2019 Jul 5; 8(7): 680. https://doi.org/10.3390/cells8070680.

Barcelos IP, Troxell RM, Graves JS. Mitochondrial Dysfunction and Multiple Sclerosis. Biology (Basel) 2019 May 11; 8(2): 37. https://doi.org/10.3390/biology8020037.

Bárcena C, Mayoral P, Quirós PM. Mitohormesis, an Antiaging Paradigm. Int Rev Cell Mol Biol 2018; 340: 35–77. https://doi.org/10.1016/bs.ircmb.2018.05.002.

Calabrese EJ, Kozumbo WJ. The hormetic dose-response mechanism: Nrf2 activation. Pharmacol Res 2021 May; 167: 105526. https://doi.org/10.1016/j.phrs.2021.105526.

Carr A, Frei B. Does vitamin C act as a pro-oxidant under physiological conditions? FASEB J 1999 Jun; 13(9): 1007–1024. https://doi.org/10.1096/fasebj.13.9.1007.

Casanova A, Wevers A, Navarro-Ledesma S, Pruimboom L. Mitochondria: It is all about energy. Front Physiol 2023 Apr 25; 14: 1114231. https://doi.org/10.3389/fphys.2023.1114231.

Cheng YW, Liu J, Finkel T. Mitohormesis. Cell Metab 2023 Nov 7; 35(11): 1872–1886. https://doi.org/10.1016/j.cmet.2023.10.011.

Esteras N, Abramov AY. Nrf2 as a regulator of mitochondrial function: Energy metabolism and beyond. Free Radic Biol Med 2022 Aug 20; 189: 136–153. https://doi.org/10.1016/j.freeradbiomed.2022.07.013.

Farkhondeh T, Folgado SL, Pourbagher-Shahri AM, Ashrafizadeh M, Samarghandian S. The therapeutic effect of

resveratrol: Focusing on the Nrf2 signaling pathway. Biomed Pharmacother 2020 Jul; 127: 110234. https://doi.org/10.1016/j.biopha.2020.110234.
Gezer C. Stress Response of Dietary Phytochemicals in a Hormetic Manner for Health and Longevity. In: Uchiumi F (ed.): Gene Expression and Regulation in Mammalian Cells – Transcription Toward the Establishment of Novel Therapeutics; 2018. https://doi.org/10.5772/intechopen.71867.
Gyamfi J, Kim J, Choi J. Cancer as a Metabolic Disorder. Int J Mol Sci 2022 Jan 21; 23(3): 1155. https://doi.org/10.3390/ijms23031155.
Kong X, Wang R, Xue Y, et al. Sirtuin 3, a new target of PGC-1alpha, plays an important role in the suppression of ROS and mitochondrial biogenesis. PLoS One 2010 Jul 22; 5(7): e11707. https://doi.org/10.1371/journal.pone.0011707.
Kuklinski B. Mitochondrien – Symptome, Diagnose und Therapie. 3. Auflage. Aurum Verlag; 2015.
Mattson MP. Dietary factors, hormesis and health. Ageing Res Rev 2008 Jan; 7(1): 43–48. https://doi.org/10.1016/j.arr.2007.08.004.
Miller VJ, LaFountain RA, Barnhart E, et al. A ketogenic diet combined with exercise alters mitochondrial function in human skeletal muscle while improving metabolic health. Am J Physiol Endocrinol Metab 2020 Dec 1; 319(6): E995-E1007. https://doi.org/10.1152/ajpendo.00305.2020.
Miller VJ, Villamena FA, Volek JS. Nutritional Ketosis and Mitohormesis: Potential Implications for Mitochondrial Function and Human Health. J Nutr Metab 2018 Feb 11; 2018: 5157645. https://doi.org/10.1155/2018/5157645.
Moschandrea C, Kondylis V, Evangelakos I, et al. Mitochondrial dysfunction abrogates dietary lipid processing in enterocytes. Nature 2024; 625(7994): 385–392. https://doi.org/10.1038/s41586-023-06857-0.
Pizzorno J. Mitochondria – Fundamental to Life and Health. Integr Med (Encinitas) 2014 Apr; 13(2): 8–15. PMID: 26770084.
Pruimboom L, Muskiet FAJ. Intermittent living; the use of ancient challenges as a vaccine against the deleterious effects of modern life – A hypothesis. Med Hypotheses 2018 Nov; 120: 28–42. https://doi.org/10.1016/j.mehy.2018.08.002.
Sardon Puig L, Valera-Alberni M, Cantó C, Pillon NJ. Circadian Rhythms and Mitochondria: Connecting the Dots. Front Genet 2018 Oct 8; 9: 452. https://doi.org/10.3389/fgene.2018.00452.
Schadich E, Hlaváč J, Volná T, Varanasi L, Hajdúch M, Džubák P. Effects of Ginger Phenylpropanoids and Quercetin on Nrf2-ARE Pathway in Human BJ Fibroblasts and HaCaT Keratinocytes. Biomed Res Int 2016; 2016: 2173275. https://doi.org/10.1155/2016/2173275.
Schulz TJ, Zarse K, Voigt A, Urban N, Birringer M, Ristow M. Glucose restriction extends Caenorhabditis elegans life span by inducing mitochondrial respiration and increasing oxidative stress. Cell Metab 2007 Oct; 6(4): 280–293. https://doi.org/10.1016/j.cmet.2007.08.011.
Tian C, Liu Y, Li Z, Zhu P, Zhao M. Mitochondria Related Cell Death Modalities and Disease. Front Cell Dev Biol 2022 Mar 7; 10: 832356. https://doi.org/10.3389/fcell.2022.832356.
Von Bank H, Hurtado-Thiele M, Oshimura N, Simcox J. Mitochondrial Lipid Signaling and Adaptive Thermogenesis. Metabolites 2021 Feb 22; 11(2):124. https://doi.org/10.3390/metabo11020124.
Yao MF, Dang T, Wang HJ, Zhu XZ, Qiao C. Mitochondrial homeostasis regulation: A promising therapeutic target for Parkinson's disease. Behav Brain Res 2024 Feb 29; 459: 114811. https://doi.org/10.1016/j.bbr.2023.114811.
Yousuf MS, Maguire AD, Simmen T, Kerr BJ. Endoplasmic reticulum-mitochondria interplay in chronic pain: The calcium connection. Mol Pain 2020 Jan–Dec; 16: 1744806920946889. https://doi.org/10.1177/1744806920946889.

3.8 Wundheilung verstehen und sinnvoll begleiten

Ganz gleich, in welchem Bereich jemand tätig ist, mit dem Thema Wundheilung sehen sich die allermeisten Therapeutinnen und Therapeuten über kurz oder lang in ihrem beruflichen Alltag konfrontiert. Sei es nach Verletzungen, Operationen oder verschiedensten entzündlichen Vorgängen, ein sicheres Wissen über das Thema Wundheilung hilft dabei, Patientinnen und Patienten sicher zu beraten und zu therapieren.

3.8.1 Wundheilungsphasen

Die Wundheilung ist ein natürlicher Prozess, der auftritt, wenn ein Körpergewebe beschädigt wird. Sie ist ein komplexer Vorgang, der mehrere Phasen durchläuft und von vielen Faktoren beeinflusst wird. Eine effektive Wundheilung ist wichtig, um die körperliche Unversehrtheit und Belastbarkeit wiederherzustellen.

Der Heilungsprozess beginnt normalerweise unmittelbar nach einer Verletzung und geht durch verschiedene Stadien, wie die **Entzündungs-, Proliferations- und Umbauphase.** Jede dieser Phasen hat ihre eigenen speziellen Aufgaben und ist daher auch von verschiedenen Bedingungen abhängig. Es ist daher wichtig zu verstehen, dass die Wundheilung ein dynamischer Prozess ist, der von vielen Faktoren beeinflusst wird. Einige Faktoren können die Wundheilung positiv beeinflussen, wie eine gute Durchblutung, eine angemessene Ernährung und eine hygienische Wundversorgung. Andere Faktoren können die Wundheilung jedoch behindern, wie Rauchen, Fehlernährung oder Stress.

Im Folgenden werden wir uns ausführlicher mit den verschiedenen Ernährungsfaktoren befassen, die die Wundheilung beeinflussen können und wie man den Heilungsprozess mit Hilfe dieser Faktoren unterstützen oder optimieren kann, um eine schnelle und effektive Wundheilung zu ermöglichen.

Entzündungsphase

Entzündungen sind ein wesentlicher Mechanismus der menschlichen Gesundheit und Krankheit. Die Erstbeschreibung von Entzündungen durch den Römer Cornelius Celsus im 1. Jahrhundert definierte die klinischen Symptome entzündlicher Erkrankungen: **Rubor** (Rötung), **Tumor** (Schwellung), **Calor** (Wärme), **Dolor** (Schmerz) und **Functio laesa** (Funktionseinschränkung).

Die Entzündungsphase stellt die **erste Phase der Wundheilung** dar, die auftritt, wenn eine Verletzung entsteht. Sie dauert normalerweise zwischen ein und sechs Tagen und wird durch eine Vielzahl von Zelltypen und Signalwegen gesteuert. Ziel der Entzündungsreaktion ist es, die beschädigten Gewebe zu reinigen und die Heilung einzuleiten.

Neben einer Verletzung können viele verschiedene Einflüsse einen Entzündungsprozess auslösen. Sauerstoffmangel im Gewebe, Hitze oder Kälte, Pathogene und Toxine oder auch starke pH-Wert-Veränderungen und freie Radikale können dafür sorgen, dass Gewebe untergeht und Entzündungen ausgelöst werden. Die Entzündungsphase lässt sich aufgrund der unterschiedlichen Vorgänge nochmal in eine vaskuläre (1.–2. Tag der Wundheilung) und eine zelluläre Phase (3.–6. Tag) einteilen.

In der **vaskulären Phase** geht es zunächst primär um die Hämostase, also die Blutstillung insbesondere durch aktivierte Thrombozyten, sowie um die immunologische Säuberung des Wundgebietes. In der anschließenden **zellulären Phase** steht neben der Phagozytose von Zelltrümmern bereits das Einleiten der Geweberegeneration im Vordergrund.

Die ersten Mediatoren, die zu Beginn von den geschädigten Zellen ausgeschüttet werden, sind Histamin und Bradykinin. Beide führen zu einer erhöhten Gefäßdurchlässigkeit, Gefäßerweiterung und Schmerzsignalisierung. Ebenso sorgen sie in der Folge gemeinsam mit Thrombozyten für ein Anlocken von neutrophilen Granulozyten, einer bestimmten Art von Leukozyten, die eine wesentliche Rolle im weiteren Wundheilungsprozess spielen.

Neutrophile Granulozyten haben die Fähigkeit, Bakterien und andere Fremdstoffe zu bekämpfen, indem sie sie phagozytieren. Sie setzen außerdem Enzyme und Zytokine frei, um beschädigtes Gewebe und Zelltrümmer abzubauen, was Platz für die Neubildung von Gewebe schafft.

Ebenso spielen sie eine wichtige Rolle bei der Entzündungsreaktion, da sie nach den Körperbarrieren als Teil der „zweiten Verteidigungslinie" fungieren und Infektionen verhindern können. Allerdings können sie auch Schäden an gesundem Gewebe verursachen, wenn sie in zu hoher Zahl vorhanden sind oder zu lange aktiv bleiben. Wenn dies der Fall ist, können sie auch den Heilungsprozess verzögern oder behindern. Darüber hinaus locken Sie in der Folge Makrophagen an. Diese haben ähnliche Funktionen wie neutrophile Granulozyten, können aber zusätzlich Wachstumsfaktoren freisetzen, die zur Regeneration von Geweben beitragen. Insbesondere sorgen sie dafür, dass sich Fibroblasten, also Bindegewebszellen, anlagern und so der Übergang in die nächste Wundheilungsphase gelingen kann.

Proliferationsphase

In der Proliferationsphase wird anschließend ein provisorisches Ersatzgewebe, das als Granulationsgewebe bezeichnet wird, aufgebaut. Das Ziel dieser Phase ist die Bildung einer stabilen und funktionalen Wundheilungsgrundlage. Die Proliferationsphase tritt in der Regel einige Tage nach der Verletzung auf und dauert etwa zwei bis drei Wochen an. Während dieser Zeit werden bestimmte Veränderungen im Wundgebiet beobachtet, die den Heilungsprozess vorantreiben.

Wie bereits erwähnt, kommt es u. a. durch die Makrophagen zu einer vermehrten Proliferation von spezialisierten Zellen des Bindegewebes, den Fibroblasten. Diese Zellen spielen eine entscheidende Rolle bei der

Produktion von Kollagen, einem wichtigen Bestandteil des Gewebes. Die Fibroblasten bilden eine so genannte Bindegewebsmatrix und produzieren kollagene Fasern, die dem Gewebe seine Festigkeit verleihen.

Während dieser Phase werden sowohl Kollagen vom Typ III als auch Kollagen vom Typ I produziert. Kollagen vom Typ III bildet zunächst weiches Narbengewebe mit einer zufälligen Anordnung der Fasern. Dieses Gewebe stellt eine wichtige Voraussetzung dar, damit die Wunde äußeren Kräften widerstehen kann. Ab der zweiten Woche wird vermehrt Kollagen vom Typ I gebildet, der eine höhere Belastbarkeit aufweist.

Ein weiterer wichtiger Aspekt der Proliferationsphase ist die **Revaskularisierung,** bei der neue Kapillaren in die Wunde einsprießen. Dadurch verbessert sich die Durchblutung des verletzten Gewebes und es wird mit mehr Sauerstoff versorgt. Dies ist von entscheidender Bedeutung für die Zellfunktion und den weiteren Heilungsprozess, da insbesondere die Kollagensynthese ein sauerstoffabhängiger Prozess ist.

Umbauphase

In der Umbauphase wird nun vor allem das provisorische Gewebe, das während der Proliferationsphase entstanden ist, umgebaut und in funktionales Gewebe umgewandelt. In dieser Phase erfolgt die Neuausrichtung von Kollagenfasern, die Reduzierung des Narbengewebes und die Stärkung der Gewebestruktur für eine vollständige Genesung. Die Umbauphase setzt ein, sobald das Granulationsgewebe gebildet wurde, was etwa ab dem 21. Tag der Fall ist, und dauert mehrere Wochen bis Monate an.

Während der Umbauphase werden die während der Proliferationsphase gebildeten Kollagenfasern neu ausgerichtet. Dieser Prozess, auch als *collagen remodeling* bekannt, führt zur Organisation der Fasern in eine geordnete, parallele Struktur. Die Neuausrichtung des Kollagens ist entscheidend für die Gewebeelastizität und -festigkeit. In dieser Zeit nimmt die Menge an Narbengewebe allmählich ab. Dies geschieht durch den Abbau von nicht funktionalem Kollagen und eine weitere Reduzierung der entzündlichen Reaktionen. Durch den Umbau des Narbengewebes wird Platz für die Bildung von funktionalerem Gewebe geschaffen.

Im Laufe der Umbauphase wird nun das neu gebildete Gewebe weiter gestärkt. Die Kollagenfasern verdichten sich und gewinnen an Zugfestigkeit. Gleichzeitig nehmen die Zellen des Gewebes eine spezifischere Form an und die extrazelluläre Matrix wird weiter stabilisiert. Bis zum 150. Tag der Wundheilung sind etwa 85 % des Kollagens vom Typ III in stabile Typ-I-Fasern umgewandelt.

Während der Umbauphase erfolgt auch die Reifung und Integration des Gewebes in die umgebende Struktur. Blutgefäße, Nervenendigungen und andere Gewebekomponenten werden aufgebaut und integriert, um die normale Funktion des Gewebes wiederherzustellen.

3.8.2 Resoleomics

Dieser Ablauf bis zur endgültigen Abheilung einer akuten Entzündung wurde bis vor wenigen Jahren als ein rein passiver Prozess angesehen. Mittlerweile ist klar, dass die Ausheilung einer Entzündung ein aktiv gesteuerter Prozess ist, welcher durch komplex regulierte Wechselwirkungen von pro- und antiinflammatorischen **Lipidmediatoren** gesteuert wird.

Lipidmediatoren sind Gewebshormone, die über die verschiedenen Stoffwechselwege aus den essenziellen, mehrfach ungesättigten Fettsäuren Arachidonsäure, EPA und DHA gebildet werden. Hierbei werden die Fettsäuren primär über enzymatischen Umbau durch *Cyclooxygenasen* oder *Lipoxygenasen* gebildet (➤ Abb. 3.15).

Die daraus entstehenden Mediatoren (Lipoxine, Resolvine, Protektine und Maresine) beenden die akute Entzündungsantwort und stimulieren in der Folge deren vollständige Abheilung.

Dieser Mechanismus des selbstlimitierenden Entzündungsprozess, welcher auch als „Resoleomics" bezeichnet wird, verhindert, dass Immunzellen wie neutrophile Granulozyten zu lange aktiv bleiben und dadurch unnötige Begleitschäden verursacht werden. Voraussetzung hierfür ist der so genannte *eicosanoid switch,* bei dem es bereits meist innerhalb der ersten Stunden einer Entzündung zu einem „Umswitchen", also einem Wechsel von proentzündlichen hin zu den entzündungsauflösenden Lipidmediatoren kommt (➤ Abb. 3.16).

Bei entzündlichen Prozessen, aber auch bei Infektionen, kommt es direkt zu Beginn über die Stimulation so genannter TLR (Toll-like-Rezeptoren) zur Aktivie-

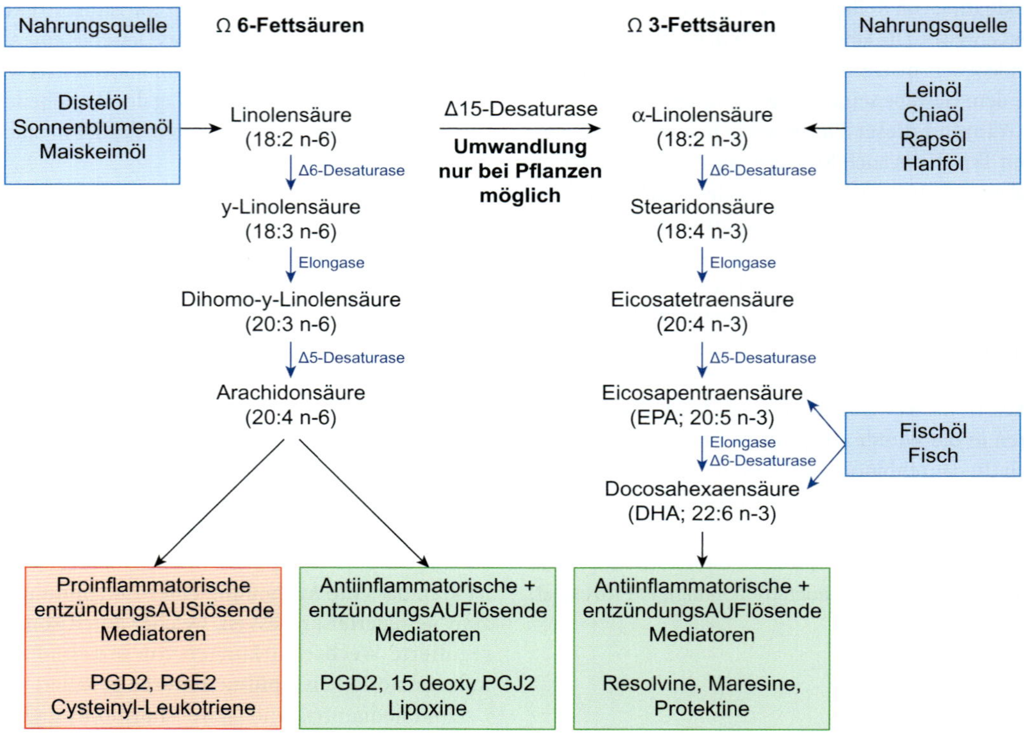

Abb. 3.15 Synthese pro- und antiinflammatorischer Lipidmediatoren.
PGD: Prostaglandin D; PGE: Prostaglandin E; PGJ: Prostaglandin J. [L231 / G1367]

rung des Enzyms Phospholipase A2, was zur Folge hat, dass Arachidonsäure aus den Phospholipiden der Zellmembranen herausgelöst wird und in der Folge umgewandelt wird in die proentzündlichen Eicosanoide: Prostaglandin, Thromboxan und Leukotriene.

Definition

Eicosanoide

Eicosanoide stellen einen Sammelbegriff für hormonähnliche Substanzen dar, welche aus den mehrfach ungesättigten Fettsäuren Arachidonsäure, DHA und EPA entstehen. Ursprünglich umschließt der Begriff Moleküle mit einer Anzahl von 20 Kohlenstoffatomen, mittlerweile werden zu den Eicosanoiden aber auch die Abkömmlinge anderer kürzerer oder längerer Fettsäuren gezählt, wie z. B. die Derivate der Docosahexaensäure und der Linolsäure.

Gleichzeitig werden aber bereits hier die verwandten Omega-3-Fettsäuren EPA, DPA und DHA transformiert, die die Vorstufe für die entzündungsauflösenden Resolvine, Protektine und Maresine bilden.

Das Vorhandensein von Prostaglandin selber sorgt in der Folge dann für eine Stimulation des Umbaus hin zu den entzündungsauflösenden Lipidmediatoren, was unter anderem ebenfalls über das Enzym **Cyclooxygenase 2 (COX-2)** sowie der zunehmenden Synthese der **Lipoxygenase-15** geschieht.

Aus diesem Grund können COX-2-Inhibitoren nicht nur die entzündungsfördernden Prozesse limitieren, sondern ebenfalls die Produktion der entzündungsauflösenden Lipidmediatoren.

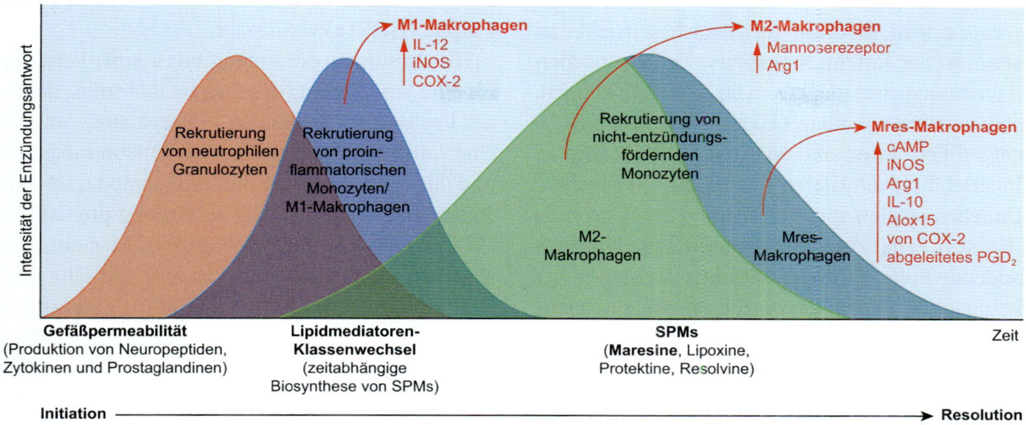

Abb. 3.16 Ablauf der Entzündungsauflösung.
Alox15: Arachidonat-15-Lipoxygenase; Arg: Arginin; cAMP: zyklisches Adenosinmonophosphat; COX: Cyclooxygenase; IL: Interleukin; iNOS: induzierbare NO-Synthase; NO: Stickstoff; PGD: Prostaglandin D; SPM: spezialisierte Entzündungen auflösende Mediatoren. [G1165]

WICHTIG

Erst kürzlich konnte eine viel beachtete Studie von Parisien et al. (2022) zeigen, dass ein zu frühzeitiger Einsatz von antiphlogistischen Medikamenten wie NSAR dazu führen kann, dass der Ablauf der Wundheilung nachhaltig gestört wird und sogar eine Chronifizierung von Schmerzen begünstigt. Sie kommt zu folgendem Ergebnis:
„Schließlich zeigten klinische Daten, dass die Einnahme von entzündungshemmenden Medikamenten mit einem erhöhten Risiko für anhaltende Schmerzen verbunden war, was darauf hindeutet, dass entzündungshemmende Behandlungen negative Auswirkungen auf die Schmerzdauer haben könnten."

Kann die Wundheilung in dieser Phase ungestört ablaufen, kommt es, wie bereits angesprochen, im weiteren Verlauf zum endgültigen Wechsel von proinflammatorischen Lipidmediatoren zu den antiinflammatorisch wirkenden Lipidmediatoren.

Diese Lipidmediatoren zeigen insbesondere dadurch eine entzündungsauflösende Wirkung, indem sie proinflammatorische Zytokine hemmen, die Aufnahme der Makrophagen im entzündeten Gewebe fördern sowie eine Differenzierung von proinflammatorischen M1- zu antiinflammatorischen M2-Makrophagen bewirken, welche in der Folge apoptotische und neu eingewanderte Neutrophile phagozytieren und beseitigen.

Laufen alle Phasen ungestört nach dem beschriebenen physiologischen Schema ab, ermöglicht der Prozess der Wundheilung die Rückkehr zu einem funktionstüchtigen und intakten Gewebe, welches optimalerweise so belastungsfähig ist wie vor dem Defekt. Allerdings unterliegt die Wundheilung zahlreichen Bedingungen, die in unserer modernen Welt nicht immer erfüllt sind. Bereits in der frühen Phase der Wundheilung wird, wie beschrieben, der Grundstein gelegt für die weitere Entwicklung und Dauer des Prozesses. Daher sind eine gute Begleitung und Unterstützung und das Fernhalten negativer Einflussfaktoren von so großer Bedeutung.

3.8.3 Ernährungsfaktoren

Die Grundlage eines gesunden Bindegewebes besteht neben den im Folgenden beschriebenen Ernährungsfaktoren selbstverständlich in ausreichender, regelmäßiger und an die Belastbarkeit angepasster Bewegung, ausreichender Sauerstoffversorgung des Gewebes sowie ausreichendem Schlaf und Stressabbau.

Neben dem bereits genannten negativen Einfluss mancher Medikamente (s. ➤ Kap. 1.2), kann die Wundheilung durch viele weitere Faktoren beeinträchtigt werden. Insbesondere Ernährungsfaktoren spielen hier eine große Rolle. Hier sind allen voran die im Anhang des Buches aufgeführten proentzündlichen Lebensmittel zu nennen, welche bei erhöhtem Konsum einen nachteiligen Effekt auf die Wundheilungsprozesse zeigen, da diese der zuvor beschriebenen Resolution der Entzündungsphase entgegenstehen und für zusätzlichen oxidativen Stress sorgen können. Hierzu gehören vor allem Lebensmittel, die reich an Omega-6-Fettsäuren sind oder eine große Menge an raffinierten Kohlenhydraten oder Fructose beinhalten.

Daneben spielen aber vor allem Mangelzustände im Kontext Ernährung und Wundheilung eine entscheidende Rolle. Zahlreiche Studien konnten in der Vergangenheit zeigen, dass insbesondere eine mangelnde Proteinzufuhr zu einer Defizienz im Wundheilungsprozess führen kann (Min et al. 2019; Kim et al. 2022).

Zusätzlich nehmen aber ebenso zahlreiche weitere Nährstoffe eine wichtige Rolle ein, da diese oftmals als Cofaktoren für spezifische Prozesse während der Wundheilung fungieren. Insbesondere sind hier die **Vitamine A, C, D und E** zu nennen, ebenso die Mineralstoffe **Zink, Eisen, Selen, Magnesium** und **Mangan.**

Eine proteasereiche Ernährung fördert außerdem die Spaltung von Eiweißen bzw. Aminosäuren und kann dadurch Autophagieprozesse unterstützen. Der optimale pH-Wert sollte ebenfalls aufrechterhalten werden, um den Säuregehalt des Gewebes zu regulieren. Ebenso ist es empfehlenswert, die Insulinempfindlichkeit des Körpers zu optimieren, um ein übermäßiges Wachstum des Bindegewebes zu verhindern und eine bestmögliche Energieversorgung des Wundgebietes zu gewährleisten. Entsprechende Maßnahmen wurden bereits im ➤ Kapitel 3.3 vorgestellt.

Vitamine

Wie oben beschrieben, können zahlreiche Vitamine an unterschiedlicher Stelle als Cofaktoren für den reibungslosen Ablauf der physiologischen Wundheilungsprozesse sorgen. Dies sind insbesondere die Vitamine C, A und D und E, denen hier eine besondere Bedeutung zukommt.

Vitamin C

Sauerstoff spielt im gesamten Wundheilungsprozess eine wichtige Rolle. Durch die Verletzung von Gefäßen und weitere Entzündungsprozesse zeigt sich eine Wunde in der ersten Phase zunächst hypoxisch, was eine Freisetzung des **hypoxieinduzierenden Faktors 1 alpha (HIF-1α)** verursacht.

HIF-1α sorgt in der Anfangsphase einer Verletzung für eine Veränderung des Zellmetabolismus, der sich den hypoxischen Zuständen anpassen muss, sowie für eine zunehmende Migration von Entzündungszellen und die Neubildung von Blutgefäßen und trägt damit entscheidend zur Einleitung des Heilungsprozesses bei.

Da insbesondere die Kollagensynthese ein sauerstoffabhängiger Prozess ist, ist eine zeitnahe Rückkehr zur Normoxie entscheidend für den weiteren Verlauf der Wundheilung. Eine übermäßige oder zu lang andauernde Freisetzung von HIF-1α kann daher zu Wundheilungsstörungen führen.

Vor allem Vitamin C spielt hier, gemeinsam mit Molybdän, eine entscheidende Rolle, da beide effektive HIF-1α-Hemmer sind und dafür sorgen können, dass HIF-1α rechtzeitig wieder gebunden wird und in seine inaktive Form zurückkehrt.

Neben dem Einfluss auf HIF-1α ist Vitamin C außerdem auch an allen weiteren Phasen der Wundheilung beteiligt, weswegen diesem Vitamin beim Thema Wundheilung eine besondere Bedeutung zukommt. In der Entzündungsphase ist es für die Apoptose und den Abbau von neutrophilen Granulozyten erforderlich. In der proliferativen Phase trägt Vitamin C zur Synthese, Reifung, Sekretion und auch zum Abbau von Kollagen bei. Daher führt ein Mangel zu einer Beeinträchtigung der Reifungsphase, indem es die Kollagenproduktion und die Narbenbildung verändert. Der Körper ist aus diesem Grund stets darauf bedacht, die Homöostase von Vitamin C aufrechtzuerhalten und damit die Verfügbarkeit für die Kollagensynthese sicherzustellen.

Expertentipp

Vitamin C zur Unterstützung der Wundheilung

Nach einer Verwundung sinken die körpereigenen Vorräte von Vitamin C messbar, so dass eine vermehrte Vitamin-C-Zufuhr über die Nahrung oder in Form von Nahrungsergänzungsmitteln in allen Phasen der Heilung nützlich sein kann. Zu den Vitamin-C-reichsten Lebensmitteln zählen u. a. Johannisbeeren, Paprika oder Grünkohl. Molybdän ist unter anderem in Buchweizen, Sojabohnen oder Rotkohl vorhanden.

Vitamin A

Vitamin A ist ein entscheidender Faktor vieler wichtiger und vielfältiger biologischer Funktionen, einschließlich der Fortpflanzung, der embryonalen Entwicklung, der Zelldifferenzierung, des Wachstums, der Immunität und der Sehkraft. Weit über 500 Gene in unserem Körper reagieren direkt oder indirekt auf Vitamin A. Aus diesem Grund spielt Vitamin A bei der Wundheilung im geschädigten Gewebe ebenfalls eine zentrale Rolle. An der Haut fördert es den Umsatz der epidermalen Zellen, beschleunigt die Regeneration der Epithelschicht und stellt die Struktur des Epithelgewebes wieder her. Ein weiterer Effekt von Vitamin A bzw. Retinoiden besteht darin, dass sie die inhibitorische Wirkung entzündungshemmender Steroide auf die Wundheilung umkehren können. Neben seinem Einfluss in der Entzündungsphase steigert Vitamin A außerdem nachweislich die Produktion extrazellulärer Matrixkomponenten wie **Kollagen Typ I** und **Fibronektin.** Fibronektin dient wiederum als universelles Adhäsionsmolekül, das Zellen an Kollagen oder Proteoglykane bindet. Darüber hinaus ist es verantwortlich für die Integration der Zellen in die extrazelluläre Matrix. Vitamin A fördert desweiteren die Vermehrung von Keratinozyten und Fibroblasten und senkt die Konzentration gewebeabbauender Enzyme wie der Matrix-Metalloproteinasen (MMP).

INFO

Vitamin A zur Unterstützung der Wundheilung

Vitamin A trägt dazu bei, den Zellumsatz in der Epidermis zu stimulieren, die Regeneration der Epithelschicht zu beschleunigen und die Wundheilung zu unterstützen. Daneben kann Vitamin A eine überschießende Kortisolwirkung hemmen.

Vitamin D

Der Einfluss von Vitamin D auf unseren Körper ist mittlerweile Bestandteil unzähliger Studien und zahlreicher Bücher. Da Vitamin D insbesondere bei der Regulation von Immunprozessen als eine Art Modulator eine zentrale Rolle zukommt, hat es auch auf die unterschiedlichen Phasen der Wundheilung entscheidenden Einfluss. Studien konnten daher zeigen, dass ein Mangel an Vitamin D mit schlecht heilenden, chronischen Wunden assoziiert war (Trabold et al. 2003; Lunt und Vander Heiden 2011).

Vitamin D spielt im Körper vor allem eine Rolle bei der Regulierung der Transkription in verschiedenen Zielzellen, indem es die Produktion von Wachstumsfaktoren und Rezeptoren stimuliert. Dazu gehören der aus Blutplättchen stammende Wachstumsfaktor (PDGF), der epidermale Wachstumsfaktor-Rezeptor (EGFR) und der Keratinozyten-Wachstumsfaktor-Rezeptor (KGFR). Diese Effekte werden teilweise durch D3-induzierte Keratinozyten vermittelt. Ebenfalls konnte in Studien ein Anstieg des antiproliferativen Wachstumsfaktors TGF-β beobachtet, was darauf hindeutet, dass das übermäßige Wachstum des Gewebes während der proliferativen Phase durch Vitamin D gehemmt wird (Siregar et al. 2023).

Daneben hat Vitamin D allen voran entzündungshemmende Eigenschaften, die neben der bereits genannten antiproliferativen Wirkung zu einer Unterdrückung der Expression von Monozyten und proinflammatorischen Zytokinen wie IL-1α, IL-6 und IL-8 führt und dadurch eine über das physiologische Maß hinaus andauernde Entzündung begrenzt.

Bei knöchernen Verletzungen oder Wundheilungsprozessen im Bereich von Knochen und Sehnen-Knochen-Übergängen kann Vitamin D ebenfalls ein entscheidender Faktor sein. Studien konnten zeigen, dass Vitamin D durch seine antioxidative, antientzündliche und antiapoptotische Wirkung in der Lage ist, geschädigte Tenozyten zu regenerieren und zur Proliferation beizutragen (Min et al. 2019). Ebenso sorgt Vitamin D über eine gesteigerte Calciumaufnahme und die stimulierende Wirkung auf Osteoprotegerin für eine nachfolgende Hemmung von Osteoklasten und dadurch zu einem verbesserten Knochenaufbau.

INFO

Vitamin D bei Frakturen

Dieser Effekt zeigte sich auch bei osteoporotischen und nicht-osteoporotischen Frakturen. Auch hier konnte eine Supplementierung von Vitamin D und Calcium zu einer verbesserten Wundheilung beitragen.

Bestehen indes Mangelzustände von Vitamin D und Calcium, kann eine verzögerte Knochenregeneration die Folge sein. Außerdem kann ein solcher Mangel den systemischen Knochenverlust nach einer Fraktur verstärken, da das für die Mineralisierung des Frakturkallus notwendige Calcium zunehmend aus dem restlichen Skelett mobilisiert wird, um die Frakturheilung zu fördern.

Vitamin E

Vitamin E ist der Sammelbegriff für acht verschiedene, in der Natur vorkommende Tocopherole. Vitamin E wurde als Fruchtbarkeitsvitamin entdeckt, weswegen sich der Begriff „Tocopherol" von den altgriechischen Begriffen für „Nachkommen bringen" ableitet. Alle acht Verbindungen verfügen über unterschiedliche biologische Aktivitäten und unterstützen sich gemeinsam in ihrer Wirksamkeit. Vitamin E ist als eines der bedeutendsten Antioxidanzien Bestandteil aller biologischen Membranen und schützt die hier eingebauten mehrfach ungesättigten Fettsäuren vor reaktiven Sauerstoffspezies. Dementsprechend ist Vitamin E auch in fettreichen Pflanzen zu finden und schützt auch hier die mehrfach ungesättigten Fettsäuren vor Oxidation.

Praxistipp

Eine sehr gute Quelle für **Vitamin E** sind Pflanzenöle. Besonders hervorzuheben ist hier vor allem kaltgepresstes, extra natives Olivenöl. Untersuchungen von verschiedenen Olivenölen konnten Vitamin-E-Mengen von bis zu 780 mg/kg feststellen. Auch Rapsöl hat mit durchschnittlich 300 mg/kg einen sehr hohen Gehalt. Daneben sind vor allem Mandeln mit etwa 270 mg/kg als Vitamin-E-Quelle zu empfehlen.

Aus diesem Grund spielt Vitamin E in Bereich der Wundheilung und des Entzündungsstoffwechsels ebenfalls eine bedeutende Rolle, da es einen modulierenden Einfluss auf den Arachidonstoffwechsel hat und die Bildung proinflammatorischer Zytokine hemmt.

Makronutrienten

Fette

Neben seiner Funktion als Energielieferant dienen Fett bzw. Fettsäuren bei der Wundheilung primär als Vorläufersubstanz für die Herstellung der bereits beschriebenen Lipidmediatoren.

Insbesondere eine ausreichende Versorgung mit der essenziellen, mehrfach ungesättigten Omega-6-Fettsäure Arachidonsäure ist zu Beginn der Wundheilung für die Prostaglandinsynthese und im späteren Verlauf für die Herstellung von entzündungsauflösenden Resolvinen unabdingbar. Desweiteren ist die Arachidonsäure in Form von Phospholipiden ein wichtiger Bestandteil von Zellmembranen, weswegen ein Mangel die Wundheilung bereits in der initialen Phase stark beeinträchtigen kann. Ein zu hoher Anteil in der Nahrung kann wiederum eine proinflammatorische Stoffwechsellage fördern.

Daneben wirken sich vor allem aber die Omega-3-Fettsäuren EPA und DHA positiv auf den Verlauf der Wundheilung aus. Wie eingangs beschrieben, spielen diese Fettsäuren die wesentliche Rolle im Resoleomics-Prozess und der Beendigung und Auflösung einer Entzündung.

Entscheidend für dieses feine Zusammenspiel aus Entzündung und Heilung ist aber nicht allein die Menge der beiden Fettsäureklassen, sondern insbesondere auch deren Verhältnis zueinander. Dieses sollte bei maximal 1 : 4 (Omega-3 : Omega-6) liegen. In westlichen Industrienationen sind allerdings durch den hohen Konsum von Fleisch- und Milchprodukten aus Massentierhaltung sowie Omega-6-haltigen Pflanzenölen Verhältnisse von 1 : 25 keine Seltenheit.

Ob eine ausreichende Versorgung mit Omega-3-Fettsäuren vorliegt, lässt sich im Labor über den so genannten **Omega-3-Index** bestimmen. Der Omega-3-Index misst dabei den Anteil der mehrfach ungesättigten Omega-3-Fettsäuren Eicosapentaensäure (EPA) und Docosahexaensäure (DHA) in der Membran der roten Blutkörperchen. Er spiegelt den Omega-3-Status des Körpers über die letzten vier Monate wider, ähnlich wie das Hämoglobin A1C den Langzeitblutzuckerspiegel angibt. Ein Omega-3-Index im Bereich von 8–12 % gilt als optimal, um die Gesundheit von Gehirn, Herz und Stoffwechsel zu erhalten.

Kohlenhydrate

Kohlenhydrate (s. ➤ Kap. 1) sind, zusammen mit Fetten die Hauptquelle für Energie im Körper und spielen daher ebenfalls eine zentrale Rolle im Verlauf der Wundheilung. Der Prozess der Wundheilung und vor allem die Kollagensynthese erfordern je nach

Größe einer Wunde viel Energie. Glucose stellt daher die Hauptquelle zur Erzeugung von zellulärer Energie dar, welche in Form von ATP verwendet wird, um die Wundheilung zu unterstützen.

Die Energieerzeugung im Wundgebiet findet insbesondere durch die anfänglichen anaeroben Bedingungen primär durch Glykolyse und weniger durch oxidative Phosphorylierung in den Mitochondrien statt. Das ist zum einen durch den Mangel an Sauerstoff bedingt, zum anderen aber durch den Geschwindigkeitsvorteil und die bis zu 100-mal schnellere Produktion von ATP, welche die Glykolyse gegenüber der so genannten OXPHOS bietet. Neben dem Aspekt der Energiegewinnung führt die Fermentierung von Glucose außerdem zur Bildung von Aminosäuren, Fettsäuren, Nucleotiden und Lactat.

Lactat spielt in der Wundheilung eine besondere Rolle, da es durch die Aktivierung mehrerer molekularer Signalwege wie der Stimulation von VEGF *(vascular endothelial growth factor)* die Angiogenese fördert sowie die Kollagensynthese stimuliert und dadurch aktiv am Heilungsprozess beteiligt ist. Außerdem fungiert Lactat als Stoppsignal für das Immunsystem, indem es die Bildung von IL-10 und Resolvinen erhöht. Zusätzlich kann Lactat von der Leber wieder in Glucose umgewandelt werden und der weiteren Energiebereitstellung dienen.

Um die Versorgung der Wunde mit Energie zusätzlich zu unterstützen, kommt es bei größeren Verletzungen oder Operationen außerdem dazu, dass die Leber zusätzlich vermehrt Gluconeogenese betreibt, indem sie Aminosäuren aus abgebautem Muskelprotein nutzt, was durch den Anstieg von Katecholaminen und Cortisol im Körper gesteuert wird. Außerdem wird die Bildung von mehr GLUT1-Kanälen angeregt, wodurch die Glucose auch insulinunabhängig aufgenommen werden kann. Aus diesem Grund kann ein Mangel an Kohlenhydraten in der Nahrung zu einem erheblichen Abbau von Aminosäuren und Proteinen führen.

Proteine und Aminosäuren

Proteinen kommt beim Thema Wundheilung ebenfalls eine besondere Bedeutung zu, da sie in unserem Körper zahlreiche verschiedene, lebenswichtige Funktionen erfüllen. Sie dienen vor allem als Grundbausteine des Gewebes sowie von Immunzellen wie Antikörpern oder Zytokinen und sind dadurch an allen Phasen der Wundheilung beteiligt.

Während der Entzündungsphase spielen Proteine vor allem in Form von Zytokinen wie IL-6, IL-1 oder TNF-alpha eine wichtige Rolle, da sie Entzündungsreaktionen auslösen sowie die Proliferation und Differenzierung von Zielzellen einleiten und regulieren.

In der Proliferations- und Umbauphase werden Proteine desweiteren dafür benötigt, das geschädigte Gewebe zu reparieren und den Wundverschluss zu ermöglichen. Insbesondere die Kollagensynthese ist abhängig von einer guten Versorgung mit Proteinen, da Kollagen aus den drei Aminosäuren Prolin, Hydroxyprolin und Glycin besteht und daher auf eine ausreichende Versorgung mit diesen Aminosäuren angewiesen ist.

Ebenso fungieren Proteine im Wundheilungsprozess als Wachstumsfaktoren und steuern Prozesse wie die Fibroblastenaktivität oder die Angiogenese.

WICHTIG

Aus diesem Grund sollte stets auf eine ausreichende Eiweißzufuhr von mindestens 1,2–1,6 g pro kg Körpergewicht geachtet werden (s. ➤ Kap. 2.3.3).

Besonderer Bedeutung kommt außerdem den Aminosäuren Arginin, Glutamin und Leucin zu, weswegen hier auch über eine zusätzliche isolierte Substitution nachgedacht werden könnte, um die Wundheilung optimal zu unterstützen

Arginin gehört zu den sogenannten semi-essenziellen Aminosäuren, sollte also generell über die Nahrung zugeführt werden, insbesondere in Phasen mit gesteigertem Bedarf, wie im Falle einer Wundheilung. Die Aminosäure unterstützt das Zellwachstum und die Zelldifferenzierung, stimuliert die Kollagensynthese und fördert die Ausschüttung von bestimmten Wachstumsfaktoren.

Die wichtigste Funktion von Arginin ist aber vor allem die Stimulation der Produktion von Stickstoffmonoxid (NO). NO wirkt auf die Blutgefäße vasodilatatorisch und hat dadurch einen wesentlichen Einfluss auf die Blutversorgung. Zusätzlich wirkt es stimulierend auf die so genannten Matrix-Metalloproteinasen (MMP). Diese MMPs sorgen zunächst einmal für Aufräumprozesse im Wundgebiet, stimulieren aber in der Folge die Gefäßneubildung sowie eine erhöhte Fibroblastenaktivität.

3

Zusätzlich stellt Arginin eine Vorstufe der Grundbausteine des Bindegewebes Prolin und Hydroxyprolin dar, was in der Folge zu einer verbesserten Kollagensynthese führt und auch die Zugfestigkeit im Wundgebiet verbessert. Diese Mechanismen konnten in zahlreichen Studien mit Verbrennungsopfern oder Diabetikern bestätigt werden (Arana et al. 2004; Ridnour et al. 2007; Robinson et al. 2008; Wu et al. 2009; Yu et al. 2001).

Glutamin ist die am häufigsten vorkommende Aminosäure im Körper, sie macht etwa 20 % des gesamten zirkulierenden freien Aminosäure-Pools aus. Glutamin ist nicht nur eine wichtige Energiequelle für Immunzellen, sondern dient auch als Stickstoffspender für die Synthese von Aminosäuren. Ebenso ist Glutamin ein wichtiger Vorläufer für die Synthese von Nucleotiden in Zellen, einschließlich Fibroblasten und Makrophagen.

Bei der Gluconeogenese wird Glutamin gemeinsam mit Alanin zur Leber transportiert und dort in Glucose umgewandelt, die in der Peripherie wieder als Brennstoff für bestimmte Aspekte der Wundheilung verwendet werden kann.

Eine **Leucin**-reiche Nahrung aktiviert den Signalweg und die Proteinsynthese von Rapamycin (mTOR). Wie zuvor beschrieben, fungiert mTOR als zentraler Regulator verschiedener wachstumsfördernder Prozesse und beeinflusst die Proliferation, Differenzierung und Vermehrung von Zellen. Zusätzlich stimuliert Leucin die Ausschüttung von Insulin aus der Bauchspeicheldrüse, welches neben seiner Rolle bei der Energiebereitstellung im Wundgebiet ebenso als Wachstumsfaktor fungiert und ebenfalls die Angiogenese und die Proliferation von Granulationsgewebe stimuliert. Hohe Gehalte an Arginin, Glutamin und Leucin findet man vor allem in tierischen Produkten, Hülsenfrüchten wie Sojabohnen, Erdnüssen oder verschiedenen Käsesorten.

Weitere Mikronutrienten

Zink

Der Einfluss von Zink auf Wundheilung und Immunsystem ist seit langem bekannt, weswegen das Spurenelement vielfach in Erkältungsmitteln, Wundverbänden oder -salben Anwendung findet.

Zink zählt zu den essenziellen Spurenelementen, muss also mit der Nahrung aufgenommen werden. Besonders reichhaltig ist es in tierischen Lebensmitteln, insbesondere in Austern, zu finden (➤ Kap. 1.6.9). Zink aus pflanzlichen Quellen hat aufgrund des hohen Phytinsäuregehalts meist eine schlechte Verwertbarkeit.

INFO

Zink zur Unterstützung der Wundheilung

Für die Wundheilung hat Zink an zahlreichen Stellen einen sehr positiven Einfluss. Im Allgemeinen ist es mit zuständig für die Proteinbiosynthese und hat einen wesentlichen Anteil an Zellwachstums- und Differenzierungsprozessen, es fördert die Kollagensynthese und nimmt darüber entscheidenden Einfluss auf die Wundheilung.

Diese Wirkweisen hat Zink insbesondere auch über seinen Einfluss als zentraler Cofaktor der bereits erwähnten Matrix-Metalloproteinasen (MMP). Diese spielen, wie beschrieben, eine wichtige Rolle in wesentlichen Signalprozessen der Wundheilung, der Knochenresorption, der Angiogenese, der Apoptose, der Gewebemorphogenese und bei Entzündungen.

Gleichzeitig hat Zink einen wesentlichen Einfluss auf das Immunsystem, was vor allem in der initialen Phase der Wundheilung von Wichtigkeit ist. Es hat antioxidative Wirkung, beeinflusst die Aktivität von bestimmten Immunzellen und stabilisiert die Zellmembranen.

Ebenso ist Zink Cofaktor im Hormonstoffwechsel von Insulin, Glucagon sowie den Schilddrüsen- und Wachstumshormonen und kann darüber wichtige Wachstumsreize beeinflussen.

Proteasen (proteasereiche Lebensmittel)

Proteasen sind Enzyme, die auf Proteine einwirken und diese in Peptide und Aminosäuren aufspalten. Eine bereits mehrfach genannte Proteasegruppe, die eine besondere Rolle in der Wundheilung spielt, sind die **Matrix-Metalloproteinasen (MMP).** Sezerniert werden diese primär durch die an der Wundheilung beteiligten Zellen wie Fibroblasten oder neutrophilen Granulozyten.

Die Proteasenaktivität als solche ist dementsprechend ein essenzieller Teil der Wundheilung. Eine zu geringe Proteasenaktivität kann die Wundheilung verzögern, gerät die Aktivität jedoch außer Kontrolle, können die Proteasen Schaden an der extrazellulären Matrix anrichten, so dass die Heilung beeinträchtigt und normales Gewebe zerstört wird. Dennoch empfiehlt sich in vielen Fällen auch auf eine proteasereiche Ernährung bzw. die Supplementation von Proteasen zu achten.

Praxistipp

Die aus **Ananas** gewonnene Protease **Bromelain** sowie das in **Papaya** enthaltene Enzym **Papain** werden heutzutage häufig in Form von Supplementation zur Unterstützung der Wundheilung eingesetzt. Sie sind gut untersucht und zeigen positive Wirkungen bei Schwellungen, Entzündungen, Blutergüssen und Schmerzen im Zusammenhang mit Traumata und Operationen und zeigen im Vergleich zu NSAR auch weniger Nebenwirkungen. Dementsprechend sollten bei der Lebensmittelauswahl insbesondere in den ersten Tagen diese Früchte mit auf dem Speiseplan stehen bzw. über Nahrungsergänzung supplementiert werden.

Insulinresistenz

Ein besonderes Hauptaugenmerk muss im Kontext Wundheilung auf das Thema der Insulinresistenz gelegt werden. Der zugrundeliegende Pathomechanismus wurde ja bereits im vorangegangenen Kapitel besprochen, hier soll im Folgenden noch einmal explizit auf die Auswirkungen der Insulinresistenz beim Thema Wundheilung geschaut werden.

Eine **Insulinresistenz** ist, wie in ➤ Kapitel 3.3 beschrieben, nicht allein bei Diabetikerinnen und Diabetikern zu finden. Schätzungen zufolge liegt die Häufigkeit in der Gesamtbevölkerung zwischen 20 und 40 %, wodurch ihr eine zentrale Rolle in der Entstehung von zahlreichen zivilisatorischen Krankheiten zukommt.

Die Folgen einer solchen Insulinresistenz zeigen sich vor allem im gestörten Glucosestoffwechsel der betroffenen Zellen. Da die Wundheilung einen sehr energieaufwändigen Prozess darstellt, ist eine gute Insulinsensitivität von hoher Bedeutung.

Studien konnten zeigen, dass eine eingeschränkte Insulinwirkung starken Einfluss auf die Zellproliferation haben kann und dadurch den weiteren Ablauf der Wundheilung erheblich beeinflusst (Kakanj et al. 2016).

Ebenso konnte mittlerweile nachgewiesen werden, dass Wundheilungsstörungen bei Diabetikerinnen und Diabetikern nicht, wie bisher vermutet, allein aufgrund von Gefäß- und Nervenschäden entstehen, sondern in allererster Linie Resultat eines gebremsten Insulinstoffwechsels sind. Wissenschaftler der Universität Köln konnten zuletzt außerdem einen kausalen Zusammenhang zwischen der Gewebereparatur, dem mitochondrialen Stoffwechsel und der Aktivierung und Funktion von Makrophagen zeigen (Willenborg et al. 2021).

Dementsprechend sollte ein wesentliches Ziel in der Therapie und Nachsorge von Wunden sein, die Insulinempfindlichkeit aufrechtzuerhalten, respektive wiederherzustellen.

Praxistipp

Neben der Reduktion einer zu kohlenhydrat- bzw. stärkereichen Kost kann eine Verbesserung der Insulinsensitivität außerdem durch eine Reduktion der Mahlzeitenhäufigkeit erreicht werden.

Süßigkeiten, Limonaden oder anderweitige zuckerhaltige Lebensmittel gehören daher in der Rekonvaleszenz auf keinen Speiseplan.

Ebenso kann die Einnahme von Zimt, Kurkuma und Knoblauch oder eine Supplementation von Zink, Chrom, Magnesium und Omega-3-Fettsäuren zu einer Verbesserung der Insulinresistenz und dementsprechend zu einer verbesserten Wundheilung führen.

3.8.4 Zusammenfassung

Ernährungsfaktoren haben, neben einigen weiteren Lebensstilfaktoren, einen wesentlichen Einfluss auf den reibungslosen Ablauf von Wundheilungsprozessen. Daher sollte stets darauf geachtet werden, dass der Körper ausreichend mit Proteinen und Nährstoffen versorgt ist, primär antientzündliche Lebensmittel konsumiert werden und eine gute Insulinsensitivität besteht.

Neben den voranstehend genannten Makro- und Mikronutrienten spielen natürlich zahlreiche weitere Nährstoffe eine Rolle im Wundheilungsprozess, wie z. B. Magnesium, Eisen, Kupfer, etc.

Rauchen, Alkohol, Medikamente und Umweltgifte spielen außerdem eine große Rolle bei der Betrachtung von negativen Einflüssen auf die Wundheilung. Sie können den Heilungsprozess verlangsamen oder empfindlich stören, da sie, wie beschrieben, in Wundheilungsprozesse eingreifen und vermehrten oxidativen Stress auslösen.

Daneben ist auch ein ausreichendes Maß an Belastung erforderlich, um die Durchblutung zu fördern und das Gewebe zu stärken. Bewegung sorgt für die Stimulation, Differenzierung und Ausrichtung von Fibroblasten und fördert zusätzlich die Insulinsensitivität der Zellen.

LITERATURVERZEICHNIS UND WEITERFÜHRENDE LITERATUR

Aeberli I, Gerber PA, Hochuli M, et al. Low to moderate sugar-sweetened beverage consumption impairs glucose and lipid metabolism and promotes inflammation in healthy young men: a randomized controlled trial. Am J Clin Nutr 2011 Aug; 94(2): 479–485. https://doi.org/10.3945/ajcn.111.013540.

Agren MS, Mirastschijski U, Karlsmark T, Saarialho-Kere UK. Topical synthetic inhibitor of matrix metalloproteinases delays epidermal regeneration of human wounds. Exp Dermatol 2001; 10(5): 337–348. https://doi.org/10.1034/j.1600-0625.2001.100506.x.

Arana V, Paz Y, González A, Méndez V, Méndez JD. Healing of diabetic foot ulcers in L-arginine-treated patients. Biomed Pharmacother 2004 Dec; 58(10) :588–597. https://doi.org/10.1016/j.biopha.2004.09.009.

Ardawi MS, Newsholme EA. Glutamine metabolism in lymphocytes of the rat. Biochem J 1983 Jun 15; 212(3): 835–842. https://doi.org/10.1042/bj2120835.

Arnold M, Barbul A. Nutrition and wound healing. Plast Reconstr Surg 2006 Jun; 117(7 Suppl): 42S-58S. https://doi.org/10.1097/01.prs.0000225432.17501.6c.

Bjørklund G, Dadar M, Pivina L, Doşa MD, Semenova Y, Aaseth J. The Role of Zinc and Copper in Insulin Resistance and Diabetes Mellitus. Curr Med Chem 2020; 27(39): 6643–6657. https://doi.org/10.2174/0929867326666190902122155.

Celik GE, Erkekol FO, Misirligil Z, Melli M. Lipoxin A4 levels in asthma: relation with disease severity and aspirin sensitivity. Clin Exp Allergy 2007; 37(10): 1494–1501. https://doi.org/10.1111/j.1365-2222.2007.02806.x.

Christ A, Lauterbach M, Latz E. Western Diet and the Immune System: An Inflammatory Connection. Immunity 2019 Nov 19; 51(5): 794–811. https://doi.org/10.1016/j.immuni.2019.09.020.

Dennis EA, Norris PC. Eicosanoid storm in infection and inflammation. Nat Rev Immunol 2015 Aug; 15(8): 511–523. https://doi.org/10.1038/nri3859. Erratum in: Nat Rev Immunol 2015 Nov; 15(11): 724.

Drummond MJ, Rasmussen BB. Leucine-enriched nutrients and the regulation of mammalian target of rapamycin signalling and human skeletal muscle protein synthesis. Curr Opin Clin Nutr Metab Care 2008; 11(3): 222–226. https://doi.org/10.1097/MCO.0b013e3282fa17fb.

Dubey P, Thakur V, Chattopadhyay M. Role of Minerals and Trace Elements in Diabetes and Insulin Resistance. Nutrients 2020 Jun 23; 12(6): 1864. https://doi.org/10.3390/nu12061864.

Dubois B, Esculier JF. Soft-tissue injuries simply need PEACE and LOVE. Br J Sports Med 2020 Jan; 54(2): 72–73. https://doi.org/10.1136/bjsports-2019-101253.

Fathi AN, Babaei S, Babaei S, Baazm M, Sakhaie H, Babaei S. Effect of bromelain on mast cell numbers and degranulation in diabetic rat wound healing. J Wound Care 2022 Aug 1; 31(Sup8): S4-S11. https://doi.org/10.12968/jowc.2022.31.Sup8.S4.

Fischer V, Haffner-Luntzer M, Amling M, Ignatius A. Calcium and vitamin D in bone fracture healing and post-traumatic bone turnover. Eur Cell Mater 2018 Jun 22; 35: 365–385. https://doi.org/10.22203/eCM.v035a25.

Fredman G, Serhan CN. Specialized proresolving mediator targets for RvE1 and RvD1 in peripheral blood and mechanisms of resolution. Biochem J 2011 Jul 15; 437(2): 185–197. https://doi.org/10.1042/BJ20110327.

Freire MO, Van Dyke TE. Natural resolution of inflammation. Periodontol 2000 2013 Oct; 63(1): 149–64. https://doi.org/10.1111/prd.12034.

Funk CD. Prostaglandins and leukotrienes: advances in eicosanoid biology. Science 2001 Nov 30; 294(5548): 1871–1875. https://doi.org/10.1126/science.294.5548.1871.

Gao H, Geng T, Huang T, Zhao Q. Fish oil supplementation and insulin sensitivity: a systematic review and meta-analysis. Lipids Health Dis 2017 Jul 3; 16(1): 131. https://doi.org/10.1186/s12944-017-0528-0.

Garrote GL, Abraham AG, Rumbo M. Is lactate an undervalued functional component of fermented food products? Front Microbiol 2015 Jun 19; 6:629. https://doi.org/10.3389/fmicb.2015.00629.

Hong WX, Hu MS, Esquivel M, et al. The Role of Hypoxia-Inducible Factor in Wound Healing. Adv Wound Care (New Rochelle) 2014; 3(5): 390–399. https://doi.org/10.1089/wound.2013.0520.

Hutami IR, Izawa T, Khurel-Ochir T, Sakamaki T, Iwasa A, Tanaka E. Macrophage Motility in Wound Healing Is Regulated by HIF-1α via S1P Signaling. Int J Mol Sci 2021 Aug 20; 22(16): 8992. https://doi.org/10.3390/ijms22168992.

Irvin TT. Effects of malnutrition and hyperalimentation on wound healing. Surg Gynecol Obstet 1978; 146(1): 33–37.

Jukić Špika M, Kraljić K, Škevin D. Tocopherols: Chemical Structure, Bioactivity, and Variability in Croatian Virgin Olive Oils. In: Boskou D, Clodoveo M (eds.): Products from Olive Tree. InTech; 2016. http://dx.doi.org/10.5772/64658.

Kakanj P, Moussian B, Grönke S, et al. Insulin and TOR signal in parallel through FOXO and S6 K to promote epithelial wound healing. Nat Commun 2016 Oct 7; 7: 12972. https://doi.org/10.1038/ncomms12972.

Karp CL, Flick LM, Park KW, et al. Defective lipoxin-mediated anti-inflammatory activity in the cystic fibrosis airway. Nat Immunol 2004; 5(4): 388–392. https://doi.org/10.1038/ni1056.

Kawada H, Kaneko M, Sawanobori M, et al. High concentrations of L-ascorbic acid specifically inhibit the growth of human leukemic cells via downregulation of HIF-1α transcription. PLoS One 2013 Apr 23; 8(4): e62717. https://doi.org/10.1371/journal.pone.0062717.

Khan A, Safdar M, Ali Khan MM, Khattak KN, Anderson RA. Cinnamon improves glucose and lipids of people with type 2 diabetes. Diabetes Care 2003 Dec; 26(12): 3215–3218. https://doi.org/10.2337/diacare.26.12.3215.

Kim DS, Kim JH, Baek SW, et al. Controlled vitamin D delivery with injectable hyaluronic acid-based hydrogel for restoration of tendinopathy. J Tissue Eng 2022 Sep 2; 13: 20417314221122089. https://doi.org/10.1177/20417314221122089.

Koyama S, Sato E, Nomura H, et al. Bradykinin stimulates type II alveolar cells to release neutrophil and monocyte chemotactic activity and inflammatory cytokines. Am J Pathol 1998 Dec; 153(6): 1885–1893. https://doi.org/10.1016/S0002-9440(10)65702-1.

Leite AP, de Oliveira BG, Soares MF, Barrocas DL. Uso e efetividade da papaína no processo de cicatrização de feridas: uma revisão sistemática [Use and effectiveness of papain in the wound healing process: a systematic review]. Rev Gaucha Enferm 2012 Sep; 33(3): 198–207. https://doi.org/10.1590/s1983-14472012000300026.

Levy BD, Bonnans C, Silverman ES, et al. Diminished lipoxin biosynthesis in severe asthma. Am J Respir Crit Care Med 2005; 172(7): 824–830. https://doi.org/10.1164/rccm.200410-1413OC.

Lunt SY, Vander Heiden MG. Aerobic glycolysis: meeting the metabolic requirements of cell proliferation. Annu Rev Cell Dev Biol 2011; 27: 441–464. https://doi.org/10.1146/annurev-cellbio-092910-154237.

McLain JM, Alami WH, Glovak ZT, et al. Sleep fragmentation delays wound healing in a mouse model of type 2 diabetes. Sleep 2018; 41(11): zsy156. https://doi.org/10.1093/sleep/zsy156.

Min K, Lee JM, Kim MJ, et al. Restoration of Cellular Proliferation and Characteristics of Human Tenocytes by Vitamin D. J Orthop Res 2019 Oct; 37(10): 2241–2248. https://doi.org/10.1002/jor.24352.

Moores J. Vitamin C: a wound healing perspective. Br J Community Nurs 2013 Dec; Suppl S6: S8–11. https://doi.org/10.12968/bjcn.2013.18.sup12.s6.

Morais JBS, Severo JS, de Alencar GRR, et al. Effect of magnesium supplementation on insulin resistance in humans: A systematic review. Nutrition 2017 Jun; 38: 54–60. https://doi.org/10.1016/j.nut.2017.01.009.

Muellner MK, Schreier SM, Schmidbauer B, et al. Vitamin C inhibits NO-induced stabilization of HIF-1alpha in HUVECs. Free Radic Res 2010 Jul; 44(7): 783–791. https://doi.org/10.3109/10715761003786172.

Muhammad ZA, Ahmad T. Therapeutic uses of pineapple-extracted bromelain in surgical care – A review. J Pak Med Assoc 2017 Jan; 67(1): 121–125.

Ohno S, Ohno Y, Suzuki N, Soma G, Inoue M. High-dose vitamin C (ascorbic acid) therapy in the treatment of patients with advanced cancer. Anticancer Res 2009; 29(3): 809–815. PMID: 19414313.

Oryan A, Alemzadeh E. Effects of insulin on wound healing: A review of animal and human evidences. Life Sci 2017 Apr 1; 174:59–67. https://doi.org/10.1016/j.lfs.2017.02.015.

Parisien M, Lima LV, Dagostino C, et al. Acute inflammatory response via neutrophil activation protects against the development of chronic pain. Sci. Transl Med 2022; 14(644): eabj9954. https://doi.org/10.1126/scitranslmed.abj9954.

Pinchcofsky-Devin GD, Kaminski MV Jr. Correlation of pressure sores and nutritional status. J Am Geriatr Soc 1986 Jun; 34(6): 435–440. https://doi.org/10.1111/j.1532-5415.1986.tb03411.x.

Polcz ME, Barbul A. The Role of Vitamin A in Wound Healing. Nutr Clin Pract 2019 Oct 34(5): 695–700. https://doi.org/10.1002/ncp.10376.

Porporato PE, Payen VL, De Saedeleer CJ, et al. Lactate stimulates angiogenesis and accelerates the healing of superficial and ischemic wounds in mice. Angiogenesis 2012 Dec; 15(4): 581–592. https://doi.org/10.1007/s10456-012-9282-0.

Psomiadou E, Tsimidou M, Boskou D. Alpha-tocopherol content of Greek virgin olive oils. J Agric Food Chem 2000 May; 48(5): 1770–1775. https://doi.org/10.1021/jf990993o.

Puppola M, Varma D, Jansen SA. A review of analytical methods for eicosanoids in brain tissue. J Chromatogr B Analyt Technol Biomed Life Sci 2014; 964: 50–64. https://doi.org/10.1016/j.jchromb.2014.03.007.

Ridnour LA, Windhausen AN, Isenberg JS, et al. Nitric oxide regulates matrix metalloproteinase-9 activity by guanylyl-cyclase-dependent and -independent pathways. Proc Natl Acad Sci U S A 2007 Oct 23; 104(43): 16898–16903. https://doi.org/10.1073/pnas.0702761104.

Robinson EK, Kelly DP, Mercer DW, Kozar RA. Differential effects of luminal arginine and glutamine on metalloproteinase production in the postischemic gut. JPEN J Parenter Enteral Nutr 2008 Jul–Aug; 32(4): 433–438. https://doi.org/10.1177/0148607108319806.

Sarir H, Emdadifard G, Farhangfar H, TaheriChadorneshin H. Effect of vitamin E succinate on inflammatory cytokines induced by high-intensity interval training. J Res Med Sci 2015 Dec; 20(12): 1177–1181. https://doi.org/10.4103/1735-1995.172986.

Schmidbauer C, Hofstätter G. Mikronährstoff-Coach. Das große BIOGENA-Kompendium der Nährstoffe. Verlagshaus der Ärzte; 2020.

Seo K-I, Choi M-S, Jung UJ, et al. Effect of curcumin supplementation on blood glucose, plasma insulin, and glucose homeostasis related enzyme activities in diabetic

3

db/db mice. Mol Nutr Food Res 2008; 52(9): 995–1004. https://doi.org/10.1002/mnfr.200700184.

Serhan CN, Takano T, Chiang N, Gronert K, Clish CB. Formation of endogenous "antiinflammatory" lipid mediators by transcellular biosynthesis. Lipoxins and aspirin-triggered lipoxins inhibit neutrophil recruitment and vascular permeability. Am J Respir Crit Care Med 2000 Feb; 161(2 Pt 2): S95-S101. https://doi.org/10.1164/ajrccm.161.supplement_1.ltta-19.

Serhan CN, Yacoubian S, Yang R. Anti-inflammatory and proresolving lipid mediators. Annu Rev Pathol 2008; 3: 279–312. https://doi.org/10.1146/annurev.pathmechdis.3.121806.151409.

Serhan CN, Hamberg M, Samuelsson B. Lipoxins: novel series of biologically active compounds formed from arachidonic acid in humanleukocytes. Proc Natl Acad Sci U S A 1984; 81: 5335–5339. https://doi.org/10.1073/pnas.81.17.5335.

Siregar FD, Hidayat W. The Role of Vitamin D on the Wound Healing Process: A Case Series. Int Med Case Rep J 2023 Apr 1;16: 227–232. https://doi.org/10.2147/IMCRJ.S402005.

Smith K, Hewlings S. Correlation between vitamin D levels and hard-to-heal wounds: a systematic review. J Wound Care 2020 Jul 1; 29(Sup7): S24-S30. https://doi.org/10.12968/jowc.2020.29.Sup7.S24.

Soheilifar S, Bidgoli M, Hooshyarfard A, Shahbazi A, Vahdatinia F, Khoshkhooie F. Effect of Oral Bromelain on Wound Healing, Pain, and Bleeding at Donor Site Following Free Gingival Grafting: A Clinical Trial. J Dent (Tehran) 2018 Sep; 15(5): 309–316. PMID: 30833977.

Spite M, Serhan CN. Novel lipid mediators promote resolution of acute inflammation. Impact of aspirin and statins. Circ Res 2010; 107: 1170–1184. https://doi.org/10.1161/CIRCRESAHA.110.223883.

Stockert K. Lipidmediatoren und ihre Rolle bei Entzündungen und Allergien. In: Stockert K (ed.): Allergieprävention. Moderne Strategien der Allergieforschung im Dialog mit der TCM 2020; 185–245. https://doi.org/10.1007/978-3-662-58140-7_6.

Swetha R, Gayen C, Kumar D, Singh TD, Modi G, Singh SK. Biomolecular basis of matrix metallo proteinase-9 activity. Future Med Chem 2018 May 1; 10(9): 1093–1112. https://doi.org/10.4155/fmc-2017-0236.

Szefel J, Kruszewski WJ, Sobczak E. Factors influencing the eicosanoids synthesis in vivo. Biomed Res Int 2015; 2015: 690692. https://doi.org/10.1155/2015/690692.

Tahan F, Saraymen R, Gumus H. The role of lipoxin A4 in exercise-induced bronchoconstriction in asthma. J Asthma 2008; 45(2): 161–164. https://doi.org/10.1080/02770900701847068.

Thomas DR, Verdery RB, Gardner L, Kant A, Lindsay J. A prospective study of outcome from protein-energy malnutrition in nursing home residents. JPEN J Parenter Enteral Nutr 1991 Jul–Aug; 15(4): 400–404. https://doi.org/10.1177/0148607191015004400.

Trabold O, Wagner S, Wicke C, et al. Lactate and oxygen constitute a fundamental regulatory mechanism in wound healing. Wound Repair Regen 2003 Nov–Dec; 11(6): 504–509. https://doi.org/10.1046/j.1524-475x.2003.11621.x.

Tran K, Chan AC. Effect of vitamin E enrichment on arachidonic acid release and cellular phospholipids in cultured human endothelial cells. Biochim Biophys Acta 1988 Dec 16; 963(3): 468–475. https://doi.org/10.1016/0005-2760(88)90315-3.

van den Berg F. Angewandte Physiologie Band 1: Das Bindegewebe des Bewegungsapparates verstehen und beeinflussen. 5. unveränderte Auflage. Thieme; 2022.

Vinaik R, Barayan D, Auger C, Abdullahi A, Jeschke MG. Regulation of glycolysis and the Warburg effect in wound healing. JCI Insight 2020 Sep 3; 5(17): e138949. https://doi.org/10.1172/jci.insight.138949.

Vissers MCM, Wilkie RP. Ascorbate deficiency results in impaired neutrophil apoptosis and clearance and is associated with up-regulation of hypoxia-inducible factor 1α. J Leukoc Biol 2007 May; 81(5): 1236–1244. https://doi.org/10.1189/jlb.0806541.

Weimann A, Braga M, Harsanyi L, et al. ESPEN Guidelines on Enteral Nutrition: surgery including organ transplantation. Clin Nutr 2006; 25(2): 224–244. https://doi.org/10.1016/j.clnu.2006.01.015.

Willenborg S, Sanin DE, Jais A, et al. Mitochondrial metabolism coordinates stage-specific repair processes in macrophages during wound healing. Cell Metab 2021 Dec 7; 33(12): 2398–2414.e9. https://doi.org/10.1016/j.cmet.2021.10.004.

Wu G, Bazer FW, Davis TA, et al. Arginine metabolism and nutrition in growth, health and disease. Amino Acids 2009 May; 37(1): 153–168. https://doi.org/10.1007/s00726-008-0210-y.

Yu YM, Ryan CM, Castillo L, Lu XM, Beaumier L, Tompkins RG, Young VR. Arginine and ornithine kinetics in severely burned patients: increased rate of arginine disposal. Am J Physiol Endocrinol Metab 2001 Mar; 280(3): E509–E517. https://doi.org/10.1152/ajpendo.2001.280.3.E509.

Zhang X-J, Chinkes DL, Wolfe RR. Leucine Supplementation Has an Anabolic Effect on Proteins in Rabbit Skin Wound and Muscle. J Nutr 2004; 134(12): 3313–3318. https://doi.org/10.1093/jn/134.12.3313.

Zorrilla P, Salido JA, López-Alonso A, Silva A. Serum zinc as a prognostic tool for wound healing in hip hemiarthroplasty. Clin Orthop Relat Res 2004 Mar; (420): 304–308. https://doi.org/10.1097/00003086-200403000-00043.

3.9 Schmerz und Ernährung

Schmerzen sind weltweit eines der größten Gesundheitsprobleme. Jeder fünfte Mensch in Europa leidet unter chronischen Schmerzen und etwa 25 % aller chronischen Schmerzpatientinnen und -patienten sind arbeitsunfähig. Das verursacht nur in Europa jährliche Gesundheitskosten in Höhe von 450 Milliarden Euro.

Allein diese Zahlen verdeutlichen, welche enorme Bedeutung das Thema Schmerz gesamtgesellschaftlich einnimmt. Dennoch tut man sich bis heute bereits bei einer genauen Begriffsdefinition schwer. Die *International Association for the Study of Pain (IASP)* hat diesbezüglich im Jahr 2020 die folgende Definition herausgegeben:

„Schmerz ist eine unangenehme sensorische und emotionale Erfahrung, die mit einer tatsächlichen oder potenziellen Gewebeschädigung verbunden ist oder dieser ähnelt."

Wesentlich dabei ist, dass sowohl akuter als auch chronischer Schmerz aus zahlreichen Einzelaspekten besteht, wodurch die Diagnostik, aber allen voran die Therapie deutlich erschwert wird. Bis heute hat sich in weiten Teilen das Verständnis von Schmerz als ein linearer Prozess mit einem klaren Auslöser durchgesetzt. Bereits René Descartes hat 1665 in seiner „Abhandlung über den Menschen" den Pathomechanismus von Schmerz als einen Reiz beschrieben, welcher über Nervenbahnen ins Gehirn geleitet wird, „als zöge man am Seil einer Glocke".

Auch die Entwicklung des biomedizinischen Krankheitsmodells zu Beginn des 19. Jahrhunderts, das in seinem Ursprung auf einem einfachen Ursache-Wirkungs-Modell basiert, hat diese Betrachtungsweise eines linearen Prozesses größtenteils übernommen.

Mittlerweile ist bekannt, dass die allermeisten Krankheiten und Schmerzen vor allem durch einen emergenten Prozess entstehen, also einer multifaktoriellen und teilweise zufälligen Summation einzelner Einflussfaktoren. Diese Erkenntnis hat wesentlich zu der Entwicklung des **bio-psycho-sozialen Krankheitsmodells** beigetragen, welches auf der Feststellung beruht, dass sowohl biologische, psychologische als auch soziale Kontextfaktoren zur Krankheitsentstehung beitragen können.

Aufgrund der Komplexität des Themas wird daher im Folgenden nur ein grober Überblick über die verschiedenen Facetten der Pathophysiologie gegeben. Das Hauptaugenmerk liegt dabei auf den Prozessen, die durch Ernährungsfaktoren beeinflusst werden können und hierüber zur Schmerzentstehung sowie zur -auflösung beitragen.

3.9.1 Schmerzphysiologie

Die IASP definiert Schmerz vor allem als eine persönliche Erfahrung, die mit einer Gewebeschädigung einhergehen kann, aber nicht zwingend damit einhergehen muss. Diese Erfahrung wird dabei durch die unterschiedlichsten Aspekte geprägt. Dazu gehören unter anderem der Umgang mit Schmerz in der Kindheit, zurückliegende Schmerzerfahrungen, aber auch Kontextfaktoren wie psychoemotionaler Stress im beruflichen oder privaten Umfeld. Aus diesem Grund lernt jeder Mensch das „Konzept Schmerz" anders und auch die Art des Ausdrucks unterscheidet sich teilweise deutlich.

Schmerz ist trotz oder sogar gerade wegen seines unangenehmen Charakters eines der wichtigsten Alarmsysteme des Körpers. Er ermöglicht es dem Menschen, potenziell gefährdende Reize, die zu einem Gewebeschaden führen können, zu erkennen.

Wichtig ist es dabei zu unterscheiden, dass **Nozizeption** und **Schmerz** zwei verschiedene Phänomene sind. Bei der Nozizeption handelt es sich ausschließlich um eine neurophysiologische Gefahrenmeldung. Diese muss, selbst bei starker Stimulierung, nicht zwangsläufig zu Schmerzen als „Output"-Signal führen. Umgekehrt können Schmerzen wahrgenommen werden, ohne dass eine nozizeptive Aktivität vorliegt. Dementsprechend korreliert die Größe eines Gewebeschadens nicht unbedingt mit der Stärke der Schmerzwahrnehmung.

Schmerzen entstehen vor allem dann, wenn das subjektive Gefühl der Bedrohung größer ist als das subjektive Gefühl, in Sicherheit zu sein. Mittlerweile ist bekannt, dass ein Gefühl der Bedrohung nicht nur aufgrund von mechanischen, thermischen oder chemischen Gewebereizen zustande kommt. Jede Situation, die der Körper als nicht sicher definiert, kann hierzu beitragen. Dazu zählen ebenso immunologische, metabolische, kognitive oder emotionale Reize.

Überwiegt für den Körper in der Summe das Gefühl der Bedrohung, kann Schmerz als ein mögliches von vielen Symptomen produziert werden.

3.9.2 Der Weg des Schmerzes

Periphere Nozizeption

Der bereits von Descartes formulierte lineare Prozess der Schmerzverarbeitung beschreibt bei klassischen nozizeptiven Schmerzen einen auch heute noch akzeptierten Teil der Weiterleitung von schmerzauslösenden Signalen.

Dieser Prozess beginnt mit der Reizung freier Nervenendigungen, welche durch eine Vielzahl an Stimuli ausgelöst werden kann. Klassisch werden hierbei mechanische, thermische oder chemische Reize genannt. Daneben reagieren Nozizeptoren aber auch auf zahlreiche weitere Stimuli. Hierzu zählen Entzündungsmediatoren, Zytokine, Neuropeptide und pH-Wert-Veränderungen, aber auch PAMPs und DAMPs (➤ Abb. 3.17).

Entzündliche Prozesse als Folge einer Gewebeschädigung stellen dementsprechend häufig den Start einer nozizeptiven Aktivität dar. Nicht zuletzt aufgrund dieser Tatsache sind Schmerzen und Entzündungsprozesse so eng miteinander verbunden, dass diese auch zu den klassischen Kardinalsymptomen einer Entzündung gezählt werden.

In der Folge schütten nozizeptive C-Fasern selbst spezielle Mediatoren wie Substanz P aus, die neben ihrer vasodilatatorischen Wirkung vor allem eine Sensibilisierung und Aktivierung weiterer Nozizeptoren zur Folge haben.

Schnell-leitende, myelinisierte Aδ-Fasern und langsame, unmyelinisierte C-Fasern übertragen anschließend den nozizeptiven Stimulus in Form von Aktionspotenzialen zum Hinterhorn des Rückenmarks.

Segmentale Verarbeitung

Im Rückenmark erfolgt dann die synaptische Übertragung auf Projektionsneuronen. Diese auch als Wide-Dynamic-Range-(WDR-)Neuronen bezeichneten Neuronen befinden sich im Hinterhorn des

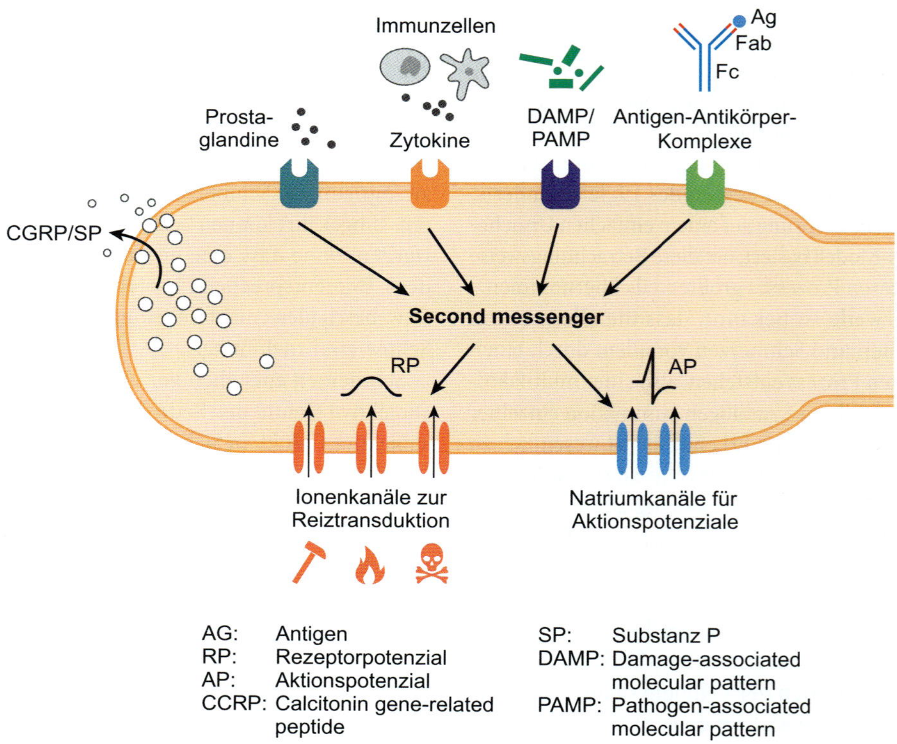

Abb. 3.17 Polymodaler Nozizeptor (nach Schaible). [G1368]

Rückenmarks und verarbeiten verschiedene sensomotorische Informationen, die sie über Aδ-, Aβ- und C-Fasern aus der Peripherie erhalten.

Die polymodalen WDR-Zellen reagieren dabei auf eine große Bandbreite an verschiedenen Stimuli, unter anderem auch auf Signale aus der viszeralen Sensibilität. Ist das einzelne Signal oder die Summation an Signalen ausreichend, wird die Information anschließend zum Thalamus weitergeleitet. Diese Konvergenzfunktion der WDR-Zelle erklärt das Phänomen des übertragenen Schmerzes *(referred pain)*. So können Schmerzen, die aufgrund einer viszeralen Gewebeschädigung entstehen, einer somatischen Struktur zugeordnet werden.

Die Weiterleitung nozizeptiver Informationen in Richtung Gehirn erfolgt dabei vor allem über den **Tractus spinothalamicus.**

An der dorsalen Wurzel enden auch die vom Gehirn ausgehenden absteigenden Bahnen. Diese können sowohl einen erregenden als auch einen hemmenden Einfluss haben und werden daher auch als **deszendierendes schmerzmodulierendes System (DSMS)** bezeichnet. Einer der wichtigsten hemmenden Ursprungsgebiete des DSMS liegt im periaquäduktalen Grau (PAG). Dieses verfügt über enkephalinproduzierende Zellen, die Schmerzen unterdrücken.

Wenn der inhibitorische Einfluss der absteigenden Bahnen stark genug ist, wird die aufsteigende Bahn überhaupt nicht aktiviert und die Information gelangt dementsprechend nicht ins Bewusstsein.

Maßgeblich beteiligt an der neuronalen Informationsübertragung sind verschiedene Arten exzitatorischer und inhibitorischer Neurotransmitter (➤ Tab. 3.18). Der Neurotransmitter Glutamat, welcher an den Synapsen der Aδ- und C-Fasern ausgeschüttet wird, spielt bei der Weiterleitung der nozizeptiven Signale eine entscheidende Rolle. Dieser exzitatorische Neurotransmitter bindet an AMPA und NMDA-Rezeptoren und stimuliert hier die Entstehung eines Aktionspotenzials und damit die Weiterleitung der nozizeptiven Information Richtung Gehirn. Daher spielt Glutamat und seine Rezeptorenaktivität eine besondere Rolle. Daneben gibt es eine Vielzahl weiterer Neurotransmitter, Hormone und Mediatoren, die Einfluss auf die Weiterleitung nehmen. Der wichtigste hemmende Neurotransmitter ist dabei die Gamma-Aminobuttersäure.

Tab. 3.18 Erregende und hemmende Substanzen

Exzitatorische Substanzen	Inhibitorische Substanzen
Glutamat	GABA
Substanz P	Serotonin
CGRP	Dopamin
Prostaglandine	Opioide
Zytokine	Oxytocin
Adrenalin	Enkephaline
Cholecystokinin	Noradrenalin

CGRP: Calcitonin Gene-Related Peptide; GABA: Gamma-Aminobuttersäure.

Schmerzmatrix im Gehirn

Wurden die nozizeptiven Signale im Rückenmark vom 1. Neuron auf das 2. Neuron umgeschaltet, gelangen diese über die aszendierenden Bahnen zunächst zum **Thalamus.** Dieser leitet die Informationen aus der Peripherie an verschiedene Bereiche des Gehirns zur Weiterverarbeitung weiter. Hierzu zählen unter anderem der **präfrontale Kortex,** in dem vor allem eine kognitive Bewertung erfolgt oder die **Amygdala** und das **limbische System,** in denen eine affektive Verarbeitung der Schmerzwahrnehmung stattfindet. Insbesondere akuter Schmerz hat zusätzlich eine robuste Stressantwort über die Aktivierung des **Locus coeruleus** zur Folge. Daneben werden auch mehrere weitere Gehirnregionen aktiviert, wie die **Basalganglien,** der **anteriore cinguläre Kortex** oder das **Kleinhirn.**

Die Erkenntnis, dass Schmerz nicht in einem zentralen Hirnbereich verarbeitet wird, sondern in einem komplexen Netzwerk unterschiedlichster Hirnregionen, führte zu der erstmalig 1991 durch Melzack beschriebenen **Neuromatrix-Theorie** (➤ Abb. 3.18). Neben der kognitiven und affektiven Bewertung von Schmerz wurde hier ebenfalls bereits auf die beeinflussende Rolle von zirkulierenden Immunzellen, Hormonen oder Neurotransmittern hingewiesen.

Wichtig zu verstehen ist außerdem, dass die Bewertung der Neuromatrix nicht nur zu einer vermehrten Schmerzwahrnehmung führen kann. Positive Gedanken und Emotionen können hier ebenfalls einen inhibitorischen Einfluss auf die Bewertung von Schmerz nehmen.

3.9.3 Einteilung

Die Vielschichtigkeit und Komplexität des Phänomens Schmerz hat für die Vereinheitlichung von Diagnostik und Therapie sowie aus didaktischen Gründen zu verschiedenen Unterteilungen geführt. Neben der zeitlichen Unterscheidung in **akuten** und **chronischen** bzw. **persistierenden Schmerz,** kann außerdem hinsichtlich der Lokalisation in **lokalen, ausstrahlenden** oder **übertragenen Schmerz** unterschieden werden.

Daneben werden außerdem die verschiedenen Arten bzw. Mechanismen des Schmerzes unterteilt. Hierzu zählen **nozizeptiver, neuropathischer und noziplastischer Schmerz.** Immer stärker konzentriert sich der wissenschaftliche Fokus auch auf die Rolle des Immunsystems bei der Entstehung, Modulation und Chronifizierung von Schmerzen.

Im Folgenden werden die verschiedenen Charakteristika der einzelnen Schmerzarten kurz skizziert.

Nozizeptiver Schmerz

Nozizeptiver Schmerz ist die im Alltag am häufigsten vorkommende Schmerzart. Er ist meistens mit einem akuten Gewebeschaden verbunden, z. B. durch eine Verletzung oder Operation. Auch viszerale Schmerzen basieren auf diesem Mechanismus. Der nozizeptive Schmerz entsteht aufgrund einer Stimulation eines peripheren Nozizeptors durch verschiedene Arten von Stimuli oder Noxen (➤ Abb. 3.17).

Nachfolgend kommt es, wie beschrieben, zu einer Freisetzung von Schmerz- und Entzündungsmediatoren, welche ihrerseits weitere Nozizeptoren aktivieren können. Über schnelle, myelinisierte Aδ-Fasern

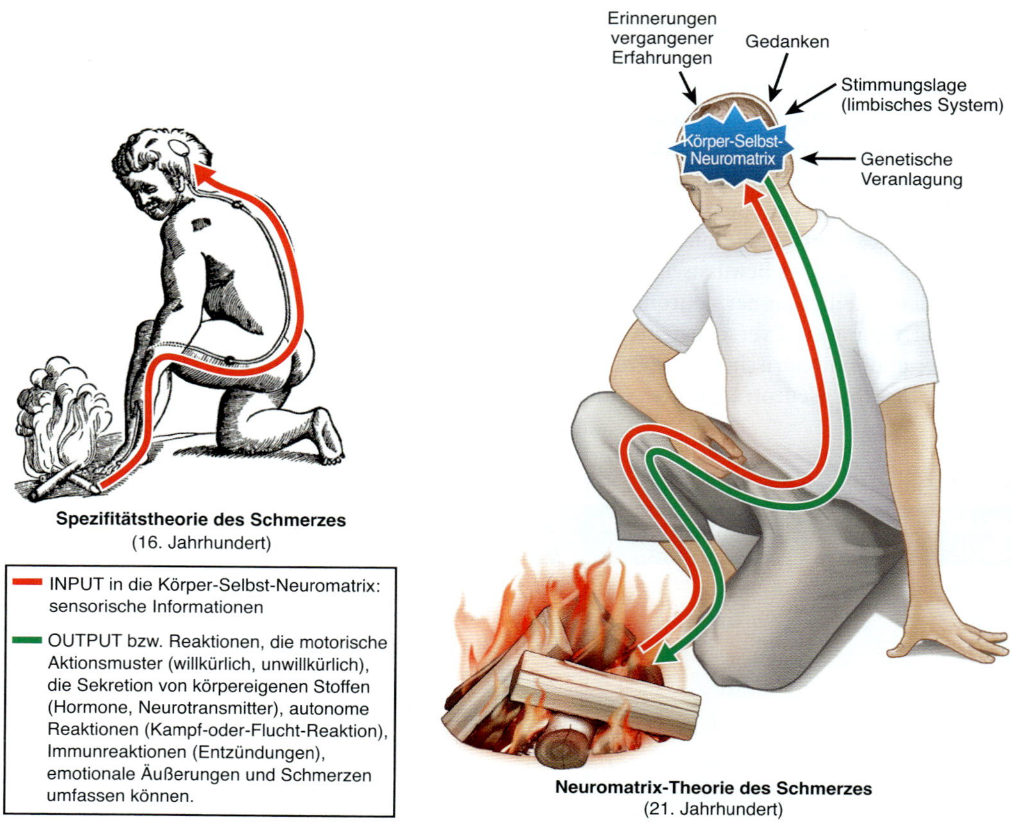

Abb. 3.18 Spezifitätstheorie des Schmerzes und Neuromatrix-Theorie des Schmerzes. [L231 / H548-001]

wird nun der erste, scharfe Schmerz zum Rückenmark geleitet. Die unmyelinisierten C-Fasern leiten wiederum den etwas langsameren, dumpferen, aber dafür länger anhaltenden zweiten, verzögerten Schmerz zum Hinterhorn des Rückenmarks. Hier erfolgt die Umschaltung und Weiterleitung zum Gehirn.

Je nach Ursache kann nozizeptiver Schmerz verschiedene Charakteristika aufweisen, die für die Diagnostik und Therapie eine wichtige Rolle spielen können. Hier lässt sich unterscheiden in **mechanisch, entzündlich oder ischämisch bedingtem Schmerz.**

Neuropathischer Schmerz

Als neuropathisch bezeichnet man Schmerzen, die durch eine Verletzung, Entzündung oder eine anderweitige Läsion oder Dysfunktion von Nervenzellen ausgelöst werden.

Diese stehen daher oftmals im Zusammenhang mit **neuroinflammatorischen Prozessen** und der daraus resultierenden **immunologischen Reaktion.** Proinflammatorische Zytokine sammeln sich in dem Läsionsgebiet an und verursachen eine lokale Entzündungsreaktion. Diese kann sich nachfolgend entlang der Myelinschicht sowohl in distale als auch in proximale Richtung ausbreiten. Beispiele für diese Schmerzarten wären eine diabetische Neuropathie oder eine Post-Zoster-Neuralgie.

Aufgrund der im Vergleich zum nozizeptiven Schmerz unterschiedlichen Pathophysiologie zielt ein großer Teil der pharmakologischen Therapien auf die Beeinflussung der schmerzmodulierenden Hormone und Neurotransmitter wie GABA oder Serotonin ab.

Noziplastischer Schmerz

Erst seit 2016 wurde durch die IASP eine dritte mechanistische Schmerzkategorie definiert, der noziplastische Schmerz. Anders als beim nozizeptiven oder neuropathischen Schmerz findet sich beim noziplastischen Schmerz in der Anamnese keine vorausgehende Gewebeschädigung. Hier besteht insbesondere eine veränderte Nozizeption infolge einer **Modulation der Schmerzverarbeitung.** Dazu zählen vor allem die im Folgenden beschriebenen Mechanismen der **peripheren und zentralen Sensibilisierung.** Auch supraspinale Mechanismen, wie eine Hyperreagibilität auf Schmerzreize, sind von zentraler Bedeutung. Dementsprechend ist ein wesentliches Charakteristikum das Auftreten einer so genannten **Allodynie,** also einer Schmerzempfindung, die durch Reize ausgelöst wird, die normalerweise keinen Schmerz verursachen.

Hierbei scheint vor allem eine chronische Aktivierung des Immunsystems und die damit einhergehende proinflammatorische Beeinflussung von Mikroglia und Astrozyten mitverantwortlich zu sein.

Aufgrund der unscharfen Definition des noziplastischen Schmerzes stellt dieser ein Sammelbecken unterschiedlichster Muster und diverser Pathomechanismen dar.

3.9.4 Schmerzmodulation

Periphere Sensibilisierung

Die **periphere Sensibilisierung** bezeichnet einen Prozess, durch welchen es zu einer erhöhten Empfindlichkeit der Nozizeptoren kommt. Aus geschädigtem Gewebe freigesetzte Substanzen sensibilisieren die Nozizeptoren bzw. aktivieren „schlafende" Nozizeptoren, sodass bereits sehr leichte Reize einen Schmerz auslösen können. Geschädigtes Gewebe ist somit sensibler und schmerzempfindlicher als gesundes Gewebe, was für die Dauer einer Verletzung einen sinnvollen Schutzmechanismus darstellt. Zusätzlich bilden beschädigte oder aktivierte nozizeptive Fasern selber Neuropeptide, die entzündungsfördernd wirken und ebenfalls zu einer Sensibilisierung des Gewebes führen. In diesem Fall spricht man auch von einer **Hyperästhesie** oder bei schmerzhafter Sensibilisierung von einer **Hyperalgesie.** Ein bekanntes Beispiel für dieses Phänomen ist der Sonnenbrand.

Wesentlich für die Entstehung einer solchen Sensibilisierung ist zunächst die Erkennung eines Schadensereignisses. Hier spielen die im Kapitel Immunsystem beschriebenen Mustererkennungsrezeptoren (PRR) abermals eine zentrale Rolle.

Wie beschrieben, sorgen aktivierte PRRs über bestimmte Transkriptionsfaktoren zur Produktion proinflammatorischer Zytokine wie IL-1, IL-6 oder TNF-alpha. Neben Pathogenen wird dieser Mechanismus ebenso durch spezielle molekulare Muster aktiviert, die Schadensereignisse, wie eine Gewebeverletzung, im Körper anzeigen.

Lange Zeit ging man davon aus, dass PRRs nur auf Immunzellen exprimiert werden. Inzwischen ist jedoch klar, dass diese auch in anderen Zelltypen ausgebildet werden, darunter in Zellen des peripheren und des zentralen Nervensystems. Hierzu zählen insbesondere auch nozizeptive Neuronen, Mikroglia und Astrozyten.

Eine abnorme Aktivität dieser Rezeptoren kann daher über diesen Weg eine besondere Rolle in der Entstehung von Schmerzen spielen. Verschiedene Untersuchungen in der Vergangenheit konnten dementsprechend zeigen, dass eine pharmakologische Hemmung der PRRs Schmerzen verbessern oder verhindern kann.

In sensorischen, nozizeptiven Neuronen führt die Aktivierung von PRRs neben der Ausschüttung der zuvor genannten proinflammatorischen Zytokine ebenfalls zu einer Ausschüttung von Stoffen wie Prostaglandin (PGE2) oder Substanz P. Diese Gewebshormone sorgen neben ihrer entzündungsfördernden Wirkung für eine zusätzliche Sensibilisierung von weiteren Nozizeptoren.

Zentrale Sensibilisierung

Lange Zeit wurde angenommen, dass es sich bei der Verarbeitung nozizeptiver Reize im zentralen Nervensystem um eine weitgehend passive Weiterleitung von Aktionspotenzialen handelt. Mittlerweile ist bekannt, dass diverse exzitatorische und inhibitorische Faktoren Einfluss auf die Schmerzmodulation im ZNS nehmen.

Definition

Zentrale Sensibilisierung

Die zentrale Sensibilisierung ist definiert als eine Verstärkung der neuronalen Signalübertragung innerhalb des zentralen Nervensystems, die zu einer Überempfindlichkeit für nozizeptive Signale führt. Diese erhöhte Empfindlichkeit ist dabei auf Veränderungen im zentralen Nervensystem zurückzuführen.

Hierfür können unterschiedliche Mechanismen verantwortlich sein. Einerseits kann eine gesteigerte Freisetzung von exzitatorisch wirksamen Substanzen wie Glutamat zu synaptischen Veränderungen im Rückenmark oder Gehirn führen. Daneben kann es durch eine dauerhafte nozizeptive Stimulation zu veränderten Membraneigenschaften kommen, die insbesondere Ionenkanäle betreffen. Dieser auch als **Wind-up-Phänomen** bekannte Mechanismus hat ebenfalls eine gesteigerte Erregbarkeit von postsynaptischen Neuronen zur Folge. Auch eine verringerte Hemmung, zum Beispiel aufgrund eines Mangels oder einer verringerten Wirksamkeit der Gamma-Aminobuttersäure, hat Einfluss auf die Sensibilisierung.

In jüngerer Zeit wurde außerdem erkannt, dass auch Veränderungen von Mikroglia, Astrozyten, Gap Junctions, Membranerregbarkeit und Gentranskription zur Aufrechterhaltung der zentralen Sensibilisierung beitragen können.

Neben der erhöhten Empfindlichkeit kann es bei der zentralen Sensibilisierung auch zur **Umstrukturierung von Neuronen im Hinterhorn des Rückenmarks** kommen. Das kann bedeuten, dass Nervenfasern, die ursprünglich durch Berührung erregt werden, nun Synapsen mit nozizeptiven Neuronen ausbilden können. Hierdurch können bereits leichte Berührungen schmerzauslösend sein (Allodynie).

Diese Erkenntnisse führen zu der Schlussfolgerung, dass ein Schmerzempfinden nicht unbedingt das Vorhandensein eines schädlichen, peripheren Reizes widerspiegelt.

Eine besondere Rolle beim Prozess der zentralen Sensibilisierung nimmt der so genannte **N-Methyl-D-Aspartat-Rezeptor (NMDAR)** ein. NMDA-Rezeptoren sind Membran-Ionenkanäle, die im zentralen Nervensystem vorkommen und den Ein- bzw. Ausstrom von Natrium, Calcium und Kalium regulieren und damit entscheidenden Einfluss auf die Erregungsbereitschaft einer Zelle nehmen. Insbesondere die anhaltende Freisetzung von Glutamat, aber auch von Neuropeptiden wie Substanz P aktivieren den NMDAR.

Extrazelluläres Magnesium blockiert hingegen die NMDA-Rezeptoren, so dass diese nicht durch Glutamat oder Substanz P aktiviert werden können. Dadurch kann Magnesium dabei helfen, die Entwicklung einer zentralen Sensibilisierung zu verhindern oder eine bestehende Überempfindlichkeit aufzuheben.

Neben dem NMDAR stellen insbesondere bei neuropathischen Schmerzen auch Gliazellen und Astrozyten einen wichtigen Faktor bei der Entwicklung der zentralen Sensibilisierung dar. Die häufig damit einhergehende **Neuroinflammation** kann sich dadurch entlang des Myelins sowohl in proximaler als auch in distaler Richtung ausbreiten und zu Phänomenen wie ausstrahlenden Schmerzen führen. Auch in diesem Prozess spielt die Aktivierung von PRRs auf Gliazellen und Astrozyten eine zentrale Rolle.

Eine Nervenverletzung mit anschließender Neuroinflammation führt zu einer Freisetzung proinflammatorischer Zytokine, die ihrerseits einen stimulierenden Einfluss auf PRRs nehmen können. Dadurch kommt es zur weiteren Sezernierung der entsprechenden Zytokine sowie zu einer positiven Rückkopplungsschleife. Hierdurch kann der Prozess verstärkt und aufrechterhalten werden und damit zu einer erhöhten Erregbarkeit entsprechender Nozizeptoren führen.

Die Rolle des Immunsystems

Immer mehr Untersuchungen zeigen, dass das Immunsystem und seine wechselseitige Signalübertragung im Zentralnervensystem eine wesentliche Komponente ist, die pathologischen und chronischen Schmerzmechanismen zugrunde liegt.

Auch die Tatsache, dass Patienten mit chronischen Schmerzen unter zahlreichen weiteren **Komorbiditäten** wie Angst, Depression, kognitive Dysfunktion oder Schlafverlust leiden, macht eine entscheidende Rolle von neuroimmunologischen Aspekten beim Thema Schmerz wahrscheinlicher.

Die neuronale Erregbarkeit wird nicht allein durch die klassischen Neurotransmitter moduliert, sondern auch durch Entzündungsmediatoren und Zytokine von im ZNS ansässigen immunkompetenten Zellen wie Mikroglia, Astrozyten oder T-Zellen.

Mediatoren wie TNF-alpha, IL-1β, ROS oder Interferon-γ binden dabei an Rezeptoren der prä- oder postsynaptischen Membran und sorgen für eine erhöhte Freisetzung von Glutamat sowie zu einer verringerten Freisetzung von GABA und Glycin (➤ Abb. 3.19).

Infolgedessen erhöht sich die Aktivität der NMDA-Rezeptoren, was bei einer langfristigen oder chronischen Immunaktivierung eine dementsprechende Schmerzsensibilisierung zur Folge haben kann.

3.9.5 Einfluss von Ernährungsfaktoren

Die enge Verbindung von Ernährungseinflüssen und Schmerzen erkennt man bereits an der Tatsache, dass zahlreiche ernährungsbedingte Krankheiten eng mit chronischen Schmerzen vergesellschaftet sind. Übergewicht, Diabetes, Bluthochdruck, Herzerkrankungen oder zerebrovaskuläre Erkrankungen stehen häufig in einer bidirektionalen Verbindung mit Schmerz.

Dieser darf dabei nicht als linearer, sondern vor allem als ein emergenter Prozess mit vielen verschiedenen Einzelaspekten betrachtet werden. Dieser Prozess führt in Summe dazu, dass für den Körper das Gefühl der Gefahr überwiegt (➤ Abb. 3.20).

Wesentliche Einflussfaktoren sind daher eine Sensibilisierung des Nervensystems, eine veränderte Wahrnehmung im Gehirn und psychosoziale Faktoren. Diese sind häufig auf den verschiedensten Ebenen mit Veränderungen im Immun- und Hormonsystem verbunden.

Angesichts der hohen Prävalenz chronischer Schmerzen und dem anerkannten Einfluss von Lebensstilfaktoren wie Ernährung sollte eine Einbeziehung von Ernährungsfaktoren in die therapeutische Behandlung daher obligatorisch stattfinden.

Aus diesen Gründen hat auch die *European Pain Federation (EFIC)* gemeinsam mit der IASP in ihren aktuellen Leitlinien auf die Bedeutung der Ernährung hingewiesen.

Die Leitlinien kommen dabei zu dem Schluss, dass die Funktionen des Nerven-, Immun- und Hormonsystems durch eine **Optimierung der Nahrungsaufnahme** verbessert werden, was sich direkt auf das Schmerzempfinden auswirken kann. Ebenso kann eine Gewichtsabnahme oder -erhaltung die Belastung der Gelenke reduzieren und metabolische-Entzündungen verringern.

INFO

Empfehlungen der EFIC und der IASP

1. Reduktion von Entzündungen und oxidativen Schäden durch einen regelmäßigen Konsum von Polyphenolen, Antioxidanzien und hochwertigen Fetten wie Omega-3-Fettsäuren oder Olivenöl
2. Vitamin- und Mineralstoffmangel reduzieren oder vorbeugen. Vor allem eine adäquate Versorgung mit Vitamin D, Vitamin B_{12} und Magnesium zeigt Unter-

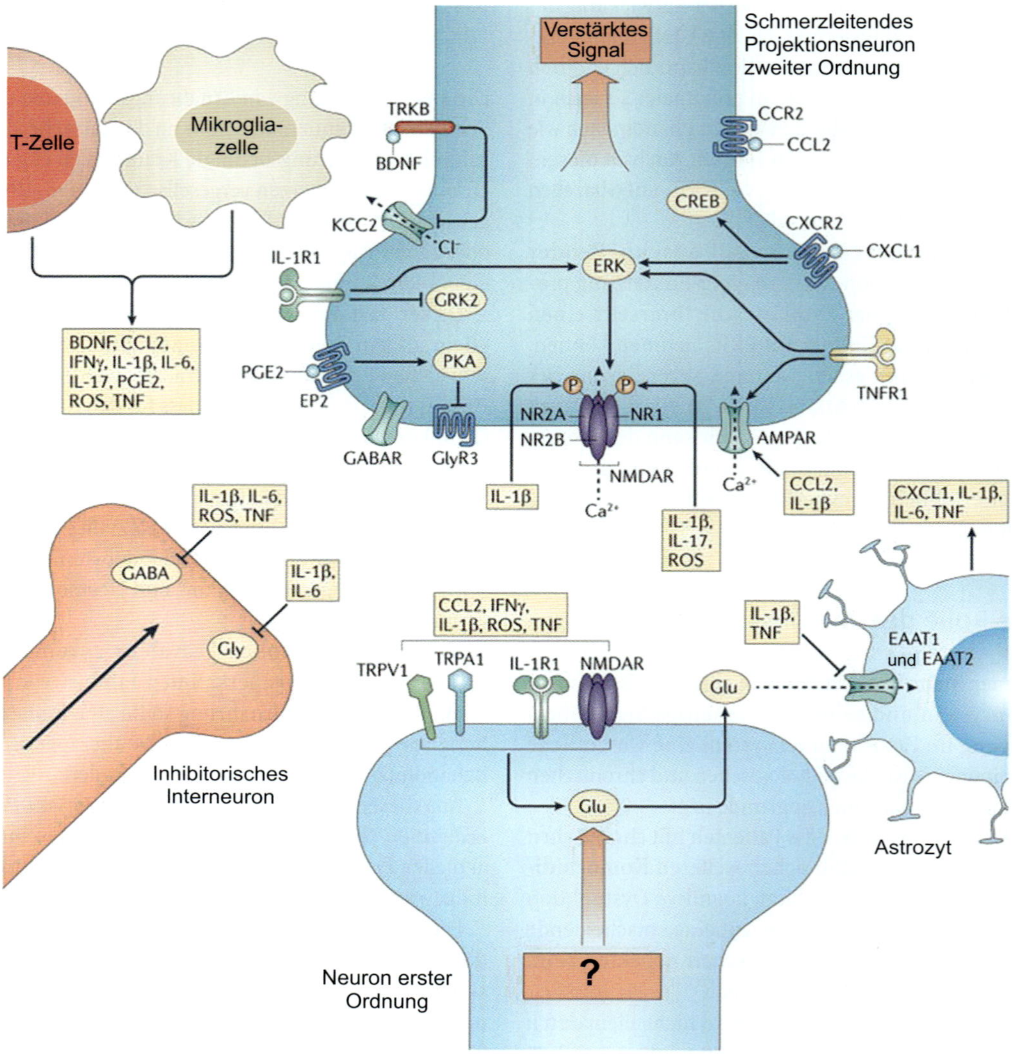

Abb. 3.19 Die vierteilige Synapse als Schnittstelle zwischen Nozizeptoren und Immunsystem..
AMPA: α-Amino-3-hydroxy-5-methylisoxazol-4-propionsäure; AMPAR: AMPA-Rezeptor; BDNF: Brain-Derived Neurotrophic Factor; CCL: CC-Chemokin-Ligand; CCR: CC-Chemokin-Rezeptor; CXCL: C-X-C Motiv-Chemokin-Ligand; CXCR: C-X-C Motiv-Chemokin-Rezeptor; EAAT: exzitatorischer Aminosäuretransporter; EP: Prostaglandin-E2-Rezeptor; GABA: Gamma-Amino-Buttersäure; GABAR: GABA-Rezeptor; GlyR: Glycin-Rezeptor; IFN: Interferon; IL: Interleukin; KCC: Kalium-Chlorid-Cotransporter; NMDAR: N-Methyl-D-Aspartat-Rezeptor; NR1/NR2A/NR2B: Untereinheiten des NMDA-Rezeptors; PGE2: Prostaglandin E2 ; ROS: reaktive Sauerstoffspezies; TNF: Tumornekrosefaktor; TNFR: Tumornekrosefaktor-Rezeptor; TRKB: Tropomyosinrezeptorkinase B; TRP: transient receptor potential; TRPA: Ankyrin-Unterfamilie der TRP-Kanäle; TRPV1: transient receptor potential cation channel subfamily V member 1. [L231 / H438-002]

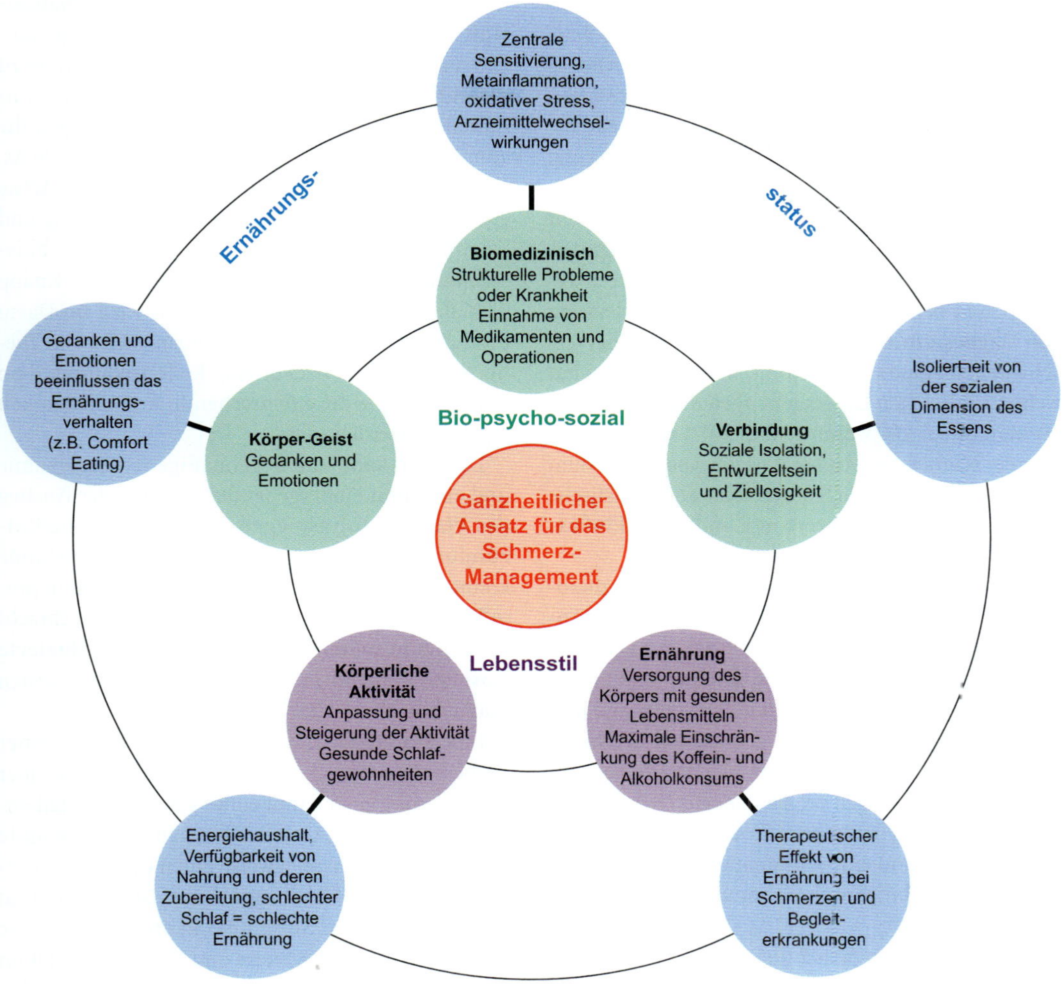

Abb. 3.20 Die Rolle der Ernährung im bio-psycho-sozialen Schmerzmodell. [L231 / H423-004]

suchungen zufolge einen deutlichen Einfluss auf die Schmerzwahrnehmung
3. Eine ausreichende Wasseraufnahme bewirkt nicht nur eine reduzierte Schmerzwahrnehmung, sondern hat insbesondere bei älteren Menschen zusätzlich positiven Einfluss auf Wundheilung oder Verdauung.
4. Eine regelmäßige Aufnahme von Ballaststoffen hat insbesondere auf die Verdauungsfunktion und das Darmmikrobiom einen positiven und protektiven Einfluss. Das beugt Entzündungen vor und hat einen positiven Einfluss auf das Gewichtsmanagement.
5. Hochverarbeitete Lebensmittel und ein hoher Konsum von Zucker sollten deutlich reduziert werden. Beide stehen in Verbindung mit der Entwicklung von Entzündungszuständen und erhöhtem oxidativem Stress.

Der protektive Einfluss einer ausgewogenen Ernährung beginnt dabei bereits auf der Ebene der peripheren Nozizeption. Auf der einen Seite nehmen Nozizeptoren nicht nur mechanische, thermische oder chemische Reize war, sondern reagieren auf eine Vielzahl verschiedener Einflüsse. Hierzu zählen unter anderem Nahrungsbestandteile oder deren Metaboliten wie AGEs, Harnsäure, oxidierte Linolsäuremetaboliten oder freie Fettsäuren. Daher werden diese Einflüsse eigenständig als **metabolisch assoziierte molukulare Muster (MAMPs)** zusammengefasst. Auf der anderen Seite bestimmt das Verhältnis der in unseren Zellmembranen eingebauten Fettsäuren, wie stark und wie langanhaltend eine entzündliche Reaktion nach

Zellschäden stattfindet. Eine Ernährung, die reich an **Omega-3-Fettsäuren** und arm an Omega-6-Fettsäuren wie Linolsäure ist, sorgt für ein ausgeglichenes Niveau zwischen angemessener Entzündungsreaktion und dem Wiederabklingen ebendieser. Somit wird die Gefahr einer dauerhaften peripheren Sensibilisierung deutlich reduziert.

Daneben zeigen Ernährungsfaktoren vor allem Einfluss auf die zentrale Verarbeitung nozizeptiver Signale in Gehirn und Rückenmark und deren synaptische Übertragung. Insbesondere die Bedeutung von **Magnesium** als schmerzlinderndes Mittel bei verschiedenen akuten und chronischen Schmerzen hat sich in zahlreichen Untersuchungen deutlich gezeigt (Petrenko et al. 2003; Shin et al. 2020). Der Mechanismus der schmerzlindernden Wirkung von Magnesium wird dabei hauptsächlich durch seine antagonistische Wirkung auf NMDA-Rezeptoren und deren Einfluss auf die zentrale Sensibilisierung erklärt.

Da die Schmerzverarbeitung sowohl von exzitatorischen Einflüssen als auch von inhibitorischen Einflüssen abhängig ist, kann eine Dysbalance verschiedener Neurotransmitter ebenso zu einer verstärkten Schmerzwahrnehmung führen. Allen voran sind hier **Glutamat** als wichtigster erregender und **GABA** als wichtigster hemmender Neurotransmitter zu nennen. Einige Untersuchungen zeigen daher, dass auch über die Nahrung aufgenommenes Glutamat einen Einfluss nehmen kann und eine glutamatarme Diät zu einer verringerten Schmerzwahrnehmung beitragen kann (Kraal et al. 2020).

Bei der zentralen Sensibilisierung spielen außerdem chronische Entzündungszustände vor allem auf Basis einer Neuroinflammation eine bedeutende Rolle. Dementsprechend sind alle antiinflammatorischen Interventionen zur Reduktion von Entzündungsmediatoren und Zytokinen empfehlenswert.

Expertentipp

Der reichhaltige Verzehr **antientzündlicher Lebensmittel** mit einhergehender Reduktion proentzündlicher Lebensmittel sowie die Reduktion von ROS über eine ausreichende Zufuhr **antioxidativ wirksamer Nährstoffe** kann einen positiven Einfluss auf das Schmerzgeschehen haben.

In diesem Zusammenhang ist außerdem eine **ballaststoffreiche** und **probiotikareiche** Ernährung empfehlenswert, um die Integrität der Darmbarriere zu gewährleisten und hierüber einer chronischen Immunaktivierung vorzubeugen. Daneben zeigen die vom Mikrobiom produzierten Metaboliten wie SFAs, Vitamine oder Serotonin über die Darm-Hirn-Achse einen bedeutenden Einfluss auf Wahrnehmung und Stimmung. **Serotonin** gilt seit langem als Schlüsselmodulator bei der Schmerzverarbeitung. Knapp 95 % des körpereigenen Serotonins wird im Darm produziert, weswegen diesem Organ auch beim Thema Schmerz eine bedeutende Rolle zukommt, dem in der Therapie die entsprechende Aufmerksamkeit geschenkt werden sollte.

Daneben kann eine regelmäßige Hyperglykämie und ein damit einhergehender, anhaltender Anstieg des Plasmainsulinspiegels eine systemische Entzündung hervorrufen. Insulinresistente Zustände konnten demnach mit einer erhöhten Sekretion proinflammatorischer Zytokine in Verbindung gebracht werden und sollten durch eine **kalorienreduzierte Kost** und weiteren, in ➤ Kapitel 3.3 angesprochenen Maßnahmen reduziert werden.

Eine **ketogene Diät** kann hier ebenfalls zu einer Verbesserung des Glucosestoffwechsels und zu einer Verringerung einer damit einhergehenden Metaflammation beitragen. Untersuchungen zufolge konnte eine solche Ernährungsweise einen deutlichen Einfluss auf die Entzündungsmarker, Stimmung und Schmerz nehmen. Außerdem kann eine ketogene Ernährung die Neurogenese und Neuroplastizität im Gehirn beeinflussen und hierüber Einfluss auf den häufig gemeinsam auftretenden Symptomkomplex von Schmerzen und Depressionen nehmen (Cuevas-Cervera et al. 2022; Field et al. 2022; Hernandez et al. 2019).

Depressionen und chronische Schmerzen zeigen eine deutliche wechselseitige Verbindung. Klinische Studien haben gezeigt, dass bis zu 85 % der Patienten mit chronischen Schmerzen von einer schweren Depression betroffen sind. Ein wesentliches Merkmal, welches beide Pathologien verbindet, ist das gehäufte Auftreten chronisch-niedriggradiger Entzündungszustände im Körper. Diese können sowohl depressives Verhalten als auch über Mechanismen der zentralen und peripheren Sensibilisierung zu anhaltenden Schmerzen führen (Sheng et al. 2017).

Jüngste Untersuchungen zeigen darüber hinaus auch eine deutliche Korrelation zwischen Depressionen, Schmerzen und einer Hippocampusatrophie. Der Hippocampus ist eine zum limbischen System gehörende Gehirnstruktur und seine Aufgabe liegt vor allem in der Gedächtnisbildung und der Verarbeitung emotional-affektiver Eindrücke. Eine Verringerung des Volumens steht dabei im Zusammenhang mit einer verminderten Neurogenese aufgrund einer Zunahme von proinflammatorischen Faktoren sowie einer Verringerung von neurotrophen Wachstumsfaktoren wie BDNF (Ezzati et al. 2019; Mokhtari et al. 2019).

Dementsprechend kann eine ketogene Diät, neben den bereits genannten antiinflammatorischen Einflüssen, ebenfalls positiv auf die Neurogenese des Gehirns und im Speziellen des Hippocampus einwirken und über diesen Weg Schmerzen und Depressionen positiv beeinflussen (Hernandez et al. 2019; Mayengbam et al. 2021).

Auch Diätformen, welche **ultraprozessierte Lebensmittel** zugunsten einer **Vollwertkost** eliminiert haben, zeigten in klinischen Studien deutlich positive Einflüsse auf die Schmerzwahrnehmung (Brain et al. 2021; Cuevas-Cervera et al. 2022).

Ein weiteres Augenmerk bei der Beeinflussung der Schmerzwahrnehmung sollte zusätzlich auf eine ausreichende Zufuhr der Mikronährstoffe **Vitamin D** und **Vitamin B_{12}** gelegt werden. Beide konnten wiederholt ihr schmerzlinderndes Potenzial unter Beweis stellen (Buesing et al. 2019; Wu et al. 2018).

Neben seiner Schlüsselfunktion bei der Regeneration von Nerven sorgt Vitamin B_{12} ebenfalls für eine Hemmung der COX-Enzyme und anderer Schmerzsignalwege. Darüber hat Vitamin B_{12} vor allem für neuropathische Schmerzen eine besondere Bedeutung.

Ein Vitamin-D-Mangel korreliert mit einer größeren Wahrscheinlichkeit, chronische Schmerzen zu entwickeln, die vor allem mit einer erhöhten zentralen Überempfindlichkeit verbunden sind. Darüber hinaus spielt Vitamin D als Immunmodulator eine entscheidende Rolle im Entzündungsstoffwechsel und bei Autoimmunerkrankungen. Zudem verbessert die Behandlung mit Vitamin D die Schlafqualität, die Stimmung und demzufolge das Schmerzniveau.

LITERATURVERZEICHNIS UND WEITERFÜHRENDE LITERATUR

Appleton J. The Gut-Brain Axis: Influence of Microbiota on Mood and Mental Health. Integr Med (Encinitas) 2018 Aug; 17(4): 28–32. PMID: 31043907.

Bell RF, Borzan J, Kalso E, Simonnet G. Food, pain, and drugs: does it matter what pain patients eat? Pain 2012 Oct; 153(10): 1993–1996. https://doi.org/10.1016/j.pain.2012.05.018.

Birkic N, Azar T, Maddipati KR, Minic Z, Reynolds CA. Excessive dietary linoleic acid promotes plasma accumulation of pronociceptive fatty acyl lipid mediators. Sci Rep 2022 Oct 25; 12(1): 17832. https://doi.org/10.1038/s41598-022-21823-y.

Bjørklund G, Aaseth J, Doşa MD, et al. Does diet play a role in reducing nociception related to inflammation and chronic pain? Nutrition 2019 Oct; 66: 153–165. https://doi.org/10.1016/j.nut.2019.04.007.

Brain K, Burrows TL, Rollo ME, Hayes C, Hodson FJ, Collins CE. The Effect of a Pilot Dietary Intervention on Pain Outcomes in Patients Attending a Tertiary Pain Service. Nutrients 2019 Jan 16; 11(1): 181. https://doi.org/10.3390/nu11010181.

Brain K, Burrows TL, Bruggink L, et al. Diet and Chronic Non-Cancer Pain: The State of the Art and Future Directions. J Clin Med 2021; 10: 5203. https://doi.org/10.3390/jcm10215203.

Brain K, Burrows TL, Rollo ME, et al. A systematic review and meta-analysis of nutrition interventions for chronic noncancer pain. J Hum Nutr Diet 2019 Apr; 32(2): 198–225. https://doi.org/10.1111/jhn.12601.

Buesing S, Costa M, Schilling JM, Moeller-Bertram T. Vitamin B12 as a Treatment for Pain. Pain Physician 2019 Jan; 22(1): E45-E52. PMID: 30700078.

Buldys K, Górnicki T, Kalka D, et al. What Do We Know About Nociplastic Pain? Healthcare (Basel) 2023 Jun 17; 11(12): 1794. https://doi.org/10.3390/healthcare11121794.

Caneiro JP, Smith A, Bunzli S, Linton S, Moseley GL, O'Sullivan P. From Fear to Safety: A Roadmap to Recovery From Musculoskeletal Pain. Phys Ther 2022 Feb 1; 102(2): pzab271. https://doi.org/10.1093/ptj/pzab271.

Cuevas-Cervera M, Perez-Montilla JJ, Gonzalez-Muñoz A, Garcia-Rios MC, Navarro-Ledesma S. The Effectiveness of Intermittent Fasting, Time Restricted Feeding, Caloric Restriction, a Ketogenic Diet and the Mediterranean Diet as Part of the Treatment Plan to Improve Health and Chronic Musculoskeletal Pain: A Systematic Review. Int J Environ Res Public Health 2022 May 30; 19(11): 6698. https://doi.org/10.3390/ijerph19116698.

de los Santos-Arteaga M, Sierra-Domínguez SA Fontanella GH, Delgado-García JM, Carrión AM. Analgesia induced by dietary restriction is mediated by the kappa-opioid system. J Neurosci 2003 Dec 3; 23(35): 11120-6. https://doi.org/10.1523/JNEUROSCI 23-35-11120.2003.

3

Elma Ö, Yilmaz ST, Deliens T, et al. Nutritional factors in chronic musculoskeletal pain: unravelling the underlying mechanisms. Br J Anaesth 2020 Aug; 125(2): e231-e233. https://doi.org/10.1016/j.bja.2020.03.024.

Elma Ö, Brain K, Dong HJ. The Importance of Nutrition as a Lifestyle Factor in Chronic Pain Management: A Narrative Review. J Clin Med 2022 Oct 9; 11(19): 5950. https://doi.org/10.3390/jcm11195950.

Elma Ö, Yilmaz ST, Deliens T, Clarys P, Nijs J, Coppieters I, Polli A, Malfliet A. Chronic Musculoskeletal Pain and Nutrition: Where Are We and Where Are We Heading? PM R 2020 Dec; 12(12): 1268–1278. https://doi.org/10.1002/pmrj.12346.

Ezzati A, Zammit AR, Lipton ML, Lipton RB. The relationship between hippocampal volume, chronic pain, and depressive symptoms in older adults. Psychiatry Res Neuroimaging 2019 Jul 30; 289: 10–12. https://doi.org/10.1016/j.pscychresns.2019.05.003.

Field R, Pourkazemi F, Rooney K. Effects of a Low-Carbohydrate Ketogenic Diet on Reported Pain, Blood Biomarkers and Quality of Life in Patients with Chronic Pain: A Pilot Randomized Clinical Trial. Pain Med 2022 Feb 1; 23(2): 326–338. https://doi.org/10.1093/pm/pnab278.

Grace PM, Hutchinson MR, Maier SF, Watkins LR. Pathological pain and the neuroimmune interface. Nat Rev Immunol 2014 Apr; 14(4): 217–231. https://doi.org/10.1038/nri3621.

Hao S, Shi W, Liu W, Chen QY, Zhuo M. Multiple modulatory roles of serotonin in chronic pain and injury-related anxiety. Front Synaptic Neurosci 2023 Apr 18; 15: 1122381. https://doi.org/10.3389/fnsyn.2023.1122381.

Hernandez AR, Hernandez CM, Truckenbrod LM, et al. Age and Ketogenic Diet Have Dissociable Effects on Synapse-Related Gene Expression Between Hippocampal Subregions. Front Aging Neurosci 2019 Sep 13; 11: 239. https://doi.org/10.3389/fnagi.2019.00239.

Holton KF, Ndege PK, Clauw DJ. Dietary correlates of chronic widespread pain in Meru, Kenya. Nutrition 2018 Sep; 53: 14–19. https://doi.org/10.1016/j.nut.2018.01.016.

International Association for the Study of Pain (IASP). Fact sheet Nutrition and Chronic Pain. EFIC; 2020. https://europeanpainfederation.eu/wp-content/uploads/2020/03/European-Year-2020-Nutrition-and-Chronic-Pain-Fact-Sheet.pdf (letzter Zugriff 12.08.2024).

Ji RR, Xu ZZ, Gao YJ. Emerging targets in neuroinflammation-driven chronic pain. Nat Rev Drug Discov 2014 Jul; 13(7): 533–548. https://doi.org/10.1038/nrd4334.

Kato J, Agalave NM, Svensson CI. Pattern recognition receptors in chronic pain: Mechanisms and therapeutic implications. Eur J Pharmacol 2016 Oct 5; 788: 261–273. https://doi.org/10.1016/j.ejphar.2016.06.039.

Kraal AZ, Arvanitis NR, Jaeger AP, Ellingrod VL. Could Dietary Glutamate Play a Role in Psychiatric Distress? Neuropsychobiology 2020; 79(1): 13–19. https://doi.org/10.1159/000496294.

Lasselin J, Kemani MK, Kanstrup M, et al. Low-grade inflammation may moderate the effect of behavioral treatment for chronic pain in adults. J Behav Med 2016 Oct; 39(5): 916–924. https://doi.org/10.1007/s10865-016-9769-z.

Latremoliere A, Woolf CJ. Central sensitization: a generator of pain hypersensitivity by central neural plasticity. J Pain 2009 Sep; 10(9): 895–926. https://doi.org/10.1016/j.jpain.2009.06.012.

Lieberman DN, Mody I. Substance P enhances NMDA channel function in hippocampal dentate gyrus granule cells. J Neurophysiol 1998 Jul; 80(1): 113–119. https://doi.org/10.1152/jn.1998.80.1.113.

Mayengbam S, Ellegood J, Kesler M, et al. A ketogenic diet affects brain volume and metabolome in juvenile mice. Neuroimage 2021 Dec 1; 244: 118542. https://doi.org/10.1016/j.neuroimage.2021.118542.

Melzack R. Pain and the neuromatrix in the brain. J Dent Educ 2001 Dec; 65(12): 1378–1382. PMID: 11780656.

Meymandi MS, Keyhanfar F, Sepehri GR, Heravi G, Yazdanpanah O. The Contribution of NMDA Receptors in Antinociceptive Effect of Pregabalin: Comparison of Two Models of Pain Assessment. Anesth Pain Med 2017 Jun 21; 7(3): e14602. https://doi.org/10.5812/aapm.14602.

Mokhtar M, Singh P. Neuroanatomy, Periaqueductal Gray. In: StatPearls [Internet]. Treasure Island (FL): StatPearls Publishing; 2023. https://www.ncbi.nlm.nih.gov/books/NBK554391/.

Mokhtari T, Tu Y, Hu L. Involvement of the hippocampus in chronic pain and depression. Brain Science Advances 2019; 5(4): 288–298. https://doi.org/10.26599/BSA.2019.9050025.

Moseley GL, Butler DS. Fifteen Years of Explaining Pain: The Past, Present, and Future. J Pain 2015 Sep; 16(9): 807–813. https://doi.org/10.1016/j.jpain.2015.05.005.

Nijs J, Malfliet A, Nishigami T. Nociplastic pain and central sensitization in patients with chronic pain conditions: a terminology update for clinicians. Braz J Phys Ther 2023 May-Jun; 27(3): 100518. https://doi.org/10.1016/j.bjpt.2023.100518.

Nijs J, Tumkaya Yilmaz S, Elma Ö, et al. Nutritional intervention in chronic pain: an innovative way of targeting central nervous system sensitization? Expert Opin Ther Targets 2020 Aug; 24(8): 793–803. https://doi.org/10.1080/14728222.2020.1784142.

Petrenko AB, Yamakura T, Baba H, Shimoji K. The role of N-methyl-D-aspartate (NMDA) receptors in pain: a review. Anesth Analg 2003 Oct; 97(4): 1108–1116. https://doi.org/10.1213/01.ANE.0000081061.12235.55.

Rondanelli M, Faliva MA, Miccono A, et al. Food pyramid for subjects with chronic pain: Foods and dietary constituents as anti-inflammatory and antioxidant agents. Nutr Res Rev 2018; 31: 131–151. https://doi.org/10.1017/S0954422417000270.

Santoni G, Cardinali C, Morelli MB, Santoni M, Nabissi M, Amantini C. Danger- and pathogen-associated molecular patterns recognition by pattern-recognition receptors and ion channels of the transient receptor

potential family triggers the inflammasome activation in immune cells and sensory neurons. J Neuroinflammation 2015 Feb 3; 12: 21. https://doi.org/10.1186/s12974-015-0239-2.
Schaible HG. Nociceptive neurons detect cytokines in arthritis. Arthritis Res Ther 2014; 16: 470. https://doi.org/10.1186/s13075-014-0470-8.
Schaible HG, Ebersberger A, Natura G. Update on peripheral mechanisms of pain: beyond prostaglandins and cytokines. Arthritis Res Ther 2011; 13: 210. https://doi.org/10.1186/ar3305.
Sheng J, Liu S, Wang Y, Cui R, Zhang X. The Link between Depression and Chronic Pain: Neural Mechanisms in the Brain. Neural Plast 2017; 2017: 9724371. https://doi.org/10.1155/2017/9724371.
Shin H-J, Na H-S, Do S-H. Magnesium and Pain. Nutrients 2020; 12(8): 2184. https://doi.org/10.3390/nu12082184.
Suárez-Pereira I, Llorca-Torralba M, Bravo L, Camarena-Delgado C, Soriano-Mas C, Berrocoso E. The Role of the Locus Coeruleus in Pain and Associated Stress-Related Disorders. Biol Psychiatry 2022 May 1; 91(9): 786–797. https://doi.org/10.1016/j.biopsych.2021.11.023.
Tomaino L, Serra-Majem L, Martini S, et al. Fibromyalgia and Nutrition: An Updated Review. J Am Coll Nutr 2021 Sep-Oct; 40(7): 665–678. https://doi.org/10.1080/07315724.2020.1813059.
Vandenkerkhof EG, Macdonald HM, Jones GT, Power C, Macfarlane GJ. Diet, lifestyle and chronic widespread pain: results from the 1958 British Birth Cohort Study. Pain Res Manag 2011 Mar-Apr; 16(2): 87–92. https://doi.org/10.1155/2011/727094.
Wang X, Wang Y, Antony V, Sun H, Liang G. Metabolism-Associated Molecular Patterns (MAMPs). Trends Endocrinol Metab 2020 Oct; 31(10): 712–724. https://doi.org/10.1016/j.tem.2020.07.001.
Wedel S, Osthues T, Zimmer B, Angioni C, Geisslinger G, Sisignano M. Oxidized linoleic acid metabolites maintain mechanical and thermal hypersensitivity during sub-chronic inflammatory pain. Biochem Pharmacol 2022 Apr; 198: 114953. https://doi.org/10.1016/j.bcp.2022.114953.
Woolf CJ. Central sensitization: implications for the diagnosis and treatment of pain. Pain. 2011 Mar; 152(3 Suppl): S2-S15. https://doi.org/10.1016/j.pain.2010.09.030.
Woolf CJ, Thompson SWN. The induction and maintenance of central sensitization is dependent on N-methyl-D-aspartic acid receptor activation; implications for the treatment of post-injury pain hypersensitivity states. Pain 1991 Mar; 44(3): 293–299. https://doi.org/10.1016/0304-3959(91)90100-C.
Wu Z, Malihi Z, Stewart AW, Lawes CM, Scragg R. The association between vitamin D concentration and pain: a systematic review and meta-analysis. Public Health Nutr 2018 Aug; 21(11): 2022–2037. https://doi.org/10.1017/S1368980018000551.

3.10 Knochenstoffwechsel

In der Therapie sind Knochen neben der Muskulatur eine der wesentlichen Zielstrukturen.

Knochen dienen dem Körper nicht nur als Stützorgan, sondern auch als Ansatzpunkt für Sehnen und Bänder. Zahlreiche Pathologien des Bewegungsapparates, die Patientinnen und Patienten veranlassen, therapeutische Unterstützung zu suchen, sind eng mit der Knochenphysiologie verknüpft. Frakturen, Insertionstendinopathien, Periostitis und Deformationen gehören zu den häufigsten Indikationen.

Jenseits ihrer genannten Funktionen für den Bewegungsapparat erfüllen Knochen weitere wichtige Aufgaben im Organismus. Insbesondere fungieren sie als wichtigster Calciumspeicher des Körpers, weshalb sich hier 99 % der Calciumvorräte befinden. Darüber hinaus ist mittlerweile bekannt, dass Knochen ebenfalls eine wichtige Rolle im Energiestoffwechsel spielen und ebenso als endokrines Organ mit weitreichendem Einfluss fungieren.

Die Knochenhomöostase, also das Gleichgewicht zwischen Knochenresorption (Abbau) und Knochenbildung, wird durch das Zusammenspiel von **Osteoblasten** und **Osteoklasten** gesteuert. Osteoblasten sind relativ kleine Zellen, die etwa ein Zehntel der Größe eines Osteoklasten ausmachen. Sie synthetisieren die kollagene Knochenmatrix, um sich anschließend selbst dauerhaft in die Knochengrundsubstanz einzumauern. In diesem Zustand werden sie auch als **Osteozyten** bezeichnet.

Osteoklasten gehören wie die eng mit ihnen verwandten Makrophagen zum **mononukleär-phagozytären-System,** einem Teil des Immunsystems. Dementsprechend besteht ihre Hauptaufgabe in der Resorption von Knochensubstanz. Genau wie Makrophagen können sich Osteoklasten amöboid fortbewegen.

Der kontinuierliche Umbau des Knochens ist erforderlich, um die Calciumhomöostase des Körpers zu regulieren und darüber hinaus die mechanische Festigkeit des Knochens langfristig zu gewährleisten. Dementsprechend sind die wichtigsten auslösenden Reize eine Veränderung des Blutcalciumspiegels sowie mechanische Scherbelastungen. Der Prozess des Knochenumbaus unterteilt sich dabei in vier aufeinanderfolgende Phasen.

In der **Aktivierungsphase** werden Vorläuferzellen der Osteoklasten an die betroffene Knochenstelle rekrutiert. In der folgenden **Resorptionsphase** resorbieren die reifen Osteoklasten mithilfe von Säuren und verschiedenen Proteasen wie MMPs die Knochenmatrix und hinterlassen dabei kleine Einbuchtungen (Howship-Lakunen). Die **Umkehrphase** ist durch die allmähliche Apoptose der Osteoklasten gekennzeichnet. In der **Bildungsphase** kommt es dann zur Ausdifferenzierung von Osteoblasten und zur Produktion von Knochenmatrix sowie zur anschließenden Knochenmineralisierung durch die Einlagerung von Calcium und Phosphationen (Hydroxylapatit).

Das Gleichgewicht zwischen der durch Osteoklasten vermittelten Knochenresorption und der durch Osteoblasten vermittelten Knochenneubildung wird durch zahlreiche Faktoren homöostatisch reguliert. Dies ist entscheidend, damit es keine größeren Veränderungen der Nettoknochenmasse oder der mechanischen Festigkeit gibt.

Vor allem die Osteoblasten bestimmen über die Sezernierung verschiedener Faktoren die Neubildung und Aktivität der Osteoklasten und spielen damit eine Schlüsselrolle bei der Aufrechterhaltung der Knochenhomöostase.

Einer der wichtigsten Einflussfaktoren ist dabei das **RANK/RANKL-System.** RANKL *(receptor activator of NF-κB ligand)* ist ein Protein aus der Familie der Tumornekrosefaktoren (TNF) und wesentlich an der Regulation der Knochenhomöostase beteiligt. RANKL wird vor allem von Osteoblasten produziert und bindet in der Folge an den entsprechenden Rezeptor (RANK) auf den Vorläuferzellen der Osteoklasten. Das führt zur Differenzierung und Aktivierung von vollausgereiften Osteoklasten und damit zur vermehrten Knochenresorption. Neben Osteoblasten sind auch Immunzellen wie T- und B-Lymphozyten in der Lage, RANKL zu sezernieren und damit Einfluss auf die Knochenhomöstase zu nehmen.

Antagonisiert wird die Wirkung von RANKL vor allem durch das ebenfalls von Osteoblasten sezernierte Osteoprotegerin (OPG). OPG verhindert durch Bindung die RANK-RANKL-Interaktion und hemmt dadurch die Osteoklastensynthese sowie die folgende Knochenresorption. Zahlreiche Faktoren haben Einfluss auf dieses Gleichgewicht zwischen OPG und RANKL. Östrogen, Testosteron sowie die Vitamine D und K führen beispielweise zu einer OPG-Stimulation. Cortisol, Entzündungsmediatoren oder Stresshormone fördern hingegen die Aktivierung von RANKL. Bei Veränderungen des Blutcalciumspiegels sind es vor allem die Hormone Calcitonin und das Parathormon, die die Freisetzung von Calcium über vermehrte Knochenresorption durch Osteoklasten fördern oder dem gegenüberstehend den Einbau von Calcium durch Stimulation von Osteoblasten und OPG (➤ Tab. 3.19).

Tab. 3.19 Einflussfaktoren auf die Knochenhomöostase

Faktoren des Knochenaufbaus	Faktoren der Knochenresorption
Vitamine D, K und C	Zytokine (NF-κB, TNF-alpha, IL-6, IL-1)
Serotonin	Cortisol
Leptin	Leptinresistenz
Östrogen/Testosteron	Hyperglykämie
Oxytocin	Adrenalin
Acetylcholin	Noradrenalin
Proteine	ROS
Calcitonin	Parathormon

Dementsprechend ist der wesentlichste Faktor für die Regulation des Gleichgewichts zwischen Knochenresorption und -aufbau ein ausgeglichenes RANKL/OPG-Verhältnis. Daneben konnten Untersuchungen feststellen, dass OPG ebenfalls einen protektiven Einfluss auf die Kalzifizierung von Gefäßen hat und der Entwicklung einer Arteriosklerose vorbeugt (Boyce et al. 2007).

3.10.1 Einfluss von Ernährungsfaktoren

Neben der Regulation des Gleichgewichtes zwischen OPG und RANKL spielt auch das von Osteoblasten produzierte Hormon **Osteocalcin** eine bedeutende Rolle. In seiner carboxylierten Form bindet Osteocalcin an Calcium und Hydroxylapatit und hat dadurch einen entscheidenden Anteil an der Knochenmineralisierung. Die Synthese von Osteocalcin wird maßgeblich von **Vitamin D** reguliert. Seine Funktion im Knochenstoffwechsel kann Osteocalcin allerdings nur ausüben, wenn es vorab mithilfe von **Vitamin K** carboxyliert wird. Hier scheint vor allem das im Darm über bakterielle Fermentation produzierte Vitamin K2 eine wesentlichste Rolle zu spielen. Vitamin K1 hingegen, welches vor allem in grünem Blattgemüse zu finden ist, scheint einen größeren Einfluss auf die Blutgerinnung zu haben. Wird Osteocalcin nicht carboxyliert, etwa durch einen Mangel an Vitamin K, hat es im Körper hormonelle Wirkung und wird nicht in die Knochenmatrix eingebaut. In dieser Form hat es vor allem einen großen Einfluss auf die Glucosehomöostase, indem es die Insulinsekretion und die Insulinsensitivität steigert. Ein Vitamin-K-Mangel, welcher durch einen Anstieg von uncarboxyliertem Osteocalcin gekennzeichnet ist, stellt daher einen eigenständigen Risikofaktor für Frakturen dar.

MERKE

Der ideale Blutspiegel von 25-Hydroxyvitamin D sollte 30 bis 60 ng/ml betragen.

Vitamin D hat neben seiner osteocalcinstimulierenden Wirkung ebenso einen stimulierenden Einfluss auf die Osteoblastenaktivität und sorgt darüber hinaus für eine gesteigerte Calciumaufnahme im Darm. Somit ist das heutzutage als Prohormon geltende Vitamin D an mehreren Ebenen der Regulation des Knochenstoffwechsels beteiligt. Aus diesem Grund steht ein Mangel in Verbindung mit einem erhöhten Frakturrisiko und der Entwicklung von Rachitis und Osteomalazie.

Damit Vitamin D überhaupt in seine aktive Form übergehen kann, benötigt der Körper **Magnesium.** 60 % der Magnesiumvorräte des Körpers sind als Teil des Hydroxylapatits im Knochen gebunden. Ein Mangel sorgt daher nicht allein für einen verminderten Vitamin-D-Spiegel, sondern ebenfalls zu einer verringerten Knochendichte sowie zu einer beeinträchtigten Reaktion auf Parathormon. Dementsprechend spielt Magnesium neben Calcium, Vitamin D und Vitamin K eine Schlüsselrolle bei der Knochenmineralisierung.

Da die Calciumhomöostase des Körpers einer der wesentlichen Einflussfaktoren auf die Regulation des Knochenumbaus ist, ist eine ausreichende Versorgung von **Calcium** über die Nahrung eine weitere Grundvoraussetzung. Neben Milchprodukten, die ebenfalls eine gute Quelle für Magnesium, Phosphor und Proteinen sind, ist auch grünes Blattgemüse eine empfehlenswerte Calciumquelle.

Tab. 3.20 Nährstoffe für die Knochenhomöostase

Nährstoff	Wirkung
Vitamin D	Stimulation der Osteoblastenaktivität und der Osteocalcinproduktion, gesteigerte Calciumaufnahme im Darm
Vitamin K	Carboxylierung von Osteocalcin
Vitamin C	Reduziert oxidativen Stress Reduziert die Osteoklastenaktivität Cofaktor für die Osteoblastendifferenzierung Cofaktor der Kollagensynthese
Calcium	Bestandteil des Hydroxylapatits
Magnesium	Steigerung der Knochendichte Bestandteil des Hydroxylapatits Aktivierung von Vitamin D
Proteine	Grundbaustein der Knochenmasse

Vitamin C kann aufgrund seiner antioxidativen Eigenschaften ebenfalls die Knochengesundheit verbessern. Es ist in der Lage, die Osteoklastenaktivität zu unterdrücken, ist maßgeblich an der Kollagensynthese beteiligt und wirkt als Cofaktor für die Osteoblastendifferenzierung (➤ Tab. 3.20).

Auch das **Darmmikrobiom** hat großen Einfluss auf die Knochengesundheit. Neben der Produktion von Vitamin K2 hat auch das ebenfalls durch mikrobielle Fermentation produzierte Serotonin einen Einfluss auf Osteoblasten und -klasten und damit auf das Gleichgewicht des Knochenumbaus. Daneben spielen weitere Metaboliten wie SCFA oder Immunzellen aus dem Darm eine wichtige Rolle bei der Regulation zwischen Auf- und Abbau. In Tiermodellen konnte daher gezeigt werden, dass eine **Probiotikagabe** Knochenschwund vorbeugen konnte (Lu et al. 2021).

Ein erhöhter Konsum von **ultraprozessierter Nahrung** ist nicht zuletzt durch den damit verbundenen negativen Einfluss auf die Darmmikrobiota mit einer geringeren Knochendichte und einem erhöhten Frakturrisiko verbunden. Ebenso zeichnen sich hochverarbeitete Lebensmittel durch eine hohe kalorische Dichte und eine geringe Nährstoffdichte aus, wodurch Nährstoffdefizite gefördert werden können. Eine damit vergesellschaftete Adipositas ist über die Produktion von Entzündungszytokinen ein weiterer beeinflussender Faktor.

Eine **hyperkalorische Nahrung** wirkt sich darüber hinaus auch an anderer Stelle auf den Knochenstoffwechsel aus. Leptin, welches primär in Adipozyten sezerniert wird, hat zwar einen anabolen Einfluss auf den Knochenstoffwechsel, dennoch zeigt sich, dass starkes Übergewicht mit einem erhöhten Frakturrisiko verbunden ist. Insbesondere eine durch langfristige hyperkalorische Ernährung entstandene **Leptinresistenz** (➤ Kap. 3.3.2) scheint dabei eine entscheidende Rolle zu spielen. Außerdem kann Leptin in höheren Konzentrationen ebenso als proinflammatorisches Adipokin wirken und Entzündungswege in Osteoblasten aktivieren, die in der Folge zu einer schlechteren Gesundheit von Knochen führen können

Und auch eine ernährungsbedingte **Hyperglykämie** ist mit einer geringeren Anzahl und Funktion von Osteozyten verbunden und dementsprechend auch mit einer geringeren Knochendichte.

Demgegenüber zeigen AMPK-stimulierende Ernährungsinterventionen einen positiven Einfluss. Lebensmittel oder Interventionen wie IF oder CR können daher über die Stimulation des NRF2- und AMPK-Signalwegs zu einer Hemmung von RANKL und einem erhöhten Einbau von Osteozyten in die Knochenmatrix sorgen. Insbesondere die damit verbundene erhöhte mitochondriale Biogenese und eine damit einhergehende Reduzierung von ROS konnte mit diesen Anpassungsmechanismen in Verbindung gebracht werden (Sánchez-de-Diego et al. 2020).

Insbesondere für ältere Personen ist zusätzlich eine erhöhte **Proteinzufuhr** zur Verbesserung der Knochengesundheit zu empfehlen. Proteine machen etwa 50 % des Knochenvolumens und etwa ein Drittel der Knochenmasse aus. Daneben stimuliert eine erhöhte Proteinzufuhr durch die Nahrung wichtige Wachstumsfaktoren wie IGF-1.

Zahlreiche Studien zeigen, dass eine Proteinzufuhr oberhalb der pauschal empfohlenen 0,8 g/kg Körpergewicht einen protektiven Einfluss auf das Frakturrisiko hatte. Die European Society for Clinical and Economic Aspects of Osteoporosis, Osteoarthritis and Musculoskeletal Diseases (ESCEO) empfiehlt daher eine Eiweißzufuhr von mindestens 1,0–1,2 g/kg Körpergewicht am Tag. Andere Studien empfehlen sogar Mengen zwischen 1,2 bis 1,6 g/kg Körpergewicht (Groenendijk et al. 2019).

Zusammenfassend zeigt sich, dass Ernährungsfaktoren erheblichen Einfluss auf die Knochenhomöostase nehmen und dadurch ein effektiver und sicherer Faktor in der Therapie von Osteoporose, Osteoarthritis, Frakturen oder weiteren, mit dem Knochenstoffwechsel in Zusammenhang stehenden Erkrankungen sein können.

LITERATURVERZEICHNIS UND WEITERFÜHRENDE LITERATUR

Boyce BF, Xing L. Biology of RANK, RANKL, and osteoprotegerin. Arthritis Res Ther 2007; 9 Suppl 1(Suppl 1): S1. https://doi.org/10.1186/ar2165.

Callaway DA, Jiang JX. Reactive oxygen species and oxidative stress in osteoclastogenesis, skeletal aging and bone diseases. J Bone Miner Metab 2015; 33: 359–370. https://doi.org/10.1007/s00774-015-0656-4.

Castiglioni S, Cazzaniga A, Albisetti W, Maier JAM. Magnesium and Osteoporosis: Current State of Knowledge and Future Research Directions. Nutrients 2013; 5(8): 3022–3033. https://doi.org/10.3390/nu5083022.

Cheng M, Li T, Li W, Chen Y, Xu W, Xu L. Leptin can promote mineralization and up-regulate RANKL mRNA expression in osteoblasts from adult female SD rats. Int J Clin Exp Pathol 2018 Mar 1; 11(3): 1610–1619. PMID: 31938260.

Ducy P. Bone Regulation of Insulin Secretion and Glucose Homeostasis. Endocrinology 2020 Oct 1; 161(10): bqaa149. https://doi.org/10.1210/endocr/bqaa149.

Groenendijk I, den Boeft L, van Loon LJC, de Groot LCPGM. High Versus low Dietary Protein Intake and Bone Health in Older Adults: a Systematic Review and Meta-Analysis. Comput Struct Biotechnol J 2019 Jul 22; 17: 1101–1112. https://doi.org/10.1016/j.csbj.2019.07.005.

Hattner R, Epker BN, Frost HM. Suggested sequential mode of control of changes in cell behaviour in adult bone remodelling. Nature 1965 May 1; 206(983): 489–490. https://doi.org/10.1038/206489a0.

Kalaitzoglou E, Popescu I, Bunn RC, Fowlkes JL, Thrailkill KM. Effects of Type 1 Diabetes on Osteoblasts, Osteocytes, and Osteoclasts. Curr Osteoporos Rep 2016 Dec; 14(6): 310–319. https://doi.org/10.1007/s11914-016-0329-9.

Kim JM, Lin C, Stavre Z, Greenblatt MB, Shim JH. Osteoblast-Osteoclast Communication and Bone Homeostasis. Cells 2020 Sep 10; 9(9): 2073. https://doi.org/10.3390/cells9092073.

Komori T. Functions of Osteocalcin in Bone, Pancreas, Testis, and Muscle. Int J Mol Sci 2020 Oct 12; 21(20): 7513. https://doi.org/10.3390/ijms21207513.

Lavoie B, Lian JB, Mawe GM. Regulation of Bone Metabolism by Serotonin. Adv Exp Med Biol 2017; 1033: 35–46. https://doi.org/10.1007/978-3-319-66653-2_3.

Lu L, Chen X, Liu Y, Yu X. Gut microbiota and bone metabolism. FASEB J 2021 Jul; 35(7): e21740. https://doi.org/10.1096/fj.202100451R.

Mantzoros CS, Magkos F, Brinkoetter M, et al. Leptin in human physiology and pathophysiology. Am J Physiol Endocrinol Metab 2011 Oct; 301(4): E567–E584. https://doi.org/10.1152/ajpendo.00315.2011.

Sánchez-de-Diego C, Pedrazza L, Pimenta-Lopes C, et al. NRF2 function in osteocytes is required for bone homeostasis and drives osteocytic gene expression. Redox Biol 2021 Apr; 40: 101845. https://doi.org/10.1016/j.redox.2020.101845.

Tian QX, Huang GY, Zhou JL, Liu QH, DU XR. [Effects of calcitonin on osteoblast cell proliferation and OPG/RANKL expression: experiment with mouse osteoblasts]. Zhonghua Yi Xue Za Zhi 2007 Jun 5; 87(21): 1501–1505. PMID: 17785093.

Travinsky-Shmul T, Beresh O, Zaretsky J, et al. Ultra-Processed Food Impairs Bone Quality, Increases Marrow Adiposity and Alters Gut Microbiome in Mice. Foods 2021 Dec 15; 10(12): 3107. https://doi.org/10.3390/foods10123107.

Upadhyay J, Farr OM, Mantzoros CS. The role of leptin in regulating bone metabolism. Metabolism 2015 Jan; 64(1): 105–113. https://doi.org/10.1016/j.metabol.2014.10.021.

Uwitonze A, Razzaque M. Role of Magnesium in Vitamin D Activation and Function. J Am Osteopath Assoc 2018; 118(3): 181–189. https://doi.org/10.7556/jaoa.2018.037.

van Leeuwen JP, van Driel M, van den Bemd GJ, Pols HA. Vitamin D control of osteoblast function and bone extracellular matrix mineralization. Crit Rev Eukaryot Gene Expr 2001; 11(1–3): 199–226. PMID: 11693961.

Wada T, Nakashima T, Hiroshi N, Penninger JM. RANKL-RANK signaling in osteoclastogenesis and bone disease. Trends Mol Med 2006 Jan; 12(1): 17–25. https://doi.org/10.1016/j.molmed.2005.11.007.

Wang H, Ma Y. The Potential of Vitamin K as a Regulatory Factor of Bone Metabolism-A Review. Nutrients 2023 Nov 28; 15(23): 4935. https://doi.org/10.3390/nu15234935.

Zaretsky J, Griess-Fishheimer S, Carmi A, et al. Ultra-processed food targets bone quality via endochondral ossification. Bone Res 2021; 9(1): 14. https://doi.org/10.1038/s41413-020-00127-9.

Zhao Y, Peng X, Wang Q, et al. Crosstalk Between the Neuroendocrine System and Bone Homeostasis. Endocr Rev 2024 Jan 4; 45(1): 95–124. https://doi.org/10.1210/endrev/bnad025.

KAPITEL

4 Ernährungsstrategien

4.1 Rheumatoide Arthritis

Die rheumatoide Arthritis ist eine systemische Autoimmunerkrankung, die mit Entzündungen, Schwellungen, Schmerzen und Funktionseinschränkungen der Gelenke einhergeht. Betroffen ist vor allem die Synovialmembran von peripheren, kleinen Gelenken an Hand und Fuß. Daneben können aber ebenso extraartikuläre Strukturen wie Organe befallen sein. Zu diesen weiteren Manifestationen zählen entzündliche Veränderungen an Herz, Lunge, Niere oder Auge. Frauen sind etwa 3-mal so häufig betroffen wie Männer. Der Höhepunkt der Inzidenz fällt bei Frau außerdem mit dem Eintritt der Menopause zusammen, was einen Einfluss der Sexualhormone bei der Pathogenese nahelegt.

4.1.1 Pathophysiologie

Die Pathophysiologie der rheumatoiden Arthritis (RA) ist bis heute nicht abschließend verstanden. Dennoch sind wesentliche Aspekte der Genese gut erforscht und dadurch auch Ziel therapeutischer und vor allem pharmakologischer Maßnahmen (➤ Abb. 4.1).

Ein wichtiger Prädispositionsfaktor für die Entwicklung einer RA ist das Vorhandensein von bestimmten genetischen Polymorphismen wie **HLA-DRB1** oder **HLA-B27.** Diese in einigen Menschen verstärkt exprimierten Oberflächenproteinkomplexe spielen eine wesentliche Rolle in der Antigenerkennung durch das Immunsystem. Dadurch weisen Trägerinnen und Träger dieser Varianten eine verbesserte antivirale Immunantwort auf. In Westeuropa tragen etwa 6–8 % der Bevölkerung die HLA-B27-Genvariante in sich, die mit der Entwicklung bestimmter Autoimmunerkrankungen, darunter die RA, in Zusammenhang stehen. In bestimmten Bevölkerungsgruppen der Welt, allen voran die Inuit, liegt die HLA-B27-Prävalenz bei bis zu 50 %. Eine gleichermaßen erhöhte Wahrscheinlichkeit für die Entstehung der damit assoziierten Erkrankungen zeigte sich allerdings nicht. Erst nach Umstellung der traditionellen Ernährungsgewohnheiten der Inuit von einer proteinreichen, aber stärkearmen marinen Nahrung hin zu einer westlich geprägten, stärkereichen Ernährung zeigte sich eine deutliche Zunahme bestimmter Autoimmunerkrankungen.

Neben dieser genetisch bedingten veränderten Reaktionsbereitschaft des Immunsystems konnten zahlreiche weitere Einflussfaktoren auf die Entstehung und den Verlauf einer RA erforscht werden. Ein wesentlicher Faktor scheinen auch hier die immunaktivierenden Mechanismen aufgrund einer **Darmdysbiose** und einer sich daraus ergebenen Permeabilitätsstörung der Darmbarriere zu sein. Bei der juvenilen idiopathischen Arthritis konnten Studien nicht nur bei bereits erkrankten Kindern ein verändertes Darmmikrobiom feststellen, sondern sogar prädiktiv anhand bestimmter Darmkeime eine höhere Wahrscheinlichkeit für das spätere Auftreten der Erkrankung bestimmen (Zhao et al. 2022; Kindgren et al. 2023).

Ein vorgeschlagener Mechanismus, durch den eine erhöhte Permeabilität eine RA beeinflussen kann, ist der regulierende Einfluss, den Darmmikroben auf die Immunfunktion ausüben können. Dies kann zu einer vermehrten Stimulation von **TH1- und TH17-Zellen** führen und einen proinflammatorischen Phänotyp ausbilden. Damit einher geht außerdem ein verringerter Anteil zirkulierender T-regulatorischer Zellen.

Im späteren Leben tragen schließlich auch **hormonelle Faktoren** zur weiteren Entwicklung bei. Dieser Umstand wurde aufgrund der Beobachtung untersucht, dass bestimmte Lebensphasen wie Menstruation, Schwangerschaft oder Menopause über Veränderungen des Östrogenspiegels einen eindeutigen Einfluss auf autoimmunologische Prozesse hatten. Östrogene können einen direkten dosisabhängigen Einfluss über ihre verschiedenen Rezeptorklassen (ERα und Erβ) auf Immunzellen haben und je nach Höhe so-

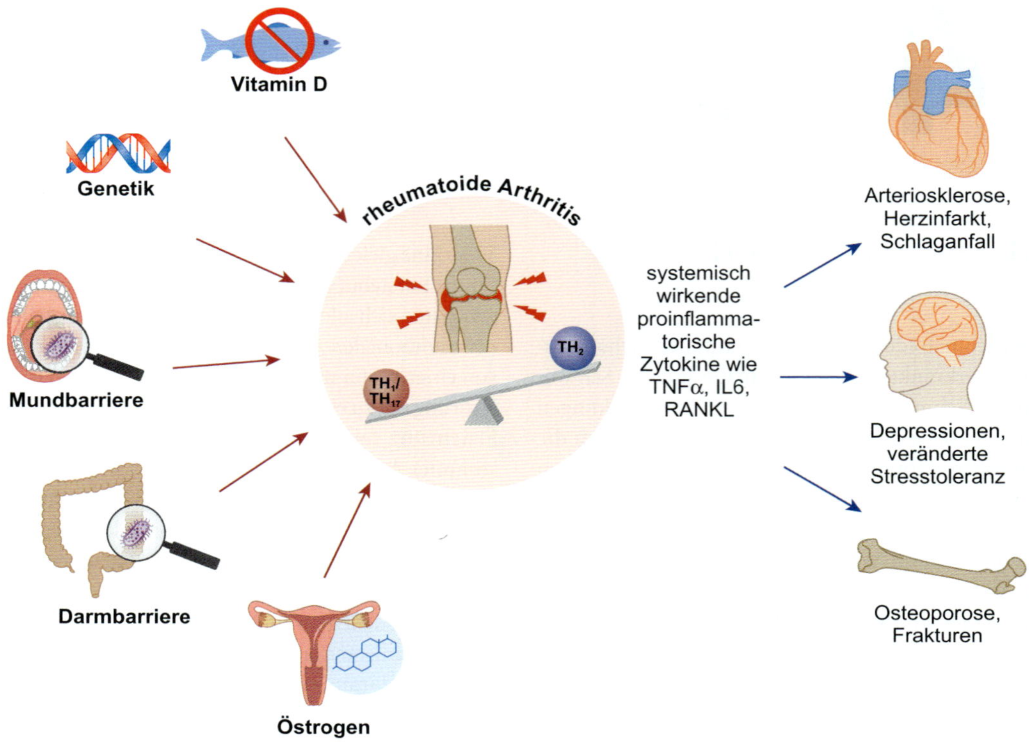

Abb. 4.1 Risikofaktoren und Langzeitkomplikationen der rheumatoiden Arthritis.
TNFα: Tumornekrosefaktor alpha; IL6: Interleukin-6; RANKL: Receptor Activator of NF-kB [L231]

wohl pro- als auch anti-inflammatorische Reaktionen auslösen. Eine fehlregulierte Produktion von Östrogen bei RA betrifft dabei allerdings nicht nur Frauen. Sowohl bei Frauen als auch bei Männern konnten in der Synovia höhere Östradiol-(E2-)Konzentrationen und verringerte Androgenspiegel festgestellt werden.

INFO

Parodontitis und rheumatoide Arthritis

Auch Infektionserreger wie *Porphyromonas gingivalis*, ein Schlüsselbakterium der Parodontitis, sind eng mit dem Auftreten einer RA verbunden. Der dahinterstehende Mechanismus ist die durch das Enzym PAD4 ausgelöste Umwandlung von Argininbestandteilen in körpereigenen Oberflächenstrukturen in Citrullin **(Citrullinierung)**. Gegen das dadurch entstandene Neoantigen werden in der Folge Autoantikörper gebildet, die eine Entzündungskaskade auslösen können.

Die Summation der verschiedenen Einflussfaktoren sorgt in der Folge für ein hyperreagibles Immunsystem mit proinflammatorischem Phänotyp, welches auf Oberflächenmerkmale oder Neoantigene reagiert. Vor allem das aus abgestorbenen Zellen freigesetzte HMGB1-Protein dient als körpereigenes Alarmin (DAMP) und orchestriert eine Entzündungskaskade über Zytokine wie TNF-alpha oder IL-1.

Ein komplexes Zusammenspiel zwischen synovialen Fibroblasten, Lymphozyten, Makrophagen und proinflammatorischen Zytokinen führt anschließend zur Gelenkdestruktion. TNF-alpha sorgt dabei als zentrales proinflammatorisches Zytokin zur zunehmenden Knochenresorption durch die Induktion der durch RANKL stimulierten Osteoklastogenese.

4.1.2 Ernährungsempfehlungen

Die zahlreichen Gesichtspunkte in der Pathogenese der RA ermöglichen ebenso vielfältige Strategien zur Beeinflussung von Krankheitsentstehung und -verlauf. Vor allem Ernährungsinterventionen können hier eine zentrale Rolle spielen (> Tab. 4.1).

Einer der wesentlichen ernährungsbedingten Risikofaktoren betrifft die allgemeine Körperzusammensetzung. Fettleibigkeit, ein erhöhter Body-Mass-Index (BMI) und ein erhöhter Taillenumfang sind allesamt Risikofaktoren für die Entwicklung einer RA. Eine Gewichtsreduktion geht daher mit einer verringerten Produktion proinflammatorischer Zytokine und einem dementsprechend geringer ausgeprägten proinflammatorischen Phänotyp einher.

Hierfür eigenen sich sowohl Diäten mit allgemeiner Kalorienrestriktion als auch intermittierende Fastenphasen und ketogene Diäten. Alle Diätformen zeigen in Untersuchungen eine entzündungshemmende Wirkung über eine verringerte Zytokinproduktion.

Die spezielle genetische Disposition bei Autoimmunerkrankungen wie der RA kann selbstverständlich nicht verändert werden, dennoch zeigt das Beispiel der Inuit, wie Ernährungs- und Lebensstileinflüsse genetische Aspekte modulieren können.

Daher sollte bei der RA auf eine Ernährung geachtet werden, die vor allem reich ist an antiinflammatorischen **Omega-3-Fettsäuren** und arm an den entzündungsfördernden Omega-6-Fettsäuren. Das ist vor allem durch den vermehrten Konsum von Fisch und Algen zu erreichen sowie durch eine Verringerung von hochverarbeiteten Lebensmitteln und rotem Fleisch, insbesondere dem aus Massentierhaltung.

In diversen Untersuchungen konnte festgestellt werden, dass n-3 die Sekretion proinflammatorischer Zytokine günstig beeinflussen konnte. Die Plasmaspiegel von TNF-alpha, IL-1-beta und IL-6 konnten genauso reduziert werden wie die Anzahl an Monozyten und an IL-17- und IFN-gamma-produzierenden T-Zellen. Darüber konnten n-3-Fettsäuren das Ungleichgewicht zwischen TH1- und TH2-Zellen korrigieren und dementsprechend eine weniger proinflammatorische Immunreaktion verursachen. Darüber hinaus konnten auch klinische Studien durch eine erhöhte n3-Zufuhr Verbesserungen für Schmerzen und Schwellung erzielen. Die Untersuchungen wurden mit unterschiedlichen Mengen von 1–9 g EPA + DHA pro Tag durchgeführt und zeigten meist einen dosisabhängigen Effekt (Kostoglou-Athanassiou et al. 2022; Gioia et al. 2020; Gunes-Bayir et al. 2023). Dementsprechend sollte ein wesentlicher Ernährungsaspekt für RA-Patientinnen nund -Patienten ein hoher Anteil an Fisch, Schalentieren oder Algen sein, wobei diese durch eine entsprechende Supplementation ergänzt werden sollte.

Tab. 4.1 Wichtige Nährstoffe, natürliche Bezugsquellen und ihre Wirkung

Nährstoff	Lebensmittel	Wirkung
Omega-3-Fettsäuren (EPA/DHA)	Fisch, Schalentiere, Algen, Fischöl, Algenöl	Reduktion proinflammatorischer Zytokine, Regulation TH1/TH2-Antwort, Vorläufer von Resolvinen
Curcumin	Kurkuma, Curry	TNF-alpha-Hemmung
Vitamin C	Paprika, Johannisbeeren, Hagebutte, Brokkoli, Grünkohl	PAD4-Hemmung Antioxidativ
Zink	Austern, Leber, Rindfleisch, Haferflocken, Paranüsse, Soja	PAD4-Hemmung Antioxidativ und antiinflammatorisch
Genistein	Soja	Stimulation der Östrogenrezeptoren Reduktion proinflammatorischer Zytokine insbesondere TNF-alpha Chondroprotektiv über MMP-Hemmung
Vitamin D	Fisch, Milch Supplement	Regeneration der Darmbarriere, immunmodulatorische Wirkung
EGCG	Grüner Tee	Antioxidative Wirkung Reduktion proinflammatorischer Zytokine, Chondroprotektiv über MMP-Hemmung

4

Um den **Darm** und sein **Mikrobiom** günstig zu beeinflussen und damit einer Permeabilitätsstörung mit folgender Immunaktivierung entgegenzuwirken, empfiehlt es sich, alle Aspekte aus ➤ Kapitel 3.6 in die alltäglichen Ernährungsroutinen mit aufzunehmen. Neben einer möglichst großen diätischen Vielfalt betrifft das vor allen Dingen die tägliche Aufnahme von mindestens 30 g Ballaststoffen sowie die Elimination von potenziell schädlichen Lebensmitteln. Ein hoher Ballaststoffanteil in der Nahrung steht in einem negativen Verhältnis zu den Entzündungsmediatoren CRP, IL-6 und TNF-alpha, wohingegen der übermäßige Konsum einfacher und hochverarbeiteter Kohlenhydrate mit einer vermehrten proinflammatorischen Stoffwechsellage einhergeht.

Zunehmend wird auch die immunogene Wirkung von Nahrungs-**Lektinen** nachgewiesen. Bei der RA finden sich vor allem Antikörper gegen Lektine aus Weizen, Kidney-Bohnen, Sojabohnen und Erdnüssen. Es empfiehlt sich daher, den Verzehr dieser Lebensmittel zu reduzieren.

Besteht die Vermutung, dass bereits eine Schädigung der Darmbarriere vorliegt bzw. ist diese sogar bereits durch eine Laboruntersuchung bestätigt, sollte zur Regeneration die Supplementierung von **L-Glutamin** und Vitamin D über einen Zeitraum von 4–6 Wochen in Erwägung gezogen werden. 1,5–2 g pro 10 kg/KG für L-Glutamin und 4.000–5.000 IE **Vitamin D** haben sich in der Praxis bewährt. Neben dem Einfluss von Vitamin D auf die Tight Junctions wirkt es ebenfalls immunmodulatorisch und kann dadurch einer zu starken TH1-Antwort entgegenwirken. Vor einer Vitamin-D-Supplementierung empfiehlt es sich, einen aktuellen Laborstatus zu erheben, um die generelle Notwendigkeit zu überprüfen. Im Anschluss sollte das Darmmikrobiom über den Konsum von fermentierten Lebensmitteln oder die Supplementation von Probiotika günstig beeinflusst werden. Diese Praxis sollte auch langfristig und regelmäßig beibehalten werden.

Nicht nur für die Darmregeneration zeigt **Curcumin** eine günstige Wirkung. Daneben ist Curcumin ebenfalls ein natürlicher TNF-alpha-Hemmer und kann sowohl dessen Wirkung als auch die Produktion hemmen. Als Hauptbestandteil des Kurkumas kann es als Gewürz in zahlreichen Gerichten Anwendung finden und ist darüber hinaus ebenfalls als Supplement erhältlich. In den meisten Studien reichte eine Dosierung von 150–500 mg bereits aus, um eine entsprechende Wirkung zu erzielen (Aggarwal et al. 2013; Kou et al. 2023; Pourhabibi-Zarandi et al. 2021).

Eine regelmäßige Einnahme von **Vitamin C** hat einen hemmenden Einfluss auf die Genexpression von PAD4 und kann damit dem Prozess der Citrullinierung entgegenwirken. Die Aufnahme sollte deutlich oberhalb der empfohlenen 100 mg/Tag liegen und sich eher in einem Bereich von etwa 500–1.000 mg/Tag bewegen. Da das Enzym PAD4 calciumabhängig ist, empfiehlt sich parallel auch die Zufuhr von 25 mg des Calciumantagonisten Zink.

Sexualhormone, allen voran Östrogene, spielen neben ihrem eindeutigen Einfluss auf die Pathogenese der RA auch generell eine wesentliche Rolle in der Aufrechterhaltung der Knochen- und Knorpelgesundheit (➤ Kap. 3.10). Die Wechselwirkungen zwischen den Östrogenrezeptoren und dem OPG/RANKL-System tragen wesentlich zu einer gut regulierten Knochenhomöostase bei.

Genistein, einer der Hauptwirkstoffe der Sojabohne, ist ein Isoflavonoid mit Phytoöstrogenaktivität, die durch seine strukturelle und funktionelle Verwandtschaft mit dem 17β-Östradiol zu Stande kommt. Es weist eine deutliche Affinität zum Östrogenrezeptor beta (ERβ) auf, hat aber ebenfalls Einfluss auf die ERα-Aktivität. ERβ besitzt im Gegensatz zum ERα eine eher antiinflammatorische und antiproliferatorische Wirkung. Über diesen Wirkmechanismus spielt Genistein eine wesentliche Rolle für die Knochen- und Knorpelhomöostase und zeigt daher auch bei der RA einen protektiven Einfluss. Genistein verringert vor allem die Bildung von Osteoklasten und die vermehrte Knochenresorption durch die Blockierung des NF-κB-Signals auf RANKL. Untersuchungen zufolge weist es außerdem entzündungshemmende, immunmodulatorische, schmerzstillende und chondroprotektive Eigenschaften auf und eignet sich dementsprechend als potenter ernährungsphysiologischer Einflussfaktor auf die RA (Jia et al. 2013; Li et al. 2013; Wu et al. 2022; Zhang et al. 2012).

LITERATURVERZEICHNIS UND WEITERFÜHRENDE LITERATUR

Abella V, Scotece M, Conde J, et al. Leptin in the interplay of inflammation, metabolism and immune system disorders. Nat Rev Rheumatol 2017 Feb; 13(2): 100–109. https://doi.org/10.1038/nrrheum.2016.209.

Aggarwal BB, Gupta SC, Sung B. Curcumin: an orally bioavailable blocker of TNF and other pro-inflammatory biomarkers. Br J Pharmacol. 2013 Aug; 169(8): 1672–1692. https://doi.org/10.1111/bph.12131.

Arita K, Hashimoto H, Shimizu T, Nakashima K, Yamada M, Sato M. Structural basis for Ca(2+)-induced activation of human PAD4. Nat Struct Mol Biol 2004 Aug; 11(8): 777–783. https://doi.org/10.1038/nsmb799.

Bazzazi H, Aghaei M, Memarian A, Asgarian-Omran H, Behnampour N, Yazdani Y. Th1-Th17 Ratio as a New Insight in Rheumatoid Arthritis Disease. Iran J Allergy Asthma Immunol 2018 Feb; 17(1): 68–77. PMID: 29512371.

Cardoso D, Perucha E. Cholesterol metabolism: a new molecular switch to control inflammation. Clin Sci (Lond) 2021 Jun 11; 135(11): 1389–1408. https://doi.org/10.1042/CS20201394.

Cordain L, Toohey L, Smith MJ, Hickey MS. Modulation of immune function by dietary lectins in rheumatoid arthritis. Br J Nutr 2000 Mar; 83(3): 207–217. https://doi.org/10.1017/s0007114500000271.

Cvoro A, Tatomer D, Tee MK, Zogovic T, Harris HA, Leitman DC. Selective estrogen receptor-beta agonists repress transcription of proinflammatory genes. J Immunol 2008 Jan 1; 180(1): 630–636. https://doi.org/10.4049/jimmunol.180.1.630.

Ebringer A. Ankylosing spondylitis and Klebsiella. Chapter 3: The Discovery of HLA-B27 in Ankylosing Spondylitis and Related Disorders. Springer 2013; 15–21. https://doi.org/10.1007/978-1-4471-4300-0_3.

Freed DL. Do dietary lectins cause disease? BMJ 1999 Apr 17; 318(7190): 1023-4. https://doi.org/10.1136/bmj.318.7190.1023.

Gioia C, Lucchino B, Tarsitano MG, Iannuccelli C, Di Franco M. Dietary Habits and Nutrition in Rheumatoid Arthritis: Can Diet Influence Disease Development and Clinical Manifestations? Nutrients 2020 May 18; 12(5): 1456. https://doi.org/10.3390/nu12051456.

Gunes-Bayir A, Mendes B, Dadak A. The Integral Role of Diets Including Natural Products to Manage Rheumatoid Arthritis: A Narrative Review. Curr Issues Mol Biol 2023; 45: 5373–5388. https://doi.org/10.3390/cimb45070341.

Islander U, Jochems C, Lagerquist MK, Forsblad-d'Elia H, Carlsten H. Estrogens in rheumatoid arthritis; the immune system and bone. Mol Cell Endocrinol 2011 Mar 15; 335(1): 14–29. https://doi.org/10.1016/j.mce.2010.05.018.

Jia Z, Babu PV, Si H, et al. Genistein inhibits TNF-α-induced endothelial inflammation through the protein kinase pathway A and improves vascular inflammation in C57BL/6 mice. Int J Cardiol 2013 Oct 3; 168(3): 2637–2645. https://doi.org/10.1016/j.ijcard.2013.03.035.

Jonsson MK, Kantyka T, Falkowski K, et al. Peptidylarginine deiminase 4 (PAD4) activity in early rheumatoid arthritis. Scand J Rheumatol 2020 Mar; 49(2): 87–95. https://doi.org/10.1080/03009742.2019.1641216.

Kindgren E, Ahrens AP, Triplett EW, Ludvigsson J. Infant gut microbiota and environment associate with juvenile idiopathic arthritis many years prior to disease onset, especially in genetically vulnerable children. EBioMedicine 2023 Jul; 93: 104654. https://doi.org/10.1016/j.ebiom.2023.104654.

Kostoglou-Athanassiou I, Athanassiou L, Athanassiou P. The Effect of Omega-3 Fatty Acids on Rheumatoid Arthritis. Mediterr J Rheumatol 2020 Jun 30; 31(2): 190–194. https://doi.org/10.31138/mjr.31.2.190.

Kou H, Huang L, Jin M, He Q, Zhang R, Ma J. Effect of curcumin on rheumatoid arthritis: a systematic review and meta-analysis. Front Immunol 2023 May 31; 14: 1121655. https://doi.org/10.3389/fimmu.2023.1121655.

Koushik S, Joshi N, Nagaraju S, et al. PAD4: pathophysiology, current therapeutics and future perspective in rheumatoid arthritis. Expert Opin Ther Targets 2017 Apr; 21(4): 433–447. https://doi.org/10.1080/14728222.2017.1294160.

Lambert J, Vojdani A. Correlation of tissue antibodies and food immune reactivity in randomly selected patient specimens. J Clin Cell Immunol 2017; 8(5): 521. https://doi.org/10.4172/2155-9899.1000521.

Li J, Gang D, Yu X, et al. Genistein: the potential for efficacy in rheumatoid arthritis. Clin Rheumatol 2013 May; 32(5): 535–540. https://doi.org/10.1007/s10067-012-2148-4.

Lindberg MK, Erlandsson M, Alatalo SL, et al. Estrogen receptor alpha, but not estrogen receptor beta, is involved in the regulation of the OPG/RANKL (osteoprotegerin/receptor activator of NF-kappa B ligand) ratio and serum interleukin-6 in male mice. J Endocrinol 2001 Dec; 171(3): 425–433. https://doi.org/10.1677/joe.0.1710425.

Liu Y, Xu Z, Wang Q, et al. Selective regulation of RANKL/RANK/OPG pathway by heparan sulfate through the binding with estrogen receptor β in MC3T3-E1 cells. Int J Biol Macromol 2020 Oct 15; 161: 1526–1534. https://doi.org/10.1016/j.ijbiomac.2020.07.308.

Luo P, Wang P, Xu J, et al. Immunomodulatory role of T helper cells in rheumatoid arthritis : a comprehensive research review. Bone Joint Res 2022 Jul; 11(7): 426–438. https://doi.org/10.1302/2046-3758.117.BJR-2021-0594.R1.

McInnes IB, Schett G. The pathogenesis of rheumatoid arthritis. N Engl J Med 2011 Dec 8; 365(23): 2205–2219. https://doi.org/10.1056/NEJMra1004965.

Mohammed BM, Fisher BJ, Kraskauskas D, et al. Vitamin C: a novel regulator of neutrophil extracellular trap formation. Nutrients 2013 Aug 9; 5(8): 3131–3151. https://doi.org/10.3390/nu5083131.

Nedunchezhiyan U, Varughese I, Sun AR, Wu X, Crawford R, Prasadam I. Obesity, Inflammation, and Immune System in Osteoarthritis. Front Immunol 2022 Jul 4; 13: 907750. https://doi.org/10.3389/fimmu.2022.907750.

Papadaki M, Rinotas V, Violitzi F, et al. New Insights for RANKL as a Proinflammatory Modulator in Modeled

Inflammatory Arthritis. Front Immunol. 2019 Feb 5; 10: 97. https://doi.org/10.3389/fimmu.2019.00097.
Pereira M, Liang J, Edwards-Hicks J, et al. Arachidonic acid inhibition of the NLRP3 inflammasome is a mechanism to explain the anti-inflammatory effects of fasting. Cell Rep 2024; 43(2): 113700. https://doi.org/10.1016/j.celrep.2024.113700.
Pourhabibi-Zarandi F, Shojaei-Zarghani S, Rafraf M. Curcumin and rheumatoid arthritis: A systematic review of literature. Int J Clin Pract 2021 Oct; 75(10): e14280. https://doi.org/10.1111/ijcp.14280.
Prasad AS. Zinc is an Antioxidant and Anti-Inflammatory Agent: Its Role in Human Health. Front Nutr. 2014 Sep 1; 1: 14. https://doi.org/10.3389/fnut.2014.00014.
Rashid T, Wilson C, Ebringer A. Raised incidence of ankylosing spondylitis among Inuit populations could be due to high HLA-B27 association and starch consumption. Rheumatol Int 2015 Jun; 35(6): 945–951. https://doi.org/10.1007/s00296-014-3164-2.
Roh JS, Sohn DH. Damage-Associated Molecular Patterns in Inflammatory Diseases. Immune Netw 2018 Aug 13; 18(4): e27. https://doi.org/10.4110/in.2018.18.e27.
Romo-García MF, Zapata-Zuñiga M, Enciso-Moreno JA, Castañeda-Delgado JE. The Role of Estrogens in Rheumatoid Arthritis Physiopathology. In: Mohammed RHA (ed.): Rheumatoid Arthritis – Other Perspectives toward a Better Practice. IntechOpen; 2020. https://doi.org/10.5772/intechopen.93371.
Schüler-Toprak S, Moehle C, Skrzypczak M, Ortmann O, Treeck O. Effect of estrogen receptor β agonists on proliferation and gene expression of ovarian cancer cells. BMC Cancer 2017 May 8; 17(1): 319. https://doi.org/10.1186/s12885-017-3246-0.
Sharma V, Tiwari RK, Shukla SS, Pandey RK. Current and Future molecular mechanism in Inflammation and Arthritis. J Pharmacopuncture 2020 Jun 30; 23(2): 54–61. https://doi.org/10.3831/KPI.2020.23.009.
Spencer H, Rubio N, Kramer L, Norris C, Osis D. Effect of zinc supplements on the intestinal absorption of calcium. J Am Coll Nutr 1987 Feb; 6(1): 47–51. https://doi.org/10.1080/07315724.1987.10720165.
Tsuchiya H, Fujio K. Emerging role of leptin in joint inflammation and destruction. Immunol Med 2022 Mar; 45(1): 27–34. https://doi.org/10.1080/25785826.2021.1948689.
van Drongelen V, Holoshitz J. Human Leukocyte Antigen-Disease Associations in Rheumatoid Arthritis. Rheum Dis Clin North Am 2017 Aug; 43(3): 363–376. https://doi.org/10.1016/j.rdc.2017.04.003.
Venetsanopoulou AI, Voulgari PV, Drosos AA. Fasting mimicking diets: A literature review of their impact on inflammatory arthritis. Mediterr J Rheumatol 2020 Mar 31; 30(4): 201–206. https://doi.org/10.31138/mjr.30.4.201.
Vojdani A. Lectins, agglutinins, and their roles in autoimmune reactivities. Altern Ther Health Med 2015; 21 Suppl 1: 46–51. PMID: 25599185.
Vojdani A, Afar D, Vojdani E. Reaction of Lectin-Specific Antibody with Human Tissue: Possible Contributions to Autoimmunity. J Immunol Res 2020 Feb 11; 2020: 1438957. https://doi.org/10.1155/2020/1438957.
Wu Z, Liu L. The protective activity of genistein against bone and cartilage diseases. Front Pharmacol 2022 Sep 8; 13: 1016981. https://doi.org/10.3389/fphar.2022.1016981.
Xiao L, Luo Y, Tai R, Zhang N. Estrogen receptor β suppresses inflammation and the progression of prostate cancer. Mol Med Rep 2019 May; 19(5): 3555–3563. https://doi.org/10.3892/mmr.2019.10014.
Yan M, Zhang J, Yang H, Sun Y. The role of leptin in osteoarthritis. Medicine (Baltimore) 2018 Apr; 97(14): e0257. https://doi.org/10.1097/MD.0000000000010257.
Zhang Y, Dong J, He P, Li W, Zhang Q, Li N, Sun T. Genistein inhibit cytokines or growth factor-induced proliferation and transformation phenotype in fibroblast-like synoviocytes of rheumatoid arthritis. Inflammation 2012 Feb; 35(1): 377–387. https://doi.org/10.1007/s10753-011-9365-x.
Zhao T, Wei Y, Zhu Y, et al. Gut microbiota and rheumatoid arthritis: From pathogenesis to novel therapeutic opportunities. Front Immunol 2022 Sep 8; 13: 1007165. https://doi.org/10.3389/fimmu.2022.1007165.

4.2 Multiple Sklerose

Die Multiple Sklerose (MS) ist eine chronische neurodegenerative Erkrankung, die durch den fortschreitenden Verlust von axonalem Myelin in mehreren Bereichen des Zentralnervensystems gekennzeichnet ist. Ursächlich für diese zunehmende Demyelinisierung sind **episodisch auftretende inflammatorische Prozesse.** Weltweit sind aktuell 2,8 Millionen Menschen von einer MS betroffen, mit stetig steigender Prävalenz. Sie betrifft in der Regel junge Erwachsene, mit einem Beginn zwischen dem 20. und 40. Lebensjahr und tritt bei Frauen etwa doppelt so häufig auf wie bei Männern. Die MS gehört ebenfalls zu der großen Gruppe an Autoimmunerkrankungen, deren genaue Ursachen nicht vollständig geklärt sind. Es finden sich wie bei der RA sowohl genetische Prädispositionen als auch umwelt- und lebensstilbedingte Faktoren.

4.2.1 Pathophysiologie

Das wesentliche Kennzeichen in der Pathogenese der MS ist die Bildung von demyelinisierenden Läsionen im Gehirn und Rückenmark, die mit neuroaxonalen Schäden einhergehen können. Man geht davon aus, dass die fokalen Läsionen durch das Eindringen von Immunzellen, einschließlich T-Zellen, B-Zellen und myeloischen Zellen, in das entsprechende Nervengewebe verursacht werden. Die proinflammatorischen **TH1- und Th17-Zellen** gelten dabei als Schlüsselakteure in der Immunpathogenese der Krankheit.

Voraus geht diesem Prozess eine Sensibilisierung des Immunsystems, welche durch verschiedene Wechselwirkungen von angeborenen und erworbenen Komponenten zustande kommt.

Auch bei der MS sind zahlreiche genetische Varianten bekannt, die die Erkrankungswahrscheinlichkeit erhöhen. Das bedeutendste Merkmal ist das auch bei der RA gehäuft auftretende **HLA-DRB1**-Gen. Auch dieses Gen codiert für bestimmte Oberflächenmerkmale, mit deren Hilfe das Immunsystem zwischen körpereigenen und körperfremden Strukturen unterscheiden kann. Insgesamt erklären solche genetischen Faktoren aber nur etwa 30 % des gesamten Krankheitsrisikos, während Umwelt- und Lebensstilfaktoren als die wichtigsten Einflüsse gelten.

Zum einen zeigt sich bei der MS-Prävalenz eine klare Abhängigkeit vom Breitengrad, wobei das Risiko ansteigt, je weiter man sich vom Äquator entfernt. Dies ist zum einen durch Wanderungsbewegungen zu erklären, auf der anderen Seite aber vor allem auch mit der Sonnenlichtexposition und der damit einhergehenden **Vitamin-D**-Produktion. Zum anderen finden sich auch erhöhte Fallzahlen in Abhängigkeit vom Wohlstand. Dieser ist in der Regel mit bestimmten Lebensstilmustern verknüpft, wie einer hohen Sitzzeit oder einer westlichen Ernährungsweise. Dementsprechend gehören neben dem Vitamin-D-Spiegel auch Übergewicht und Rauchen sowie ein erhöhter Alkohol- und Kaffeekonsum zu den bekanntesten Risikofaktoren.

Auch eine in der Vergangenheit aufgetretene oder reaktivierte Infektion mit **dem Epstein-Barr-Virus (EBV)** zählt mittlerweile zu den wichtigsten Risikofaktoren. Ursächlich hierfür sind vermutlich so genannte **molekulare Mimikry-Effekte.** Hierbei handelt es sich um die Angleichung von Krankheitserregern an oberflächliche Strukturen von körpereigenen Zellen. Dies führt zu einer Kreuzreaktion und der Entwicklung autoreaktiver T-Zellen gegen Gliazellen von myelinisierten Nerven. Dennoch entwickelt nur ein kleiner Teil der Menschen mit EBV-Antikörpern eine MS, weswegen es zahlreiche weitere Faktoren geben muss, die zur weiteren Pathogenese beitragen.

Wie bei der RA spielt auch der Prozess der **Citrullinierung** durch das PAD-Enzym eine wichtige Rolle. Diese sorgt für eine erhöhte Immunogenität des *myelin-based protein (MBP)* und eine erhöhte autoreaktive Immunaktivität, die vor allem durch eine vermehrte Differenzierung und Aktivität von TH1- und TH17-Zellen ausgelöst wird. Folge ist eine erhöhte Entzündungsaktivität durch die vermehrte Sekretion der proinflammatorischen Zytokine TNF-alpha, INF-gamma und Il-17 und demgegenüber einem Mangel an IL-10 und Treg-Zellen.

Das Ungleichgewicht zwischen proinflammatorischen TH1/TH17-Zellen und den antiinflammatorischen Treg-Zellen wird bei der MS auch durch die bereits bekannten Mechanismen im Darm bestimmt. Mittlerweile gilt es als erwiesen, dass die **Beschaffenheit des Mikrobioms** eine auslösende oder begünstigende Rolle in der Pathogenese der MS spielt. Es konnten bisher sowohl Keime identifiziert werden, die durch molekulare Mimikry-Effekte einen MS-förderlichen Charakter aufweisen, als auch Gattungen mit protektiven Eigenschaften wie die *Bacteroides.* Grundlage hierfür ist eine dysbiotische Darmflora sowie die erhöhte Permeabilität der Darmbarriere mit einer nachfolgenden Immunaktivierung. Neben einer generellen Fehlernährung spielt auch der regelmäßige Kontakt mit **Antinutrienten** eine wichtige Rolle.

Neben der entzündlichen Immunkomponente mehren sich die Hinweise, dass **mitochondriale Dysfunktionen** wesentlich zur Progredienz der Erkrankung und zur zunehmenden Degeneration von Nervengewebe beitragen. Diese Hypothese wird gestärkt durch die Tatsache, dass die Therapien zur Reduzierung der neuroinflammatorischen Schübe zwar sehr effektiv sind, aber das Fortschreiten der Krankheit und der damit verbundene Verlust von neuronalem Gewebe dennoch nicht wesentlich aufgehalten werden können. Die vermehrt auftretenden ROS führen zur weiteren mitochondrialen Schädigung und zur fortschreitenden axonalen Degeneration.

Zusammenfassend zeigt sich auch am Beispiel der MS, dass ein komplexes Zusammenspiel zahlreicher Faktoren die Pathogenese der Erkrankung fördern kann. Ein sensibilisiertes Immunsystem, mit einer verringerten Toleranz gegenüber körperfremden

Strukturen und einem proentzündlichen Phänotyp, führt durch vermehrten Kontakt mit (Neo-)Antigenen zur progredienten Destruktion von Nervengewebe.

4.2.2 Ernährungsempfehlungen

Da es sich bei der Multiplen Sklerose um eine Autoimmunerkrankung handelt, die vergleichbare pathophysiologische Prozesse wie die RA aufweist, können einige Empfehlungen hieraus übernommen werden.

Der wesentlichste gemeinsame Aspekt liegt in der proinflammatorischen, TH1/TH17-vermittelten autoreaktiven Immunantwort. Dementsprechend stellt dies eines der zentralen Ziele für therapeutische Interventionen dar. Übergewicht, vor allem im Jugendalter, gilt auch bei der MS als ein wichtiger Risikofaktor für das Auftreten, aber auch für die weitere Entwicklung der Erkrankung. Studien haben gezeigt, dass ein BMI von 30 kg/m^2 im Jugendalter mit einem höheren Grad an Behinderung sowie einer verstärkten Neuroinflammation und Atrophie der grauen Substanz korreliert. Da Adipositas zu einer Überproduktion von entzündungsfördernden Adipokinen führt, scheint eine Dysregulation des Fettgewebes den Zustand einer chronischen niedriggradigen Entzündungen zu fördern. Daher sollte auch nach Erkrankungsbeginn auf eine **Reduktion des Körpergewichtes** geachtet werden.

Daneben empfehlen sich zur weiteren Reduktion proinflammatorischer Zytokine ebenfalls die Supplementierung bzw. der Konsum von Lebensmitteln, die reich sind an **n-3-Fettsäuren (EPA/DHA), Vitamin D, Vitamin C, Curcumin, EGCG** und weiteren **Polyphenolen** (siehe dazu auch ➤ Kap. 3.5).

Ebenfalls sollten die **Darmbarriere** und das **Darmmikrobiom** eine zentrale Rolle in ernährungstherapeutischen Empfehlungen einnehmen (siehe dazu auch ➤ Kap. 3.6). Eine Verbesserung der intestinalen Barrierefunktion, der Ausgleich einer möglichen Dysbiose sowie die vermehrte Stimulation von Treg-Zellen über aus dem Mikrobiom stammendes IL-10 sind hierbei die wesentlichen Aspekte. Diese sind ebenfalls über die Zufuhr von L-Glutamin, Vitamin D sowie die regelmäßige Aufnahme von Prä- und Probiotika zu erreichen.

Neben der **Mittelmeerdiät** mit ihrem nachgewiesenen entzündungshemmenden Einfluss bietet sich auch bei der MS die **ketogene Diät** an. Diese hat nicht nur einen vorteilhaften Einfluss auf die Regulierung des Körpergewichts, sondern bewirkt daneben eine Hemmung von entzündlichen Prozessen sowie eine verbesserte metabolische Flexibilität. Ketonkörper besitzen nachweislich neuroprotektive Eigenschaften, indem sie die Energieversorgung von Neuronen erhöhen und die ROS-Produktion verringern. Diese Eigenschaften können zu einer verbesserten mitochondrialen Funktion des Nervengewebes beitragen. Unterstützend können ebenso alle in ➤ Kapitel 3.7 aufgeführten Nährstoffe eingesetzt werden, um den Energiestoffwechsel zu unterstützen sowie die Mitohormesis zu stimulieren. Auch **intermittierende Fastenphasen** führen zu einem vorübergehenden ketogenen Status und bieten sich ebenfalls an. Ein periodischer Wechsel von einer basalen Mittelmeerdiät zu ketogenen Phasen ist hierbei die praktikabelste Variante.

Zusätzlich zu den bereits genannten Faktoren, die in allererster Linie eine beruhigende und modulierende Wirkung auf das Immunsystem ausüben sollen, ist es ratsam, mögliche Nahrungsmittelantigene zu eliminieren, die das Immunsystem zusätzlich stimulieren könnten.

Mehrere Studien konnten diesbezüglich vor allem einen Zusammenhang zwischen dem Konsum von getreidebasierten Antinutrienten und der Ausprägung einer MS zeigen (u. a. Passali et al. 2020). Eine kürzlich erschienene Untersuchung der Universitätsmedizin Mainz konnte zeigen, dass eine weizenhaltige Ernährung die entzündlichen Reaktionen einer MS fördert (Zevallos et al. 2023). Dabei spielten die im Weizen enthaltenen ATI-Proteine eine wesentlichere Rolle als Gluten. Eine nahezu **weizenfreie Ernährung** kann daher dazu beitragen, die Folgeerscheinungen der entzündlichen Prozesse zu verringern und Symptomen wie Schmerzen entgegenzuwirken.

Neben der Limitierung getreidebasierter Antinährstoffe empfiehlt sich desweiteren ebenso eine deutliche Reduktion oder **Elimination von Milchprodukten und rotem Fleisch.**

In Milchprodukten zeigt vor allem das darin enthaltene Casein eine immunogene Wirkung. In Untersuchungen konnte gezeigt werden, dass es auch hier zu molekularen Mimikry-Effekten mit dem *myelin-associated glycoprotein (MAG)* kommen kann. Durch eine Kreuzreaktion richtet sich die Immunantwort nicht nur gegen das Casein der Milch, sondern ebenfalls gegen das in der Myelinschicht von Nervengewebe enthaltene MAG.

Das vor allem in rotem Fleisch vorhandene Neu5Gc kann sich ebenfalls in neuronale Strukturen einbauen und dort eine **Xenosialitis** hervorrufen. Darüber ist Neu5Gc möglicherweise an der Destabilisierung zwischen Axon und Myelinschicht beteiligt, was eine zunehmende Nervendegeneration zur Folge hat.

Zusammenfassend lässt sich für die ernährungstherapeutische Begleitung einer Multiplen Sklerose ebenso wie für die meisten Autoimmunerkrankungen sagen, dass ein primäres Ziel in der Hemmung der überschießenden autoreaktiven und proentzündlichen Immunantwort liegt. Hierfür empfiehlt sich einerseits die Aufnahme bestimmter Nährstoffe oder sekundärer Pflanzenstoffe, andererseits sollte der Kontakt mit potenziellen immunstimulierenden Antigenen vermieden werden. Das ist auf der einen Seite durch die Integrität der Körperbarrieren zu erreichen, auf der anderen Seite durch das Vermeiden oder die Elimination von möglicherweise kreuzreaktiven Substanzen.

LITERATURVERZEICHNIS UND WEITERFÜHRENDE LITERATUR

Ascherio A, Munger KL. Environmental risk factors for multiple sclerosis. Part II: Noninfectious factors. Ann Neurol 2007 Jun; 61(6): 504–513. https://doi.org/10.1002/ana.21141.

Attfield KE, Jensen LT, Kaufmann M, Friese MA, Fugger L. The immunology of multiple sclerosis. Nat Rev Immunol 2022; 22(12): 734–750. https://doi.org/10.1038/s41577-022-00718-z.

Barrie, W., Yang, Y., Irving-Pease, E.K. et al. Elevated genetic risk for multiple sclerosis emerged in steppe pastoralist populations. Nature 625, 321–328 (2024). https://doi.org/10.1038/s41586-023-06618-z.

Boligan KF, Oechtering J, Keller CW, et al. Xenogeneic Neu5Gc and self-glycan Neu5Ac epitopes are potential immune targets in MS. Neurol Neuroimmunol Neuroinflamm 2020 Feb 3; 7(2): e676. https://doi.org/10.1212/NXI.0000000000000676.

Cekanaviciute E, Yoo BB, Runia TF, et al. Gut bacteria from multiple sclerosis patients modulate human T cells and exacerbate symptoms in mouse models. Proc Natl Acad Sci U S A 2017 Oct 3; 114(40): 10713–10718. https://doi.org/10.1073/pnas.1711235114. Erratum in: Proc Natl Acad Sci U S A 2017 Oct 17; 114(42): E8943.

Chunder R, Weier A, Mäurer H, et al. Antibody cross-reactivity between casein and myelin-associated glycoprotein results in central nervous system demyelination. Proc Natl Acad Sci U S A 2022 Mar 8; 119(10): e2117034119. https://doi.org/10.1073/pnas.2117034119.

Correale J, Marrodan M. Multiple sclerosis and obesity: The role of adipokines. Front Immunol 2022 Nov 15; 13: 1038393. https://doi.org/10.3389/fimmu.2022.1038393.

Elsayed NS, Aston P, Bayanagari VR, Shukla SK. The gut microbiome molecular mimicry piece in the multiple sclerosis puzzle. Front Immunol 2022 Aug 15; 13: 972160. https://doi.org/10.3389/fimmu.2022.972160.

Filippi M, Bar-Or A, Piehl F, et al. Multiple sclerosis. Nat Rev Dis Primers 2018 Nov 8; 4(1): 43. https://doi.org/10.1038/s41572-018-0041-4. Erratum in: Nat Rev Dis Primers 2018 Nov 22; 4(1): 49.

Jangi S, Gandhi R, Cox LM, et al. Alterations of the human gut microbiome in multiple sclerosis. Nat Commun 2016 Jun 28; 7: 12015. https://doi.org/10.1038/ncomms12015.

Kim DY, Hao J, Liu R, Turner G, Shi FD, Rho JM. Inflammation-mediated memory dysfunction and effects of a ketogenic diet in a murine model of multiple sclerosis. PLoS One 2012; 7(5): e35476. https://doi.org/10.1371/journal.pone.0035476.

Kunkl M, Frascolla S, Amormino C, Volpe E, Tuosto L. T Helper Cells: The Modulators of Inflammation in Multiple Sclerosis. Cells 2020 Feb 19; 9(2): 482. https://doi.org/10.3390/cells9020482.

Langlois J, Denimal D. Clinical and Imaging Outcomes after Vitamin D Supplementation in Patients with Multiple Sclerosis: A Systematic Review. Nutrients 2023 Apr 18; 15(8): 1945. https://doi.org/10.3390/nu15081945.

Martín Monreal MT, Hansen BE, Iversen PF, et al. Citrullination of myelin basic protein induces a Th17-cell response in healthy individuals and enhances the presentation of MBP85–99 in patients with multiple sclerosis. J Autoimmun 2023 Sep; 139: 103092. https://doi.org/10.1016/j.jaut.2023.103092.

Passali M, Josefsen K, Frederiksen JL, Antvorskov JC. Current Evidence on the Efficacy of Gluten-Free Diets in Multiple Sclerosis, Psoriasis, Type 1 Diabetes and Autoimmune Thyroid Diseases. Nutrients 2020 Aug 1; 12(8): 2316. https://doi.org/10.3390/nu12082316.

Schreiner TG, Genes TM. Obesity and Multiple Sclerosis-A Multifaceted Association. J Clin Med 2021 Jun 18; 10(12): 2689. https://doi.org/10.3390/jcm10122689.

Stafstrom CE, Rho JM. The ketogenic diet as a treatment paradigm for diverse neurological disorders. Front Pharmacol 2012 Apr 9; 3: 59. https://doi.org/10.3389/fphar.2012.00059.

Stoiloudis P, Kesidou E, Bakirtzis C, et al. The Role of Diet and Interventions on Multiple Sclerosis: A Review. Nutrients 2022 Mar 9; 14(6): 1150. https://doi.org/10.3390/nu14061150.

Storoni M, Plant GT. The Therapeutic Potential of the Ketogenic Diet in Treating Progressive Multiple Sclerosis. Mult Scler Int. 2015; 2015: 681289. https://doi.org/10.1155/2015/681289.

't Hart BA. Why does multiple sclerosis only affect human primates? Mult Scler 2016; 22(4): 559–563. https://doi.org/10.1177/1352458515591862.

The Multiple Sclerosis International Federation (MSIF). Atlas of MS. 3rd edition; 2020. https://www.msif.org/wp-content/uploads/2020/10/Atlas-3rd-Edition-Epidemiology-report-EN-updated-30-9-20.pdf (letzter Zugriff 14.08.2024).
Vietzen H, Berger SM, Kühner LM, et al. Ineffective control of Epstein-Barr-virus-induced autoimmunity increases the risk for multiple sclerosis. Cell 2023 Dec 21; 186(26): 5705–5718.e13. https://doi.org/10.1016/j.cell.2023.11.015.
Walton C, King R, Rechtman R, et al. Rising prevalence of multiple sclerosis worldwide: insights from the Atlas of MS, third edition. Mult Scler 2020; 26(14): 1816–1821. https://doi.org/10.1177/1352458520970841.
Witte ME, Mahad DJ, Lassmann H, van Horssen J. Mitochondrial dysfunction contributes to neurodegeneration in multiple sclerosis. Trends Mol Med 2014 Mar; 20(3): 179–187. https://doi.org/10.1016/j.molmed.2013.11.007.
Zevallos VF, Yogev N, Hauptmann J, et al. Dietary wheat amylase trypsin inhibitors exacerbate CNS inflammation in experimental multiple sclerosis. Gut 2023 Dec 7; 73(1): 92–104. https://doi.org/10.1136/gutjnl-2023-329562.

4.3 Frozen Shoulder

Die Frozen Shoulder (FS) ist eine Erkrankung, zu der es keine einheitliche Definition gibt und deren genaue Ursache bis heute unklar ist. Sie ist durch einen entzündlichen Prozess mit zunehmender Einsteifung der Schultergelenksbeweglichkeit (ROM, *range of motion*) charakterisiert und wird klassischerweise in drei aufeinander folgende Phasen unterteilt. Die **Freezing-**, die **Frozen-** und die **Thawing-Phase.** Der Krankheitsprozess gilt zwar als selbstlimitierend mit einer Erholungszeit von bis zu drei Jahren, dennoch weisen bis zu 50 % der Betroffenen auch noch nach 5–10 Jahren deutliche Funktionsdefizite oder Schmerzen auf. Der Erkrankungsgipfel liegt zwischen dem 40. und 60. Lebensjahr, wobei Frauen häufiger davon betroffen sind als Männer. Zu unterscheiden sind sowohl primäre, idiopathische Formen als auch sekundäre Formen, die u. a. traumatisch bedingt sein können. Daneben bestehen enge Assoziationen mit anderen Erkrankungen, allen voran Diabetes mellitus, Hypothyreose, Dupuytren-Syndrom oder Hypercholesterinämie. In der Allgemeinbevölkerung liegt die Inzidenz der FS bei 2–5 %, bei Personen mit Diabetes oder einer Hypothyreose kann diese auf bis zu 38 % ansteigen.

4.3.1 Pathophysiologie

Neuere Veröffentlichungen deuten darauf hin, dass eine Immunreaktion mit einer Überexpression von Entzündungszytokinen einer der ersten Schritte in der Entwicklung einer FS ist (u. a. Akbar et al. 2021; Alghamdi et al. 2023; Kraal et al. 2020). Eine Hyperinsulinämie, LDL- und Non-HDL Partikel, die Anhäufung von fortgeschrittenen Glykationsendprodukten (AGEs) sowie eine durch Barrierestörungen ausgelöste Endotoxämie fördern den Zustand einer *Low-Grade Inflammation* und sind daher als eigenständige Risikofaktoren zu betrachten. Ebenso konnte im Synovialgewebe von FS-Betroffenen eine Besiedlung mit dem anaeroben Hautbakterium *Propionibacterium acnes* festgestellt werden. Dieses bekommt vor allen Dingen über die Mundschleimhaut Zugang zum Körperinneren und kann von hier in die Schultergelenkkapsel einwandern. *P. acnes* kann sich insbesondere in sauerstoffarmen Geweben wie Bandscheiben vermehren und dort eine proentzündliche Immunaktivität auslösen. Die Tatsache, dass die nicht-dominante Schulter häufiger betroffen ist, lässt daher vermuten, dass ein Teil der zugrunde liegenden Pathophysiologie auf einer Minderbewegung mit entsprechender Sauerstoffunterversorgung des beteiligten Gewebes beruht, welche die Besiedlung mit *P. acnes* begünstigt.

Die weitere Pathogenese der FS beginnt schließlich mit der symptomatischen Reaktion in der **Freezing-Phase,** die auch als Proliferationsphase bezeichnet wird. Diese ist insbesondere durch das spontane Auftreten von Schmerzen und den fortschreitenden Verlust der Beweglichkeit gekennzeichnet. In den allermeisten Fällen zeigt sie sich als ein entzündlich-proliferierender Prozess, der im weiteren Verlauf zu Fibrosierungen und Kontrakturen der umliegenden Weichteilgewebe führt. Vermittelt wird dieser pathophysiologische Prozess vor allem durch die verstärkte Produktion von proinflammatorischen Zytokinen, Wachstumsfaktoren, Enzymen und Immunzellen. Grundlage dieses Prozesses scheint die vermehrte Anwesenheit von Alarminen zu sein. In Untersuchungen konnte vor allen Dingen eine erhöhte Konzentration von HMGB1, einem Alarmin, welches durch DAMP- oder PAMP-Signalmuster aktiviert wird, festgestellt werden. Die direkte Folge ist die Aktivierung einer proinflammatorischen Signalkaskade, welche durch Zytokine wie TNF-alpha, IL-6, IL-1-beta oder IL-17A moduliert wird. Ein hypoxischer Zustand, der bereits durch einen bestehenden Bewegungsmangel gefördert wurde und sich schließlich durch das entzündliche Milieu manifestieren konnte, induziert zusätzlich die langfristige Aktivität des Transkriptionsfaktors HIF-1a. Die dadurch bedingte, nachfolgende Stimulation von Wachstumsfaktoren wie VEGF (Vascular Endothelial Growth Factor) führt zu einem Einsprossen neuer Blutgefäße, die begleitet werden von freien Nervenendigungen. Dieser Prozess könnte einen wesentlichen Teil der Schmerzsymptomatik erklären. Neben dieser Neoneurogenese werden durch proinflammatorische Mediatoren zusätzlich die säureempfindlichen Ionenkanäle hochreguliert, die ebenfalls zu einem Zustand der Hyperalgesie beitragen.

Durch diese zytokingesteuerten Mechanismen kommt es in der Folge zu einer vermehrten Aktivierung von Fibroblasten und einer Deregulierung der Kollagensynthese. Hier scheint insbesondere ein Missverhältnis zwischen aktivierten Matrix-Metalloproteinasen (MMPs) und ihren hemmenden Gegenspielern (TIMPs, tissue inhibitors of metalloproteinases) zu bestehen, welches zu einem Ungleichgewicht im Umsatz der extrazellulären Matrix des Bindegewebes (ECM) führt. Der normale Umbau der extrazellulären Matrix (ECM) hängt von einem sensiblen Gleichgewicht zwischen MMPs und TIMPs ab. Eine Störung dieses Gleichgewichts zugunsten einer erhöhten TIMP-Produktion kann daher fibroproliferative Erkrankungen begünstigen.

In der darauffolgenden **Freezing-Phase** verschwindet die Entzündung in der Regel allmählich und es kommt zu einer Gewebefibrose mit einer hohen Anzahl von Fibroblasten in einer ECM aus dicht gepacktem Typ-III-Kollagen, welches normalerweise durch MMPs abgebaut werden würde. Das histologische Merkmal der FS ist dementsprechend eine Matrix aus Typ-I- und Typ-III-Kollagen, die von Fibroblasten und Myofibroblasten besiedelt ist und durch eine abnorme Zytokinproduktion gesteuert wird.

Die anschließende **Thawing-Phase** stellt das letzte Stadium einer Schultersteife dar, in welcher es zu einem allmählichen „Auftauen" der Schultergelenksbeweglichkeit kommt. Diese Phase beginnt nach etwa sechs Monaten und kann 2–3 Jahre andauern. Diesem Prozess der Selbstauflösung und Spontanerholung widersprechen mittlerweile allerdings zahlreiche Untersuchungen, weswegen auch nach 5–10 Jahren noch Einschränkungen und Schmerzen fortbestehen können. Nur bei etwas weniger als 40 % der Betroffenen kommt es innerhalb dieses Zeitfensters zu einer vollständigen Wiederherstellung der Schulterbewegung im Vergleich zur kontralateralen Seite. Zusätzlich entwickeln etwa 20 % innerhalb eines Zeitfensters von fünf Jahren eine FS in der anderen Schulter (Kraal et al. 2020; Wong et al. 2017).

4.3.2 Ernährungsempfehlungen

Je frühzeitiger der initiale entzündliche Prozess inhibiert werden kann, desto günstiger ist auch die langfristige Prognose einer Frozen Shoulder. Die Therapie sollte sich dementsprechend hieran orientieren und auch hinsichtlich ergänzender Ernährungsempfehlungen den Fokus auf die Hemmung der proentzündlichen Immunaktivität legen.

Wie bereits erwähnt, sind zahlreiche Zytokine, Immunzellen wie Makrophagen, aber auch bestimmte T-Zell-Klassen im Synovialgewebe einer FS überexprimiert. Daneben korrelieren verschiedene Risikofaktoren wie Pathogene, Stress oder Stoffwechselveränderungen mit dem Auftreten der Erkrankung. Sie bilden die Grundlage für eine vermehrte Produktion von Entzündungsmediatoren und Immunzellen. Dementsprechend sollte sowohl versucht werden, eine Hemmung der überschießenden Immunaktivität zu erreichen als auch potenziell auslösende Faktoren zu reduzieren.

Einen wesentlichen Aspekt bildet auch bei diesem Krankheitsbild die **Barriereintegrität** sowohl vom Darm aber ebenso von Mund und Haut. Für den Darm spielt die bereits mehrfach empfohlene Zufuhr von L-Glutamin und Vitamin D eine wesentliche Rolle sowie die darauffolgende Ergänzung mit Prä- und Probiotika zur Verbesserung einer möglichen Dysbiose (siehe auch ➤ Kap. 3.6). Probiotika haben nicht nur einen günstigen Einfluss auf die Barrierefunktion, sondern regulieren außerdem über eine erhöhte IL-10 Produktion die hyperreagible Immunaktivität und hemmen die weitere Produktion von Zytokinen. Mehrfach ungesättigte Fettsäuren haben hier nicht nur Einfluss auf das Entzündungsgeschehen, sondern verbessern ebenfalls die Barrierefunktion von Darm und Mund. Ebenso konnte gezeigt werden, dass die n-3-Fettsäuren EPA und DHA einen antimikrobiellen

Einfluss auf zahlreiche Mundkeime ausüben. Auch das **Ölziehen** aus der ayurvedischen Medizin zeigt einen deutlichen Effekt bei der Reduzierung von Mundkeimen und kann ebenso als ergänzende Maßnahme Anwendung finden.

Daneben sollten ebenfalls Faktoren eliminiert werden, die einen **negativen Einfluss** auf die Körperbarrieren nehmen können, allen voran Gluten, Zucker, Alkohol, Rauchen oder weitere Antinährstoffe oder Toxine. Auch für die Mundbarriere eignet sich die Zufuhr von probiotischen Lebensmitteln oder Supplementen, eventuell gemeinsam mit Lactoferrin. In Untersuchungen konnte Lactoferrin sowohl in vitro als auch in vivo einen hemmenden Einfluss auf die durch *P. acnes* ausgelösten Entzündungsprozesse zeigen.

Da HMGB1 eines der zentralen, entzündungsauslösenden Alarmine darstellt, empfehlen sich verschiedene pflanzenbasierte Stoffe, die hierauf einen hemmenden Einfluss nehmen können. Vor allem das Polyphenol **EGCG,** welches insbesondere in grünem Tee zu finden ist, zeigt hierbei den größten Einfluss. Außerdem sorgt es, wie auch **Curcumin** oder **Genistein,** für eine positive Veränderung des MMP/TIMPs-Verhältnisses.

Zur weiteren **Hemmung der proentzündlichen Immunantwort** bilden auch bei der FS Lebensmittel und Supplemente, die reich an Omega-3-Fettsäuren, Curcumin, Vitamin D, Vitamin C und verschiedenen Polyphenolen sind, die Grundlage. Hier kann man sich an den Dosierungen in ➢ Kapitel 4.1 orientieren. Daneben sind die positiven Effekte des **Fastens** oder einer **ketogenen Ernährung** auf die Entzündungsaktivität hervorzuheben. Deren Einsatz eignet sich gemeinsam mit den zuvor genannten antientzündlichen Inhaltsstoffen vor allem in der akuten, frühen Phase einer FS (➢ Tab. 4.2).

Fortgeschrittene Glykationsendprodukte (AGEs) sind verzuckerte Proteine oder Fette, die in der Pathogenese einer FS eine besondere Rolle zu spielen scheinen. Sie werden über spezielle Mustererkennungsrezeptoren als Alarmin bzw. MAMP-Signal wahrgenommen und induzieren in der Folge eine proentzündliche, zytokingesteuerte Singalkaskade. Da die Menge an AGEs u. a. durch einen chronisch erhöhten Blutzuckerspiegel beeinflusst wird, erklärt sich u. a. hierüber das gehäufte Auftreten bei Diabetikerinnen und Diabetikern. Neben der endogenen Produktion

Tab. 4.2 Nährstoffe mit günstigem Einfluss auf die Pathogenese einer Frozen Shoulder

Nährstoff	Wirkung
Omega-3-Fettsäuren (EPA/DHA)	Produktion antiinflammatorischer Eicosanoide
EGCG	Verbesserung des MMP/TIMP-Verhältnisses, Hemmung von HMGB1
Curcumin	TNF-alpha-Hemmung, antiproliferative Wirkung, Verbesserung des MMP/TIMP-Verhältnisses
Vitamin C	Antioxidative Wirkung, Hemmung von HIF-1a
Genistein	Verbesserung des MMP/TIMP-Verhältnisses, antiproliferative Wirkung
Vitamin D	Immunmodulierend, Cofaktor für Cortisol
Lactoferrin	Hemmung der entzündlichen Auswirkungen durch *P. acnes*

Tab. 4.3 AGE-Gehalt in Lebensmitteln (Quelle: Uribarri et al., 2010)

Lebensmittel	AGE (kU/100 g)
Schweinespeck (gebraten)	91.577
Butter	26.480
Margarine	17.520
Parmesan (gerieben)	16.900
Olivenöl	11.900
Frischkäse	10.883
Rindfleisch (gebraten)	10.058
Rapsöl	9.020
Big Mac – Hamburger	7.801
Erdnüsse (geröstet)	6.447
Hähnchenbrust (gebraten)	4.938
Schweinefleisch (gebraten)	4.752
Tofu (gegrillt)	4.107
Rindfleisch (geschmort)	2.443
Hähnchenbrust (gedämpft)	1.058

AGE: fortgeschrittenes Glykationsendprodukt; kU: kilo unit.

können AGEs ebenfalls durch verschiedene Lebensmittel aufgenommen werden. Frittierte, gegrillte, gebackene und gekochte Lebensmittel weisen dabei die höchsten AGE-Werte auf (➢ Tab. 4.3). Dementsprechend sollte im Zuge der Therapie sowohl auf eine reduzierte Aufnahme als auch auf die **Verbesserung**

der Blutglucose und der **Insulinsensitivität** geachtet werden. Auch diesbezüglich können Maßnahmen wie eine ketogene Ernährung, intermittierende Fastenphasen oder eine allgemeine Kalorienrestriktion durch ihren Einfluss auf den Glucosemetabolismus einen positiven Einfluss auf den weiteren Verlauf der FS haben. Zur weiteren Beeinflussung einer bestehenden Insulinresistenz kann zusätzlich auf eine Einnahme von Zimt, Kurkuma und Knoblauch oder eine Supplementation von Zink, Chrom, Magnesium und Omega-3-Fettsäuren geachtet werden.

LITERATURVERZEICHNIS UND WEITERFÜHRENDE LITERATUR

Akbar M, Crowe LAN, McLean M, et al. Translational targeting of inflammation and fibrosis in frozen shoulder: Molecular dissection of the T cell/IL-17A axis. Proc Natl Acad Sci U S A 2021 Sep 28; 118(39): e2102715118. https://doi.org/10.1073/pnas.2102715118.

Alghamdi A, Alyami AH, Althaqafi RMM 2nd, et al. Cytokines' Role in the Pathogenesis and Their Targeting for the Prevention of Frozen Shoulder: A Narrative Review. Cureus 2023 Mar 13; 15(3): e36070. https://doi.org/10.7759/cureus.36070.

Bilsborough Smith C, Nadesan K, Cairns M, Chester R, Lewis J. Living with frozen shoulder. 'Here are the risks. I want the injection'. An interpretative phenomenological analysis. Musculoskelet Sci Pract 2023 Jun; 65: 102755. https://doi.org/10.1016/j.msksp.2023.102755.

Bunker TD, Boyd M, Gallacher S, Auckland CR, Kitson J, Smith CD. Association between Propionibacterium acnes and frozen shoulder: a pilot study. Shoulder Elbow 2014 Oct; 6(4): 257–261. https://doi.org/10.1177/1758573214533664.

Chen X, Liu J, He B, et al. Vascular endothelial growth factor (VEGF) regulation by hypoxia inducible factor-1 alpha (HIF1A) starts and peaks during endometrial breakdown, not repair, in a mouse menstrual-like model. Hum Reprod 2015 Sep; 30(9): 2160–2170. https://doi.org/10.1093/humrep/dev156.

Cho CH, Lho YM, Hwang I, Kim DH. Role of matrix metalloproteinases 2 and 9 in the development of frozen shoulder: human data and experimental analysis in a rat contracture model. J Shoulder Elbow Surg 2019 Jul; 28(7): 1265–1272. https://doi.org/10.1016/j.jse.2018.11.072.

de la Serna D, Navarro-Ledesma S, Alayón F, López E, Pruimboom L. A Comprehensive View of Frozen Shoulder: A Mystery Syndrome. Front Med (Lausanne) 2021 May 11; 8: 663703. https://doi.org/10.3389/fmed.2021.663703.

Feusi O, Fleischmann T, Waschkies C, Pape HC, Werner CML, Tiziani S. Vitamin C as a Potential Prophylactic Measure Against Frozen Shoulder in an In Vivo Shoulder Contracture Animal Model. Am J Sports Med 2023 Jul; 51(8): 2041–2049. https://doi.org/10.1177/03635465231172192.

Itoi E, Arce G, Bain GI, et al. Shoulder Stiffness: Current Concepts and Concerns. Arthroscopy. 2016 Jul; 32(7): 1402–14. https://doi.org/10.1016/j.arthro.2016.03.024.

Karbowiak M, Holme T, Mirza M, Siddiqui N. Frozen shoulder. BMJ 2022 Apr 21; 377: e068547. https://doi.org/10.1136/bmj-2021-068547.

Kelley MJ, Shaffer MA, Kuhn JE, et al. Shoulder pain and mobility deficits: adhesive capsulitis. J Orthop Sports Phys Ther 2013 May; 43(5): A1–31. https://doi.org/10.2519/jospt.2013.0302.

Khan MI, Ashfaq F, Alsayegh AA, et al. Advanced glycation end product signaling and metabolic complications: Dietary approach. World J Diabetes 2023 Jul 15; 14(7): 995–1012. https://doi.org/10.4239/wjd.v14.i7.995.

Kraal T, Lübbers J, van den Bekerom MPJ, et al. The puzzling pathophysiology of frozen shoulders – a scoping review. J Exp Orthop 2020 Nov 18; 7(1): 91. https://doi.org/10.1186/s40634-020-00307-w.

Lubis AM, Lubis VK. Matrix metalloproteinase, tissue inhibitor of metalloproteinase and transforming growth factor-beta 1 in frozen shoulder, and their changes as response to intensive stretching and supervised neglect exercise. J Orthop Sci 2013 Jul; 18(4): 519–527. https://doi.org/10.1007/s00776-013-0387-0.

Mertens MG, Meeus M, Verborgt O, et al. Exploration of the clinical course of frozen shoulder: A longitudinal multicenter prospective study of functional impairments. Braz J Phys Ther 2023 Jul-Aug; 27(4): 100539. https://doi.org/10.1016/j.bjpt.2023.100539.

Naseem M, Khiyani MF, Nauman H, Zafar MS, Shah AH, Khalil HS. Oil pulling and importance of traditional medicine in oral health maintenance. Int J Health Sci (Qassim) 2017 Sep-Oct; 11(4) 65–70. PMID: 29085271.

Panezai J, van Dyke T. Polyunsaturated Fatty Acids and Their Immunomodulatory Actions in Periodontal Disease. Nutrients. 2023 Feb 5; 15(4): 821. https://doi.org/10.3390/nu15040821.

Peng TR, Cheng HY, Wu TW, Ng BK. Effectiveness of Oil Pulling for Improving Oral Health: A Meta-Analysis. Healthcare (Basel) 2022 Oct 11; 10(10):1991. https://doi.org/10.3390/healthcare10101991.

Poulsen MW, Hedegaard RV, Andersen JM, de Courten B, Bügel S, Nielsen J, Skibsted LH, Dragsted LO. Advanced glycation endproducts in food and their effects on health. Food Chem Toxicol. 2013 Oct;60:10–37. doi: 10.1016/j.fct.2013.06.052. Epub 2013 Jul 16. PMID: 23867544.

Seethaler B, Lehnert K, Yahiaoui-Doktor M, et al. Omega-3 polyunsaturated fatty acids improve intestinal barrier integrity-albeit to a lesser degree than short-chain fatty acids: an exploratory analysis of the randomized controlled LIBRE trial. Eur J Nutr 2023 Oct;62(7):2779–2791. https://doi.org/10.1007/s00394-023-03172-2.

Su Y, Cui W, Wei H. Influence of lactoferrin on Propionibacterium acnes-induced inflammation in vitro and in vivo.

4

Dermatol Ther 2020 Nov; 33(6): e14483. https://doi.org/10.1111/dth.14483.
Su Y, Cui W, Wei H. Influence of lactoferrin on Propionibacterium acnes-induced inflammation in vitro and in vivo. Dermatol Ther 2020 Nov; 33(6): e14483. https://doi.org/10.1111/dth.14483.
Uribarri J, del Castillo MD, de la Maza MP, et al. Dietary advanced glycation end products and their role in health and disease. Adv Nutr 2015 Jul 15; 6(4): 461–473. https://doi.org/10.3945/an.115.008433.
Uribarri J, Woodruff S, Goodman S, et al. Advanced glycation end products in foods and a practical guide to their reduction in the diet. J Am Diet Assoc 2010 Jun; 110(6): 911–916.e12. https://doi.org/10.1016/j.jada.2010.03.018.
Vermeulen HM, Schuitemaker R, Hekman KMC, van der Burg DH, Struyf F. De SNN Praktijkrichtlijn Frozen Shoulder voor fysiotherapeuten 2017. Schoudernetwerken Nederland, maart 2017. http://www.schoudernetwerk.nl/page/richtlijn-frozen-shoulder-2017 (letzter Zugriff 14.08.2024).
Willemsen LE, Koetsier MA, Balvers M, Beermann C, Stahl B, van Tol EA. Polyunsaturated fatty acids support epithelial barrier integrity and reduce IL-4 mediated permeability in vitro. Eur J Nutr 2008 Jun; 47(4): 183–191. https://doi.org/10.1007/s00394-008-0712-0.
Wong CK, Levine WN, Deo K, et al. Natural history of frozen shoulder: fact or fiction? A systematic review. Physiotherapy 2017 Mar; 103(1): 40–47. https://doi.org/10.1016/j.physio.2016.05.009.

4.4 Low Back Pain

Rückenschmerzen sind vor allem in der therapeutischen Praxis ein häufig anzutreffendes Phänomen. Neben ihrer medizinischen Bedeutung stellen sie ebenfalls eine erhebliche sozioökonomische Belastung dar. Allein im Jahr 2021 waren Rückenleiden und andere Muskel-Skelett-Erkrankungen laut DAK-Report mit 23,2 % der häufigste Grund für krankheitsbedingte Fehltage (Schumann et al. 2022). Die Prävalenz von Rückenschmerzen liegt bei etwa 30 %, obwohl bis zu 80 % aller Menschen in Deutschland angeben, mindestens einmal in ihrem Leben irgendeine Form von Rückenschmerzen gehabt zu haben. Daneben sind sie weltweit die häufigste Ursache für Behinderung. Etwa 90 % der Rückenschmerzen gelten als unspezifisch, also ohne eine klar erkennbare Ursache. Hier ist meist ein komplexes Zusammenspiel aus psychischen, sozialen und biophysikalischen Faktoren verantwortlich. Von den 10 % spezifischen Rückenschmerzen machen diskogene Pathologien zwischen 26 und 42 % aus.

4.4.1 Pathophysiologie

Bei der Pathogenese von Rückenschmerzen muss relativ klar zwischen spezifischen und unspezifischen Rückenschmerzen unterschieden werden. Noch zielführender wäre die Unterscheidung in strukturelle, degenerative Komponenten und Schmerz als alleinstehendes Phänomen. Auch bei spezifischen Rückenschmerzen, bei denen ein struktureller Auslöser gefunden werden konnte, gibt es häufig keine eindeutige Korrelation zu Schmerzentstehung und Schmerzstärke. Untersuchungen mit asymptomatischen Menschen zeigen immer wieder das Vorhandensein von degenerativen Veränderungen der Wirbelsäule bis hin zum Bandscheibenvorfall (➤ Tab. 4.4; Brinjikji et al. 2015). Dementsprechend kann eine solche strukturelle Komponente eine wichtige Ursache bei der Entstehung von Rückenschmerzen sein, aber genauso einen unbedeutenden Zufallsbefund darstellen. Im Folgenden werden daher bekannte pathophysiologische Mechanismen beschrieben, die zu strukturellen Veränderungen führen. Mechanismen, die Schmerzentstehung, Schmerzstärke und vor allem Chronifizierung beeinflussen, wurden bereits ausführlich in ➤ Kapitel 3.9 vorgestellt.

Spezifische Rückenschmerzen

Ursachen für spezifische Rückenschmerzen sind multifaktoriell und umfassen unter anderem Pathologien wie die Spinalkanalstenose, die Skoliose, die Arthrose der Facettengelenke oder die Spondylolisthesis. **Diskogene Rückenschmerzen,** die speziell durch eine Degeneration der Bandscheiben entstehen, zählen allerdings weltweit zu den häufigsten Ursachen, weswegen sie an dieser Stelle im Fokus stehen sollen. Alterung, Adipositas, mechanische Belastungen, unzureichende Ernährung, Raucherstatus, ineffektive Beseitigung von Mikroorganismen und das metabolische Syndrom zählen zu den wichtigsten Risikofaktoren für die Entwicklung eines Bandscheibenvorfalls. Die Auflistung zeigt, dass die gängige Betrachtungs-

Tab. 4.4 Altersspezifische Prävalenzschätzungen von degenerativen Wirbelsäulenbefunden bei **asymptomatischen** Patienten

Bildgebender Befund	Alter (Jahre)						
	20	30	40	50	60	70	80
Bandscheibendegeneration	37 %	52 %	68 %	80 %	88 %	93 %	96 %
Bandscheibensignalverlust	17 %	33 %	54 %	73 %	86 %	94 %	97 %
Bandscheibenhöhenverlust	24 %	34 %	45 %	56 %	67 %	76 %	84 %
Bandscheibenvorwölbung	30 %	40 %	50 %	60 %	69 %	77 %	84 %
Bandscheibenvorfall	29 %	31 %	33 %	36 %	38 %	40 %	43 %
Riss im Anulus fibrosus	19 %	20 %	22 %	23 %	25 %	27 %	29 %
Degeneration der Facettengelenke	4 %	9 %	18 %	32 %	50 %	69 %	83 %
Spondylolisthesis	3 %	5 %	8 %	14 %	23 %	35 %	50 %

(nach Brinjikji et al. 2015)

weise eines rein mechanischen Problems zu kurz greift und vor allem bestimmte Lebensstilfaktoren die Entstehung einer solchen Pathologie maßgeblich mitbestimmen. Daneben ist bekannt, dass es bei zahlreichen Menschen nach im Mittel 3–12 Monaten zu einer Spontanresorption kommen kann, die ebenfalls nicht durch biomechanische Mechanismen erklärt werden können.

Die Pathophysiologie hinter einer Bandscheibendegeneration umfasst dementsprechend eine Vielzahl von biochemischen und biomechanischen Prozessen, darunter Entzündungen, zelluläre Ermüdung und Veränderungen des ECM-Umsatzes (➤ Abb. 4.2). Die Degeneration beginnt oftmals mit einem zum Teil altersbedingten Rückgang spezifischer Zellen des Nucleus pulposus, die normalerweise für die Hochregulierung der Matrixsynthesewege und die Herunterregulierung der abbauenden Proteasen zuständig sind. Dieser Prozess der **zellulären Ermüdung** geht außerdem mit dem Verlust von Proteoglykanen und Glykosaminoglykanen einher, die den Nucleus pulposus von einem elastischen, hydratisierten Zustand in einen eher faserigen Zustand überführen. In diesem Kontext scheint abermals der Transkriptionsfaktor HIF-1a eine wesentliche Rolle zu spielen. Es hat sich zwar gezeigt, dass eine hypoxische Umgebung eine entscheidende Rolle bei der Aufrechterhaltung der physiologischen Funktionen der Bandscheiben spielt, einschließlich des Zellstoffwechsels und der Matrixsynthese, im Gewebe von degenerativ veränderten Bandscheiben findet sich allerdings ein erhöhter hypoxischer Zustand und dadurch bedingt eine ver-

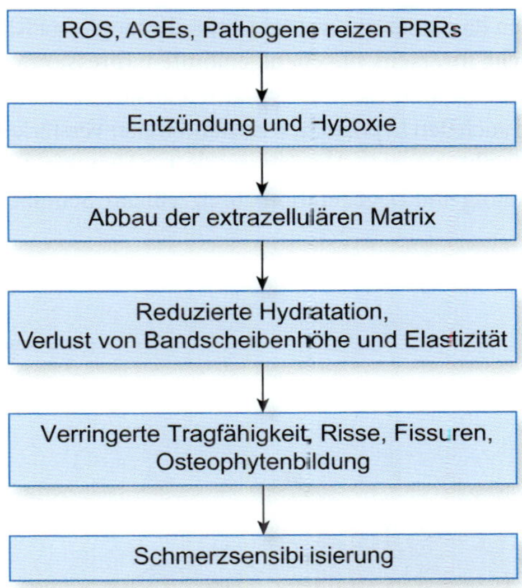

Abb. 4.2 Prozess der Bandscheibendegeneration. AGEs: fortgeschrittene Glykationsendprodukte; ROS: reaktive Sauerstoffspezies; PPRs: Mustererkennungsrezeptoren. [L231 / P1514 / P1515]

mehrte Anwesenheit von HIF-1a. Dies bekräftigt die Hypothese, dass dieser einen entscheidenden Anteil an der Pathophysiologie einer Bandscheibendegeneration zu haben scheint. Untersuchungen deuten zunehmend darauf hin, dass eine komplexe und enge Beziehung zwischen Hypoxie, HIF-1a, Entzündung und einer Neoangiogenese besteht (Li et al. 2021; Wu et al. 2010). Daneben stimulieren HIF-1a sowie die vermehrte Expression von Zytokinen wie TNF-alpha und Il-1-beta die Expression von Matrix-Metalloproteinasen, die einen negativen Einfluss auf das ECM-Gleichgewicht haben.

Neben einem verstärkt hypoxischen Zustand, welcher eventuell bereits durch einen chronischen Bewegungsmangel induziert wurde, tragen weitere Faktoren zu diesem Prozess bei. **Pathogene** wie das *Proprionibacterium acnes* oder *Porphyromonas gingivalis* konnten beide in degeneriertem Bandscheibengewebe festgestellt werden. Die beiden anaeroben Bakterienarten finden in dem hypoxischen Gewebe beste Bedingungen, um sich vermehren zu können. Und auch die durch HIF-1a und den VEGF induzierte Neoangiogenese verstärkt einen möglichen Zugangsweg der beiden Pathogene in diskogene Strukturen. Daneben sorgt auch die Anhäufung von AGEs und freien Radikalen zur weiteren Stimulierung von PRRs, welche ihrerseits die eben genannte Expression von proinflammatorischen Zytokinen auslösen können und auch den hypoxischen Zustand weiter verstärken. So ergibt sich eine Abwärtsspirale aus Hypoxie, Entzündung und Degeneration durch zelluläre Seneszenz und vermehrte Apoptose. Dem Abbau der extrazellulären Matrix folgt eine reduzierte Hydratation, der Verlust von Bandscheibenhöhe und Elastizität sowie eine verringerte Tragfähigkeit, die ihrerseits zu Rissen, Fissuren oder Osteophytenbildung führt.

Der entzündliche Prozess, die zunehmende Gewebehypoxie und die Anhäufung von Lactat sorgen zusätzlich für eine vermehrte Schmerzsensibilisierung.

Der beschriebene Pathomechanismus liefert einen möglichen Erklärungsansatz für die verstärkt auftretende Komorbidität von Rückenschmerzpatientinnen und -patienten mit Erkrankungen wie Adipositas oder Diabetes mellitus. Beide fördern den Zustand einer chronisch-niedriggradigen Entzündung und nehmen so einen negativen Einfluss auf das Stoffwechselmilieu von Bandscheibengewebe. Daher empfehlen sich auch bei Bandscheibenschäden therapeutische Strategien, die darauf abzielen, einer dysregulierten proinflammatorischen Zytokinproduktion entgegenzuwirken. Ebenso zeigt sich immer mehr, dass durchlässige Barrieren im Mund oder Darmbereich die vermehrte Translokation von Pathobionten in diskogene Strukturen ermöglichen (➤ Abb. 4.3).

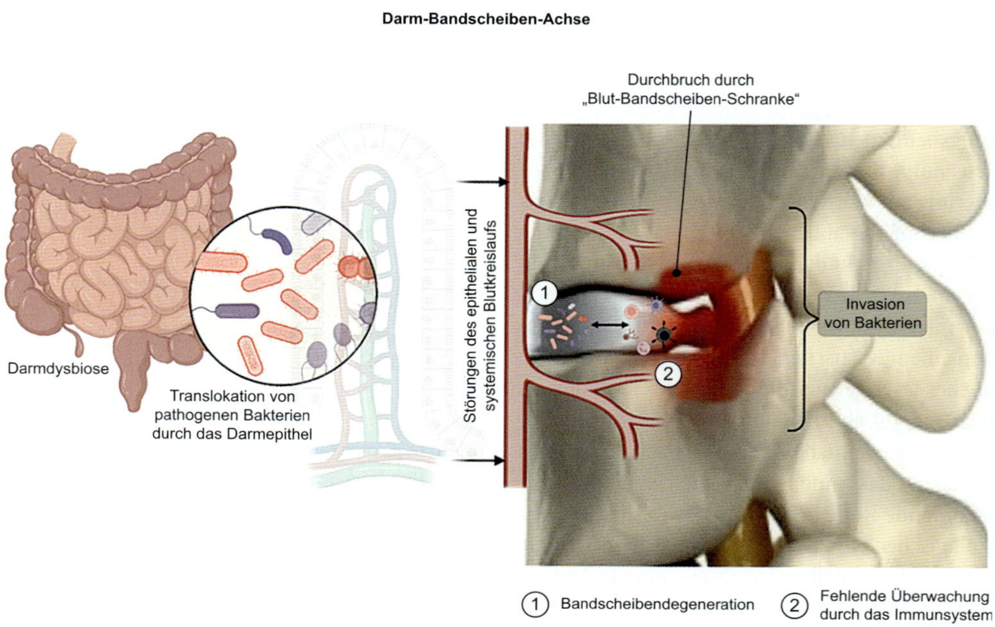

Abb. 4.3 Prozess der Translokation von Pathogenen in diskogene Strukturen. [L231 / H550-001]

Unspezifische Rückenschmerzen

Bei 90 % der Rückenschmerzgeplagten kann keine eindeutig zuordenbare strukturelle Ursache gefunden werden, was eine gezielte Therapie und damit die Prognose der Erkrankung erschwert. Wie in ➤ Kapitel 3.9 ausführlich beschrieben, ist die Empfindung „Schmerz" von vielen verschiedenen Einflussfaktoren abhängig. Da es sich beim unspezifischen Rückenschmerz um keine nachweisbare strukturelle Problematik handelt, ist das Vorliegen eines nozizeptiven Schmerzes unwahrscheinlich, aber nicht unmöglich. Wie dargestellt, haben auch andere Faktoren das Potenzial zur Reizung von Nozizeptoren und damit zur Beeinflussung der Schmerzwahrnehmung. Zu diesen Faktoren zählen neben den klassischen mechanischen, chemischen und thermischen Reizen auch pH-Wert-Änderungen, die Anwesenheit von Zytokinen oder anderen Immunzellen, aber auch bestimmte Ernährungsfaktoren. Dazu gehören die bereits genannten AGEs, Harnsäure, oxidierte Linolsäuremetaboliten, Antinutrienten oder freie Fettsäuren. Dementsprechend zeigen Studien auch beim unspezifischen Rückenschmerz einen deutlichen Zusammenhang zur Adipositas auf (Jha et al. 2023; Roberts et al. 2022). Wurde früher Übergewicht vor allem aufgrund der erhöhten mechanischen Belastung der Bandscheiben- und Gelenkstrukturen als Auslöser für Degeneration und Schmerzen vermutet, so ist heute klar, dass insbesondere **metabolische und immunologische Effekte des Fettgewebes** die wesentliche Rolle spielen. Eine Reduktion des Körpergewichtes steht demnach in einem direkten Zusammenhang mit einer verminderten Schmerzwahrnehmung. Zunehmend zeigt sich aber auch beim unspezifischen Rückenschmerz, dass der Darm und das Darmmikrobiom auf die vermehrte Präsenz von Zytokinen, Immunzellen und Entzündungsmediatoren einen bedeutenden Einfluss haben. Bereits vor der sichtbaren und nachweisbaren Degeneration der Bandscheibenstrukturen kann eine bakterielle Translokation aus dem Darmlumen hierfür verantwortlich sein. Ein chronisch-entzündlicher Prozess mit zunehmender peripherer und/oder zentraler Sensibilisierung ist häufig die Folge.

Neben metabolischen und immunologischen Einflüssen spielen selbstverständlich ebenso myofasziale Einflussfaktoren bei der Pathogenese von Rückenschmerzen eine bedeutende Rolle. Der zugrunde liegende Wirkmechanismus ist hier allerdings bis heute nicht klar. Wahrscheinlich ist auch hier eine durch Minder- oder Fehlbelastung ausgelöste metabolische Veränderung mit nachgeschalteten Sensibilisierungsprozessen eine der wesentlichen Grundlagen.

Die Tatsache, dass 85 % der chronischen Schmerzpatientinnen und -patienten von einer Depression betroffen sind, zeigt eindrucksvoll, dass auch **zentralneurologische Prozesse** bei der Schmerzentstehung und -chronifizierung eine bedeutende Rolle spielen. Veränderungen im Neurotransmitterhaushalt sowie strukturelle Veränderungen wie eine zunehmende Hippocampusatrophie konnten damit eindeutig in Verbindung gebracht werden. Hier scheint unter anderem der Nervenwachstumsfaktor BDNF sowohl bei der Vermittlung des Übergangs von akuten zu chronischen Schmerzen eine zentrale Rolle zu spielen als auch für die hippocampalen Veränderungen verantwortlich zu sein.

Zusammenfassend lässt sich festhalten, dass sowohl beim Rückenschmerz als auch bei den meisten anderen schmerzdominierten Erkrankungen eine klare Trennung zwischen strukturellen Faktoren und der Schmerzwahrnehmung erfolgen muss, die sich auch in der Therapie niederschlagen sollte. Gerade beim Rückenschmerz scheinen die degenerativen, strukturellen Prozesse in den meisten Fällen eher Folge als Auslöser der Schmerzsymptomatik zu sein. Denn sowohl dem spezifischen als auch dem unspezifischen Rückenschmerz ist gemeinsam, dass eine immunologisch-entzündliche Schmerzsensibilisierung eine wesentliche Grundlage darstellt und diese das primäre Therapieziel sein sollte.

4.4.2 Ernährungsempfehlungen

Der Pathophysiologie folgend sollten Ernährungsempfehlungen die verschiedenen Aspekte in der Entwicklung von unspezifischen und spezifischen Rückenschmerzen berücksichtigen. Der zytokinvermittelte Entzündungsprozess stellt hierbei den wichtigsten Punkt dar.

Neben einer gezielten **antientzündlichen Ernährung,** die reich an n3-reichem Fisch oder Algen ist, einen hohen Anteil an sekundären Pflanzenstoffen enthält und durch immunmodulatorische und antioxidative Nährstoffe wie Curcumin, Vitamin D, Vitamin B_{12} und Vitamin C ergänzt wird, sollte vor allem auf Lebensmittel verzichtet werden, die als Auslöser oder Unterstützer von Entzündungsprozessen dienen.

Vor allem der vermehrte Konsum von n6-reichen **ultraprozessierten Nahrungsmitteln sollte weitestgehend vermieden werden.** Ebenso ist darauf zu achten, linolsäurereiche Pflanzenfette oder -öle, wie Sonnenblumenöl oder Margarine, durch Fette mit einem geringeren Anteil dieser Fettsäure zu ersetzen. Als Alternative empfehlen sich vor allem Olivenöl, Kokosöl, Ghee oder in geringem Maße Raps- oder Leinöl.

Da ein **ketogener Status,** wie bereits mehrfach dargestellt, einen deutlich positiven Einfluss auf das Entzündungsgeschehen hat, empfehlen sich auch hier Ernährungsinterventionen, die diesen fördern. Eine ketogene Diät oder Fastenphasen spielen hier die zentrale Rolle. Ebenso kann dieser Prozess über die Zufuhr von MCT-Fetten (mittelkettige Triglyceride) in Form von Kokosöl oder speziellen MCT-Ölen unterstützt werden. Ein weiterer positiver Effekt eines ketogenen Status ist dessen Einfluss auf zentral-neurologische Prozesse. Untersuchungen zeigen, dass es hierbei zu einer vermehrten Expression des Nervenwachstumsfaktors BDNF kommt, der wie beschrieben eine zentrale Rolle bei der Entwicklung chronischer Schmerzen zu spielen scheint. Eine vermehrte Produktion von BDNF moduliert dabei nicht nur periphere Signalübertragungen an Synapsen, sondern stimuliert vor allem eine hippocampale Neuroneogenese. Dieser Effekt vergrößert sich außerdem durch eine parallel stattfindende Bewegungstherapie (Ezzati et al. 2019; Merighi et al. 2008; Mokhtari et al. 2019; Sikandar et al. 2018).

Um den Einfluss von Antinährstoffen auf die Schmerzsensibilisierung zu überprüfen, kann ebenfalls eine **Eliminationsdiät** durchgeführt werden, in welcher vor allem gängige proinflammatorische Lebensmittelbestandteile wie Gluten oder Lektine für einen gewissen Zeitraum eliminiert und anschließend schrittweise wieder eingeführt werden (siehe Anhang).

Neben der Vermeidung von schädlichen Nahrungsmitteleinflüssen sollte auch die **Barriereintegrität** von Mund und Darm berücksichtigt werden. Immer mehr stellt sich auch bei zahlreichen klassisch orthopädischen Erkrankungen der enorme Einfluss von Pathogenen heraus. Hier kann man sich an den Empfehlungen aus ➤ Kapitel 3.6 orientieren. Neben der bereits genannten Elimination bestimmter Lebensmittel sollte eine geschädigte Darmbarriere über L-Glutamin und Vitamin D regeneriert werden und anschließend über den Konsum von Prä- und Probiotika das Mikrobiom aufgebaut werden.

Daneben können bestimmte Nährstoffe als Supplemente eingesetzt werden, um die Schmerzwahrnehmung und -modulation selber positiv zu beeinflussen (➤ Tab. 4.5). Wie in ➤ Kapitel 3.9 erläutert, kommt dem Mineral **Magnesium** bei diesem Thema eine besondere Rolle zu. Da der Prozess der zentralen Sensibilisierung maßgeblich durch glutamaterge Vorgänge an den NMDA-Rezeptoren beeinflusst wird, kann eine gezielte Zufuhr von Magnesium einen hemmenden Einfluss haben und die Sensibilisierung abschwächen. Hierfür sind tägliche Dosierungen von 500–1.000 g von Nöten, die optimalerweise auf mehrere Einzeldosen über den Tag verteilt aufgenommen werden sollten. Da es Magnesium in unterschiedlichen Bindungsformen gibt, empfiehlt sich vor allem bei höherer Dosierung die Nutzung von Magnesiumglycinat. Dieses hat eine hohe Bioverfügbarkeit und führt seltener zu Nebenwirkungen wie Durchfällen. Bei Dosierungen in dieser Höhe sollte insbesondere bei Herzpatientinnen und -patienten eine Supplementation in Rücksprache mit der behandelnden Ärztin/dem behandelnden Arzt erfolgen.

Palmitoylethanolamid (PEA) ist ein Abkömmling der gesättigten Fettsäure Palmitinsäure, die natürlicherweise im Körper produziert wird, insbesondere

Tab. 4.5 Empfohlene Nahrungsergänzung

Lebensmittel/Nährstoff	Vorgeschlagene Dosierung
Omega-3-Fettsäuren (EPA/DHA)	1–5 g/Tag
Vitamin D	4.000–5.000 IE/Tag
Vitamin C	500 mg/Tag
Curcumin	150–500 mg/Tag
Vitamin B_{12}	4–6 µg/Tag
Magnesium	500–1.000 mg/Tag
PEA	300–1.200 mg/Tag
MCT-Fette	1 g/Tag

DHA: Decosahexaensäure; EPA: Eicosapentaensäure; IE: Internationale Einheit; PEA: Palmitoylethanolamid.

4

in Zellen des Immun- und Nervensystems. Aufgrund seiner endocannabinoidähnlichen Wirkung spielt es eine Rolle bei der Regulierung von Entzündungsreaktionen und Schmerzempfindungen. PEA wurde 1993 von der italienischen Nobelpreisträgerin Rita Levi-Montalcini entdeckt und ist seitdem zunehmend in den Fokus der Wissenschaft gerückt. Inzwischen wird PEA regelmäßig als diätetisches Lebensmittel zur Beeinflussung von Schmerzen und Entzündungen empfohlen. Insbesondere bei Krankheits- oder Schmerzprozessen, die auf einer Neuroinflammation beruhen, wie vor allem neuropathische Schmerzen. Ein wesentlicher Mechanismus ist die hemmende Wirkung auf Makrophagen und Mikroglia, die bei der Neuroinflammation und vermutlich auch bei den meisten neuropathischen Schmerzformen eine wichtige Rolle spielen. Dementsprechend kann eine zusätzliche Supplementierung von PEA im Rahmen von chronifizierten, neuropathischen oder noziplastischen Rückenschmerzen eine sinnvolle Ergänzung darstellen.

LITERATURVERZEICHNIS UND WEITERFÜHRENDE LITERATUR

Adams MA, Lama P, Zehra U, Dolan P. Why do some intervertebral discs degenerate, when others (in the same spine) do not? Clin Anat 2015 Mar; 28(2): 195–204. https://doi.org/10.1002/ca.22404.

Artukoglu BB, Beyer C, Zuloff-Shani A, Brener E, Bloch MH. Efficacy of Palmitoylethanolamide for Pain: A Meta-Analysis. Pain Physician 2017 Jul; 20(5): 353–362. PMID: 28727699.

Ärztliches Zentrum für Qualität in der Medizin (ÄZQ). Nationale Versorgungsleitlinie (NVL) Nicht-spezifischer Kreuzschmerz. 2. Auflage; 2017. https://www.leitlinien.de/themen/kreuzschmerz/2-auflage (letzter Zugriff 15.08.2024).

Brinjikji W, Luetmer PH, Comstock B, et al. (2015). Systematic literature review of imaging features of spinal degeneration in asymptomatic populations. AJNR Am J Neuroradiol 2015; 36(4): 811–816. https://doi.org/10.3174/ajnr.A4173.

Clayton P, Hill M, Bogoda N, Subah S, Venkatesh R. Palmitoylethanolamide: A Natural Compound for Health Management. Int J Mol Sci 2021 May 18; 22(10): 5305. https://doi.org/10.3390/ijms22105305.

Dekker Nitert M, Mousa A, Barrett HL, Naderpoor N, de Courten B. Altered Gut Microbiota Composition Is Associated With Back Pain in Overweight and Obese Individuals. Front Endocrinol (Lausanne) 2020 Sep 2; 11: 605. https://doi.org/10.3389/fendo.2020.00605.

Di Lucente J, Persico G, Zhou Z, et al. Ketogenic diet and BHB rescue the fall of long-term potentiation in an Alzheimer's mouse model and stimulates synaptic plasticity pathway enzymes. Commun Biol 2024 Feb 16; 7(1): 195. https://doi.org/10.1038/s42003-024-05860-z.

DiSilvestro RA, Joseph E, Starkoff BE, Devor ST. Magnesium Glycinate Supplementation in Bariatric Surgery Patients and Physically Fit Young Adults. The FASEB Journal 2013; 27: lb291–lb291. https://doi.org/10.1096/fasebj.27.1_supplement.lb291.

Elma Ö, Yilmaz ST, Deliens T, et al. Nutritional factors in chronic musculoskeletal pain: unravelling the underlying mechanisms. Br J Anaesth 2020 Aug; 125(2): e231-e233. https://doi.org/10.1016/j.bja.2020.03.024.

Ezzati A, Zammit AR, Lipton ML, Lipton RB. The relationship between hippocampal volume, chronic pain, and depressive symptoms in older adults. Psychiatry Res Neuroimaging 2019 Jul 30; 289: 10–12. https://doi.org/10.1016/j.pscychresns.2019.05.003.

Guzmán J, Esmail R, Karjalainen K, Malmivaara A, Irvin E, Bombardier C. Multidisciplinary rehabilitation for chronic low back pain: systematic review. BMJ 2001 Jun 23; 322(7301): 1511–1516. https://doi.org/10.1136/bmj.322.7301.1511.

Hashem LE, Roffey DM, Alfasi AM, et al. Untersuchung der Zusammenhänge zwischen Fettleibigkeit, Bewegungsmangel, Entzündungen und Kreuzschmerzen. Spine (Phila Pa 1976) 2018 Sep 1; 43(17): 1218–1224. https://doi.org/10.1097/BRS.0000000000002582.

Hughes SP, Freemont AJ, Hukins DW, McGregor AH, Roberts S. The pathogenesis of degeneration of the intervertebral disc and emerging therapies in the management of back pain. J Bone Joint Surg Br 2012 Oct; 94(10): 1298–1304. https://doi.org/10.1302/0301-620X.94B10.28986.

Jarvik JG, Gold LS, Comstock BA, et al. Association of early imaging for back pain with clinical outcomes in older adults. JAMA 2015 Mar 17; 313(11): 1143–1153. https://doi.org/10.1001/jama.2015.1871. Erratum in: JAMA 2015 May 5; 313(17): 1758.

Jha R, Bernstock JD, Chalif JI, et al. Updates on Pathophysiology of Discogenic Back Pain. J Clin Med 2023; 12: 6907. https://doi.org/10.3390/jcm12216907.

Kackley ML, Buga A, Crabtree CD, et al. Influence of Nutritional Ketosis Achieved through Various Methods on Plasma Concentrations of Brain Derived Neurotropic Factor. Brain Sci 2022 Aug 27; 12(9): 1143. https://doi.org/10.3390/brainsci12091143.

Khorami AK, Oliveira CB, Maher CG, et al. Recommendations for Diagnosis and Treatment of Lumbosacral Radicular Pain: A Systematic Review of Clinical Practice Guidelines. J Clin Med 2021; 10: 2482. https://doi.org/10.3390/jcm10112482.

Knezevic NN, Candido KD, Vlaeyen JWS, Van Zundert J, Cohen SP. Low back pain. Lancet. 2021 Jul 3; 398(10294): 78–92. https://doi.org/10.1016/S0140-6736(21)00733-9.

Lang-Illievich K, Klivinyi C, Lasser C, Brenna CTA, Szilagyi IS, Bornemann-Cimenti H. Palmitoylethanolamide in the Treatment of Chronic Pain: A Systematic Review and

Meta-Analysis of Double-Blind Randomized Controlled Trials. Nutrients 2023 Mar 10; 15(6): 1350. https://doi.org/10.3390/nu15061350.
Li Y, Liu S, Pan D, et al. The potential role and trend of HIF-1α in intervertebral disc degeneration: Friend or foe? (Review). Mol Med Rep 2021 Apr; 23(4): 239. https://doi.org/10.3892/mmr.2021.11878.
Li W, Lai K, Chopra N, Zheng Z, Das A, Diwan AD. Gut-disc axis: A cause of intervertebral disc degeneration and low back pain? Eur Spine J 2022 Apr; 31(4): 917–925. https://doi.org/10.1007/s00586-022-07152-8.
Merighi A, Salio C, Ghirri A, et al. BDNF as a pain modulator. Prog Neurobiol 2008 Jul; 85(3): 297–317. https://doi.org/10.1016/j.pneurobio.2008.04.004.
Mokhtari T, Tu Y, Hu L. Involvement of the hippocampus in chronic pain and depression. Brain Science Advances 2019; 5(4): 288–298. https://doi.org/10.26599/BSA.2019.9050025.
Morel V, Pickering M-E, Goubayon J, Djobo M, Macian N, Pickering G. Magnesium for Pain Treatment in 2021? State of the Art. Nutrients 2021; 13: 1397. https://doi.org/10.3390/nu13051397.
Norgren J, Sindi S, Sandebring-Matton A, et al. Ketosis After Intake of Coconut Oil and Caprylic Acid-With and Without Glucose: A Cross-Over Study in Healthy Older Adults. Front Nutr 2020 Apr 15; 7: 40. https://doi.org/10.3389/fnut.2020.00040.
Orlando A, Chimienti G, Notarnicola M, Russo F. The Ketogenic Diet Improves Gut–Brain Axis in a Rat Model of Irritable Bowel Syndrome: Impact on 5-HT and BDNF Systems. Int J Mol Sci 2022; 23: 1098. https://doi.org/10.3390/ijms23031098.
Pasdar Y, Hamzeh B, Karimi S, et al. Major dietary patterns in relation to chronic low back pain; a cross-sectional study from RaNCD cohort. Nutr J 2022 May 12; 21(1):28. https://doi.org/10.1186/s12937-022-00780-2.
Peng B, Hao J, Hou S, et al. Possible pathogenesis of painful intervertebral disc degeneration. Spine (Phila Pa 1976) 2006 Mar 1; 31(5): 560–566. https://doi.org/10.1097/01.brs.0000201324.45537.46.
Pfingsten M, Hildebrandt J, Leibing E, Franz C, Saur P. Effectiveness of a multimodal treatment program for chronic low-back pain. Pain 1997 Oct; 73(1): 77–85. https://doi.org/10.1016/s0304-3959(97)00083-3.
Ratna HVK, Jeyaraman M, Yadav S, Jeyaraman N, Nallakumarasamy A. Is Dysbiotic Gut the Cause of Low Back Pain? Cureus 2023 Jul 26; 15(7): e42496. https://doi.org/10.7759/cureus.42496.
Roberts KE, Beckenkamp PR, Ferreira ML, et al. Positive lifestyle behaviours and emotional health factors are associated with low back pain resilience. Eur Spine J 2022 Dec; 31(12): 3616–3626. https://doi.org/10.1007/s00586-022-07404-7.
Sikandar S, Minett MS, Millet Q, et al. Brain-derived neurotrophic factor derived from sensory neurons plays a critical role in chronic pain. Brain 2018 Apr 1; 141(4): 1028–1039. https://doi.org/10.1093/brain/awy009.
Schumann M, Marschall J, Hildebrandt S, Nolting H. Gesundheitsreport 2022: Analyse der Arbeitsunfähigkeitsdaten. Risiko Psyche: Wie Depressionen, Ängste und Stress das Herz belasten. Hg. von A Storm. Beiträge zur Gesundheitsökonomie und Versorgungsforschung. Band 39; 2022. https://www.dak.de/dak/download/report-2548214.pdf (letzter Zugriff 10.10.2024).
Tatta J, Nijs J, Elma Ö, Malfliet A, Magnusson D. The Critical Role of Nutrition Care to Improve Pain Management: A Global Call to Action for Physical Therapist Practice. Phys Ther 2022 Apr 1; 102(4): pzab296. https://doi.org/10.1093/ptj/pzab296.
Tonosu J, Oka H, Higashikawa A, Okazaki H, Tanaka S, Matsudaira K. The associations between magnetic resonance imaging findings and low back pain: A 10-year longitudinal analysis. PLoS One 2017 Nov 15; 12(11): e0188057. https://doi.org/10.1371/journal.pone.0188057.
Wu WP, Jiang JM, Qu DB, Wei QZ, Jiang H. [Expression of hypoxia-inducible factor-1alpha and matrix metalloproteinase-2 in degenerative lumbar intervertebral disc]. Nan Fang Yi Ke Da Xue Xue Bao 2010 May; 30(5): 1152–1155. PMID: 20501419.
Zhou S, Zhu G, Xu Y, et al. Mendelian Randomization Study on the Putative Causal Effects of Omega-3 Fatty Acids on Low Back Pain. Front Nutr 2022 Feb 14; 9: 819635. https://doi.org/10.3389/fnut.2022.819635.
Zick SM, Murphy SL, Colacino J. Association of chronic spinal pain with diet quality. Pain Rep 2020 Aug 11; 5(5): e837. https://doi.org/10.1097/PR9.0000000000000837.

4.5 Herz-Kreislauf-System

Herz-Kreislauf-Erkrankungen (CVD) zählen zu den häufigsten Todesursachen weltweit. Allein in Deutschland verstarben im Jahr 2021 über 340.000 Menschen daran. Daneben verursachen sie jährliche Gesundheitskosten von über 56 Milliarden Euro und damit mehr als jede andere Erkrankung. Nach WHO-Angaben stellen Bluthochdruck, hoher Blutzucker, Übergewicht und Hypercholesterinämie vier der zehn größten Risikofaktoren für die weltweite Gesamtmortalität dar.

Ein gesunder Lebensstil kann daher nicht nur maßgeblich dazu beitragen, eine Erkrankung zu verhindern, sondern auch bei bereits Erkrankten das Sterblichkeitsrisiko deutlich zu minimieren. Neben regelmäßiger Bewegung spielt insbesondere die Ernährung eine zentrale Rolle. Fehlernährung führt zu Übergewicht und einem metabolischen Syndrom und kann dadurch als eigenständiger, vermeidbarer Risikofaktor angesehen werden. Ein Verlust der metabolischen Flexibilität, oxidativer Stress, chronisch-niedriggradige Entzündungen oder ein Nährstoffmangel können hierbei ursächlich sein.

4.5.1 Pathophysiologie

Herzmetabolismus

Um seine mechanische Funktion ein Leben lang aufrechterhalten zu können, ist das Herz auf eine kontinuierliche, hohe Energiezufuhr angewiesen. Die Menge an ATP, die das menschliche Herz dabei täglich verbraucht, beträgt mehr als das 15-fache seines Eigengewichts. Um diese enormen Mengen an Energie zu produzieren, ist das Herz vor allem auf die **oxidative Phosphorylierung** verschiedener Substrate angewiesen. Dazu zählen Kohlenhydrate, Fettsäuren, Ketonkörper, Lactat und selbst Aminosäuren. Aus diesem Grund besitzt das Herz eine hohe mitochondriale Dichte, so dass diese bis zu 30 % des Volumens eines Herzmuskels ausmachen können. Das gesunde Herz bezieht den Hauptteil seiner Energie dabei aus Fettsäuren und nur zu etwa 30 % aus Glucose und Lactat. Diese Flexibilität in der Auswahl der zahlreichen Substrate ermöglicht es einem gesunden Herz, seinen energetischen Stoffwechsel an die verschiedensten Belastungen anzupassen.

Die Fähigkeit zur Glucoseaufnahme und -verwertung im Herzen ist bei einem Erwachsenen in hohem Maße insulinabhängig. Stoffwechselveränderungen wie bei einem metabolischen Syndrom können allerdings auch am Herzen einen Zustand der Insulinresistenz fördern.

Langfristig ist diese begleitet durch die vermehrte Exprimierung der insulinunabhängigen GLUT1-Transporter, was die Fähigkeit, Glucose aufzunehmen erhöht, die Fettsäureoxidation allerdings verringert. Das verstärkt die Abhängigkeit von Glucose als primärem Energiesubstrat und verringert die metabolische Flexibilität des Herzens. Daneben verlagert sich der Glucosestoffwechsel zunehmend in Richtung der weniger ergiebigen Glykolyse.

Das kann bei starker Ausprägung dazu führen, dass das Herz bei erhöhter Arbeitsbelastung durch körperliche Aktivität, chronischen Stress oder auch ischämische Bedingungen und den daraus resultierenden erhöhten Glucosebedarf die Energieversorgung und Funktion nicht aufrechterhalten kann.

Daher kann eine gestörte Insulinsignalisierung, mit einer sich daraus ergebenen verminderten Fettsäureoxidation, zu schwerwiegenden Einschränkungen der Substratoxidation führen und den Zustand einer Herzinsuffizienz begünstigen. Dementsprechend zeigen Untersuchungen, dass bereits ein Anstieg des Langzeitblutzuckerwerts HbA1c um 1 % das Risiko, an einer Herzinsuffizienz zu erkranken, um 15 % steigert. Da für diese Erkrankung eine 5-Jahres-Überlebensrate von gerade einmal 50 % besteht, ist eine Umkehr dieser metabolischen Anpassungen ein zentrales Ziel.

Der beeinträchtigte Energiestoffwechsel führt bei einer Herzinsuffizienz zu einer um bis zu 40 % verringerten ATP-Produktion.

Da die Fettsäureoxidation eine zentrale Rolle bei der Energiebereitstellung des Herzens spielt, erscheint es sinnvoll, diese bei Patientinnen und Patienten mit Herzinsuffizienz zu normalisieren. Das Hauptziel der **Modulation des Herzstoffwechsels** zu therapeutischen Zwecken sollte insgesamt allerdings nicht darin bestehen, die Substratverwertung einseitig zu verlagern, sondern vielmehr darin, die metabolische Flexibilität des Herzens zu verbessern. Eine Therapie sollte darauf abzielen, die Insulinempfindlichkeit zu verbessern und die mitochondriale Funktion zu erhalten, um den enormen Energiebedarf des Herzens zu decken. Eine zentrale Rolle kann daher auch eine ketogene Ernährungsweise spielen.

Der Anteil an Ketonkörpern zur Deckung des Energiebedarfs spielt im gesunden Herzen nur eine untergeordnete Rolle und liegt meist deutlich unter 10 %. Dennoch kann die myokardiale Oxidation von Ketonen bei einer erhöhten Konzentration im Blut deutlich ansteigen. Untersuchungen konnten zeigen, dass die adaptive Nutzung von Ketonkörpern als alternatives Substrat bei Herzinsuffizienz-Patientinnen und Patienten erhöht ist (Kodur et al. 2023). Dementsprechend zeigen Studien einen deutlich positiven Einfluss einer ketogenen Ernährungsweise auf die Funktion eines insuffizienten Herzens aufgrund einer verbesserten metabolischen Flexibilität und der damit einhergehenden vergrößerten Energieausbeute (Karwi et al. 2018; Kodur et al. 2023; Nasser et al. 2020; Yurista et al. 2021).

Gefäßgesundheit

Die arteriosklerotische Veränderung von Gefäßen stellt einen der initialen Faktoren in der Genese von Erkrankungen wie Herzinfarkten, Schlaganfällen oder peripheren arteriellen Verschlusskrankheiten dar. Dem voraus geht eine Dysfunktion des Endothels mit einem proinflammatorischen und prothrombotischen Phänotyp der Endothelzellen sowie einer gestörten Gefäßweitenregulation und Gefäßpermeabilität. Grundlage hierfür ist zum einen ein Missverhältnis zwischen ROS und antioxidativer Kapazität, ein Mangel an gelöstem Stickstoffmonoxid (NO) in der Gefäßwand sowie metabolische Veränderungen wie eine Homocysteinämie, Hyperurikämie oder Hyperglykämie.

Der darauffolgende Prozess der Arteriosklerose ist bis heute nicht vollumfänglich verstanden und beinhaltet eine Vielzahl an pathophysiologischen Komponenten.

Die endotheliale Dysfunktion und Hyperpermeabilität führen zunächst zu einer zunehmenden Infiltration von LDL-Partikeln in die Intima der Gefäßwand. ROS sorgen für eine Lipidperoxidation der eingelagerten LDL-Partikel mit einem darauffolgenden Entzündungsprozess. Dieser ist begleitet durch die Akkumulation von Makrophagen, die die oxidierten LDL-Partikel in sich aufnehmen und sich in der Folge zu Schaumzellen modifizieren. Diese bilden die Grundlage für die weitere Entwicklung arteriosklerotischer Plaques. Desweiteren führen die von Makrophagen ausgeschütteten proinflammatorischen Zytokine zu einer weiteren Entzündung der Gefäßwand. Im fortgeschrittenen Stadium einer Arteriosklerose kommt es darüber hinaus durch Calciumeinlagerung zu Gefäßwandverkalkungen.

Eine der zentralen Grundlagen dieses Prozesses ist die verminderte NO-Verfügbarkeit im Gefäßendothel. Diese führt zu einer Aufhebung der NO-vermittelten Schutzwirkung über Vasodilatation, Hemmung der Leukozytenadhäsion und Hemmung der Thrombozytenaggregation. **L-Arginin** ist die einzige Aminosäure im Körper, aus der NO gebildet werden kann, weswegen eine ausreichende Zufuhr essenziell ist. Funktioneller Gegenspieler ist das aus Arginin abgeleitete ADMA (asymmetrisches Dimethylarginin), welches zu einer verringerten NO-Synthese führt. Die molekularen Mechanismen, die zu einer Erhöhung von ADMA führen, sind nicht abschließend geklärt. Dennoch zeigt vor allem erhöhter oxidativer Stress und ein erhöhter Homocysteinspiegel eine deutliche Korrelation.

Expertentipp

Lebensmittel zur Förderung der NO-Synthese

Die Bildung von Arginin erfolgt im Körper aus seiner Vorstufe Citrullin, das vor allem in Wassermelonen reichlich vorhanden ist. Daher können diese einen positiven Einfluss auf die Synthese von Stickstoffmonoxid (NO) haben. Bis zu 10 g davon enthält eine ganze Wassermelone, die Schale häufig etwas mehr als das Fruchtfleisch.

Auch Rote Beete können Untersuchungen zufolge die NO-Synthese verbessern, da sie einen hohen Nitratgehalt aufweist. Dieses wird im Mund und im Magen in Stickstoffmonoxid umgewandelt (Domínguez et al. 2017).

Homocystein ist eine schwefelhaltige Aminosäure, die bei der Umwandlung von Methionin in Cystein, einer Vorstufe des Antioxidans Glutathion, entsteht. Daneben entsteht als ein Zwischenschritt die chemische Verbindung **S-Adenosylmethionin,** die als Methylgruppenspender ebenfalls eine wichtige Funktion im Körper erfüllt. Wird Homocystein nicht in Cystein umgewandelt, kann es durch Remethylierung wieder in Methionin umgewandelt werden. Wenn diese Stoffwechselwege gestört sind oder nicht effizient genug ablaufen, kann sich Homocystein im Blut ansammeln und eine gefäßtoxische Wirkung ausüben. Homocystein führt zur Freisetzung von Zytokinen und anderen Entzündungsmediatoren und verursacht oxidativen Stress, indem es die Zellatmung beeinträchtigt. Darüber hinaus führt es zur vermehrten Oxidation von LDL-Lipoproteinen niedriger Dichte und in der Folge zu arteriosklerotischen Plaques.

Eine solche Homocysteinämie kann dabei durch verschiedene Faktoren wie genetische Veranlagung, Mangel an Vitaminen (insbesondere **B-Vitaminen** wie B_6, B_{12} und Folsäure) oder bestimmte Erkrankungen verursacht werden. Darüber hinaus haben Studien gezeigt, dass der Verzehr von Fleisch und

Milchprodukten ebenfalls zu einem Anstieg der zirkulierenden Homocysteinspiegel führen kann. Dennoch zeigen Untersuchungen, dass auch bei vegetarischer und veganer Ernährung erhöhte Homocysteinspiegel entstehen, vielfach in stärkerer Ausprägung als bei Omnivoren. Durch den verminderten Methioningehalt in pflanzlicher Nahrung besteht eine größere Notwendigkeit, Methionin durch Remethylierung zu recyceln (Krajcovicová-Kudlácková et al. 2000). Hierfür ist insbesondere das häufig ebenfalls nicht ausreichend vorhandene Vitamin B_{12} von Nöten (➤ Abb. 4.4).

Neben einer Homocysteinämie zeigen auch erhöhte **Harnsäurespiegel** einen NO-verringernden Einfluss. Harnsäure ist das Endprodukt des Purinstoffwechsels, also des Abbauwegs von Nucleotiden. In experimentellen und klinischen Studien zeigte sich ein deutlicher Zusammenhang zwischen einer Hyperurikämie und einer endothelialen Dysfunktion (Gersch et al. 2008; Caliceti et al. 2017; Nakagawa et al. 2005). Harnsäure verringert Stickstoffmonoxid, blockiert den vasodilatatorischen Effekt von Acetylcholin und sorgt zusätzlich über eine Aktivierung des RAAS für eine Erhöhung des Blutdrucks. Neben seinem Einfluss auf die Gefäßweitenregulation kann Harnsäure mit Natrium reagieren und Mononatriumurat-(MSU-)Kristalle bilden, die eine proinflammatorische Wirkung haben und verantwortlich sind für die Entwicklung der Gicht. Daneben wurde festgestellt, dass sich MSU auch in arteriosklerotischen Plaques wiederfinden. Da Harnsäure zum überwiegenden Teil über die Nieren ausgeschieden wird, wird bei erhöhten Spiegeln vor allem eine Reduktion des Alkoholkonsums empfohlen, da dieser zu einer verminderten Ausscheidung führen kann. Darüber hinaus sollte auf eine **purinarme Ernährung** geachtet werden. Dazu zählen insbesondere Fleisch und Wurstwaren sowie Hülsenfrüchte.

In den vergangenen Jahren hat sich aber vor allen Dingen eine deutliche Korrelation zwischen erhöhtem **Fructosekonsum** und der Hyperurikämie gezeigt. Wie im ➤ Kapitel 3.1 beschrieben, kommt es durch den erhöhten Verbrauch an ATP ebenfalls zu einem verstärkten Purinabbau mit in der Folge steigenden Harnsäurewerten im Serum.

Für **Vitamin C** konnte hierbei eine antagonistische Wirkung nachgewiesen werden, weswegen neben einer purinarmen Ernährung auch eine Vitamin-C-reiche Kost bei erhöhten Harnsäurewerten zu empfehlen ist.

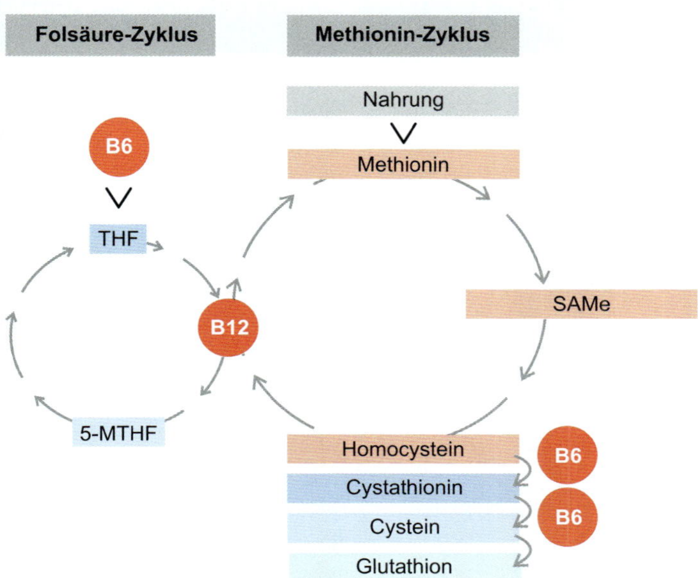

Abb. 4.4 Vereinfachter Homocysteinstoffwechsel.
SAMe: S-Adenosylmethionin; THF: Tetrahydrofolat; 5-MTHF: 5-Methyltetrahydrofolat. [P1515]

Ein noch weitestgehend wenig bekannter Aspekt in der Pathogenese einer Arteriosklerose stellen die Sialinsäure **Neu5Gc** und der Prozess der Xenosialitis dar (➤ Kap. 3.5).

Wie beschrieben, kann das Immunsystem über bestimmte Bindungsproteine Sialinsäuren an Zelloberflächen detektieren und über diesen Mechanismus zwischen körpereigenen und körperfremden Strukturen unterscheiden. Die häufigste im menschlichen Körper vorkommende Sialinsäure ist dabei Neu5Ac. Durch einen erhöhten Konsum von Neu5Gc-reicher Nahrung kann es unter bestimmten Umständen wie einer nicht-intakten Darmbarriere dazu kommen, dass sich diese Sialinsäuren vermehrt in körpereigene Zellen einbauen, unter anderem auch im Gefäßendothel. Diese körperfremden Sialinsäuren haben damit das Potenzial, als Xeno-Autoantigene zu wirken und über dagegen produzierte Antikörper einen ernährungsbedingten Entzündungsprozess (Xenosialitis) auszulösen. Vor allem in Maus-Studien konnte dieser Mechanismus als eine Grundlage für die Entwicklung einer Arteriosklerose nachgewiesen werden (Kawanishi et al. 2021). Dementsprechend kann neben der Beeinflussung der Darmbarriere auch eine Reduktion Neu5Gc-haltiger Lebensmittel eine ernährungstherapeutische Option darstellen (➤ Tab. 4.6).

4.5.2 Ernährungsempfehlungen

Allgemeine Ernährungsmuster

Die meisten Ernährungsmuster, die auf ihre kardiometabolischen Eigenschaften hin untersucht wurden, beruhen auf ähnlichen Grundsätzen, nämlich dass natürlichen, nährstoffreichen Lebensmitteln gegenüber stark verarbeiteten Lebensmitteln der Vorzug gegeben werden sollte. Eine der am besten untersuchten Ernährungsmuster stellt dabei die **mediterrane Diät** dar (MeDiet). Diese zeichnet sich durch eine Ernährung aus, die reich an Obst und Gemüse, Hülsenfrüchten und Getreide sowie an Fisch und fett-

Tab. 4.6 Untersuchung des Gesamtgehalts an Sialinsäure (Sia) und Neu5Gc in gängigen Lebensmitteln

Lebensmittel	Neu5Gc %-Anteil in Gesamt-Sia	Gesamt-Sia, in µg/g	Neu5Gc-Gehalt, in µg/g	Portionsgröße, in g	Portionen pro Tag	Gesamtgewicht bei täglichem Verzehr, g/Tag	Neu5Gc-Aufnahme bei täglichem Verzehr, in µg
Kabeljau	< 0,1	40	< 0,04	90	3	270	< 11
Lachs	< 0,1–3,5	49	1,47	90	3	270	< 11–397
Thunfisch	< 0,1	32	< 0,032	90	3	270	< 9
Huhn	< 0,1	76	< 0,076	90	3	270	< 21
Truthahn	< 0,1–0,6	46	< 0,046	90	3	270	< 12–75
Ente	< 0,1	20	< 0,02	90	3	270	< 5
Kuhmilch (2 %)	3	258	7,74	237	2	474	3.668
Kuhmilch (roh)	3	262	7,86	237	2	474	3.726
Butter	3	40	1,2	5	3	15	18
Kuhmilchkäse	4	160	6,4	50	3	150	960
Ziegenkäse	42	95	39,9	44	3	132	5.267
Lamm	18	101	18,2	90	3	270	4.914
Schweinefleisch	19	134	25,5	90	3	270	6.885
Rindfleisch	31–43	70	30,1	90	3	270	5.859–8.127

armen Milchprodukten ist. Darüber hinaus stützt sie sich auf natives Olivenöl extra (EVOO) als Hauptquelle für Nahrungsfett.

Die **ATTICA-Beobachtungsstudie** untersuchte über einen Zeitraum von 10 Jahren den Zusammenhang zwischen der mediterranen Diät (MeDiet) und der Inzidenz des metabolischen Syndroms bei 1.514 Männern und 1.528 Frauen, die älter als 18 Jahre waren und keine klinischen Anzeichen einer CVD oder anderen chronischen Erkrankungen zeigten. Die Autoren stellten fest, dass eine Zunahme in der Umsetzung der MeDiet um 10 % mit einer um 15 % geringeren Wahrscheinlichkeit für das Auftreten von CVD verbunden war.

Vergleichbares zeigte auch die **PREDIMED-Studie** (Prevención con Dieta Mediterránea), die die bisher größte Interventionsstudie zur MeDiet ist und an der 7.447 Probanden mit hohem kardiovaskulärem Risiko aber ohne CVD zu Studienbeginn teilnahmen. Die Untersuchung zeigte nach fünfjähriger Intervention eine um 30 % niedrigere Prävalenz von kardiovaskulären Ereignissen bei den Teilnehmerinnen und Teilnehmern, die eine MeDiet mit extra nativem Olivenöl (EVOO) oder Nüssen ergänzten, im Vergleich zu Teilnehmerinnen und Teilnehmern, die ausschließlich einer fettarmen Diät zugeteilt worden waren.

Olivenöl ist besonders reich an entzündungshemmenden bioaktiven Bestandteilen und ist ein Hauptnahrungsmittel in der mediterranen Küche. Extra natives Olivenöl verbessert den Entzündungsstatus, den oxidativen Stress sowie endotheliale Dysfunktionen.

Dementsprechend konnte auch in der PREDIMED-Studie vor allem eine entzündungshemmende Wirkung der MeDiet gezeigt werden. Neben einer bedeutenden immunmodulatorischen Wirkung führt sie ebenso zu einer Verringerung von proinflammatorischen Biomarkern wie CRP. Diese Veränderungen konnten sowohl kurzfristig festgestellt werden, blieben aber auch über bis zu fünf Jahren langfristig erhalten.

Die **DASH-Diät** zeichnet sich durch eine reichhaltige Zufuhr von Obst und Gemüse, Hülsenfrüchten, fettarmen Milchprodukten, Vollkornprodukten, Nüssen, Fisch und Geflügel aus. Gleichzeitig empfiehlt sie eine reduzierte Aufnahme von gesättigten Fettsäuren, rotem Fleisch, verarbeitetem Fleisch sowie süßen Getränken. Zudem wird eine geringe Zufuhr von Natrium und raffinierten Getreideprodukten empfohlen. Es gibt zahlreiche Belege, die darauf hindeuten, dass das Befolgen eines DASH-Ernährungsmusters positive Auswirkungen auf den Blutdruck, das Körpergewicht, die Glucose-Insulin-Homöostase, die Blutfette und Lipoproteine, den Entzündungsgrad, die Endothelfunktion, das Darmmikrobiom, das Risiko für kardiovaskuläre Erkrankungen (CVD) und die Gesamtmortalität hat (Casas et al. 2018; Diab et al. 2023).

Hinsichtlich der metabolischen Inflexibilität des versagenden Herzens hat sich in den letzten Jahren immer mehr der bedeutende Einfluss einer **ketogenen Ernährungsweise** auf kardiovaskuläre Erkrankungen, insbesondere auf die Herzinsuffizienz gezeigt. Neben der Flexibilisierung und verbesserten Ausbeute des Energiestoffwechsels führt eine ketogene Ernährung zu einer Verbesserung des Blutzuckerspiegels, einer Reduktion des Körpergewichts und des Blutdrucks, einem Anstieg des HDL-Spiegels sowie einer Verringerung des oxidativen Stresses. Vor allem eine ketogene Diät, die den Grundsätzen der mediterranen Ernährung folgt und die Aufnahme von gesättigten Fetten einschränkt sowie auf eine ausreichende Zufuhr von Ballaststoffen achtet, stellt eine vielversprechende therapeutische Maßnahme für Patientinnen und Patienten mit Herzinsuffizienz dar.

Rolle des Fettkonsums

Auch wenn zahlreiche Ernährungsleitlinien weltweit eine Reduktion gesättigter Fettsäuren empfehlen, ist deren Rolle bei der Entstehung von kardiovaskulären Erkrankungen weiterhin nicht eindeutig belegt, wie bereits in ➤ Kapitel 2 dargestellt. Zwar gilt eine erhöhte Menge von gesättigten Fettsäuren im Blut als ein wesentlicher Risikofaktor für die Entwicklung dieser Krankheiten, der Einfluss von SFA aus der Nahrung auf die Blutkonzentration bleibt allerdings umstritten. Vor allem wenn eine Reduktion von Nahrungs-SFA im Austausch mit einer erhöhten Kohlenhydrataufnahme einherging, stieg die Anzahl an koronaren Ereignissen. Ein erhöhter Konsum von Kohlenhydraten (KH) kann im Zuge der De-novo-Lipogenese der Leber den Anteil der Palmitinsäure, einer gesättigten Fettsäure, im Blut deutlich erhöhen und so ein erhöhtes kardiometabolisches Risiko nach sich ziehen.

Die relative Menge an Palmitinsäure im Serum korreliert außerdem gemeinsam mit einer Insulinresistenz und der Menge an hochatherogenen sdLDL-Partikeln. Neben der Erhöhung des Triglyceridspiegels und des sdLDLs kommt es zusätzlich zu einer Verringerung der HDL-Konzentration. Demensprechend sollte eine Reduktion von SFA eher mit einer Erhöhung von PUFAs und MUFAs einhergehen, nicht aber mit einer Erhöhung von KH.

Eine italienische Studie mit über 11.000 Probandinnen und Probanden mit kürzlich erlittenem Herzinfarkt konnte zeigen, dass eine Supplementierung mit Fischöl (1 g EPA + DHA) das Risiko eines kardiovaskulären Todes im Vergleich zu einem Placebo nach einer durchschnittlichen Nachbeobachtungszeit von 3,5 Jahren um bis zu 30 % reduzierte (Greene et al. 2015).

Weitere Untersuchungen konnten darüber hinaus feststellen, dass der tägliche Konsum von EPA + DHA zu einer Reduktion der Herzfrequenz, einer Verringerung des Gefäßwiderstands und des Blutdrucks führt und sogar die linksventrikuläre Effizienz positiv beeinflussen kann (Lee et al. 2009; Mozaffarian et al. 2005).

Um eine solche protektive Wirkung zu erzielen, wurde die optimale Dosis-Wirkungs-Beziehung bei Gesunden ab einem täglichen Konsum von 500 mg EPA + DHA festgestellt. Bei bereits erkrankten Personen liegt diese tägliche Zufuhrempfehlung bei mindestens 1 g.

Ebenso zeigt ein erhöhter Anteil an Olivenöl als Bestandteil der mediterranen Diät einen protektiven Charakter. Insbesondere der hohe Vitamin E- und Polyphenolgehalt zeigt eine oxidative Schutzwirkung für die Zellen und kann dadurch der Entstehung einer endothelialen Dysfunktion und der daraus folgenden arteriosklerotischen Plaquebildung vorbeugen.

Mikronährstoffe

Die Lipidperoxidation stellt ein zentrales Initialereignis bei der Entstehung und dem Fortschreiten der Atherosklerose dar und ist damit Grundlage der dadurch resultierenden Herz-Kreislauf-Erkrankungen. **Vitamin E** als bedeutendstes Antioxidans unserer Zellwände schützt diese vor zunehmendem Radikalstress und verhindert damit die Lipidperoxidation. Dadurch kann es die arterielle Plaquebildung günstig beeinflussen. Wichtig ist, dass Vitamin E abhängig ist von weiteren Antioxidanzien, insbesondere von Vitamin C, welches dafür sorgt, dass ein oxidiertes Vitamin E wieder reduziert werden kann. Das kann einer der Gründe dafür sein, dass manche Interventionsstudien bei Supplementierung keinen Einfluss auf das Herz-Kreislauf-System finden konnten, wohingegen Untersuchungen, die den Serumgehalt betrachteten, deutliche Korrelationen zeigten. Auch Interventionsstudien, die den Einfluss von Vitamin-E-reicher Nahrung anstelle von Supplementen untersuchten, führten zu positiven Ergebnissen (Violi et al. 2022; Shah et al. 2021).

Eine Metaanalyse mit 819.000 Teilnehmerinnen und Teilnehmern zeigte beispielhaft, dass ein höherer Verzehr von Nüssen mit einem geringeren Risiko für CVD und Krebs in Verbindung gebracht werden kann und außerdem die Gesamtmortalität herabsetzt. Menschen, die häufig Nüsse aßen, erkrankten zu 24 % seltener an einer koronaren Herzkrankheit und zu 11 % seltener an einem Schlaganfall (Aune et al. 2016).

INFO

Vitamin C und Gefäßgesundheit

Vitamin C spielt neben seiner antioxidativen Funktion als Reduktionsmittel für Vitamin E ebenfalls eine bedeutende Rolle für weitere Aspekte der Gefäßgesundheit. Dementsprechend bringen Studien niedrige Vitamin-C-Spiegel mit einer Reihe von Erkrankungen in Verbindung, darunter Bluthochdruck, endotheliale Dysfunktion, Herzerkrankungen, Arteriosklerose und Schlaganfällen (Morelli et al. 2020).

Vitamin C führt vor allem zu einer verbesserte Endothelfunktion, unter anderen durch die vermehrte Synthese von Stickstoffmonoxid und eine verringerte Gefäßpermeabilität. Dadurch hat es einen positiven Einfluss auf die Blutdruckregulation, insbesondere wenn Vitamin C gemeinsam mit der Aminosäure L-Arginin eingenommen wurde. Daneben wirkt sich ein höherer Vitamin-C-Spiegel im Serum positiv auf den Purinstoffwechsel aus und trägt darüber zur Senkung des Harnsäurespiegels bei. Über diesen Mechanismus nimmt Vitamin C zusätzlichen Einfluss auf die Blutdruckregulation.

Wie eingangs beschrieben, ist die Aminosäure **Arginin** Ausgangssubstanz für die Produktion von

NO und somit essenziell für die physiologische endotheliale Funktion. Die Aufnahme von Arginin oder seiner Vorstufe Citrullin konnte daher in zahlreichen Untersuchungen einen deutlichen, senkenden Einfluss auf den Blutdruck zeigen. Bereits nach wenigen Wochen führen Dosierungen zwischen 3 und 9 g Arginin oder Citrullin zu einer Verringerung des systolischen Blutdrucks um 7,54 mmHg (Abukhodair et al. 2021; Khalaf et al. 2019).

Auch **Nitrate** bewirken im Körper eine erhöhte Freisetzung von NO. Nitratreiche Lebensmittel wie Salate, Kohlrabi oder Rote Beete sollten dementsprechend bei Herz-Kreislauf-Patientinnen und -Patienten regelmäßig auf dem Speiseplan zu finden sein.

Die Gesamtwirkung der Ernährung auf den Blutdruck wird daneben vor allem durch den Beitrag der Nährstoffe Kalium, Calcium, Magnesium und Natrium bestimmt.

Epidemiologische Studien konnten deutliche Korrelationen zwischen niedrigen Magnesiumspiegeln und einem erhöhten Risiko für Atherosklerose, koronare Herzkrankheit, Herzrhythmusstörungen oder Herzinsuffizienz zeigen. Die Häufigkeit eines Magnesiumdefizits wird in den Industrieländern auf 15 % bis 30 % der Bevölkerung geschätzt. **Magnesium** hat sowohl das Potenzial, regulatorischen Einfluss auf den Blutdruck und die endotheliale Funktion zu nehmen, als auch eine Schlüsselrolle bei der Regulierung der neuronalen Erregung, der Erregungsleitung und der Kontraktion des Herzens zu spielen. Eine Magnesiumzufuhr von 500 bis 1.000 mg pro Tag kann den systolischen Blutdruck um bis zu 5,6 mmHg und den diastolischen Blutdruck um bis zu 2,8 mmHg senken. Daneben zeigt es einen antiinflammatorischen Einfluss über die Senkung des CRP (DiNicolantonio et al. 2018; Tangvoraphonkchai et al. 2018; Housten 2011; Zhang et al. 2016).

Wie bereits in ➤ Kapitel 2.3 dargestellt, hat auch das Verhältnis von **Natrium und Kalium** einen Einfluss auf die Blutdruckregulation. Eine tägliche Aufnahme von mehr als 5 g Natrium (12,5 g Speisesalz) ist deutlich mit einem erhöhten Blutdruck und einem Anstieg der Gesamtsterblichkeit verbunden. Da der Natriumhaushalt im Körper vor allem über die Niere homöostatisch reguliert werden kann, spielen zusätzliche Einflussfaktoren neben der reinen Salzaufnahme eine entscheidende Rolle. Insbesondere Insulin hat auf dieses System einen regulatorischen Einfluss. Es verstärkt die Natriumrückresorption in der Niere und sorgt darüber hinaus für eine Erhöhung des Gesamtnatriumbestandes im Körper über Stimulation der SGLT, die neben Glucose auch Natrium durch die Darmwand transportieren. Daneben induziert Insulin eine Hypokaliämie, was zu einem Ungleichgewicht zwischen Natrium und seinem natürlichen Gegenspieler Kalium führt.

Daher sollten Ernährungsinterventionen nicht allein eine Reduktion von Speisesalz beinhalten, sondern darüber hinaus die Kaliumaufnahme erhöhen sowie einer vermehrten Stimulation von Insulin entgegenwirken.

Rolle des Darmmikrobioms

Neben den bereits beschriebenen Darm-Achsen wird in der wissenschaftlichen Literatur mittlerweile auch eine Herz-Darm-Achse beschrieben. Immer mehr zeigt sich der Einfluss der Darmgesundheit auf das kardiovaskuläre System und der klare Zusammenhang zwischen bestimmten Enterotypen und der Entwicklung von CVD. Im Allgemeinen weisen Patienten mit CVD weniger nützliche Mikroben, aber mehr opportunistische Krankheitserreger in ihrem Darm auf. Vor allem die Produktion des entzündungsförderlichen und proarteriosklerotischen Metaboliten Trimethylaminoxid (TMAO) ist dabei klar mit der verstärkten Anwesenheit bestimmter Bakterienarten verbunden. TMAO ist ein Metabolit, welcher aus dem mikrobiellen Abbau von Cholin, Betain und L-Carnitin entsteht. TMAO trägt zur Bildung und Reifung von Schaumzellen bei sowie zur vermehrten Sekretion von proinflammatorischen Zytokinen und hat darüber einen entscheidenden Anteil an der Entwicklung und dem Fortschreiten einer Arteriosklerose.

Die Höhe der TMAO-Konzentration ist dabei abhängig von bestimmten Ernährungsgewohnheiten wie dem reichhaltigen Verzehr von methioninreichen Lebensmitteln wie Fleisch, Eiern, Geflügel oder Fisch. Daneben wurde festgestellt, das SCFA und hier insbesondere Butyrat die TMAO-Spiegel im Plasma verringern und damit einen günstigen Einfluss auf die Herzgesundheit ausüben können. Eine darmfreundliche Ernährungsweise mit einer hohen Nahrungsdiversität, einem hohen Ballaststoffanteil und einer Reduktion methioninhaltiger Lebensmittel trägt damit zur Verbesserung der Darm- und Herzgesundheit bei.

4.5.3 Zusammenfassung

Zusammenfassend zeigt sich, dass eine Ernährung, die reich an entzündungshemmenden Omega-3-Fettsäuren, Olivenöl, Faserstoffen und Polyphenolen ist und eine Reduktion von raffinierten Kohlenhydraten, Zucker, Salz und verarbeiteten tierischen Erzeugnissen beinhaltet, einen deutlich positiven Einfluss auf die Prävention kardiovaskulärer Krankheitsbilder hat.

Daneben sollte ebenfalls der Reduktion von proentzündlichen, Omega-6-haltigen Lebensmittel sowie von fructosereichen, verarbeiteten Lebensmitteln Aufmerksamkeit geschenkt werden. Ebenso spielen auch das Darmmikrobiom sowie eine physiologische Insulinsekretion und -sensitivität eine bedeutende Rolle für die kardiovaskuläre Gesundheit.

LITERATURVERZEICHNIS UND WEITERFÜHRENDE LITERATUR

Abukhodair AW, Abukhudair W, Alqarni MS. The Effects of L-Arginine in Hypertensive Patients: A Literature Review. Cureus 2021 Dec 17; 13(12): e20485. https://doi.org/10.7759/cureus.20485.

Almoznino-Sarafian D, Berman S, Mor A, et al. Magnesium and C-reactive protein in heart failure: an anti-inflammatory effect of magnesium administration? Eur J Nutr 2007 Jun; 46(4): 230–237. https://doi.org/10.1007/s00394-007-0655-x.

Ashrafian H, Frenneaux MP, Opie LH. Metabolic mechanisms in heart failure. Circulation 2007 Jul 24; 116(4): 434–448. https://doi.org/10.1161/CIRCULATIONAHA.107.702795.

Aune D, Keum N, Giovannucci E, et al. Nut consumption and risk of cardiovascular disease, total cancer, all-cause and cause-specific mortality: a systematic review and dose-response meta-analysis of prospective studies. BMC Med 2016; 14: 207. https://doi.org/10.1186/s12916-016-0730-3.

Barrington WT, Lusis AJ. Atherosclerosis: Association between the gut microbiome and atherosclerosis. Nat Rev Cardiol 2017 Dec; 14(12): 699–700. https://doi.org/10.1038/nrcardio.2017.169.

Bashir S, Fezeu LK, Ben-Arye SL, et al. Association between Neu5Gc carbohydrate and serum antibodies against it provides the molecular link to cancer: French NutriNet-Santé study. BMC Med 2020 Sep 23; 18(1): 262. https://doi.org/10.1186/s12916-020-01721-8.

Brzezińska O, Styrzyński F, Makowska J, Walczak K. Role of Vitamin C in Prophylaxis and Treatment of Gout-A Literature Review. Nutrients 2021 Feb 22; 13(2): 701. https://doi.org/10.3390/nu13020701.

Bui TVA, Hwangbo H, Lai Y, et al. The Gut-Heart Axis: Updated Review for The Roles of Microbiome in Cardiovascular Health. Korean Circ J 2023 Aug; 53(8): 499–518. https://doi.org/10.4070/kcj.2023.0048.

Caliceti C, Calabria D, Roda A, Cicero AFG. Fructose Intake, Serum Uric Acid, and Cardiometabolic Disorders: A Critical Review. Nutrients 2017 Apr 18; 9(4): 395. https://doi.org/10.3390/nu9040395.

Campos H, Blijlevens E, McNamara JR, et al. LDL particle size distribution. Results from the Framingham Offspring Study. Arterioscler Thromb 1992 Dec; 12(12): 1410–1419. https://doi.org/10.1161/01.atv.12.12.1410.

Casas R, Castro-Barquero S, Estruch R, Sacanella E. Nutrition and Cardiovascular Health. Int J Mol Sci 2018 Dec 11; 19(12): 3988. https://doi.org/10.3390/ijms19123988.

Choi HK, Gao X, Curhan G. Vitamin C intake and the risk of gout in men: a prospective study. Arch Intern Med 2009 Mar 9; 169(5): 502–507. https://doi.org/10.1001/archinternmed.2008.606.

Clyne AM. Endothelial response to glucose: dysfunction, metabolism, and transport. Biochem Soc Trans 2021 Feb 26; 49(1): 313–325. https://doi.org/10.1042/BST20200611.

Dhar C, Sasmal A, Varki A. From "Serum Sickness" to "Xenosialitis": Past, Present, and Future Significance of the Non-human Sialic Acid Neu5Gc. Front Immunol 2019 Apr 17; 10: 807. https://doi.org/10.3389/fimmu.2019.00807.

Diab A, Dastmalchi LN, Gulati M, Michos ED. A Heart-Healthy Diet for Cardiovascular Disease Prevention: Where Are We Now? Vasc Health Risk Manag 2023 Apr 21; 19: 237–253. https://doi.org/10.2147/VHRM.S379874.

DiNicolantonio JJ, O'Keefe JH, Wilson W. Subclinical magnesium deficiency: a principal driver of cardiovascular disease and a public health crisis. Open Heart 2018 Jan 13; 5(1): e000668. https://doi.org/10.1136/openhrt-2017-000668. Erratum in: Open Heart 2018 Apr 5; 5(1): e000668corr1. PMID: 29387426.

DiNicolantonio JJ, O'Keefe JH. Salt and hypertension: what do we know? Curr Opin Cardiol 2018 Jul; 33(4): 377–381. https://doi.org/10.1097/HCO.0000000000000525.

DiNicolantonio JJ, Lucan SC. The wrong white crystals: not salt but sugar as aetiological in hypertension and cardiometabolic disease. Open Heart 2014 Nov 3; 1(1): e000167. https://doi.org/10.1136/openhrt-2014-000167.

DiNicolantonio J, O'Keefe J. Sodium restriction and insulin resistance: A review of 23 clinical trials. Journal of Metabolic Health 2023; 6(1): a78. https://doi.org/10.4102/jir.v6i1.78.

Domínguez R, Cuenca E, Maté-Muñoz JL, et al. Effects of Beetroot Juice Supplementation on Cardiorespiratory Endurance in Athletes. A Systematic Review. Nutrients 2017 Jan 6; 9(1): 43. https://doi.org/10.3390/nu9010043.

Dong S, Qian L, Cheng Z, et al. Lactate and Myocardiac Energy Metabolism. Front Physiol 2021 Aug 17; 12: 715081. https://doi.org/10.3389/fphys.2021.715081.

Erratum in: Front Physiol 2022 Jun 09; 13: 947253. PMID: 34483967.

Fan J, Watanabe T. Atherosclerosis: Known and unknown. Pathol Int 2022 Mar; 72(3): 151–160. https://doi.org/10.1111/pin.13202.

Gersch C, Palii SP, Kim KM, Angerhofer A, Johnson RJ, Henderson GN. Inactivation of nitric oxide by uric acid. Nucleosides Nucleotides Nucleic Acids 2008 Aug; 27(8): 967–978. https://doi.org/10.1080/15257770802257952.

Ghasemi A, Jeddi S. Anti-obesity and anti-diabetic effects of nitrate and nitrite. Nitric Oxide 2017 Nov 1; 70: 9–24. https://doi.org/10.1016/j.niox.2017.08.003.

Greene SJ, Temporelli PL, Campia U, et al. Effects of Polyunsaturated Fatty Acid Treatment on Postdischarge Outcomes After Acute Myocardial Infarction. Am J Cardiol 2016; 117(3): 340–346. https://doi.org/10.1016/j.amjcard.2015.10.050.

Gu I, Balogun O, Brownmiller C, Kang HW, Lee S-O. Bioavailability of Citrulline in Watermelon Flesh, Rind, and Skin Using a Human Intestinal Epithelial Caco-2 Cell Model. Appl Sci 2023; 13: 4882. https://doi.org/10.3390/app13084882.

Houston M. The role of magnesium in hypertension and cardiovascular disease. J Clin Hypertens (Greenwich) 2011 Nov; 13(11): 843–847. https://doi.org/10.1111/j.1751-7176.2011.00538.x.

Incalza MA, D'Oria R, Natalicchio A, Perrini S, Laviola L, Giorgino F. Oxidative stress and reactive oxygen species in endothelial dysfunction associated with cardiovascular and metabolic diseases. Vascul Pharmacol 2018 Jan; 100: 1–19. https://doi.org/10.1016/j.vph.2017.05.005.

Jebari-Benslaiman S, Galicia-García U, Larrea-Sebal A, et al. Pathophysiology of Atherosclerosis. Int J Mol Sci 2022 Mar 20; 23(6): 3346. https://doi.org/10.3390/ijms23063346.

Karwi QG, Uddin GM, Ho KL, Lopaschuk GD. Loss of Metabolic Flexibility in the Failing Heart. Front Cardiovasc Med 2018 Jun 6; 5: 68. https://doi.org/10.3389/fcvm.2018.00068.

Kawanishi K, Coker JK, Grunddal KV, et al. Dietary Neu5Ac Intervention Protects Against Atherosclerosis Associated With Human-Like Neu5Gc Loss-Brief Report. Arterioscler Thromb Vasc Biol 2021 Nov; 41(11): 2730–2739. https://doi.org/10.1161/ATVBAHA.120.315280.

Khalaf D, Krüger M, Wehland M, Infanger M, Grimm D. The Effects of Oral l-Arginine and l-Citrulline Supplementation on Blood Pressure. Nutrients 2019 Jul 22; 11(7): 1679. https://doi.org/10.3390/nu11071679.

Klauser AS, Halpern EJ, Strobl S, et al. Dual-Energy Computed Tomography Detection of Cardiovascular Monosodium Urate Deposits in Patients With Gout. JAMA Cardiol 2019 Oct 1; 4(10): 1019–1028. https://doi.org/10.1001/jamacardio.2019.3201.

Kodur N, Yurista S, Province V, Rueth E, Nguyen C, Tang WHW. Ketogenic Diet in Heart Failure: Fact or Fiction? JACC Heart Fail 2023 Jul; 11(7): 838–844. https://doi.org/10.1016/j.jchf.2023.05.009.

Kolwicz SC Jr, Tian R. Metabolic therapy at the crossroad: how to optimize myocardial substrate utilization? Trends Cardiovasc Med 2009 Aug; 19(6): 201–207. https://doi.org/10.1016/j.tcm.2009.12.005.

Kouvari M, Panagiotakos DB, Yannakoulia M, Georgousopoulou E, Critselis E, Chrysohoou C, Tousoulis D, Pitsavos C, ATTICA Study Investigators (2019). Transition from metabolically benign to metabolically unhealthy obesity and 10-year cardiovascular disease incidence: The ATTICA cohort study. Metabolism 2019; 93: 18–24. https://doi.org/10.1016/j.metabol.2019.01.003.

Krajcovicová-Kudlácková M, Blazícek P, Kopcová J, Béderová A, Babinská K. Homocysteine levels in vegetarians versus omnivores. Ann Nutr Metab 2000; 44(3): 135–138. https://doi.org/10.1159/000012827.

Kuwabara M, Niwa K, Nishi Y, et al. Relationship between serum uric acid levels and hypertension among Japanese individuals not treated for hyperuricemia and hypertension. Hypertens Res 2014 Aug; 37(8): 785–789. https://doi.org/10.1038/hr.2014.75.

Lacroix S, Cantin J, Nigam A. Contemporary issues regarding nutrition in cardiovascular rehabilitation. Ann Phys Rehabil Med 2017 Jan; 60(1): 36–42. https://doi.org/10.1016/j.rehab.2016.07.262.

Lee JH, O'Keefe JH, Lavie CJ, Harris WS. Omega-3 fatty acids: cardiovascular benefits, sources and sustainability. Nat Rev Cardiol 2009 Dec; 6(12): 753–758. https://doi.org/10.1038/nrcardio.2009.188.

Liu XX, Wang XX, Cui LL. Association between Oral vitamin C supplementation and serum uric acid: A meta-analysis of randomized controlled trials. Complement Ther Med 2021 Aug; 60: 102761. https://doi.org/10.1016/j.ctim.2021.102761.

Lu M, Yang Y, Xu Y, et al. Dietary Methionine Restriction Alleviates Choline-Induced Tri-Methylamine-N-Oxide (TMAO) Elevation by Manipulating Gut Microbiota in Mice. Nutrients 2023 Jan 1; 15(1): 206. https://doi.org/10.3390/nu15010206.

Martínez-González MA, Salas-Salvadó J, Estruch R, Corella D, Fitó M, Ros E, PREDIMED Investigators. Benefits of the Mediterranean Diet: Insights From the PREDIMED Study. Prog Cardiovasc Dis 2015; 58(1): 50–60. https://doi.org/10.1016/j.pcad.2015.04.003.

Morelli MB, Gambardella J, Castellanos V, Trimarco V, Santulli G. Vitamin C and Cardiovascular Disease: An Update. Antioxidants (Basel) 2020 Dec 3; 9(12): 1227. https://doi.org/10.3390/antiox9121227.

Mozaffarian D, Geelen A, Brouwer IA, Geleijnse JM, Zock PL, Katan MB. Effect of fish oil on heart rate in humans: a meta-analysis of randomized controlled trials. Circulation 2005 Sep 27; 112(13): 1945–1952. https://doi.org/10.1161/CIRCULATIONAHA.105.556886.

Nakagawa T, Tuttle KR, Short RA, Johnson RJ. Hypothesis: fructose-induced hyperuricemia as a causal mechanism for the epidemic of the metabolic syndrome. Nat Clin Pract Nephrol 2005 Dec; 1(2): 80–86. https://doi.org/10.1038/ncpneph0019.

Nasser S, Vialichka V, Biesiekierska M, Balcerczyk A, Pirola L. Effects of ketogenic diet and ketone bodies on the cardiovascular system: Concentration matters. World J Diabetes 2020 Dec 15; 11(12): 584–595. https://doi.org/10.4239/wjd.v11.i12.584.

Nesci A, Carnuccio C, Ruggieri V, et al. Gut Microbiota and Cardiovascular Disease: Evidence on the Metabolic and Inflammatory Background of a Complex Relationship. Int J Mol Sci 2023 May 22; 24(10): 9087. https://doi.org/10.3390/ijms24109087.

Oudi ME, Aouni Z, Mazigh C, et al. Homocysteine and markers of inflammation in acute coronary syndrome. Exp Clin Cardiol 2010; 15(2): e25-e28. PMID: 20631860.

Perez-Pozo SE, Schold J, Nakagawa T, Sánchez-Lozada LG, Johnson RJ, Lillo JL. Excessive fructose intake induces the features of metabolic syndrome in healthy adult men: role of uric acid in the hypertensive response. Int J Obes (Lond) 2010 Mar; 34(3): 454–461. https://doi.org/10.1038/ijo.2009.259.

Poetsch MS, Strano A, Guan K. Role of Leptin in Cardiovascular Diseases. Front Endocrinol (Lausanne) 2020 Jun 16; 11: 354. https://doi.org/10.3389/fendo.2020.00354.

Ren H, Qu H, Zhang Y, et al. Detection of monosodium urate depositions and atherosclerotic plaques in the cardiovascular system by dual-energy computed tomography; Heliyon 2024; 10(2): e24548. https://doi.org/10.1016/j.heliyon.2024.e24548.

Roumans KHM, Lindeboom L, Veeraiah P, et al. Hepatic saturated fatty acid fraction is associated with de novo lipogenesis and hepatic insulin resistance. Nat Commun 2020 Apr 20; 11(1): 1891. https://doi.org/10.1038/s41467-020-15684-0.

Selhub J. Homocysteine metabolism. Annu Rev Nutr 1999; 19: 217–246. https://doi.org/10.1146/annurev.nutr.19.1.217.

Seljeflot I, Nilsson BB, Westheim AS, Bratseth V, Arnesen H. The L-arginine-asymmetric dimethylarginine ratio is strongly related to the severity of chronic heart failure. No effects of exercise training. J Card Fail 2011 Feb; 17(2): 135–142. https://doi.org/10.1016/j.cardfail.2010.09.003.

Shah S, Shiekh Y, Lawrence JA, et al. A Systematic Review of Effects of Vitamin E on the Cardiovascular System. Cureus 2021 Jun 12; 13(6): e15616. https://doi.org/10.7759/cureus.15616.

Siri-Tarino PW, Sun Q, Hu FB, Krauss RM. Saturated fatty acids and risk of coronary heart disease: modulation by replacement nutrients. Curr Atheroscler Rep 2010 Nov; 12(6): 384–390. https://doi.org/10.1007/s11883-010-0131-6.

Softic S, Stanhope KL, Boucher J, et al. Fructose and hepatic insulin resistance. Crit Rev Clin Lab Sci 2020 Aug; 57(5): 308–322. https://doi.org/10.1080/10408363.2019.1711360.

Sundström J, Sullivan L, D'Agostino RB, Levy D, Kannel WB, Vasan RS. Relations of serum uric acid to longitudinal blood pressure tracking and hypertension incidence. Hypertension 2005 Jan; 45(1): 28–33. https://doi.org/10.1161/01.HYP.0000150784.92944.9a.

Tangvoranuntakul P, Gagneux P, Diaz S, et al. Human uptake and incorporation of an immunogenic nonhuman dietary sialic acid. Proc Natl Acad Sci U S A 2003 Oct 14; 100(21): 12045–12050. https://doi.org/10.1073/pnas.2131556100.

Tangvoraphonkchai K, Davenport A. Magnesium and Cardiovascular Disease. Adv Chronic Kidney Dis 2018 May; 25(3): 251–260. https://doi.org/10.1053/j.ackd.2018.02.010.

Violi F, Nocella C, Loffredo L, Carnevale R, Pignatelli P. Interventional study with vitamin E in cardiovascular disease and meta-analysis. Free Radic Biol Med 2022 Jan; 178: 26–41. https://doi.org/10.1016/j.freeradbiomed.2021.11.027.

Volk BM, Kunces LJ, Freidenreich DJ, et al. Effects of step-wise increases in dietary carbohydrate on circulating saturated Fatty acids and palmitoleic Acid in adults with metabolic syndrome. PLoS One 2014 Nov 21; 9(11): e113605. https://doi.org/10.1371/journal.pone.0113605.

Yurista SR, Chong CR, Badimon JJ, Kelly DP, de Boer RA, Westenbrink BD. Therapeutic Potential of Ketone Bodies for Patients With Cardiovascular Disease: JACC State-of-the-Art Review. J Am Coll Cardiol 2021 Apr 6; 77(13): 1660–1669. https://doi.org/10.1016/j.jacc.2020.12.065.

Zhang X, Li Y, Del Gobbo LC, Rosanoff A, Wang J, Zhang W, Song Y. Effects of Magnesium Supplementation on Blood Pressure: A Meta-Analysis of Randomized Double-Blind Placebo-Controlled Trials. Hypertension 2016 Aug; 68(2): 324–333. https://doi.org/10.1161/HYPERTENSIONAHA.116.07664.

4.6 Long-COVID – CFS/ME

Das SARS-CoV-2-Virus als Ursache der weltweiten COVID-19-Pandemie wurde zunächst als Erkrankung mit vorwiegend respiratorischen Folgeerscheinungen angesehen. Mittlerweile ist klar, dass es sich bei einer SARS-CoV-2-Infektion um eine **Multiorganerkrankung** handelt, die mit einem breiten Spektrum an Manifestationen einhergehen kann. Daher ist es nicht verwunderlich, dass auch die daraus resultierenden Folgeerscheinungen, die häufig verallgemeinernd unter dem Begriff Long-COVID (LC) zusammengefasst werden, verschiedenste Körpersysteme betreffen können.

Mittlerweile findet sich unter diesem Begriff eine Ansammlung von über 200 verschiedenen Symptomen. Anhaltende Beschwerden nach einer Sars-

CoV-2-Erkrankung werden per definitionem ab einem Zeitraum von vier Wochen nach der Infektion als Long-COVID oder PASC (post-acute sequelae of COVID) und bei Persistenz von mehr als zwölf Wochen als Post-COVID-Syndrom (PC) bezeichnet.

Zu den häufigsten Symptomen zählen Fatigue, kognitive Dysfunktionen, Schlafstörungen Dyspnoe, Kopfschmerzen, Muskelschmerzen sowie olfaktorische und gustatorische Störungen. Die Symptome können sich im Laufe der Zeit verstärken, spontan zurückgehen oder neu auftreten.

Die Prävalenz der Erkrankung variiert je nach untersuchter Patientengruppe. Im Mittel klagen etwa 2 % nach einer Infektion über anhaltende Beschwerden, die länger als 12 Wochen andauern. Ob die Schwere der Infektion einen Einfluss auf die LC/PC-Wahrscheinlichkeit hat, ist bisher ebenfalls unklar. Auch für die Diagnosestellung gibt es bis dato keine klar definierten Parameter, sie erfolgt in der Regel durch Ausschlussdiagnostik.

Gut nachgewiesen sind hingegen bestimmte Risikofaktoren wie Übergewicht, Hyperglykämie, Insulinresistenz, Darmdysbiose, Bluthochdruck oder Asthma.

4.6.1 Pathophysiologie

Bei LC/PC handelt es sich nicht um ein eigenständiges Krankheitsbild. Die Symptome sind vielmehr Ausdruck einer durch die Infektion ausgelösten Fehlregulation verschiedenster Körpersysteme. Aus diesem Grund gibt es bisher keine eindeutige allgemeingültige Pathogenese, aber zahlreiche gut beschriebene Pathomechanismen, die zum Gesamtbild und den verschiedenen Symptombildern beitragen. Insgesamt zeigen sich vor allem Störungen in den Supersystemen Immunsystem, Nervensystem und Energiestoffwechsel, die sich wechselseitig beeinflussen (➤ Abb. 4.5).

Daneben weist die Erkrankung große Ähnlichkeiten mit dem **chronischen Fatigue-Syndrom (CFS)** bzw. der myalgischen Enzephalopathie (ME) auf, deren Ursachen ebenfalls bis heute unklar sind. Mehrere Untersuchungen konnten hier große Gemeinsamkeiten in der Symptomatik sowie der Pathomechanik feststellen, aber auch klare Unterschiede. Dennoch können die im Folgenden aufgeführten Mechanismen und Empfehlungen auch für CFS/ME-Erkrankte Anwendung finden.

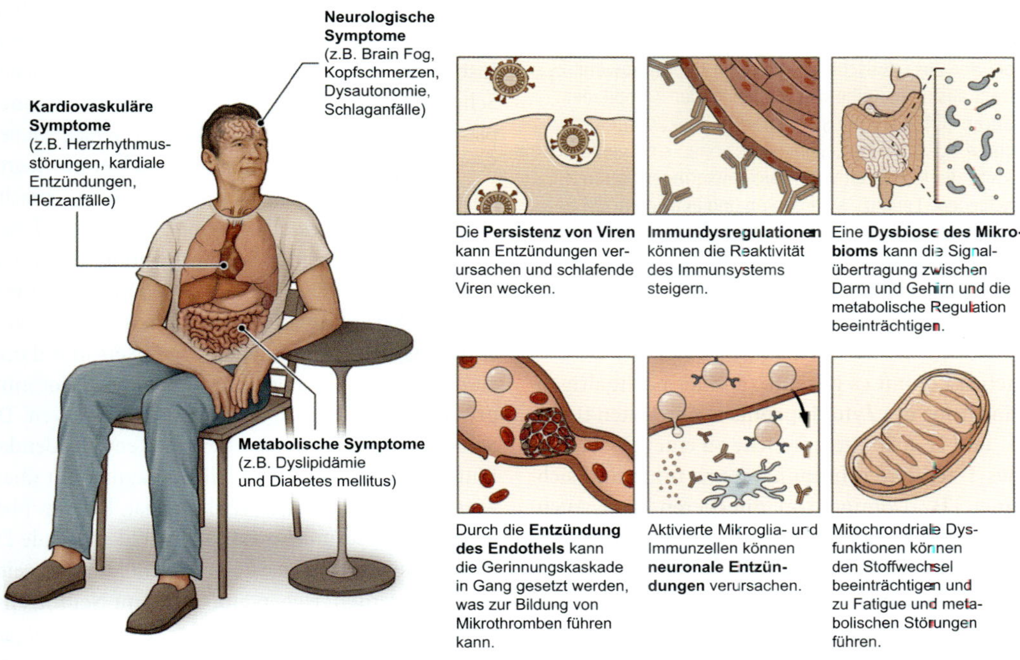

Abb. 4.5 Überblick über die mutmaßliche Pathophysiologie von Long-COVID. [F737-005]

Immunologische Komponente

Zahlreiche Untersuchungen deuten darauf hin, dass einige LC/PC-Betroffene auch noch Monate nach der eigentlichen Infektion eine **Viruspersistenz** aufweisen (Villacampa et al. 2024; Al-Aly et al. 2024). Betroffen sind hier insbesondere Patientinnen und Patienten mit bestehenden Immundefekten. Folge dieser Persistenz ist eine über PRRs gesteuerte Aktivierung des so genannten **NLRP3-Inflammasoms.** Diese proentzündliche Proteinkaskade kann zu einer massiven Zytokinproduktion führen, die ebenfalls Grundlage eines schweren COVID-19-Verlaufs ist. Eine langfristige Aktivierung aufgrund einer mangelhaften viralen Clearance führt zu einer chronischen Stimulation des Immunsystems mit daraus resultierender LGI. Neuere Untersuchungen zeigen darüber hinaus eine zusätzliche Beteiligung eines langfristig aktivierten **Komplementsystems,** das zu weiteren Veränderungen des Gerinnungssystems mit verschiedenen Koagulopathien und endothelialer Dysfunktion führen kann. Ein dysreguliertes RAAS scheint ebenfalls beteiligt zu sein, was zu weiteren kardiovaskulären Störungen führen kann.

INFO

Komplementsystem

Das Komplementsystem spielt eine entscheidende Rolle bei der unspezifischen humoralen Immunabwehr. Es besteht aus einer Reihe von Proteinen, den Komplementfaktoren (C1–C9), die sich in einer Kaskadenreaktion gegenseitig aktivieren. Seine Funktionen sind vielfältig: Es kann die Membran von Krankheitserregern auflösen, verschiedene Leukozyten anlocken und aktivieren, die Gefäßdurchlässigkeit erhöhen und Krankheitserreger sowie Fremdkörper opsonieren. Damit leistet das Komplementsystem einen wichtigen Beitrag zur Infektabwehr und zur Aufrechterhaltung der Immunhomöostase.

Daneben kommt es gehäuft zu einer nachhaltigen Veränderung des **Zytokinprofils** mit erhöhten IL-4-, IL-1- und IL-6 Spiegeln, welche zu einer Dysbalance des T-zellulären Immunsystems führt und sich in einer TH2-Dominanz manifestieren kann. Auch reaktivierte Virusinfektionen mit Erregern wie dem Zytomegalievirus (CMV), dem Varizella-Zoster-Virus (VZV) oder dem Epstein-Barr-Virus (EBV) können hiermit in Zusammenhang stehen.

Wie bei den vorgenannten Erkrankungen ist eine **Darmdysbiose** mit erhöhter Permeabilität ein Risikofaktor für eine dysfunktionale, unkontrollierte Immunaktivität. Mehrere Studien konnten hier klare Zusammenhänge aufzeigen, wobei noch unklar ist, ob ein Leaky-Gut-Syndrom Ursache oder Folge einer Infektion und der Entwicklung von LC/PC ist. In jedem Fall führen die verminderte Diversität und die gestörte Darmbarriere zu einer Persistenz der systemischen Entzündung und zu einer Beeinträchtigung der Immuntoleranz. Auch autoimmunologische Prozesse können hierdurch ausgelöst werden (Ancona et al. 2023; Ferreira-Junior et al. 2022; Hilpert et al. 2021).

Neurologische Komponente

Die voranstehenden immunologischen Veränderungen stehen ebenfalls mit den zu beobachtenden Beeinträchtigungen des Nervensystems in Verbindung. Eine chronische proinflammatorische Immunaktivierung führt bei Fortbestehen gehäuft zu einer systemischen **Neuroinflammation.** Diese ist vor allem gekennzeichnet durch eine proentzündliche Aktivierung der Mikroglia sowie durch eine Stimulation von Makrophagen mit einem M1-Phänotyp. Hierin scheint auch ein wesentlicher Teil der mit LC/PC einhergehenden Schmerzpathologien begründet zu sein. Insbesondere die Entwicklung von neuropathischen Schmerzen, aber auch das Vorhandensein von noziplastischen Schmerzen wird neben den verschiedenen Sensibilisierungsprozessen immer häufiger mit neuroinflammatorischen Prozessen in Verbindung gebracht.

Hierzu trägt ebenfalls ein bei LC/PC-Betroffenen häufig aufzufindender **Serotoninmangel** bei. Die bestehenden Entzündungsprozesse fördern den vermehrten Serotoninabbau und führen zu einer Veränderung des Tryptophanstoffwechsels und damit zu einer Verarmung der für die erneute Serotoninproduktion notwendigen Tryptophanreserven. Da Serotonin als Neurotransmitter einen entscheidenden Einfluss auf die vagale Signalübertragung mit überwiegend inhibitorischer Wirkung hat, können über diesen Mechanismus sowohl schmerzdämpfende Effekte vermindert als auch kognitive Funktionen beeinträchtigt werden. Neben Störungen im Neurotransmitterhaushalt scheinen auch direkte Entzündungen des Vagusnervs und seiner Kerngebiete im Nachgang einer Infektion eine **vegetative Dysautonomie** zu begünstigen. Diese äußert sich in einer erhöhten Aktivität des sympathischen Nervensystems, was zu Störungen der Regulation von Atmung, Blutdruck und Herzfrequenz führen kann.

Auch die gehäuft auftretenden olfaktorischen Beeinträchtigungen im Sinne einer Dysosmie oder Hyposmie können ebenfalls Ausdruck einer zugrunde liegenden Neuroinflammation sein. Zahlreiche Untersuchungen konnten für verschiedene neurologische Krankheitsbilder wie Morbus Alzheimer, Morbus Parkinson oder Multiple Sklerose Verknüpfungen zwischen Riechfunktion und neuroinflammatorischen Prozessen zeigen (Di Stadio et al. 2023).

Energiestoffwechselkomponente

Ein dysfunktionaler Energiestoffwechsel stellt vermutlich einen der wichtigsten Komponenten in der Pathogenese des LC/PC-Syndroms dar. Wie bereits ausführlich in ➤ Kapitel 3.4 dargestellt, kann die Allokation von Energie bei chronischer Beanspruchung der Supersysteme ZNS und Immunsystem egoistisch reguliert werden. Daneben kann der langfristige Energie-Pull dieser Systeme zu einer Erschöpfung der vorhandenen Reserven führen und das Problem weiter verstärken. Die anhaltende Aktivität des Immunsystems, welche u. a. durch eine unzureichende virale Clearance ausgelöst wurde, führt aufgrund sich zunehmend erschöpfender Energiereserven zu einem Zustand der *Low-Grade Inflammation.*

Dies hat einerseits zur Folge, dass nicht ausreichend Energie für eine deutliche Immunaktivität zur Verfügung steht, die zu einer Auflösung beitragen könnte. Auf der anderen Seite führt die Energieumverteilung zugunsten des Immunsystem zu einer Benachteiligung der anderen Körpersysteme, allen voran des Gehirns. Die Folgen sind eine Unterversorgung mit **neuroglykopenischen** Symptomen wie *Brain Fog,* Konzentrations- oder Gedächtnisstörungen. Darüber hinaus stehen auch anderen Organsystemen wie der Muskulatur oder dem Herzen nicht ausreichend Energiereserven zur Verfügung, was zu einer deutlich verminderten Belastbarkeit und Müdigkeitserscheinungen führen kann. Dies ist vor allem bei Personen der Fall, die bereits vor der eigentlichen Infektion Störungen der metabolischen Flexibilität wie Insulinresistenz oder Übergewicht aufwiesen. Personen mit diesen Vorerkrankungen haben daher ein deutlich erhöhtes Risiko, am LC/PC-Syndrom zu erkranken. Darüber hinaus zeigen Studien, dass sich SARS-CoV-2 in Mitochondrien repliziert und deren Funktionen ausnutzt (Komaroff et al. 2023; Stufano et al. 2023; Al-Aly et al. 2024). Die Folgen sind metabolische Veränderungen mit gesteigerter Glykolyse, **mitochondrialer Dysfunktion** mit verminderter Energieausbeute und vermehrtem Anfall reaktiver Sauerstoffspezies. Der daraus resultierende oxidative Stress führt wiederum zu Zellschäden und systemischen Entzündungsprozessen, die den Zustand der chronischen Immunaktivität zusätzlich aufrechterhalten. Die Untersuchungen zeigen dementsprechend, dass die mitochondriale Funktion auch nach vollständiger Eliminierung des Virus eingeschränkt bleibt und den Zustand eines LC/PC-Syndroms begünstigt.

Zusammenfassend zeigt sich, dass der multisystemische Charakter von LC/PC sowohl die Diagnostik als auch die daran angeknüpfte Therapie erschwert. Eine chronische Aktivierung des Immunsystems aufgrund verschiedenster Faktoren führt zu einer egoistischen Energieumverteilung zu Ungunsten des Nervensystems, wodurch sich vor allem die neurokognitiven Symptome wie Fatigue oder *Brain Fog* erklären lassen. Verstärkt werden diese insbesondere durch pathophysiologische Veränderungen im Gesamtmetabolismus, die entweder bereits vorher Bestand hatten oder durch die verschiedenen Prozesse ausgelöst wurden. Das betrifft vor allen Dingen die Insulinresistenz und die eingeschränkte mitochondriale Funktion. Auch gehäuft auftretende Schmerzsymptomatiken lassen sich durch die beschriebenen Mechanismen erklären. Die zytokinvermittelte Entzündungsaktivität in Kombination mit anderen Einflussfaktoren wie Stress oder Angst kann dabei sowohl nozizeptive, neuropathische als auch noziplastische Schmerzen auslösen.

4.6.2 Ernährungsempfehlungen

Da es sich bei LC/PC, trotz seiner Ähnlichkeiten mit CFS/ME, um ein noch neuartiges Phänomen handelt, ist die Behandlung für jede Akteurin/jeden Akteur im Gesundheitswesen Neuland und basiert aktuell hauptsächlich auf den bis jetzt bekannten pathophysiologischen Mechanismen sowie auf einigen wenigen

4

Erfahrungswerten. Da es sich hierbei nicht um eine isolierte Problematik, sondern um eine multisystemische Dysfunktion handelt, sind rein symptomatische Behandlungen weder nachhaltig noch zielführend. Auch die aktuelle S1-Leitlinie der AWMF (Koczulla et al. 2023) kommt zu dem Schluss, dass komplexe Krankheitsbilder wie das LC/PC-Syndrom bei einer zunehmenden Spezialisierung im Gesundheitswesen eine **generalistische interdisziplinäre** Herangehensweise mit Blick auf den ganzen Menschen erfordern. Hier nimmt die Ernährungstherapie aufgrund ihres Potenzials, auf alle beschriebenen Supersysteme regulatorischen Einfluss zu nehmen, eine besondere Rolle ein. Dennoch sollte sie, wie bei anderen Krankheitsbildern auch, nicht alleinstehend, sondern im Rahmen eines therapeutischen Gesamtkonzepts fungieren.

Die Verbesserung des gesamten Energiestoffwechsels sollte analog zu CFS/ME das Hauptziel der Ernährungsintervention bei LC/PC sein. Dabei sollte das Hauptaugenmerk auf der Verbesserung der metabolischen Flexibilität, der Reduktion der Insulinresistenz, der Verbesserung der Mitochondrienfunktion und der damit einhergehenden Erhöhung des Energieumsatzes liegen. Darüber hinaus muss die egoistische Energieumverteilung durch eine Reduktion der chronischen Entzündungs- und Immunaktivität aufgelöst werden.

Auch in diesem Kontext kommt dem Fasten und dem Erreichen eines ketogenen Zustands abermals eine zentrale Rolle zu. Die festgestellten entzündungshemmenden Auswirkungen von Fastenphasen oder ketogenen Ernährungsinterventionen basieren insbesondere auf einer Hemmung des erwähnten NLRP3-Inflammasom-Weges. Darüber hinaus verbessern **Fasten und ketogene Diäten** sowohl die metabolische Flexibilität als auch die Insulinsensitivität und stimulieren die Mitohormesis, wodurch der Energiestoffwechsel des Körpers auf vielfältige Weise beeinflusst wird. In einer kleineren Fallstudie mit 14 Probanden, die an den Folgen einer COVID-Erkrankung litten, konnte dementsprechend die positive Auswirkung eines medizinisch überwachten Langzeitfastens gezeigt werden. Dreizehn von 14 Teilnehmerinnen und Teilnehmer berichteten über eine Verbesserung des allgemeinen Gesundheitsempfindens sowie über eine Verringerung von Müdigkeit, Kurzatmigkeit, Muskelschmerzen und -schwäche, Kopfschmerzen, Gelenkschmerzen und Schlafproblemen (Grundler et al. 2023). Auch weniger häufige, aber klassische COVID-Symptome wie kognitive Beeinträchtigungen, Geruchs- und Geschmacksstörungen konnten hierbei reduziert werden. Ebenso konnte gezeigt werden, dass Fastenphasen zur Verbesserung der viralen Clearance und damit zur Unterstützung des Immunsystems von Nutzen sein können.

Daneben kann die **mitochondriale Funktion** und Biogenese durch bestimmte Nährstoffe oder sekundäre Pflanzenstoffe zusätzlich unterstützt werden. Dazu zählen insbesondere die B-Vitamine, Coenzym Q10, α-Liponsäure, Resveratrol oder N-Acetylcystein (siehe dazu auch ➤ Kapitel 3.7 und ➤ Tab. 4.7).

Der im Zuge der Entzündungsprozesse auftretende veränderte **Tryptophanstoffwechsel** führt nicht nur zu einer verringerten Serotonin- und Melatoninsynthese, sondern ebenfalls zu einem Mangel am Elektronentransporter-NAD. Eine erhöhte Aufnahme von Tryptophan mit der Nahrung scheint hier zunächst die naheliegende Lösung zu sein, jedoch zeigen Untersuchungen, dass aufgrund veränderter Stoffwechselwege eine erhöhte Aufnahme das Problem sogar verstärken kann (Al-Hakeim et al. 2023; Maffei et al. 2020; Moffett et al. 2020). Dementsprechend sollten zunächst die Entzündungsprozesse aufgelöst werden, bevor eine tryptophanreiche Nahrung konsumiert wird (➤ Tab. 4.8). Um die NAD-Synthese dennoch zu unterstützen, kann auf eine erhöhte parallele Zufuhr von **Vitamin B_3** geachtet werden. Auch eine Supplementation mit der Serotoninvorstufe **5-Dihydroxytryptophan (5-HTP)** kann in Rücksprache mit der Ärztin oder dem Arzt hilfreich sein. 5-HTP wird vornehmlich aus der afrikanischen Schwarzbohne gewonnen, befindet sich aber in geringer Konzentration ebenfalls in einigen Lebensmitteln wie Bananen, Datteln oder Fenchel. Auch Johanniskraut *(Hypericum perforatum)* kann Untersuchungen zufolge den 5-HTP-Gehalt im Körper erhöhen und damit zu einer vermehrten Serotoninproduktion beitragen.

Eine weitere Möglichkeit, zur Regulation des Tryptophanstoffwechselweges beizutragen, ist der vermehrte Konsum von Lebensmitteln aus der Familie der **Kreuzblütler** wie Brokkoli, Blumenkohl, Weißkohl oder Kohlrabi. Diese beinhalten so genannte **Glucosinolate,** die spezielle körpereigene Rezeptoren stimulieren können und unter anderem über den NRF2-Weg zu einer verringerten proentzündlichen Aktivität beitragen können.

Tab. 4.7 Mitotrope Nährstoffe zur Behandlung von Mitochondriopathien (modifiziert nach Gröber 2018)

Mikronährstoff	Funktion in den Mitochondrien	Tägliche Dosierung (oral)
Alpha-Liponsäure	Citratzyklus, antioxidativ	600–2.400 mg
Coenzym Q10	Atmungskette, antioxidativ, überbrückt Enzymdefekte	200–1.000 mg
L-Carnitin	ß-Oxidation, Verfügbarkeit von Acetyl-CoA, Cardiolipin	2000–6.000 mg
Benfotiamin (lipidlösliches Vitamin B_1)	Citratzyklus	300–900 mg
Riboflavin	Atmungskette, antioxidativ	50–400 mg
Niacinamid	Atmungskette, antioxidativ	500–3.000 mg
Pantothensäure	Cofaktor für Acetyl-CoA	200–5.000 mg
Magnesium	Atmungskette	200–1.000 mg
Kupfer	Atmungskette	0.5–5 mg
Zink	Antioxidativ	10–30 mg
Selenk	Antioxidativ	100–300 µg
Eisen	Atmungskette	30–100 mg
L-Glutathion	Antioxidans	600–3.000 mg
Taurin	Antioxidativ, Integrität der mtDNA	1.000–4.000 mg
Kreatin	Mitochondrialer Energiestoffwechsel	1.000–5.000 mg
Omega 3-Fettsäuren (EPA, DHA)	Cardiolipin, ß-Oxidation	1.000–3.000 mg
Vitamin C	Antioxidativ	1.000–5.000 mg
Vitamin E	Antioxidativ	500–1.000 IE
Vitamin A	Oxidative Phosphorylierung	30–50 IE/kg KG
Vitamin D	Mitochondrialer Stoffwechsel	60–100 IE/kg KG
Vitamin K2	Elektronentransport	0.5–5 µg/kg KG

Daneben können **melatoninhaltige Lebensmittel** zur Beeinflussung des Schlafes vor allem abends verstärkt in den Speiseplan aufgenommen werden. Insbesondere der Klassiker „warme Milch mit Honig" kann durch das enthaltene Melatonin, aber auch durch die im Honig enthaltene Glucose einen positiven Effekt auf Schlafprobleme haben. Auch Sauerkirschen oder Steinpilze gelten als sehr melatoninreich. Aufgrund der metabolischen Inflexibilität können viele Patientinnen und Patienten ihren Blutzuckerspiegel in der Nacht nicht über mehrere Stunden stabil halten, was zu einer Cortisolausschüttung mit nächtlichem Erwachen führen kann. Ein sogenanntes Spätstück vor dem Schlafengehen, wie die erwähnte Milch mit Honig, kann vorübergehend Abhilfe schaffen.

Tab. 4.8 Tryptophanreiche Lebensmittel

Lebensmittel	Tryptophangehalt in mg/100 g
Milchprodukte und Ei	
Parmesan	490
Emmentaler	460
Edamer	400
Ei	230
Fleisch	
Huhn	280
Hühnerbrust	310
Kalb (Filet)	350
Rind (Filet)	270
Fisch	
Thunfisch	300
Makrele	270
Lachs	260
Hülsenfrüchte	
Sojabohnen	450
Erbsen	350
Nüsse	
Cashew	450
Erdnuss	320

Zur Beeinflussung der Entzündungsgeschehen ist neben den bereits angesprochenen Fastenphasen auch eine vermehrte Zufuhr von **n3-Fettsäuren** empfehlenswert. Neben den bekannten entzündungsauflösenden Eigenschaften können n3-Fettsäuren zu einer Verbesserung des Phospholipidstoffwechsels beitragen und dadurch die Signalübertragung an den Synapsen positiv beeinflussen. Ebenso zeigen sie antithrombotische Wirkung und haben einen regulierenden Einfluss auf das RAAS.

Da auch beim LC/PC Syndrom das **Darmmikrobiom** eine zentrale Rolle spielt, sollte auf einer ernährungsbasierten Beeinflussung des Darms ein weiteres Hauptaugenmerk liegen. Hier können alle im ➤ Kapitel 3.6 aufgeführten Empfehlungen Anwendung finden. Daneben sollte auch hier auf Lebensmittel verzichtet werden, die einen negativen Einfluss auf den Darm und das Entzündungsgeschehen haben können. Dazu zählen insbesondere glutenhaltige Getreideprodukte, hochverarbeitete n6-haltige Lebensmittel sowie eine erhöhte Zufuhr an Zucker, Alkohol oder anderen Toxinen.

LITERATURVERZEICHNIS UND WEITERFÜHRENDE LITERATUR

Al-Aly Z, Topol E. Solving the puzzle of Long Covid. Science 2024; 383(6685),830–832. https://doi.org/10.1126/science.adl0867.

Al-Hakeim HK, Al-Rubaye HT, Jubran AS, Almulla AF, Moustafa SR, Maes M. Increased insulin resistance due to Long COVID is associated with depressive symptoms and partly predicted by the inflammatory response during acute infection. Braz J Psychiatry 2023 May-Jun; 45(3): 205–215. https://doi.org/10.47626/1516-4446-2022-3002.

Al-Hakeim HK, Al-Rubaye HT, Al-Hadrawi DS, Almulla AF, Maes M. Long-COVID post-viral chronic fatigue and affective symptoms are associated with oxidative damage, lowered antioxidant defenses and inflammation: a proof of concept and mechanism study. Mol Psychiatry 2023 Feb; 28(2): 564–578. https://doi.org/10.1038/s41380-022-01836-9.

Al-Hakeim HK, Khairi Abed A, Rouf Moustafa S, Almulla AF, Maes M. Tryptophan catabolites, inflammation, and insulin resistance as determinants of chronic fatigue syndrome and affective symptoms in long COVID. Front Mol Neurosci 2023 Jun 2; 16: 1194769. https://doi.org/10.3389/fnmol.2023.1194769.

Ancona G, Alagna L, Alteri C, et al. Gut and airway microbiota dysbiosis and their role in COVID-19 and long-COVID. Front Immunol 2023;14: 1080043. https://doi.org/10.3389/fimmu.2023.1080043.

Breedveld E, Charlton B, Appelman B, et al. Physical exertion worsens symptoms in patients with post-COVID condition. ScienceOpen Preprints 2023. https://doi.org/10.14293/PR2199.000467.v1.

Cervia-Hasler C, Brüningk SC, Hoch T, et al. Persistent complement dysregulation with signs of thromboinflammation in active Long Covid. Science 2024 Jan 19; 383(6680): eadg7942. https://doi.org/10.1126/science.adg7942.

Chen Y, Wang Y, Fu Y, et al. Modulating AHR function offers exciting therapeutic potential in gut immunity and inflammation. Cell Biosci 2023; 13: 85. https://doi.org/10.1186/s13578-023-01046-y.

Clauw DJ, Häuser W, Cohen SP, Fitzcharles MA. Considering the potential for an increase in chronic pain after the COVID-19 pandemic. Pain 2020 Aug; 161(8): 1694–1697. https://doi.org/10.1097/j.pain.0000000000001950.

Cojocaru E, Cojocaru C, Vlad CE, Eva L. Role of the Renin-Angiotensin System in Long COVID's Cardiovascular Injuries. Biomedicines 2023 Jul 15; 11(7): 2004. https://doi.org/10.3390/biomedicines11072004.

Di Stadio A, Bernitsas E, La Mantia I, et al. Targeting Neuroinflammation to Alleviate Chronic Olfactory Dysfunction in Long COVID: A Role for Investigating Disease-Modifying Therapy (DMT)? Life (Basel) 2023; 13(1)226. https://doi.org/10.3390/life13010226.

Ferreira-Junior AS, Borgonovi TF, De Salis LVV, et al. Detection of Intestinal Dysbiosis in Post-COVID-19 Patients One to Eight Months after Acute Disease Resolution. Int J Environ Res Public Health 2022; 19(16): 10189. https://doi.org/10.3390/ijerph191610189.

Grundler F, Mesnage R, Cerrada A, Wilhelmi de Toledo F. Improvements during long-term fasting in patients with long COVID – a case series and literature review. Front Nutr 2023 Nov 2; 10: 1195270. https://doi.org/10.3389/fnut.2023.1195270.

Gröber U. Arzneimittel und Mikronährstoffe: Medikations-orientierte Supplementierung. 4. überarb. und aktual. Auflage. Stuttgart: Wissenschaftliche Verlagsgesellschaft; 2018.

Guarnieri JW, Dybas JM, Fazelinia H, et al. Core mitochondrial genes are down-regulated during SARS-CoV-2 infection of rodent and human hosts. Sci Transl Med 2023 Aug 9; 15(708): eabq1533. https://doi.org/10.1126/scitranslmed.abq1533.

Gutpa A, Nicholas R, McGing J, et al. P226 DYNAMO Covid-19. Dynamic assessment of multi organ level dysfunction in patients recovering from Covid-19: insulin resistance and metabolic flexibility. Thorax 2022; 77(Suppl 1): A204-A205. https://doi.org/10.1136/thorax-2022-BTSabstracts.358.

Hilpert K, Mikut R. Is There a Connection Between Gut Microbiome Dysbiosis Occurring in COVID-19 Patients and Post-COVID-19 Symptoms? Front Microbiol 2021; 12: 732838. https://doi.org/10.3389/fmicb.2021.732838.

Hosp JA, Dressing A, Blazhenets G, et al. Cognitive impairment and altered cerebral glucose metabolism in the subacute stage of COVID-19. Brain 2021 May 7; 144(4): 1263–1276. https://doi.org/10.1093/brain/awab009.

Kaiser H, Parker E, Hamrick MW. Kynurenine signaling through the aryl hydrocarbon receptor: Implications for aging and healthspan. Exp Gerontol 2020 Feb; 130: 110797. https://doi.org/10.1016/j.exger.2019.110797.

Koczulla AR, Ankermann T, Behrends U, et al. S1-Leitlinie „Long/Post-COVID" – Living Guideline. Unter Federführung der Deutschen Gesellschaft für Pneumologie und Beatmungsmedizin e.V. Stand: 30.05.2024. AWMF-Registernummer 020-027. https://register.awmf.org/assets/guidelines/020-027l_S1_Long-Post-Covid_2024-06_1.pdf (letzter Zugriff 15.08.2024).

Komaroff AL, Lipkin WI. ME/CFS and Long COVID share similar symptoms and biological abnormalities: road map to the literature. Front Med (Lausanne) 2023 Jun 2; 10: 1187163. https://doi.org/10.3389/fmed.2023.1187163.

Koper JEB, Kortekaas M, Loonen LMP, et al. Aryl hydrocarbon Receptor activation during in vitro and in vivo digestion of raw and cooked broccoli (brassica oleracea var. Italica). Food Funct 2020 May 1; 11(5): 4026–4037. https://doi.org/10.1039/d0fo00472c.

Laudisi F, Spreafico R, Evrard M, et al. Cutting edge: the NLRP3 inflammasome links complement-mediated inflammation and IL-1β release. J Immunol 2013 Aug 1; 191(3): 1006–1010. https://doi.org/10.4049/jimmunol.1300489.

Lemhöfer C, Koczulla AR, Meissner W, Häuser W. Aktualisierte S1-Leitlinie Long/Post-COVID: Relevante Aspekte für die Schmerzmedizin [Updated S1 guideline on long/post-COVID: relevant aspects for pain medicine]. Schmerz 2024; 38: 175–182. German. https://doi.org/10.1007/s00482-023-00704-x.

Liu Q, Mak JWY, Su Q, et al. Gut microbiota dynamics in a prospective cohort of patients with post-acute COVID-19 syndrome. Gut 2022 Mar; 71(3): 544–552. https://doi.org/10.1136/gutjnl-2021-325989.

Maffei ME. 5-Hydroxytryptophan (5-HTP): Natural Occurrence, Analysis, Biosynthesis, Biotechnology, Physiology and Toxicology. Int J Mol Sci 2020 Dec 26; 22(1): 181. https://doi.org/10.3390/ijms22010181.

Moffett JR, Arun P, Puthillathu N, et al. Quinolinate as a Marker for Kynurenine Metabolite Formation and the Unresolved Question of NAD+ Synthesis During Inflammation and Infection. Front Immunol 2020 Feb 21; 11: 31. https://doi.org/10.3389/fimmu.2020.00031.

Neudorf H, Little JP. Impact of fasting & ketogenic interventions on the NLRP3 inflammasome: A narrative review. Biomed J 2023 Nov 7; 47(1): 100677. https://doi.org/10.1016/j.bj.2023.100677.

Pereira M, Liang J, Edwards-Hicks J, et al. Arachidonic acid inhibition of the NLRP3 inflammasome is a mechanism to explain the anti-inflammatory effects of fasting. Cell Rep 2024; 43(2): 113700. https://doi.org/10.1016/j.celrep.2024.113700.

Stufano A, Isgrò C, Palese LL, et al. Oxidative Damage and Post-COVID Syndrome: A Cross-Sectional Study in a Cohort of Italian Workers. Int J Mol Sci 2023 Apr 18; 24(8): 7445. https://doi.org/10.3390/ijms24087445.

Su Y, Yuan D, Chen DG, et al. Multiple early factors anticipate post-acute COVID-19 sequelae. Cell 2022 Mar 3; 185(5): 881–895.e20. https://doi.org/10.1016/j.cell.2022.01.014.

Villacampa A, Alfaro E, Morales C, et al. SARS-CoV-2 S protein activates NLRP3 inflammasome and deregulates coagulation factors in endothelial and immune cells. Cell Commun Signal 2024 Jan 15; 22(1): 38. https://doi.org/10.1186/s12964-023-01397-6. Erratum in: Cell Commun Signal 2024 Jan 23; 22(1): 64. PMID: 38225643.

Vimercati L, De Maria L, Quarato M, et al. Association between Long COVID and Overweight/Obesity. J Clin Med 2021 Sep 14; 10(18): 4143. https://doi.org/10.3390/jcm10184143.

Wong AC, Devason AS, Umana IC, et al. Serotonin reduction in post-acute sequelae of viral infection. Cell 2023 Oct 26; 186(22): 4851–4867.e20. https://doi.org/10.1016/j.cell.2023.09.013.

Yang CP, Chang CM, Yang CC, Pariante CM, Su KP. Long COVID and long chain fatty acids (LCFAs): Psychoneuroimmunity implication of omega-3 LCFAs in delayed consequences of COVID-19. Brain Behav Immun 2022 Jul; 103: 19–27. https://doi.org/10.1016/j.bbi.2022.04.001. Epub 2022 Apr 4.

4.7 Migräne

Die Migräne ist eine episodenförmig und anfallsartig auftretende Kopfschmerzerkrankung, die nach der Klassifikation der IHS (International Headache Society) zu den primären Kopfscherzerkrankungen gezählt wird (➤ Tab. 4.9). Charakteristisch ist ein einseitiger, pulsierender oder pochender Schmerz, der von den Betroffenen als mittelstark bis stark empfunden wird und sich meist bei körperlicher Aktivität verstärkt. Die Kopfschmerzen können mit Begleitsymptomen

Tab. 4.9 ICHD-3-Kopfschmerzklassifikation der IHS

Primäre Kopfschmerzen	Sekundäre Kopfschmerzen	Neuropathien und Gesichtsschmerzen
Migräne	Trauma oder Verletzung	Schmerzhafte Läsionen der Hirnnerven
Spannungskopfschmerz	Kraniale oder zervikale Gefäßstörungen	Andere Gesichtsschmerzen
Trigemino-autonome Kopfschmerzen	Nicht vaskuläre Intrakranielle Störungen	Andere Kopfschmerzerkrankungen
Andere	Substanzen oder deren Entzug	
	Infektionen	
	Weitere Erkrankungen	

ICHD: International Classification of Headache Disorders; IHS: International Headache Society.

wie Übelkeit, Erbrechen, Licht- und Geräuschüberempfindlichkeit einhergehen. Treten zusätzlich Gesichtsfeldeinschränkungen (Flimmern oder Blitze) oder Sprach- und Sprechstörungen auf, spricht man von einer Migräne mit Aura. Auch Taubheitsgefühle in einer oder mehreren Gliedmaßen sind während eines Migräneanfalls möglich.

Etwa 14 % der Weltbevölkerung leiden an Migräne, die laut der *Global Burden of Disease Study 2019* zu den am stärksten behindernden Krankheiten zählt (Steiner et al. 2020). Für die Erfassung einer Migräne-Erkrankung müssen Betroffene bestimmte Indikatoren erfüllen. So muss eine Person im Laufe ihres Lebens mindestens fünf Kopfschmerzattacken haben, deren Symptomatik zwischen vier und 72 Stunden andauerte sowie spezifische Kopfschmerzmerkmale und Begleitsymptome aufwies. Wird bereits eines der Kriterien nicht erfüllt, spricht man von einer wahrscheinlichen Migräne.

Außerdem weisen Personen mit Migräne deutliche Korrelationen zu weiteren Krankheitsbildern auf. Hierzu gehören u. a. Angstzustände, Depressionen, Bluthochdruck Epilepsie, das Reizdarmsyndrom sowie schwerwiegende Rücken- und Nackenschmerzen. Auch aufgrund dieser Verknüpfungen sowie der starken Zunahme der Migräneprävalenz in den Industrieländern scheinen Lebensstilfaktoren eine bedeutende Rolle zu spielen.

Daneben besteht ebenfalls eine deutliche genetische Komponente, welche auf einen möglichen evolutionären Vorteil dieser Störung hindeutet. Das Gehirn von Migränepatientinnen und -patienten reagiert insgesamt überempfindlich auf jegliche Art von Reizen und zeigt auch in Untersuchungen eine veränderte sensorische Verarbeitung im Vergleich zu nicht betroffenen Personen. Eine langfristige Habituation auf Reize findet ebenfalls nicht statt. Diese Hypersensitivität hilft dabei, äußere Bedrohungen frühzeitig zu erkennen, was evolutionär betrachtet ein wichtiger Schutzmechanismus gewesen sein könnte. Heutzutage kann eine chronische Exposition gegenüber Stressoren allerdings zu einer allostatischen Überlastung führen, die zu einer chronischen maladaptiven Aktivierung dieser Reaktionen führt.

4.7.1 Pathophysiologie

Ein Migräneanfall lässt sich allgemein in verschiedene Phasen unterteilen, darunter die Prodromal-, Aura-, Schmerz- und Postdromalphase. Die hierbei zugrundeliegenden pathophysiologischen Grundlagen sind allerdings bis heute nicht vollständig entschlüsselt. Lange Zeit dominierte ein recht einfaches Konzept das Denken über die Migräne. Die **vaskuläre Theorie** erklärte den Migräneschmerz durch eine Erweiterung der Gehirngefäße, gilt aber inzwischen als widerlegt. Heute werden neben der vaskulären Hypothese verschiedene Erklärungsansätze für die Pathophysiologie der Migräne vorgeschlagen, darunter die **neuronale** und die **trigeminovaskuläre Theorie.** Keine dieser Theorien kann jedoch das Gesamtbild der Migräne vollständig erklären. Insgesamt besteht ein komplexes Zusammenspiel von umweltbedingten, biochemischen, epigenetischen und genetischen Faktoren, die vor allem im Zeichen eines veränderten Energiemetabolismus und neuroinflammatorischer Prozesse stehen.

Definition

Theorien zur Migräne

Der **neuronalen Theorie** zufolge basiert die Migräne auf einem neuroinflammatorischen Prozess im Bereich der Hirnhäute. Die **trigeminovaskuläre Theorie** basiert auf den engen Verflechtungen der Hirngefäße mit dem N. trigeminus. Eine neuronale Überaktivität sorgt dabei für die häufig beobachtete Vasodilatation.

Die durch diese verschiedenen Faktoren bedingte Hypersensitivität führt dazu, dass der Energieverbrauch des Gehirns die vorhandenen Kapazitäten überschreitet und so zur Entstehung einer Migräneattacke beiträgt. Als direkte Folge erzeugt das Gehirn durch die unphysiologische Aktivierung des trigeminovaskulären Systems adaptive und autonome Verhaltensreaktionen. Die Aktivierung des trigeminovaskulären Systems führt zu einer neurogenen Entzündung sowie der Freisetzung mehrerer Neuropeptide, wobei das *Calcitonin-Gene-Related Peptide (CGRP)* eines der wesentlichen ist. Dieses ist zum einen für die Entstehung und Weiterleitung nozizeptiver Signale verantwortlich und stimuliert in der Folge ebenfalls die Freisetzung von proinflammatorischen Zytokinen wie Histamin und vasodilatatorischem Stickstoffmonoxid. Gleichzeitig wurde bei Migränepatientinnen und -patienten ein verminderter Spiegel des Neurotransmitters Serotonin festgestellt, der eine vasokonstriktorische Wirkung hat. Diese Prozesse bewirken eine zunehmende Schmerzsensibilisierung und Neuroinflammation. Darüber hinaus scheint das CGRP eine wichtige Rolle bei der so genannten „Streudepolarisation" (CSD, *cortical spreading depression*) zu spielen. Dabei kommt es zu einer vermehrten Freisetzung von ATP, Kalium und Glutamat, was die umliegenden Neuronen und Gliazellen depolarisiert und sich über den gesamten Kortex ausbreitet. Dieses Phänomen wird unter anderem für die Entstehung der Migräne-Aura verantwortlich gemacht.

Das Krankheitsverhalten und die starken Schmerzen während eines Migräneanfalls führen dazu, dass geistige und körperliche Aktivitäten vermieden werden, um dem Gehirn die Möglichkeit zu geben, seine Energiereserven wieder aufzufüllen. Zahlreiche Studien weisen inzwischen darauf hin, dass Migräneanfälle als Reaktion auf ein Missverhältnis zwischen der Arbeitsbelastung des Gehirns und seinen Energiereserven entstehen. Auch mitochondriale Dysfunktionen in Verbindung mit einer Beeinträchtigung des Glucosestoffwechsels können bei Migränepatientinnen und -patienten immer wieder nachgewiesen werden. Daher stehen die häufigsten Auslöser von Migräneattacken in direktem oder indirektem Zusammenhang mit dem zerebralen Energiestoffwechsel, wie z. B. psychischer Stress, Schlafmangel, Hypoglykämie, niedriger arterieller Sauerstoffgehalt, hormonelle Veränderungen und körperliche Aktivität.

Das durch einen Migräneanfall ausgelöste Krankheitsverhalten scheint also ein maladaptiver autonomer Prozess zu sein, der durch ein Ungleichgewicht der Energiehomöostase ausgelöst und über das trigeminovaskuläre System verbreitet wird.

4.7.2 Ernährungsempfehlungen

Wie beschrieben, liegen bei der Migräne zahlreiche maladaptive Prozesse vor, von denen einige nur schwer beeinflussbar sind. Neben einer achtsameren Lebensweise können Ernährungsfaktoren an verschiedenen Stellen des pathophysiologischen Prozesses einen positiven Einfluss nehmen und dadurch die Hypersensitivität und Hyperreagibilität des Nervensystems deutlich verringern.

Ein wesentlicher Aspekt der Migräne ist das Missverhältnis zwischen Energiebedarf und Energieangebot im Gehirn. Daher sollte das Hauptaugenmerk immer auf der Verbesserung der **metabolischen Flexibilität** des Gehirns liegen. Da ein wesentlicher Teil der Interventionen zur Verbesserung der Stoffwechselsituation des Gehirns in der bewussten Provokation von Energiemangelphasen besteht, kann dadurch auch eine Migräneattacke ausgelöst werden. Aus diesem Grund ist von langen, aggressiven Fastenphasen abzuraten und stattdessen auf langsam ansteigende, intermittierende Fastenperioden mit hoher Regelmäßigkeit zu setzen. Auch eine Ernährung mit regelmäßigen **ketogenen Phasen** zeigt einen deutlich positiven Einfluss auf die Migränesymptomatik und -häufigkeit zu haben, da auch diese die Flexibilität in der Auswahl der Energieträger erhöht und eine konstante ATP-Versorgung ermöglicht. Eine tägliche Zufuhr von etwa 5 g MCT-Öl kann diesen Stoffwechselweg sinnvoll unterstützen.

Daneben zeigen Untersuchungen zufolge auch Nährstoffe, die den mitochondrialen Energiestoffwechsel unterstützen wie Coenzym Q10, Kreatin oder Vitamin B_2 einen deutlichen Vorteil (siehe dazu auch die Tabelle zu **mitotropen Nährstoffen** in ➤ Kapitel 4.6).

Wie in ➤ Kapitel 3.6 beschrieben, besteht zwischen dem zentralen Nervensystem und dem Darm eine bidirektionale Verbindung, die immunologische, neuronale und hormonelle Signale integriert und auch als Darm-Hirn-Achse bezeichnet wird. Mittlerweile ist klar, dass zahlreiche neurologische Erkrankungen mit Veränderungen des Darms und seines Mikrobioms einhergehen. Die zahlreichen darmassoziierten Komorbiditäten der Migräne zeigen ebenfalls die wichtige Verbindung dieser beiden Organe auf. Die **Beeinflussung des Mikrobioms** über die Gabe von Prä- und Probiotika sowie eine darmfreundliche Ernährungsweise zeigt in diversen Studien einen deutlichen Einfluss auf die Migränehäufigkeit und -symptomatik, insbesondere auf die damit einhergehende Hyperalgesie (Arzani et al. 2020; Gazerani 2020). Da auch die Tryptophan- und Serotoninproduktion abhängig ist von einem intakten Darmmilieu, kann durch die o. g. Ernährungsinterventionen auch der Serotoningehalt und nachfolgend der Melatoningehalt des Körpers positiv beeinflusst werden. Daneben führt eine Dysbiose zu einer zunehmenden Anzahl an proinflammatorischen Zytokinen, die den Zustand einer Neuroinflammation verstärken können. Eine zusätzliche Vitamin-D Substitution kann ebenfalls das Darmmikrobiom günstig beeinflussen sowie einen modulierenden Einfluss auf das Entzündungsgeschehen nehmen.

Neben einer Verbesserung des Darmmilieus und einer erhöhten Vitamin-D-Zufuhr kann die proentzündliche Stoffwechsellage ebenso durch das bereits mehrfach genannte günstige **n3/n6-Verhältnis** beeinflusst werden. Eine tägliche Aufnahme von 1–1,5 g EPA- und DHA-Fettsäuren und eine Verringerung des Anteils an Linolsäure in der Nahrung führte Studien zufolge zu einem deutlichen Rückgang der Kopfschmerzhäufigkeit, -intensität und -dauer (Soveyd et al. 2017; Ramsden et al. 2021). Zusätzlich empfiehlt sich eine generelle antientzündliche Ernährungsweise mit einem hohen Anteil an antioxidativ-wirksamen Nährstoffen und Polyphenolen.

Da Glutamat als exzitatorischer Neurotransmitter eine zentrale Rolle in der Pathophysiologie der Migräne spielt, kann vor allem in der Akutphase eine ergänzende **Magnesiumsupplementation** von 1–2 g zur Hemmung der glutamatergen NMDA-Rezeptoren empfohlen werden. Verzichtet werden sollte auch auf Lebensmittel, die viel **Glutamat** enthalten. Dazu zählen vor allem Geschmacksverstärker, die sich oft hinter Bezeichnungen wie E621–E625 verbergen, oder besonders reichlich auch in Soja- oder Fischsaucen enthalten sind. Hohe Mengen finden sich außerdem in Parmesan- oder Roquefortkäse, reifen oder getrockneten Tomaten oder Schinken. Da viele dieser Lebensmittel auch sehr reich an **Histamin** sind, einem weiteren zentralen Botenstoff bei Migräne, sollten sie generell nur sehr eingeschränkt verzehrt werden.

LITERATURVERZEICHNIS UND WEITERFÜHRENDE LITERATUR

Aggarwal M, Puri V, Puri S. Serotonin and CGRP in migraine. Ann Neurosci 2012 Apr; 19(2): 88–94. https://doi.org/10.5214/ans.0972.7531.12190210.

Arzani M, Jahromi SR, Ghorbani Z, et al. Gut-brain Axis and migraine headache: a comprehensive review. J Headache Pain 2020; 21: 15. https://doi.org/10.1186/s10194-020-1078-9.

Cady R, Schreiber C, Farmer K, Sheftell F. Primäre Kopfschmerzen: eine Konvergenzhypothese. Headache 2002 Mar; 42(3): 204–16. https://doi.org/10.1046/j.1526-4610.2002.02053.x.

Cuciureanu DI, Bistriceanu CE, Vulpoi GA, Cuciureanu T, Antochi F, Roceanu AM. Migraine Comorbidities. Life (Basel) 2024 Jan 2; 14(1): 74. https://doi.org/10.3390/life14010074.

Gazerani P. Migraine and Diet. Nutrients 2020 Jun 3; 12(6): 1658. https://doi.org/10.3390/nu12061658.

Goadsby PJ. The vascular theory of migraine – a great story wrecked by the facts. Brain 2009; 132(Pt. 1): 6–7. https://doi.org/10.1093/brain/awn321.

Grangeon L, Lange KS, Waliszewska-Prosół M, et al. Genetics of migraine: where are we now?. J Headache Pain 2023; 24: 12. https://doi.org/10.1186/s10194-023-01547-8.

Han DG. Evolutionary game model of migraine based on the human brain hypersensitivity. Front Neurol 2023 Mar 29; 14: 1123978. https://doi.org/10.3389/fneur.2023.1123978.

Headache Classification Committee of the International Headache Society (IHS). The International Classification of Headache Disorders. 3rd edition. Cephalalgia 2018 Jan; 38(1): 1–211. https://doi.org/10.1177/0333102417738202.

Headache Classification Committee of the International Headache Society (IHS). Internationale Klassifikation von Kopfschmerzerkrankungen. 3. Auflage. Kurztitel: ICHD-3. International Headache Society 2013–2018. https://ihs-headache.org/wp-content/uploads/2020/05/3385_ichd-3-german.pdf (letzter Zugriff 15.08.2024).

Khorsha F, Mirzababaei A, Ghodoosi N, et al. Association between diet and migraine characteristics: The role of dietary inflammatory index. Curr J Neurol 2020 Apr 3; 19(2): 67–75. https://doi.org/10.18502/cjn.v19i2.4943.

Kowalska M, Prendecki M, Piekut T, Kozubski W, Dorszewska J. Migraine: Calcium Channels and Glia. Int J Mol Sci 2021 Mar 7; 22(5): 2688. https://doi.org/10.3390/ijms22052688.

Mason BN, Russo AF. Vascular Contributions to Migraine: Time to Revisit? Front Cell Neurosci 2018; 12: 233. https://doi.org/10.3389/fncel.2018.00233.

Mauskop A, Altura BM. Role of magnesium in the pathogenesis and treatment of migraines. Clin Neurosci 1998; 5(1): 24–27. PMID: 9523054.

Morel V, Pickering ME, Goubayon J, Djobo M, Macian N, Pickering G. Magnesium for Pain Treatment in 2021? State of the Art. Nutrients 2021 Apr 21; 13(5): 1397. https://doi.org/10.3390/nu13051397.

Neri LCL, Ferraris C, Catalano G, et al. Ketosis and migraine: a systematic review of the literature and meta-analysis. Front Nutr 2023 Jun 12; 10: 1204700. https://doi.org/10.3389/fnut.2023.1204700.

Pellacani S, Sicca F, Di Lorenzo C, et al. The Revolution in Migraine Genetics: From Aching Channels Dis-

orders to a Next-Generation Medicine. Front Cell Neurosci 2016 Jun 13; 10: 156. https://doi.org/10.3389/fncel.2016.00156.
Schytz HW, Birk S, Wienecke T, Kruuse C, Olesen J, Ashina M. PACAP38 induces migraine-like attacks in patients with migraine without aura. Brain 2009 Jan; 132(Pt 1): 16–25. https://doi.org/10.1093/brain/awn307.
Shibata Y. Migraine Pathophysiology Revisited: Proposal of a New Molecular Theory of Migraine Pathophysiology and Headache Diagnostic Criteria. Int J Mol Sci 2022 Oct 27; 23(21): 13002. https://doi.org/10.3390/ijms232113002.
Pensato U, Cevoli S, Pierangeli G, Cortelli P. The evolutionary meaning of migraine. Cephalalgia 2023 Dec; 43(12): 3331024231209303. https://doi.org/10.1177/03331024231209303.
Porst M, Wengler A, Leddin J, et al. Migräne und Spannungskopfschmerz in Deutschland – Prävalenz und Erkrankungsschwere im Rahmen der Krankheitslast-Studie BURDEN 2020. Journal of Health Monitoring 2020; 5(S6). Berlin: Robert Koch-Institut. https://doi.org/10.25646/6988.2.
Ramsden CE, Zamora D, Faurot KR, et al. Dietary alteration of n-3 and n-6 fatty acids for headache reduction in adults with migraine: randomized controlled trial. BMJ 2021 Jun 30; 374: n1448. https://doi.org/10.1136/bmj.n1448.
Soveyd N, Abdolahi M, Bitarafan S, et al. Molecular mechanisms of omega-3 fatty acids in the migraine headache. Iran J Neurol 2017 Oct 7; 16(4): 210–217. PMID: 29736227.
Steiner TJ, Stovner LJ, Jensen R, et al. Migraine remains second among the world's causes of disability, and first among young women: findings from GBD2019. J Headache Pain 2020; 21: 137. https://doi.org/10.1186/s10194-020-01208-0.
Tereshko Y, Dal Bello S, Di Lorenzo C, et al. 2:1 ketogenic diet and low-glycemic-index diet for the treatment of chronic and episodic migraine: a single-center real-life retrospective study. J Headache Pain 2023; 24: 95. https://doi.org/10.1186/s10194-023-01635-9.
Tozzi A, de Iure A, Di Filippo M, et al. Critical role of calcitonin gene-related peptide receptors in cortical spreading depression. Proc Natl Acad Sci U S A 2012 Nov 13; 109(46): 18985–18990. https://doi.org/10.1073/pnas.1215435109.
Valente M, Garbo R, Filippi F, et al. Migraine Prevention through Ketogenic Diet: More than Body Mass Composition Changes. J Clin Med 2022 Aug 23; 11(17): 4946. https://doi.org/10.3390/jcm11174946.

4.8 Osteosarkopenie

Im Alter ist die Bewältigung alltäglicher Aktivitäten wie Gehen, Treppensteigen, Bücken, Heben oder Tragen für eine selbstständige Lebensführung von zentraler Bedeutung. Hierfür sind Mobilität und Gleichgewicht von großer Relevanz, die wiederum eine ausreichende Muskelmasse und -kraft voraussetzen. Bereits ab dem vierten Lebensjahrzehnt kommt es zu einem fortschreitenden Verlust der Muskelmasse und -kraft, was auch als **Sarkopenie** bezeichnet wird und bei über 50-Jährigen bereits eine Prävalenz von bis zu 30 % erreichen kann. Die Sarkopenie kann zu funktionellen Einschränkungen führen und das Risiko von Stürzen und Verletzungen erhöhen. Eine solche Abnahme der Muskelkraft im Alter geht dabei nicht nur mit einem Verlust der Selbstständigkeit und einer Zunahme der Pflegebedürftigkeit einher, sondern ist auch mit einer erhöhten Mortalität assoziiert.

Da die Abnahme der Muskelkraft oft zeitgleich mit einer Abnahme der Knochenmasse **(Osteoporose)** einhergeht, hat sich in jüngster Zeit der Begriff der **Osteosarkopenie** herausgebildet. Diese Begrifflichkeit fasst nicht nur das statistisch signifikante gemeinsame Auftreten beider Pathologien zusammen, sondern spiegelt auch die zahlreichen bidirektionalen Wechselwirkungen zwischen den beiden Organsystemen Muskulatur und Knochen wider. Diese lassen sich dabei nicht allein auf die mechanische Komponente reduzieren, sondern werden insbesondere durch Faktoren wie Myokine, Osteokine oder Zytokine moduliert. Neben dem zentralen Aspekt des Bewegungsmangels spielen daher auch weitere Einflussfaktoren eine wichtige Rolle bei der Pathogenese der Osteosarkopenie.

4.8.1 Pathophysiologie

Wie in den ➤ Kapiteln 3.2 und 3.10 dargestellt, ist das muskuloskelettale System nicht isoliert zu betrachten, sondern steht vor allem metabolisch in enger Wechselbeziehung zu verschiedenen Organsystemen. Dementsprechend überrascht es nicht, dass neben der mechanischen Stimulation durch Bewegung zahlreiche weitere Faktoren Einfluss auf die Knochen- und Muskelhomöostase haben. In erster Linie spielen dabei die bereits genannten Botenstoffe aus der Mus-

4

Tab. 4.10 Muskel-Knochen-Signalübertragung (Quelle: Li et al. 2019)

Myokine	Knochenbildung (BF)	Knochenresorption (BR)
Myostatin	Hemmt die Knochenbildung	Fördert die Osteoklastogenese
IL-6	Steigert die Differenzierung der Osteoblasten	Steigert die Osteoklastogenese
IL-7	Hemmt die Knochenbildung	Hochregulierung der RANKL-Expression
IL-15	–	Fördert die Differenzierung der Präosteoklasten und verringert die Knochenresorption
IGF-1	Stimuliert die Knochenbildung	–
FGF-2	Stimuliert die Knochenbildung	–
Irisin	Fördert die Differenzierung von Osteoblasten	Erhöhung der Knochenresorption

BF: *bone formation;* BR: *bone resorption.*

Tab. 4.11 Knochen-Muskel-Signalübertragung

Osteokine	Wirkung auf den Muskel
FGF23	Veränderte Differenzierung der Myoblasten
Osteocalcin	Erhöhte Insulinempfindlichkeit, Energiestoffwechsel und Proteinsynthese
PGE2	Beschleunigte Proliferation und Differenzierung von Myoblasten
Wnt-3a	Verbesserte Differenzierung von C2C12-Zellen
Sclerostin	Veränderte Differenzierung der Myoblasten
TGF-β	Erhöhter oxidativer Stress und verminderte Muskelfunktion

kulatur (Myokine; ➤ Tab. 4.10) und dem Knochen (Osteokine; ➤ Tab. 4.11) eine wesentliche Rolle.

Die muskuloskelettale Homöostase ist durch das sensible Gleichgewicht zwischen Gewebeaufbau und -abbau bestimmt, welches insbesondere über verschiedene Wachstumsfaktoren bestimmt wird, aber in erster Linie über das Vorhandensein ausreichender energetischer Ressourcen. Das Gleichgewicht der beiden zentralen Energieschalter **AMPK** und **mTOR** spielt dementsprechend auch bei der Pathophysiologie der Osteosarkopenie eine wesentliche Rolle. Ausreichende energetische Ressourcen stimulieren über die Aktivierung von mTOR anabole Prozesse, welche zum Aufbau von Muskel- und Knochenmasse führen. Katabole Stoffwechselwege werden aufgrund eines energetischen Defizits wiederum über AMPK-Aktivität gesteuert. Der stete Wechsel von mTOR- und AMPK-Aktivität ist daher entscheidend für die langfristige Knochen- und Muskelgesundheit. Eine chronische Überstimulation kann hingegen die Entwicklung von Osteoporose und Sarkopenie begünstigen. So haben Personen mit **Insulinresistenz** oder Diabetes ein deutlich erhöhtes Frakturrisiko, ebenso wie **mangelernährte** Personen.

Eine Hyperglykämie fördert darüber hinaus den Zustand einer **Metaflammation,** die mit erhöhter Exprimierung proinflammatorischer Zytokine wie TNF-alpha, IL-6, IL-1-beta einhergeht und über diese Faktoren die Osteoblastenaktivität negativ beeinflusst.

Neben ernährungsbedingten Entzündungsprozessen spielen auch alle weiteren Faktoren, die eine chronisch-niedriggradige Entzündung begünstigen eine wichtige Rolle in der Pathogenese. Hierzu zählt unter anderem auch chronischer Stress, der auf der einen Seite eine proinflammatorische Umgebung begünstigt, auf der anderen Seite über eine vermehrte **Cortisolproduktion** negativen Einfluss auf das muskuloskelettale System haben kann. Gleiches gilt selbstverständlich auch bei medikamentös bedingter Hypercortisolämie.

Auch **genetische Faktoren** können den vorzeitigen Verlust von Knochen- und Muskelmasse fördern. Dies gilt vor allem für Polymorphismen, die einen Einfluss auf die Vitamin-D-Rezeptoraktivität ausüben.

Daneben spielt ein zunehmender Mangel an **Sexualhormonen** wie Östrogen und Testosteron eine zentrale Rolle, der sowohl altersbedingt auftreten kann, aber auch durch Lebensstil- und Ernährungsfaktoren beeinflusst werden kann.

Ebenso zeigt der übermäßige Konsum von **Alkohol** und **Tabak** einen negativen Einfluss auf den Knochen- und Muskelstoffwechsel.

4.8.2 Ernährungsempfehlungen

In ➤ Kapitel 3.10 wurden bereits die wichtigsten Ernährungsfaktoren für die Aufrechterhaltung der Knochenhomöostase beschrieben. Diese spielen aufgrund der engen Wirkbeziehung größtenteils auch für eine ausreichende Muskelmasse und Muskelkraft eine zentrale Rolle.

Zentrale Bedeutung hat vor allem eine adäquate **Proteinzufuhr** von mindestens 1,2–1,6 g pro kg Körpergewicht. Die Muskelhypertrophie steht in direktem Zusammenhang mit der Muskelproteinsynthese, die wiederum dosisabhängig von der mit der Nahrung aufgenommenen Proteinmenge abhängt. Neuere Untersuchungen zeigen, dass es im Gegensatz zu früheren Annahmen keine erkennbare Obergrenze für die Proteinzufuhr beim Menschen gibt (Trommelen et al. 2023). Selbst bei der Aufnahme großer Proteinmengen (100 g) konnte eine proportionale Zunahme von Ausmaß und Dauer der Muskelproteinsynthese beobachtet werden. Besonders gut resorbierbare Proteinquellen mit einem hohen Anteil an der Aminosäure Leucin, wie z. B. Molkenprotein, aber auch Soja, zeigen hier die stärkste anabole Wirkung. Da Proteine etwa 50 % des Knochenvolumens ausmachen, gelten die genannten Zufuhrempfehlungen gleichermaßen zur Förderung der Knochenbildung. Daneben wird eine tägliche **Vitamin-D-Aufnahme** von mindestens 1.000 IE bzw. ein Vitamin-D-Spiegel von über 50 nmol/l (25-OH-Vitamin D) zur Prävention empfohlen. Vitamin D hat dabei nicht nur wesentlichen Einfluss auf die Knochenmineralisierung, sondern ebenfalls auf die Muskelmasse und -kraft. Als optimal gelten Vitamin-D-Werte von > 75 nmol/l–250 nmol/l. Für den Knochen- und Muskelstoffwechsel ist außerdem auf eine **Calciumaufnahme** von 1.000–1.200 mg pro Tag zu achten. Calcium ist das Hauptelement der Knochenmatrix, spielt aber ebenso eine wichtige Rolle in der muskuloskelettalen Homöostase. Niedrige Serumspiegel stehen mit Knochenverlust, myozellulären Funktionsstörungen und Beeinträchtigungen der Muskelkontraktilität und der mitochondrialen Aktivität in Verbindung.

Besondere Aufmerksamkeit sollte auch dem **Vitamin K** geschenkt werden, das als Carboxylierer von Osteocalcin gilt. Diesbezüglich ist einerseits auf den regelmäßigen Verzehr von grünem Gemüse wie Grünkohl, Spinat oder Rosenkohl zu achten, andererseits auf ein gesundes Darmmikrobiom, das durch mikrobielle Fermentation als Hauptproduzent von Vitamin K2 gilt. Der Tagesbedarf von 60–70 µg kann dabei schon durch eine wöchentliche Portion von 100 g Grünkohl gedeckt werden.

Aufgrund der günstigen Nährstoffkombination von Proteinen, Calcium und Vitamin D werden **Milch und Milchprodukte** seit Jahrzehnten zur Vorbeugung von osteoporotischen Prozessen von den Ernährungsgesellschaften empfohlen. Epidemiologische Studien zeigen allerdings immer wieder, dass in Ländern mit dem höchsten Milchkonsum auch das höchste Frakturrisiko vorliegt (Michaëlsson et al. 2014). Eine Kausalität lässt sich durch solche Beobachtungen allerdings nicht ableiten. Insgesamt kann jedoch festgestellt werden, dass eine rein auf die Calciumzufuhr ausgerichtete Therapie nicht zielführend zu sein scheint. Aufgrund der uneinheitlichen Studienlage kann gesunden Menschen bei guter Verträglichkeit aber weiterhin der regelmäßige Verzehr empfohlen werden. Dies gilt insbesondere für Kleinkinder mit ihrem sehr dynamischen Knochenumsatz. Besonders empfehlenswert ist hier vor allem der Konsum von fermentierten Milchprodukten wie Kefir oder Joghurt, da hier parallel positiv auf das Darmmikrobiom eingewirkt werden kann. Alternativ bieten sich Milchersatzprodukte auf Sojabasis an, da die hierin enthaltenen Isoflavone wie **Genistein** insbesondere bei postmenopausalen Frauen mit einer Verringerung des Frakturrisikos einhergehen.

Zusätzlich zeigt die Zufuhr oder Supplementierung von verschiedenen Nährstoffen weitere günstige Effekte auf die Muskel- und Knochenhomöostase. Dazu zählen abermals vor allem Omega-3-Fettsäuren mit ihren entzündungshemmenden Eigenschaften und ihrem Potenzial, einer bestehenden Insulinresistenz entgegenzuwirken. Gleiches gilt für die Zufuhr von Mangan, Kupfer, Zimt oder Curcumin sowie Magnesium, Silicium und antioxidativ wirkenden Polyphenolen wie Resveratrol, die durch eine ausgewogene und abwechslungsreiche Ernährung zugeführt werden sollten.

Die Supplementierung von Kreatin bei älteren Menschen zeigte ebenfalls eine positive Wirkung auf die Muskelmasse und die Leistungsfähigkeit.

Zusammenfassend zeigt sich, dass die Muskel- und Knochengesundheit zu einem großen Teil von Nährstoffen wie Proteinen, Vitamin D und Calcium

4

abhängt, darüber hinaus aber zahlreiche negative Einflussfaktoren wie chronische Entzündungsprozesse oder eine Insulinresistenz deren Effekte deutlich reduzieren kann. Die Osteosarkopenie sollte daher als systemisch-metabolische Erkrankung betrachtet und ebenso therapiert werden.

LITERATURVERZEICHNIS UND WEITERFÜHRENDE LITERATUR

Ballesteros J, Rivas D, Duque G. The Role of the Kynurenine Pathway in the Pathophysiology of Frailty, Sarcopenia, and Osteoporosis. Nutrients 2023 Jul 13; 15(14): 3132. https://doi.org/10.3390/nu15143132.

Chen J, Long F. mTOR signaling in skeletal development and disease. Bone Res 2018; 6: 1. https://doi.org/10.1038/s41413-017-0004-5.

Clynes MA, Gregson CL, Bruyère O, Cooper C, Dennison EM. Osteosarcopenia: where osteoporosis and sarcopenia collide. Rheumatology, 2021; 60(2): 529–537, https://doi.org/10.1093/rheumatology/keaa755.

de Rui M, Inelmen EM, Pigozzo S, Trevisan C, Manzato E, Sergi G. Dietary strategies for mitigating osteosarcopenia in older adults: a narrative review. Aging Clin Exp Res 2019 Jul; 31(7): 897–903. https://doi.org/10.1007/s40520-019-01130-9.

de Vasconcelos RF, Costa V, Araujo B, et al. Milk kefir therapy improves the skeletal response to resistance exercise in rats submitted to glucocorticoid-induced osteoporosis. Exp Gerontol 2022 Oct 1; 167: 111921. https://doi.org/10.1016/j.exger.2022.111921.

Fagundes Belchior G, Kirk B, Pereira da Silva EA, Duque G. Osteosarcopenia: beyond age-related muscle and bone loss. Eur Geriatr Med 2020 Oct; 11(5): 715–724. https://doi.org/10.1007/s41999-020-00355-6.

Gielen E, Dupont J, Dejaeger M, Laurent MR. Sarcopenia, osteoporosis and frailty. Metabolism 2023 Aug; 145: 155638. https://doi.org/10.1016/j.metabol.2023.155638.

He C, He W, Hou J, et al. Bone and Muscle Crosstalk in Aging. Front Cell Dev Biol 2020 Dec 10; 8: 585644. https://doi.org/10.3389/fcell.2020.585644.

Holick MF, Binkley NC, Bischoff-Ferrari HA, et al. Evaluation, treatment, and prevention of vitamin D deficiency: an Endocrine Society clinical practice guideline. J Clin Endocrinol Metab 2011 Jul; 96(7): 1911–1930. https://doi.org/10.1210/jc.2011-0385. Erratum in: J Clin Endocrinol Metab 2011 Dec; 96(12): 3908. PMID: 21646368.

Jang YJ. The Effects of Protein and Supplements on Sarcopenia in Human Clinical Studies: How Older Adults Should Consume Protein and Supplements. J Microbiol Biotechnol 2023 Feb 28; 33(2): 143–150. https://doi.org/10.4014/jmb.2210.10014.

Jeyabalan J, Shah M, Viollet B, Chenu C. AMP-activated protein kinase pathway and bone metabolism. J Endocrinol 2012 Mar; 212(3): 277–290. https://doi.org/10.1530/JOE-11-0306.

Li G, Zhang L, Wang D, et al. Muscle-bone crosstalk and potential therapies for sarco-osteoporosis. J Cell Biochem 2019 Sep; 120(9): 14262–14273. https://doi.org/10.1002/jcb.28946. Epub 2019 May 20.

Li Y, Su J, Sun W, Cai L, Deng Z. AMP-activated protein kinase stimulates osteoblast differentiation and mineralization through autophagy induction. Int J Mol Med 2018 May; 41(5): 2535–2544. https://doi.org/10.3892/ijmm.2018.3498.

Michaëlsson K, Wolk A, Langenskiöld S, et al. Milk intake and risk of mortality and fractures in women and men: cohort studies. BMJ 2014 Oct 28; 349: g6015. https://doi.org/10.1136/bmj.g6015.

Ratajczak AE, Zawada A, Rychter AM, Dobrowolska A, Krela-Kaźmierczak I. Milk and Dairy Products: Good or Bad for Human Bone? Practical Dietary Recommendations for the Prevention and Management of Osteoporosis. Nutrients 2021 Apr 17; 13(4): 1329. https://doi.org/10.3390/nu13041329.

Reginster JY, Beaudart C, Buckinx F, Bruyère O. Osteoporosis and sarcopenia: two diseases or one? Curr Opin Clin Nutr Metab Care 2016 Jan; 19(1): 31–36. https://doi.org/10.1097/MCO.0000000000000230.

Ribeiro MSP, Venturini LGR, Speck-Hernandez CA, et al. AMPKα1 negatively regulates osteoclastogenesis and mitigates pathological bone loss. J Biol Chem 2023 Dec; 299(12): 105379. https://doi.org/10.1016/j.jbc.2023.105379.

Salamanna F, Contartese D, Ruffilli A, et al. Sharing Circulating Micro-RNAs between Osteoporosis and Sarcopenia: A Systematic Review. Life 2023; 13: 602. https://doi.org/10.3390/life13030602.

Trommelen J, van Lieshout GAA, Nyakayiru J, et al. The anabolic response to protein ingestion during recovery from exercise has no upper limit in magnitude and duration in vivo in humans. Cell Rep Med 2023 Dec 19; 4(12): 101324. https://doi.org/10.1016/j.xcrm.2023.101324.

Tu MY, Chen HL, Tung YT, Kao CC, Hu FC, Chen CM. Short-Term Effects of Kefir-Fermented Milk Consumption on Bone Mineral Density and Bone Metabolism in a Randomized Clinical Trial of Osteoporotic Patients. PLoS One 2015 Dec 10; 10(12): e0144231. https://doi.org/10.1371/journal.pone.0144231.

Wang S, Wang J, Wang S, et al. mTOR Signaling Pathway in Bone Diseases Associated with Hyperglycemia. Int J Mol Sci 2023 May 24; 24(11): 9198. https://doi.org/10.3390/ijms24119198.

Willett WC, Ludwig DS. Milk and Health. N Engl J Med 2020 Feb 13; 382(7): 644–654. https://doi.org/10.1056/NEJMra1903547.

Wu Z, Liu L. The protective activity of genistein against bone and cartilage diseases. Front Pharmacol 2022 Sep 8; 13: 1016981. https://doi.org/10.3389/fphar.2022.1016981.

Yu X, Sun S, Zhang S, et al. A pooled analysis of the association between sarcopenia and osteoporosis. Medicine (Baltimore) 2022 Nov 18; 101(46): e31692. https://doi.org/10.1097/MD.0000000000031692.

Zheng X, Lee SK, Chun OK. Soy Isoflavones and Osteoporotic Bone Loss: A Review with an Emphasis on Modulation of Bone Remodeling. J Med Food 2016 Jan; 19(1): 1–14. https://doi.org/10.1089/jmf.2015.0045.

4.9 Prä- und postoperativ

Nicht alle gesundheitlichen Probleme lassen sich mit konservativen Maßnahmen optimal behandeln. Die Versorgung von operierten Patientinnen und Patienten gehört daher zum medizinischen und therapeutischen Alltag. Ein operativer Eingriff stellt jedoch immer eine mehr oder weniger große Belastung für den gesamten Organismus dar. Minimalinvasive Operationsmethoden haben zwar zu einer deutlichen Verkleinerung der Wundflächen geführt, dennoch müssen auch hier optimale Wundheilungsbedingungen herrschen, um eine möglichst vollständige morphologische und funktionelle Wiederherstellung des Gewebes (restitutio ad integrum) zu erreichen. Der physiologische Wundheilungsprozess kann allerdings durch zahlreiche lokale oder systemische Einflüsse behindert werden, von denen ein wesentlicher Teil durch Ernährungsfaktoren beeinflusst wird (➤ Tab. 4.12).

Dementsprechend kann bereits ein Bagatelltrauma zu einer Wundheilungsstörung führen, von der immerhin 1–2 % der Weltbevölkerung betroffen sind. Eine Anpassung der Ernährung kann daher bereits im Vorfeld einer Operation zu einer möglichst idealen Versorgungssituation des Körpers beitragen und damit späteren Wundheilungsstörungen vorbeugen.

Tab. 4.12 Einflussfaktoren für eine gestörte Wundheilung
Rauchen
Alkohol
Ernährung
Insulinresistenz/Diabetes
Adipositas
Infektionen
Medikamente (insbesondere NSAR, Corticosteroide)
Schlafmangel
Stress/Angst
Alter
NSAR: nicht-steroidale Antirheumatika.

Aus diesem Grund haben prä- und postoperative Ernährungsinterventionen inzwischen auch Eingang in standardisierte chirurgische Versorgungsmodelle gefunden. Das ERAS-Konzept *(Enhanced Recovery after Surgery)* wurde bereits 2010 ins Leben gerufen und umfasst mehr als 20 Einzelmaßnahmen mit dem Ziel, die Genesung nach einer Operation zu beschleunigen und Nebenwirkungen zu reduzieren. Dadurch konnten Komplikationsraten deutlich reduziert und so zu einer optimalen Regeneration beigetragen werden. Ein wesentlicher Teil des Konzepts sind vor allem prä- und postoperative Ernährungsstrategien.

Je nach Art der Operation, ob es sich um einen orthopädisch-chirurgischen, einen onkologischen oder einen internistischen Eingriff handelt, sind bestimmte Faktoren von mehr oder weniger großer Bedeutung oder können unter Umständen sogar kontraindiziert sein. Die folgenden Empfehlungen basieren daher weitgehend auf allgemeingültigen Empfehlungen zur Unterstützung der Wundheilung und Regeneration.

4.9.1 Ernährungsempfehlungen präoperativ

Ein Zustand der Mangel- oder Unterernährung gehört zu den wesentlichen Ursachen einer späteren Wundheilungsstörung. Diese betrifft in allererster Linie eine ausreichende Versorgung mit Makronutrienten, gilt aber gleichermaßen für die Versorgung mit für die Wundheilung essenziellen Mikronutrienten.

Eine Operation führt, je nach Ausmaß, zu einer mehr oder weniger starken Immunaktivität und damit einhergehend zu einem deutlichen Mehrbedarf an Energie. Wie in ➤ Kapitel 3.4 beschrieben, kann der Gesamtenergieverbrauch des Körpers schon bei einer kleineren Operation um mehrere hundert kcal ansteigen. Ausreichende Energieressourcen sind für eine gut funktionierende Wundheilung daher essenziell. Dementsprechend sollte ein Hauptaugenmerk auf einem guten Ernährungszustand und einer ausreichenden Zufuhr an **Makronährstoffen** liegen. Auch das ERAS-Protokoll empfiehlt eine Abkehr von der etablierten präoperativen nächtlichen Fastenphase und empfiehlt die Einnahme von klaren Kohlenhydratgetränken am Tag vor der Operation und bis zu zwei Stunden

4

davor. Darüber hinaus sollte, je nach Ernährungszustand, auch bereits in den Tagen und Wochen vor der anstehenden OP auf eine leicht erhöhte Zufuhr von **Kohlenhydraten, Fetten** und **Proteinen** geachtet werden. Proteine dienen dabei weniger der Deckung des Energiebedarfs, sondern insbesondere als Grundbaustein bei der Gewebeerneuerung. Insbesondere die Kollagensynthese ist dabei von einem ausreichendem Proteinangebot abhängig. Dieses sollte bei mindestens 1,2 g/kg KG liegen und je nach Ernährungszustand zwischen 5–14 Tagen vor der Operation zugeführt werden. Auch eine adäquate Aufnahme von Fetten ist im Vorfeld einer Operation als essenziell anzusehen. Fette dienen neben ihrer Rolle als Energielieferanten bei der Wundheilung vor allem als Vorläufersubstanz für die Herstellung der bereits beschriebenen Lipidmediatoren. Diese steuern das Ausmaß und die Dauer von Entzündungsreaktionen und sind daher unabdingbar für eine physiologisch verlaufende Wundheilung. Zahlreiche Studien belegen die Vorteile einer mehrtägigen n3-Supplementierung auf die Höhe der Entzündungsparameter, die Rate der Wundheilungskomplikationen und die Dauer des Krankenhausaufenthaltes (Déniz et al. 2022; Helf 2011; Adiamah et al. 2019). Dementsprechend ist die Einnahme von 1–1,5 g EPA/DHA-Fettsäuren über mindestens fünf Tage vor einer Operation empfehlenswert.

Für Personen mit bereits bestehenden metabolischen Störungen sollten diese Empfehlungen allerdings angepasst werden. Eine Operation stellt einen großen Stressor für den Körper dar, weswegen dieser mit einer erhöhten Ausschüttung von Katecholaminen und Corticosteroiden reagiert. Dies führt zu einer vermehrten Gluconeogenese der Leber, einem Insulinmangel durch die Hemmung der ß-Zellen sowie einer peripheren Insulinresistenz. Eine bereits bestehende **Insulinresistenz** würde so zusätzlich verstärkt werden und zu einem relativen Energiemangel im Wundgebiert führen können. Auch präoperatives Fasten wenige Stunden vor einer Operation kann eine Insulinresistenz verstärken, weswegen es möglichst vermieden werden sollte. Darüber hinaus sind bei Personen mit bestehender IR in den Tagen vor einem operativen Eingriff alle Maßnahmen indiziert, die zu einer Verbesserung der Insulinsensitivität führen (siehe ➤ Kapitel 3.4).

Im Hinblick auf eine ausreichende Mikronährstoffversorgung sollte vor allem auf eine adäquate Zufuhr aller in ➤ Kapitel 3.8 genannten Nährstoffe geachtet werden, die als Cofaktoren im Wundheilungsprozess eine wesentliche Rolle spielen. Dazu gehören insbesondere die Vitamine A, C, D und E, ebenso die Mineralstoffe Zink, Magnesium und Eisen (➤ Tab. 4.13). Da ein Übermaß an Eisen zu vermehrtem oxidativem Stress führen kann und insbesondere Viren für ihre Replikation eisenabhängige Enzyme benötigen, empfiehlt sich eine vermehrte Eisenaufnahme nur bei einem nachgewiesenen Mangel.

Tab. 4.13 Aufnahmeempfehlungen bestimmter Nährstoffe prä- oder postoperativ

Nährstoffe	Zufuhrempfehlung pro Tag
Omega-3-Fettsäuren (EPA/DHA)	1.000–1.500 mg
Vitamin C	500 mg
Vitamin E	100–200 mg
Vitamin D	1.000–5.000 IE
Vitamin A	800–1.000 µg
Magnesium	250 mg
Zink	25–40 mg
Arginin	4,5 g
Glutamin	0,2–0,5 g

Die Aufnahmedauer sollte bei den angegebenen Dosierungen 14 Tage nicht überschreiten

4.9.2 Ernährungsempfehlungen postoperativ

Die für die präoperative Phase empfohlenen Makro- und Mikronährstoffe sind auch für den postoperativen Zeitraum relevant. Im Idealfall sind sie bereits durch eine gesunde Lebensweise oder eine durchdachte Operationsvorbereitung zugeführt worden und müssen nach dem Eingriff nicht mehr zwingend zusätzlich aufgenommen werden. Sollte dies jedoch nicht der Fall sein, wird die Zufuhr der in ➤ Tab. 4.13 aufgeführten Nährstoffe auch unmittelbar nach der Operation empfohlen. Auch bei der Makronährstoffaufnahme empfiehlt sich ein hoher Anteil an Proteinen (1,2–1,5 g pro kg/KG) und insgesamt ein ausgeglichenes Verhältnis von Kohlenhydraten, Proteinen und Fetten, um den

Körper sowohl mit genügend Energie als auch mit ausreichend Strukturbausteinen zu versorgen.

Daneben sollte insbesondere im Anschluss an einen operativen Eingriff darauf geachtet werden, **negative Einflussfaktoren** weitestgehend zu vermeiden. Das gilt auf der einen Seite für alle in ➤ Tab. 4.13 aufgeführten Faktoren sowie auf der anderen Seite speziell für immunogen oder proinflammatorisch wirkende Lebensmittel. Vor allem hochverarbeitete n6-haltige Lebensmittel und solche, die reich an Antinutrienten sind, sollten in dieser Phase gemieden werden. Dazu zählen vor allem Lebensmittel, die reich an gesättigten Fettsäuren, Zucker, Fructose, Weizen oder Lektinen sind. Da die Nahrungsaufnahme per se mit energieverbrauchenden immunologischen Prozessen verbunden ist, kann es ratsam sein, in den ersten Stunden bis 24 Stunden nach einer Operation auf die Zufuhr von fester Nahrung zu verzichten. Solche **Fastenphasen** führen zu einer vermehrten Produktion der zunächst proinflammatorisch wirkenden Arachidonsäure (AA). Diese sorgt allerdings in der Folge für eine Unterdrückung der proentzündlichen Signalwege und führt darüber zu einer raschen Beendigung der Entzündungsphase. Fasten führt außerdem zu einer Unterdrückung der metabolischen Entzündung und ist durch einen Rückgang der proinflammatorischen Zytokine wie Interleukin-1-beta gekennzeichnet, das eng mit der Insulinregulation und dem Blutzuckerspiegel verbunden ist. Eine längerfristige Nahrungskarenz ist allerdings aus Gründen der verringerten Energieverfügbarkeit und der sich hierdurch entwickelnden physiologischen Insulinresistenz nicht indiziert.

Durchgehend wichtig ist hingegen eine ausreichende Flüssigkeitszufuhr. Eine Dehydratation verringert das Blutvolumen des Körpers und kann dadurch zu einem reduzierten Sauerstoff- und Nährstoffangebot im Wundbereich und folglich zu einer Beeinträchtigung der Wundheilung führen.

LITERATURVERZEICHNIS UND WEITERFÜHRENDE LITERATUR

Adiamah A, Skořepa P, Weimann A, Lobo DN. The Impact of Preoperative Immune Modulating Nutrition on Outcomes in Patients Undergoing Surgery for Gastrointestinal Cancer: A Systematic Review and Meta-analysis. Ann Surg 2019 Aug; 270(2): 247–256. https://doi.org/10.1097/SLA.0000000000003256.

Arribas-López E, Zand N, Ojo O, Snowden MJ, Kochhar T. The Effect of Amino Acids on Wound Healing: A Systematic Review and Meta-Analysis on Arginine and Glutamine. Nutrients 2021; 13(8): 2498. https://doi.org/10.3390/nu13082498.

Bisch S, Nelson G, Altman A. Impact of Nutrition on Enhanced Recovery After Surgery (ERAS) in Gynecologic Oncology. Nutrients 2019 May 16; 11(5): 1088. https://doi.org/10.3390/nu11051088.

Chu AS, Delmore B. Arginine: What You Need to Know for Pressure Injury Healing. Adv Skin Wound Care 2021; 34(12): 630–636. https://doi.org/10.1097/01.ASW.0000795900.25030.5e.

Déniz C, Raba-Parodi C, García-Raimundo E, et al. Preoperative Omega-6/Omega-3 Fatty Acid Ratio Could Predict Postoperative Outcomes in Patients with Surgically Resected Non-Small-Cell Lung Cancer. Curr Oncol 2022 Sep 28; 29(10): 7086–7098. https://doi.org/10.3390/curroncol29100556.

Dryden SV, Shoemaker WG, Kim JH. Wound management and nutrition for optimal wound healing. Atlas Oral Maxillofac Surg Clin North Am 2013 Mar; 21(1): 37–47. https://doi.org/10.1016/j.cxom.2012.12.008.

Durkin MT, Mercer KG, McNulty MF, et al. Vascular surgical society of great britain and ireland: contribution of malnutrition to postoperative morbidity in vascular surgical patients. Br J Surg 1999 May; 86(5): 702. https://doi.org/10.1046/j.1365-2168.1999.0702a.x.

Guo S, Dipietro LA. Factors affecting wound healing. J Dent Res 2010 Mar; 89(3): 219–229. https://doi.org/10.1177/0022034509359125.

Helf G. Anwendung von Omega-3 Fettsäuren aus Fischöl vor kolonchirurgischen Eingriffen und die Auswirkungen auf postoperative Komplikationen und die Wundheilung. Dissertation. München: Medizinische Fakultät der Ludwig-Maximilians-Universität; 2011. http://nbn-resolving.de/urn:nbn:de:bvb:19-127547.

Lin PH, Sermersheim M, Li H, Lee PHU, Steinberg SM, Ma J. Zinc in Wound Healing Modulation. Nutrients 2017 Dec 24; 10(1): 16. https://doi.org/10.3390/nu10010016.

Martin L, Gillis C, Ljungqvist O. Preoperative nutrition care in Enhanced Recovery After Surgery programs: are we missing an opportunity? Curr Opin Clin Nutr Metab Care 2021 Sep 1; 24(5): 453–463. https://doi.org/10.1097/MCO.0000000000000779.

Martínez-Ortega AJ, Piñar-Gutiérrez A, Serrano-Aguayo P, et al. Perioperative Nutritional Support: A Review of Current Literature. Nutrients 2022 Apr 12; 14(8): 1601. https://doi.org/10.3390/nu14081601.

Melnyk M, Casey RG, Black P, Koupparis AJ. Enhanced recovery after surgery (ERAS) protocols: Time to change practice? Can Urol Assoc J 2011 Oct; 5(5): 342–348. https://doi.org/10.5489/cuaj.11002.

Ousey K, Cutting KF, Rogers AA, Rippon MG. The importance of hydration in wound healing: reinvigorating the clinical perspective. J Wound Care 2016 Mar; 25(3): 122, 124–130. https://doi.org/10.12968/jowc.2016.25.3.122.

Pereira M, Liang J, Edwards-Hicks J, et al. Arachidonic acid inhibition of the NLRP3 inflammasome is a mechanism to explain the anti-inflammatory effects of fasting. Cell

4

Reports 2024; 43(2): 113700. https://doi.org/10.1016/j.celrep.2024.113700.
Posthauer ME. The role of nutrition in wound care. Adv Skin Wound Care 2006 Jan-Feb; 19(1): 43–52; quiz 53–54. https://doi.org/10.1097/00129334-200601000-00015.
Posthauer ME. Hydration: Does It Play a Role in Wound Healing? Adv Skin Wound Care 2006; 19(2): 74–76. https://doi.org/10.1097/00129334-200603000-00007.
Razzaghi R, Pidar F, Momen-Heravi M, Bahmani F, Akbari H, Asemi Z. Magnesium Supplementation and the Effects on Wound Healing and Metabolic Status in Patients with Diabetic Foot Ulcer: a Randomized, Double-Blind, Placebo-Controlled Trial. Biol Trace Elem Res 2018 Feb; 181(2): 207–215. https://doi.org/10.1007/s12011-017-1056-5.
Smola H, Eming SA, Hess S, Werner S, Krieg T. Wundheilung und Wundheilungsstörungen: Moderne Konzepte zur Pathophysiologie und Therapie. Dt Ärztebl 2001; 98(43): A2802–A2809.
Wicke C, Halliday B, Allen D, et al. Effects of Steroids and Retinoids on Wound Healing. Arch Surg 2000; 135(11): 1265–1270. https://doi.org/10.1001/archsurg.135.11.1265.

4.10 Ernährung im Sport

Das Thema Ernährung im Sport ist Inhalt zahlreicher Bücher und eigener Lehrgänge. Es ist daher nicht Ziel dieses Kapitels, einen umfassenden Überblick über alle Aspekte dieses Themas zu geben. Dies ist in der Breite schon deshalb nicht möglich, weil sich die einzelnen Sportarten, Trainings- und Wettkampfphasen deutlich voneinander unterscheiden, was sich auch in den jeweiligen Ernährungsempfehlungen widerspiegelt. Vielmehr soll dieses Kapitel einen kurzen Überblick über wesentliche, gemeinsame Grundsätze für Sportlerinnen und Sportler der verschiedensten Disziplinen und Leistungsstufen liefern. Ernährungsfaktoren sollen im Sport vor allem der Leistungsoptimierung, der Regeneration sowie der Prophylaxe bzw. im schlimmsten Fall der Rehabilitation von Verletzungen dienen.

Auch für Sportlerinnen und Sportler gelten zunächst die in ➤ Kapitel 2 und ➤ Kapitel 3 dargestellten allgemeinen ernährungsphysiologischen Aspekte. Sie bilden die Grundlage, müssen aber je nach sportlicher Belastung angepasst und optimiert werden.

4.10.1 Leistungsoptimierung und Prävention

Sportliche Leistungsfähigkeit ist in jeder Disziplin unmittelbar mit einer schnellen und ausreichenden Energiebereitstellung verbunden. Diese gewährleistet sowohl Schnellkraft- und Explosivbelastungen als auch Langzeitbelastungen oder primär kognitive Belastungen.

Dementsprechend liegt ein Hauptaugenmerk der Ernährungssteuerung auf einer adäquaten kalorischen Versorgung, einer möglichst optimalen metabolischen Flexibilität und damit einhergehend einer hohen Anzahl **gut funktionierender Mitochondrien.**

Was zunächst naheliegend klingt, zeigt sich in der sportmedizinischen Praxis zunehmend häufig als Problem. Bereits Mitte der neunziger Jahre hat sich die *female athlete triad (FAT)* als eigenständiges und vermehrt auftretendes Syndrom etabliert. Das **Ungleichgewicht zwischen Kalorienaufnahme und -verbrauch** führt hierbei in der Folge zu der Symptomtrias von verminderter Energieverfügbarkeit, Osteoporose und Menstruationsstörungen.

Doch auch männliche Sportler zeigen mit zunehmender Häufigkeit energetische Defizienzen, die Auswirkungen auf zahlreiche Körperfunktionen und Organsysteme haben können. 2014 hat das Internationale Olympische Komitee daher als Erweiterung der FAT den Begriff *relative energy deficiency in sports*, kurz RED-S, geprägt.

Wie in ➤ Kapitel 3.4 geschildert, führt ein Mangel an vorhandener oder wahrgenommener Energie zu einer egoistischen Energieverteilung. Nicht-essenzielle Prozesse wie Fortpflanzung oder Wachstum werden unterdrückt und parallel dazu Stoffwechselwege ausgebildet, die der Mobilisation vorhandener Energiereserven dienen.

Zu den Gesundheitsproblemen, die mit einem lang andauernden RED-S in Verbindung gebracht werden, gehören daher unter anderem Schlafstörungen, gastrointestinale und kardiovaskuläre Funktionsstörungen, hypogonadotroper Hypogonadismus, psychische Folgeerscheinungen wie Depressionen, erhöhte Infektneigung oder eine beeinträchtigte Knochenhomöostase (➤ Abb. 4.6).

Neben den Folgen für die allgemeine Gesundheit führt ein solches Energiedefizit ebenfalls zu stagnierender oder abnehmender Leistung und ist mögli-

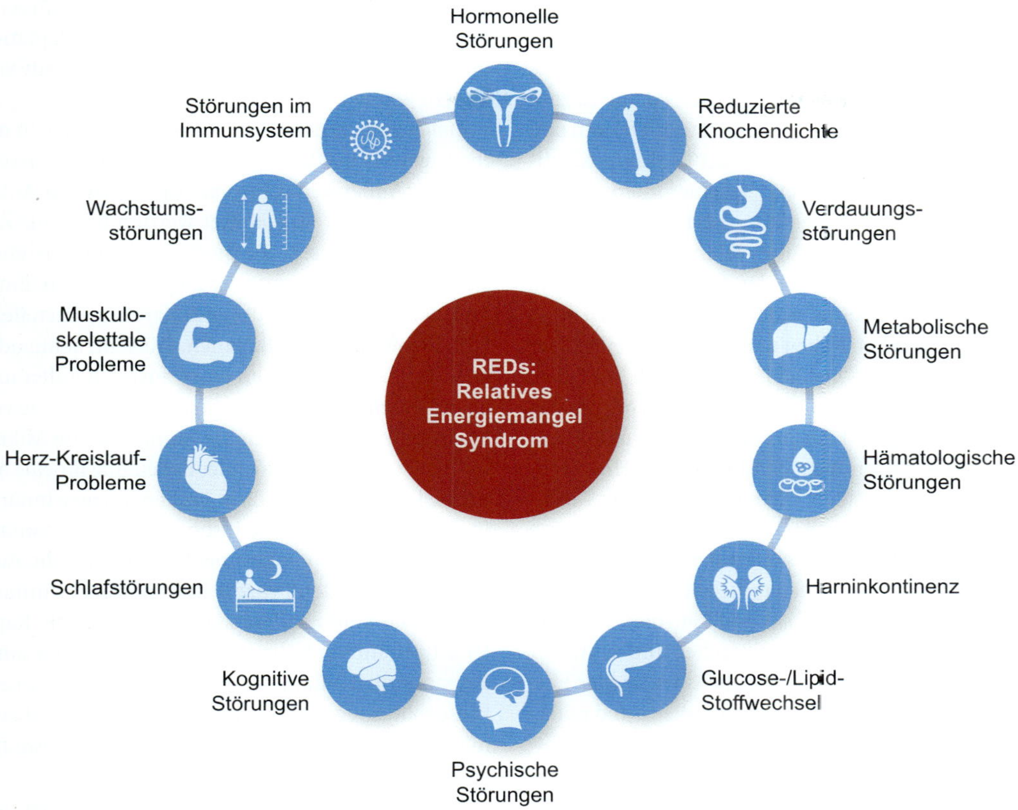
Hormonelle Störungen
Reduzierte Knochendichte
Verdauungs-störungen
Metabolische Störungen
Hämatologische Störungen
Harninkontinenz
Glucose-/Lipid-Stoffwechsel
Psychische Störungen
Kognitive Störungen
Schlafstörungen
Herz-Kreislauf-Probleme
Muskulo-skelettale Probleme
Wachstums-störungen
Störungen im Immunsystem
REDs: Relatives Energiemangel Syndrom

Abb. 4.6 Mögliche Folgeerscheinungen eines RED-S. [L231]

cherweise einer der stärksten Einflussfaktoren für das Verletzungsrisiko von Athletinnen und Athleten.

Aus diesem Grund sollte bei Sportlerinnen und Sportlern in allererster Linie ein Blick auf die Gesamtkalorienaufnahme in Relation zum Kalorienbedarf geworfen werden. Ein Defizit in der Kalorienaufnahme kann dann durch eine erhöhte Zufuhr von Makronährstoffen, in allererster Linie Kohlenhydrate und Fette, kompensiert werden.

Insbesondere die Rolle der Kohlenhydrate wurde in letzter Zeit sehr kontrovers diskutiert, was zu sehr unterschiedlichen Pauschalempfehlungen geführt hat. Solche pauschalisierten Empfehlungen sind jedoch selten zielführend, weshalb auch das Thema Kohlenhydratzufuhr differenziert betrachtet werden muss. Zentrale Aspekte sind dabei die Sportart, die Belastungsdauer, der Einnahmezeitpunkt und vor allem die Qualität der zugeführten Kohlenhydrate.

Lange Zeit galt vor allem im Ausdauersport die vermehrte Aufnahme von Kohlenhydraten zur Vergrößerung der Muskelglykogenspeicher und damit zur Steigerung der Leistungsfähigkeit als gesicherte Erkenntnis. Zahlreiche Studien haben dieses Prinzip in den letzten Jahren jedoch in Frage gestellt und das alternative Prinzip *train low – compete high* in der Sporternährung etabliert (Burke 2007; Noakes et al. 2022; Prins et al. 2023). Der Mensch verfügt über etwa 500 g Glykogenspeicher, die sich durch Training zwar erhöhen lassen, aber nicht vergleichbar sind mit dem Speichervolumen von Fett. Insbesondere lang andauernde Belastungen von über 90 Minuten profitieren daher deutlich von einer optimalen Ausnutzung der β-Oxidation. Zur Verbesserung sind alle Maßnahmen zu empfehlen, die zur Stimulation der Mitohormesis beitragen. Dementsprechend sind Trainingseinheiten oder -phasen, die unter Nüchternbedingungen oder im ketogenen Zustand durchgeführt werden, neben einem entsprechenden Trainingsprogramm auch zur Optimierung des Fettstoffwechsels geeignet. Untersuchungen zeigen, dass dadurch zum einen die VO_{2max} deutlich gesteigert werden kann und zum anderen der Übergang von der Fettsäureoxidation zur Glucoseoxidation erst bei einer Intensität von durchschnittlich 80 % der VO_{2max} erfolgt.

Um in diesen Phasen die Gefahr eines Energiedefizits zu umgehen, sollte der Anteil an Fetten und Proteinen im Verhältnis zu den Kohlenhydraten deutlich erhöht werden. Neben dem Gesamtanteil ist hier vor allem auch die Qualität entscheidend. Bei Fetten sollte der überwiegende Anteil aus einfach oder mehrfach ungesättigten Fettsäuren bestehen, mit einem möglichst geringen Anteil an Linolsäure. Hier empfehlen sich insbesondere Olivenöl, Fisch- oder Algenöl, Rapsöl oder Kokosöl. Obwohl Kokosöl zu knapp 90 % aus gesättigten Fettsäuren besteht, setzen sich diese hauptsächlich aus den mittelkettigen Fettsäuren Capryl- (C8), Caprin- (C10) und Laurinsäure (C12) zusammen. Diese können einfacher und schneller resorbiert werden und finden ebenso schneller Eingang in die mitochondriale Atmungskette und unterstützen damit effektiv die Ketose.

In der **Wettkampfvorbereitungs- bzw. Tapering-Phase** sollte der Anteil an KH jedoch den Hauptanteil (8–12 g Kohlenhydrate/kg/Tag [g/kg/Tag]) ausmachen, um die Muskelglykogenspeicher bestmöglich aufzufüllen und somit insbesondere bei hohen Belastungsintensitäten auf diese zusätzliche Ressource zurückgreifen zu können. Auch kürzere, schnellkräftige oder explosive Sportarten profitieren mehr von einer guten Glykogenverfügbarkeit. Aber auch hier sind periodische Nüchterntrainingsphasen, Fastenphasen oder Phasen mit reduzierter KH-Aufnahme zu empfehlen, um die metabolische Flexibilität insgesamt zu erhalten.

Im Allgemeinen spielen neben dem Gesamtanteil an Kohlenhydraten in der Sporternährung vor allem die Qualität der Kohlenhydrate eine herausragende Rolle. Insbesondere Teigwaren wie Nudeln gelten seit jeher als optimales Lebensmittel für die Zufuhr von KH. Angesichts der erweiterten Erkenntnisse über die immunologische Belastung des Körpers durch bestimmte Lebensmittel sollte auch dieses Dogma hinterfragt werden. Antinutrientenreiche Lebensmittel können einen immunstimulierenden Charakter aufweisen und dadurch Entzündungsprozesse fördern, die die Verletzungsanfälligkeit, Trainingsadaptation und die allgemeine Energieverfügbarkeit negativ verändern können.

Daher sollten natürliche Kohlenhydratquellen mit niedriger bis mittlerer glykämischer Last bevorzugt werden. Außerdem sollte auf einen geringen Anteil an Antinutrienten geachtet werden bzw. auf Zubereitungsverfahren, die diese deutlich reduzieren, wie z. B. Fermentierung oder längeres Kochen. Empfehlenswerte Lebensmittel sind Karotten, Kartoffeln, Süßkartoffeln, Äpfel, Bananen, Hülsenfrüchte oder auch weißer Reis. Neben einer ausreichenden und an die jeweilige Sportart angepassten Aufnahme von Makronutrienten ist auch die Aufnahme von Mikronutrienten von entscheidender Bedeutung für eine optimale Leistungsbereitschaft und Energiegewinnung. In diesem Kontext spielen insbesondere alle Vitamine, Mineralien und Spurenelemente eine Rolle, die Auswirkungen auf den Prozess der Energiegewinnung haben. Das sind in allererster Linie die in ➤ Kapitel 3.1 genannten Nährstoffe wie Alpha-Liponsäure, Magnesium, B-Vitamine, Q10, L-Carnitin und Eisen. Diese sollten regelmäßig über nährstoffreiche Lebensmittel oder entsprechende Nahrungsergänzungsmittel aufgenommen werden.

Eine besondere Rolle nehmen Sportlerinnen und Sportler ein, die sich hauptsächlich pflanzlich ernähren. Bei ihnen ist das Risiko einer Unterversorgung mit Makro- und Mikronährstoffen am größten. Daher sollte hier die Lebensmittelauswahl besonders sorgfältig erfolgen und eine entsprechende Nahrungsergänzung zum Ausgleich möglicher Defizite erfolgen.

4.10.2 Regeneration

Die Anpassung an einen Trainingsreiz und damit die langfristige Verbesserung der Leistungsfähigkeit erfolgt bekanntlich in der anschließenden Regenerationsphase. Eine optimale Begleitung der Erholungsprozesse ist daher aus Gründen der Trainingsadaptation, aber auch zur Verletzungsprophylaxe unabdingbar. Bereits in den ersten 30 Minuten nach intensiver körperlicher Aktivität ist es wichtig, die körpereigenen Energiespeicher wieder aufzufüllen und alle Nährstoffe zur Verfügung zu stellen, die zur Regeneration von Nöten sind. Vor allem die Glykogenspeicher in der

Muskulatur sind in dieser Phase besonders empfänglich für die Aufnahme von Glucose. Daher sollte bereits hier eine erhöhte KH-Zufuhr erfolgen, die sowohl durch Lebensmittel oder Getränke mit niedriger als auch mit hoher glykämischer Last erfolgen kann. Hilfreich sind hier insbesondere Sportgetränke oder Obst. Hierüber kann zusätzlich parallel der Flüssigkeitsverlust während des Sports ausgeglichen werden. Je nach Belastung kann ein Sportler bis zu 2 Liter Flüssigkeit pro Stunde verlieren, wodurch gleichzeitig wertvolle Elektrolyte verloren gehen. Daher empfiehlt sich auch aus diesen Gründen die Zufuhr von entsprechenden Getränken oder Obst.

Zur Unterstützung der Regeneration und des Muskelaufbaus ist auch die Zufuhr von Proteinen und Aminosäuren essenziell. Eine frühzeitige Zufuhr von **verzweigtkettigen Aminosäuren (BCAAs)** kann dazu beitragen, katabole Prozesse zu reduzieren und dem belastungsinduzierten Muskelabbau entgegenzuwirken. Dies gilt nicht ausschließlich für Sportarten mit einem hohen Kraftanteil, sondern ebenso für ausdauergeprägte Disziplinen.

Lange Ausdauerbelastungen führen zu erheblichen Stoffwechselstörungen in der Skelettmuskulatur, insbesondere zu einer Verarmung an körpereigenen Brennstoffen und zu einer Schädigung der Muskulatur und der Organproteine. Daher ist es auch in diesen Sportarten wichtig, die Versorgung mit Proteinen in der Erholungsphase zu erhöhen, um die Regeneration und den Umbau des Skelettmuskelgewebes zu erleichtern. Auch eine Verbesserung der VO_{2max} unter einer proteinreichen Ernährung konnte bei Ausdauersportlern neben einer Zunahme der fettfreien Masse in Untersuchungen beobachtet werden (Lin et al. 2021; Moore et al. 2014). Daher ist eine erhöhte Proteinaufnahme von etwa 1,6 g/kg KG auch in Ausdauerdisziplinen empfehlenswert.

Wie bereits in ➢ Kapitel 4.8 dargestellt, hängt die Höhe der Muskelproteinsynthese von der durch die Nahrung aufgenommene Proteinmenge ab. Eine Zufuhr hoher Proteinmengen führt daher zu einer proportionalen Erhöhung der Muskelproteinsynthese und damit zu einer entsprechenden Zunahme der Muskelhypertrophie. In Sportarten mit einem besonderen Bedarf an vermehrter Muskelhypertrophie können die Zufuhrempfehlungen daher auch in Bereichen von 2–2,5 g pro kg KG liegen. Auch hier sind gut resorbierbare Proteinquellen mit einer möglichst starken anabolen Wirkung wie bei Molke- oder Sojaprotein besonders empfehlenswert.

Neben dem Verbrauch bestimmter Ressourcen führt sportliche Aktivität und der damit verbundene erhöhte Energiestoffwechsel auch zu einem erhöhten oxidativen Stress. Vor diesem Hintergrund sollte eine optimale Ernährung Lebensmittel enthalten, die reich an Antioxidanzien sind. Dazu gehören neben den **antioxidativ wirksamen Vitaminen** E, C und A auch sekundäre Pflanzenstoffe wie **Anthocyanidine** aus Trauben oder Beeren oder Lycopine aus Tomaten, Wassermelonen oder Grapefruits. Ebenso sollte auf die Zufuhr der für die körpereigenen antioxidativen Enzyme wichtigen **Cofaktoren** geachtet werden. Dazu gehören Kupfer, Zink und Mangan für die Superoxiddismutase (SOD) sowie Selen und die Aminosäuren Glutamin, Cystein und Glycin für die Glutathionregeneration.

Da oxidativer Stress über die in den Mitochondrien entstehenden ROS allerdings einer der wesentlichen Faktoren für adaptive Prozesse ist, sollte darauf geachtet werden, Antioxidanzien mit Bedacht einzusetzen. Für Vitamin C konnte in Studien eine Obergrenze von 650 mg gefunden werden, ab der die Mitohormesis deutlich gehemmt wird Aus diesem Grund wird in vielen Studien eine maximale Zufuhr von 250 mg bei dauerhafter Einnahme empfohlen. Ähnliche Effekte konnten auch für andere Antioxidanzien wie Vitamin E, Quercetin oder Resveratrol nachgewiesen werden. Von einer dauerhaften, übermäßigen Supplementierung von Antioxidanzien im Sport ist daher abzuraten, um die physiologischen Anpassungsprozesse an die Trainingsbelastung nicht zu beeinträchtigen. In Phasen erhöhter Belastung kann sie jedoch partiell sinnvoll eingesetzt werden (Beck et al. 2021; Braakhuis et al. 2015).

Während eine durch Training hervorgerufene Entzündung für die Wiederherstellung der Homöostase und die Verbesserung der körperlichen Leistungsfähigkeit von entscheidender Bedeutung ist, führen anhaltende geringgradige Entzündungen hingegen zu einer Beeinträchtigung der Trainingserfolge. Dementsprechend ist auch für den Regenerationsprozess mit anschließender Adaptation auf eine möglichst entzündungshemmende Ernährung zu achten, die vor allem auch eine regelmäßige Zufuhr von EPA/DHA beinhaltet.

Ein besonderes Augenmerk bei leistungsorientierten Sportlerinnen und Sportlern liegt neben der Leistungsoptimierung und Regeneration auf den Auswirkungen von sportlicher Belastung auf das Immunsystem. Während regelmäßiges, kurzfristiges und mäßig intensives Training zu einer verbesserten Immunlage führt, zeigt sich durch hochintensives Training eine vorübergehende Depression zahlreicher Aspekte der Immunfunktion. Dementsprechend sind Infektionen neben Verletzungen der häufigste Grund für Trainings- und Wettkampfausfälle. In diesem Zusammenhang wird auch vom so genannten **Open-Window-Effekt** gesprochen, der bis zu 72 Stunden nach einer Belastung beobachtet werden konnte.

Zu den durch intensives Training ausgelösten Effekten gehören unter anderem eine Reduzierung der Immunglobuline im Speichel, eine teilweise Hemmung des angeborenen Immunsystems durch die Verringerung der NK-Zellen, eine Abnahme der Plasma-Immunglobuline und eine eingeschränkte Funktion des gemeinsamen mukosalen Immunsystems. Diese Veränderungen können die Fähigkeit des Körpers zur Infektionsabwehr beeinträchtigen und treten vor allem während oder kurz nach intensiver körperlicher Belastung auf. Allerdings sind diese Effekte in der Regel vorübergehend und normalisieren sich im Zuge der Regeneration. Folglich sollte bei Leistungssportlerinnen und -sportlern im Rahmen der Regeneration auch auf eine Unterstützung des Immunsystems und hier in erster Linie auf die Schleimhautfunktion geachtet werden. Entsprechende Ernährungsweisen und hilfreiche Nährstoffe wurden in ➤ Kapitel 3.5 ausführlich beschrieben. Hierzu zählen insbesondere Vitamin D, N-Acetylcystein und Lactoferrin.

Auch eine frühzeitige Kohlenhydratzufuhr während oder unmittelbar nach der Belastung dämpfte die belastungsinduzierte Stressreaktion und verbesserte die Immundepression. Ähnliche Beobachtungen wurden für eine erhöhte Proteinzufuhr nach einer intensiven Belastung gemacht. Antioxidanzien oder Maßnahmen wie Eisbäder zeigten ebenfalls positive Effekte, können aber, wie beschrieben, die Trainingsadaptation beeinflussen. Da der Open-Window-Effekt vor allem bei lang andauernden, intensiven Belastungen zu beobachten ist, die in der Regel auf Wettkampfsituationen reduziert sind, kann zugunsten des Immunsystems auf eine Anpassungsreaktion verzichtet und können antioxidativ wirksame Lebensmittel oder Nahrungsergänzungsmittel auch in höherer Dosierung eingesetzt werden.

LITERATURVERZEICHNIS UND WEITERFÜHRENDE LITERATUR

Beck KL, von Hurst PR, O'Brien WJ, Badenhorst CE. Micronutrients and athletic performance: A review. Food Chem Toxicol 2021 Dec; 158: 112618. https://doi.org/10.1016/j.fct.2021.112618.

Beiter T, Hoene M, Prenzler F, et al. Exercise, skeletal muscle and inflammation: ARE-binding proteins as key regulators in inflammatory and adaptive networks. Exerc Immunol Rev 2015; 21: 42–57. PMID: 25826388.

Braakhuis AJ, Hopkins WG. Impact of Dietary Antioxidants on Sport Performance: A Review. Sports Med 2015 Jul; 45(7): 939–955. https://doi.org/10.1007/s40279-015-0323-x.

Burke, LM. New Issues in Training and Nutrition: Train Low, Compete High? Curr Sports Med Rep 2007; 6(3): 137–138. https://doi.org/10.1097/01.CSMR.0000306457.55433.48.

Cabre HE, Moore SR, Smith-Ryan AE, Hackney AC. Relative Energy Deficiency in Sport (RED-S): Scientific, Clinical, and Practical Implications for the Female Athlete. Dtsch Z Sportmed 2022; 73(7): 225–234. https://doi.org/10.5960/dzsm.2022.546.

Cordain L, Friel J. Das Paläo-Prinzip der gesunden Ernährung im Ausdauersport. 6. Auflage. Sportwelt Verlag; 2011.

Dohm GL, Tapscott EB, Kasperek GJ. Protein degradation during endurance exercise and recovery. Med Sci Sports Exerc 1987 Oct; 19(5 Suppl): S166–S171. PMID: 3316916.

Gleeson M. Immune function in sport and exercise. J Appl Physiol (1985) 2007 Aug; 103(2): 693–699. https://doi.org/10.1152/japplphysiol.00008.2007.

Lin YN, Tseng TT, Knuiman P, et al. Protein supplementation increases adaptations to endurance training: A systematic review and meta-analysis. Clin Nutr 2021 May; 40(5): 3123–3132. https://doi.org/10.1016/j.clnu.2020.12.012.

Moore DR, Camera DM, Areta JL, Hawley JA. Beyond muscle hypertrophy: why dietary protein is important for endurance athletes. Appl Physiol Nutr Metab 2014 Sep; 39(9): 987–997. https://doi.org/10.1139/apnm-2013-0591.

Mountjoy M, Ackerman KE, Bailey DM, et al. 2023 International Olympic Committee's (IOC) consensus statement on Relative Energy Deficiency in Sport (REDs). Br J Sports Med 2023 Sep; 57(17): 1073–1097. https://doi.org/10.1136/bjsports-2023-106994. Erratum in: Br J Sports Med 2024 Feb 7; 58(3): e4. PMID: 37752011.

Mountjoy M, Sundgot-Borgen J, Burke L, et al. The IOC consensus statement: beyond the Female Athlete Triad--Relative Energy Deficiency in Sport (RED-S). Br J Sports Med 2014 Apr; 48(7): 491–497. https://doi.org/10.1136/bjsports-2014-093502.

Nieman DC. Marathon training and immune function. Sports Med 2007; 37(4–5): 412–415. https://doi.org/10.2165/00007256-200737040-00036.
Noakes TD. What Is the Evidence That Dietary Macronutrient Composition Influences Exercise Performance? A Narrative Review. Nutrients 2022 Feb 18; 14(4): 862. https://doi.org/10.3390/nu14040862.
Peake JM, Neubauer O, Walsh NP, Simpson RJ. Recovery of the immune system after exercise. J Appl Physiol (1985) 2017 May 1; 122(5): 1077–1087. https://doi.org/10.1152/japplphysiol.00622.2016.
Prins PJ, Noakes TD, Buxton JD, et al. High fat diet improves metabolic flexibility during progressive exercise to exhaustion (VO2max testing) and during 5 km running time trials. Biol Sport 2023 Apr; 40(2): 465–475. https://doi.org/10.5114/biolsport.2023.116452.
Raj MA, Creech JA, Rogol AD. Female Athlete Triad. In: StatPearls [Internet]. Treasure Island (FL): StatPearls Publishing; 2024 Jan. 2023 Aug 8. PMID: 28613538.
Simpson RJ, Campbell JP, Gleeson M, et al. Can exercise affect immune function to increase susceptibility to infection? Exerc Immunol Rev 2020; 26: 8–22. PMID: 32139352.
Thomas DT, Erdman KA, Burke LM. Position of the Academy of Nutrition and Dietetics, Dietitians of Canada, and the American College of Sports Medicine: Nutrition and Athletic Performance. J Acad Nutr Diet 2016 Mar; 116(3): 501–528. https://doi.org/10.1016/j.jand.2015.12.006. Erratum in: J Acad Nutr Diet 2017 Jan; 117(1): 146. PMID: 26920240.
Volek JS, Freidenreich DJ, Saenz C, et al. Metabolic characteristics of keto-adapted ultra-endurance runners. Metabolism 2016 Mar; 65(3):100–110. https://doi.org/10.1016/j.metabol.2015.10.028.
Walsh NP, Gleeson M, Shephard RJ, et al. Position statement. Part one: Immune function and exercise. Exerc Immunol Rev 2011; 17: 6–63. PMID: 21446352.

4.11 Übergewicht

Der Einfluss der Ernährung wird vor allem in der Allgemeinbevölkerung häufig auf das Thema Übergewicht reduziert. Wie gezeigt, haben Lebensmittel jedoch weitaus mehr positive wie negative gesundheitliche Wirkungspotenziale. Dennoch wird Übergewicht weltweit als einer der am weitesten verbreiteten und vermeidbaren Risikofaktoren für zahlreiche Krankheitsbilder und eine reduzierten Lebenserwartung angesehen. Somit kommen auch Therapeutinnen und Therapeuten in ihrem Praxisalltag täglich mit den Folgeerscheinungen von Übergewicht in Kontakt. Wurde Fettleibigkeit lange Zeit als rein mechanischer Gewichtsfaktor betrachtet, so ist heute klar, dass vor allem die Förderung einer proinflammatorischen Stoffwechsellage der wesentliche negative Einflussfaktor auf unsere Gesundheit ist.

4.11.1 Pathophysiologie

Das Leben im Überfluss hat zu einer beispiellosen **Epidemie der Fettleibigkeit** geführt. Seit den 1970er Jahren hat sich die Prävalenz der Adipositas fast verdreifacht. In Deutschland gelten 46,6 % der Frauen und sogar 60,5 % der Männer als übergewichtig. Die Ursachen für diese Entwicklung sind vielfältig und können an dieser Stelle nicht vollumfänglich erörtert werden. Dennoch sollen im Folgenden einige der vermutlich wichtigsten Einflussfaktoren auf das Körpergewicht beleuchtet werden.

4

Definition

Body-Mass-Index (BMI)

Der Body-Mass-Index (BMI) dient zur Abschätzung des Körperfettanteils und ist die Beurteilungsgrundlage für die Gewichtsklassifikation. Zur Berechnung des BMI wird das Körpergewicht in Relation zur Körpergröße gesetzt. Der BMI errechnet sich aus dem Quotienten von Körpergewicht und Körpergröße zum Quadrat (kg/m^2).

BMI < 18,5 kg/m^2	Untergewicht
BMI 18,5–24,9 kg/m^2	Normalgewicht
BMI 25–29,9 kg/m^2	Übergewicht
BMI > 30 kg/m^2	Adipositas

Die Suche nach den Ursachen für Übergewicht ist gleichzeitig eine Suche nach den Gründen für ein Ungleichgewicht der homöostatischen Energieregulation. Wie in ➤ Kapitel 3 gezeigt, ist Energie die wichtigste Ressource unseres Körpers und dementsprechend wird deren Allokation und Speicherung priorisiert reguliert. Die Nahrungsaufnahme und der Energieverbrauch sind dabei die entscheidenden Konstanten bei der Steuerung des Körpergewichts. Das Konzept des kalorischen Defizits, welches sich auch unter dem Begriff CICO *(calories in, calories out)* etabliert hat, beschreibt den scheinbar simplen Zusammenhang zwischen Kalorienaufnahme und -verbrauch als Grundlage für Übergewicht bzw. Gewichtsverlust. Dennoch beantwortet das Konzept nicht die zugrunde liegenden Auslöser oder Motivationen für eine erhöhte Kalorienaufnahme in Relation zum Verbrauch. Aus diesem Grund hat sich das Konzept des „Kalorienzählens" in der Praxis vor allem langfristig als wenig erfolgreich erwiesen und gilt mittlerweile als überholt. Dies ist vor allem darauf zurückzuführen, dass die Art und Weise, wie Kalorien vom menschlichen Körper aufgenommen und verarbeitet werden, sehr individuell ist und von vielen verschiedenen Faktoren abhängt, u. a. von der Art der Nahrung, dem individuellen Grundumsatz oder dem Darmmikrobiom.

Die Grundlage für die Regulierung des Körpergewichts ist die physiologische Energiesignalisierung im Hypothalamus. Der Mensch isst jedoch nicht nur als Reaktion auf homöostatische Signale, sondern auch aus anderen Gründen, die mit psychologischen und soziokulturellen Aspekten zusammenhängen. Die Gesamtheit aller Informationen bestimmt schließlich, was, wann und wie viel wir essen (➤ Abb. 4.7).

Wesentliche Informationsquelle über den aktuellen energetischen Körperstatus ist das Vorhandensein von ATP, welches über spezielle Rezeptoren im Nucleus arcuatus wahrgenommen werden kann. Kommt es zu einem Mangel an ATP, werden in der Folge über Orexigene metabolische Anpassungen und Verhaltensveränderungen ausgelöst, um die Energiekrise schnellstmöglich zu beenden. Hierbei spielt vor allem der bereits bekannte Energiesensor AMPK eine wesentliche Rolle, der eine Steigerung des Appetits zur Energieaufnahme fördert und den Verbrauch durch Maßnahmen wie die Reduktion der Thermogenese senkt. Neben dem ATP-Status integriert der Hypothalamus zahlreiche weitere interne physiologische Signale, die über die aktuelle energetische Situation informieren. Hierzu zählen insbesondere Leptin, Insulin, Glucagon, GLP-1, Cholecystokinin (CCK), Ghrelin, Serotonin, Glutamat, GABA und Proopiomelanocortin (POMC) (➤ Tab. 4.14).

Bereits vor der Nahrungsaufnahme wird über verschiedene Signalstoffe wie POMC der Prozess der Verdauung eingeleitet und das vorherige Hungergefühl reduziert. Bei der anschließenden Verdauung werden durch Insulin, CCK, Serotonin, GLP-1 und auch Leptin appetitsteigernde Hormone wie Ghrelin oder Glucagon gehemmt und es wird ein Sättigungsgefühl ausgelöst. Dieser Prozess wird auch durch eine zusätzliche Ausschüttung von Dopamin durch unser Belohnungssystem begleitet, weshalb die Nahrungsaufnahme häufig auch als kompensatorischer Prozess missbraucht wird.

Eine wesentliche Rolle in diesem Prozess spielen dabei insbesondere Insulin und Leptin. Beide sind die wichtigsten Energie- und Sättigungssignale sowohl für die kurzfristige als auch für die langfristige Energiesituation. Binden sie an spezielle Rezeptoren im Hypothalamus, wird eine Kaskade von **anorexinogenen Signalen** ausgelöst. Eine dysfunktionale Signalübertragung, wie sie bei der in ➤ Kapitel 3.3 beschriebenen Insulin- und Leptinresistenz auftritt, kann daher in der Folge trotz ausreichender Energiereserven zu einem gesteigerten Hungergefühl und einer erhöhten Mahlzeitenfrequenz bzw. -größe führen. Ursächlich hierfür sind vor allem eine zu häufige und hyperkalorische Nahrungsaufnahme über einen längeren Zeitraum. Aber auch chronische Stressoren können diesen Zustand begünstigen, indem sie die egoistische Energieverteilung im Gehirn anregen. Ebenso zeigen Studien, dass hochverarbeitete Lebensmittel, die vor allem einen hohen Fructoseanteil aufweisen, die physiologischen Sättigungssignale umgehen und somit automatisch zu einer erhöhten Kalorienaufnahme führen.

Seit seiner Einführung in den 1970er Jahren ist der Konsum von Fructose um mehr als das 120-fache gestiegen. Im Gegensatz zu anderen Nährstoffen hat Fructose den Effekt, die aktive Energie in Form von ATP in der Zelle zu reduzieren und gleichzeitig die Regeneration aus den Fettspeichern zu blockieren. Studien am Menschen haben gezeigt, dass der ATP-Spiegel in der Leber nach oraler Aufnahme von Fructose um 20 % und bei intravenöser Verabreichung sogar um bis zu 60–70 % sinken kann (Johnson et al. 2022). Die Energieverarmung führt unter anderem zu einer veränderten Insulin- und Leptinsensitivität und einer Herabsetzung der metabolischen Flexibilität. Ebenso wird das Sättigungsgefühl durch eine erhöhte Fructoseaufnahme reduziert, was zusammengenommen in der Folge zu einer vermehrten Kalorienaufnahme führt und damit die Grundlage für Übergewicht bilden kann.

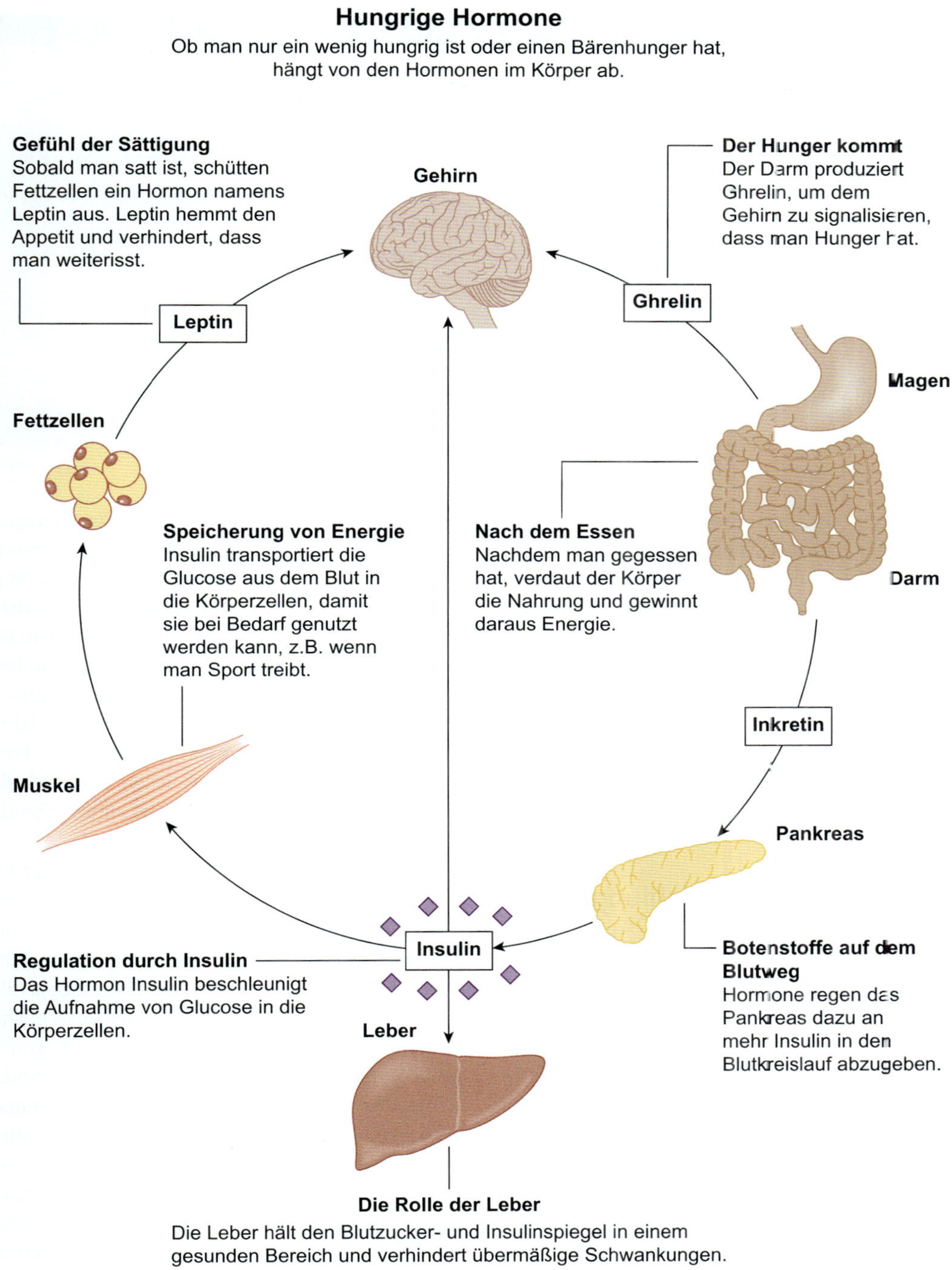

Abb. 4.7 Regulation von Hunger und Sättigung. [L231]

Tab. 4.14 Physiologische Regulatoren für Sättigung und Appetit

Signalstoffe	Bildungsort	Wirkungen (u. a.)
Insulin	Beta-Zellen	Sättigung, Blutzuckersenkung, Hemmung der Lipolyse,
Glucagon	Alpha-Zellen	Glykogenolyse, Lipolyse, Blutzuckersteigerung, Hungergefühl
Leptin	Adipozyten, Enterozyten	Sättigung, Hemmung der Lipolyse
CCK	Dünndarmschleimhaut	Sättigung, Stimulation der Sekretion von Verdauungsenzymen
GLP-1	Darm	Sättigung, Reduzierung der Magen- und Darmtätigkeit, Stimulation der Insulinsekretion
Ghrelin	Magen und Duodenum	Hunger, Hemmung der Insulinsekretion, Hemmung der Lipolyse
Serotonin	Raphe-Kerne Enterochromaffine Zellen	Sättigungsgefühl
GABA	ZNS-Neuronen	Sättigungsgefühl
POMC	Adenohypophyse, Hypothalamus	Sättigung, Vorbereitung der Verdauung

CCK: Cholecystokinin; GABA: Gamma-Amminobuttersäure; GLP: Glucagon-Like Peptide; POMC: Proopiomelanocortin; ZNS: Zentralnervensystem.

Auch unser Darm und seine Mikrobiota haben über die Darm-Hirn-Achse vielfältige zusätzliche Einflüsse auf die Regulation des Körpergewichts. Darmbakterien beeinflussen direkt die Verdauung, die Aufnahme, den Stoffwechsel sowie Hunger- und Sättigungssignale. Zudem stimulieren sie über die Produktion kurzkettiger Fettsäuren die Ausschüttung von Insulin und Leptin. Insgesamt weist die Darmmikrobiota übergewichtiger Menschen eine geringere Diversität, einen größeren Anteil an *Firmicutes* und somit ein erhöhtes *Firmicutes/Bacteroidetes*-Verhältnis auf.

4.11.2 Ernährungsempfehlungen

Energieaufnahme und Energieverbrauch und damit auch das Körpergewicht werden durch komplexe hormonelle, neuronale und metabolische Mechanismen reguliert, die durch zahlreiche Umweltfaktoren und interne Reaktionswege beeinflusst werden. Diätetische Strategien, die ausschließlich auf eine Reduktion der Kalorienzufuhr und eine Erhöhung des Energieverbrauchs abzielen, sind daher häufig zum Scheitern verurteilt oder zeigen keinen langfristigen Erfolg.

Da einer der wesentlichsten Faktoren für Übergewicht die dysfunktionale Regulation der Energiehomöostase ist, sollte eine **Verbesserung der Insulin- und Leptinsensitivität** zu den wichtigsten Zielen gehören. Diese kann erreicht werden durch eine Reduktion der Mahlzeithäufigkeit, intermittierendes Fasten, ketogene Phasen oder regelmäßige Bewegung im nüchternen Zustand. Auch die Zufuhr bestimmter Lebensmittel oder Nährstoffe wie Chrom, Zink, Magnesium, Knoblauch, Kurkuma oder Zimt kann dabei helfen, die Sensitivität von Insulin zu erhöhen. Das beim Thema Schmerz beschriebene endogene Fettsäureamid Palmitoylethanolamid (PEA) konnte in Untersuchungen neben schmerzdämpfenden Effekten ebenso eine effektive Stimulation der hypothalamischen Leptinsignalisierung erreichen, kann sich also auch im Kontext einer mit Adipositas einhergehenden Leptinresistenz empfehlen.

Darüber hinaus sollte darauf geachtet werden, den Anteil an hochverarbeiteten Lebensmitteln und Fructose deutlich zu reduzieren, da beide zu einer Veränderung der metabolischen Flexibilität, des mitochondrialen Stoffwechsels und des Sättigungsgefühls führen können und somit eine über den tatsächlichen Bedarf hinausgehende Kalorienaufnahme begünstigen. Dies ist unter anderem auf die hohe Energiedichte dieser Lebensmittel im Verhältnis zu ihrem Volumen zurückzuführen. Neben verarbeiteten Lebensmitteln ist hier insbesondere der vermehrte Konsum von Fruchtsäften und Frucht-Smoothies zu nennen, die zu einer erhöhten Fructoseaufnahme führen können. Ausdrücklich ausgenommen sind Obst und Gemüse in ihrer natürlichen Form, da hier das Volumen des Lebensmittels und seine Nährstoffdichte in einem günstigen Verhältnis zueinander stehen. Wie u. a. in ➤ Kapitel 3.1 beschrieben, kann Fructose ebenfalls zu einer erhöhten Leberverfettung mit einhergehender Hypertriglyceridämie führen. Viele Jahre wurde hierfür, wie auch für Übergewicht im Allgemeinen, ein erhöhter Fettkonsum verantwortlich gemacht. Mittlerweile ist bekannt, dass eine vermehrte Fettaufnahme nicht zwingend ursächlich ist für die Entwicklung einer Adipositas. Vor allem Nahrungsfette verzögern die Magenentleerung stark und führen so zu einer langanhaltenden Sättigung. Es wird daher empfohlen, die **Aufnahme von Nahrungsfetten** insbesondere im Verhältnis zu Kohlenhydraten zu erhöhen. Dabei ist vor allem auf ein gutes Verhältnis und eine hohe Qualität von gesättigten, einfach ungesättigten und mehrfach ungesättigten Fettsäuren zu achten.

Gleiches gilt auch für die **Aufnahme von Proteinen.** Diese sorgen ebenfalls für ein langanhaltendes Sättigungsgefühl und sollten demnach einen wesentlichen Anteil an der täglichen Kalorienzufuhr ausmachen. Auch hier empfehlen sich Mengen oberhalb von 0,8 g pro kg Körpergewicht. Die **Protein-Leverage-Theorie** bringt den Anteil an Proteinen in der Nahrung sogar mit der Gesamtkalorienzufuhr in Verbindung. Mehrere Untersuchungen konnten diese Theorie bestätigen und zeigen, dass bei einer proteinarmen Ernährung unbeabsichtigt zu viel Kalorien aufgenommen werden und der geringe Proteinanteil eines Lebensmittels über die Nahrungsmenge kompensiert wird (Annika et al. 2009; Saner et al. 2023). Auch große Metaanalysen zeigen, dass eine erhöhte Proteinzufuhr von 1,1–1,7 g pro kg Körpergewicht den deutlichsten Effekt auf die Reduktion des Körperfettanteils hat, im Vergleich zu Maßnahmen wie reiner Kalorienrestriktion oder reinem Ausdauer- oder Widerstandstraining. Eine Kombination aus Kalorienrestriktion, erhöhter Proteinzufuhr und Sport konnte diese Ergebnisse noch steigern. Daher empfiehlt sich auch für die Reduktion des Körpergewichts eine Makronährstoffverteilung von 20–30 % Proteinen, 30–40 % Kohlenhydraten und 30–40 % Fett.

Daneben sollte auch auf eine **darmfreundliche Ernährung** geachtet werden, die gegebenenfalls durch Nahrungsergänzungsmittel mit positiven Effekten auf den Darm und seine Mikrobiota wie L-Glutamin, Vitamin D oder Prä- und Probiotika ergänzt werden kann. Darüber hinaus sollte die Ernährung eine hohe Lebensmittelvielfalt und einen hohen Anteil verschiedener Ballaststoffe aufweisen. Hier sind insbesondere wasserlösliche Ballaststoffe, wie sie in Obst und Gemüse vorkommen, zu empfehlen. Auch hier sollten darmschädigende Lebensmittel deutlich reduziert und nur gelegentlich in die Ernährung einbezogen werden.

Neben den vor allem nahrungsbedingten Einflussfaktoren auf das Körpergewicht spielt das Thema **emotionales Essen** ebenfalls bei vielen Menschen eine Schlüsselrolle bei der Entwicklung von Übergewicht. Stress und Emotionen können einerseits das Signal eines erhöhten Energiebedarfs auslösen, andererseits ist die Nahrungsaufnahme insbesondere von hochkalorischen Nahrungsmitteln direkt verbunden mit dem dopaminergen Belohnungssystem. Dementsprechend kann Nahrung für viele Menschen als Ersatzbefriedigung dienen, um nicht vorhandene oder ausbleibende Belohnungsreize zu ersetzen. Dieses auch als *reward deficiency syndrome* bezeichnete Verhaltensmuster, kann vielfältigen Ursprungs sein und soll aus diesem Grund nicht eingehender erörtert werden. Dennoch sollten Therapeutinnen und Therapeuten diesen Aspekt im Umgang mit Patientinnen und Patienten stets beachten.

Zusammenfassend zeigt sich, dass Übergewicht ein multifaktorielles Problem ist, das sich nicht ausschließlich auf die beiden Aspekte Kalorienzufuhr und Kalorienverbrauch reduzieren lässt. Vielmehr laufen Menschen mit bereits dysfunktionaler Energiesignalisierung Gefahr, durch Diäten und starke kalorische Restriktionen ihren Grundumsatz weiter zu senken und damit in eine Abwärtsspirale zu geraten. Paradoxerweise kann es daher im Einzelfall sogar notwendig sein, die Kalorienzufuhr zunächst zu erhöhen, um zu einer physiologischen Energiehomöostase zurückkehren zu können. Selbstverständlich sind nicht alle der oben genannten Empfehlungen für jeden Menschen gleichermaßen relevant. Dennoch bieten sie einen Rahmen, mit dem Therapeutinnen und Therapeuten in den allermeisten Fällen nachhaltig und erfolgreich an der Reduktion des Körpergewichts ihrer Patientinnen und Patienten arbeiten können.

LITERATURVERZEICHNIS UND WEITERFÜHRENDE LITERATUR

Blum K, Chen TJ, Meshkin B, et al. Reward deficiency syndrome in obesity: a preliminary cross-sectional trial with a Genotrim variant. Adv Ther 2006 Nov-Dec; 23(6): 1040–1051. https://doi.org/10.1007/BF02850224.

Cheng Z, Zhang L, Yang L, Chu H. The critical role of gut microbiota in obesity. Front Endocrinol (Lausanne)

2022 Oct 20; 13: 1025706. https://doi.org/10.3389/fendo.2022.1025706.

Cifuentes L, Acosta A. Homeostatic regulation of food intake. Clin Res Hepatol Gastroenterol 2022 Feb; 46(2): 101794. https://doi.org/10.1016/j.clinre.2021.101794.

Eglseer D, Traxler M, Embacher S, et al. SO-NUTS consortium. Nutrition and Exercise Interventions to Improve Body Composition for Persons with Overweight or Obesity Near Retirement Age: A Systematic Review and Network Meta-Analysis of Randomized Controlled Trials. Adv Nutr 2023 May; 14(3): 516–538. https://doi.org/10.1016/j.advnut.2023.04.001.

Everard A, Cani PD. Gut microbiota and GLP-1. Rev Endocr Metab Disord 2014 Sep; 15(3): 189–96. https://doi.org/10.1007/s11154-014-9288-6.

Felton AM, Felton A, Raubenheimer D, et al. Protein content of diets dictates the daily energy intake of a free-ranging primate. Behav Ecol 2009; 20(4): 685–690. https://doi.org/10.1093/beheco/arp021.

Hall KD, Ayuketah A, Brychta R, et al. Ultra-Processed Diets Cause Excess Calorie Intake and Weight Gain: An Inpatient Randomized Controlled Trial of Ad Libitum Food Intake. Cell Metab 2019 Jul 2; 30(1): 67–77.e3. https://doi.org/10.1016/j.cmet.2019.05.008.

Han H, Yi B, Zhong R, et al. From gut microbiota to host appetite: gut microbiota-derived metabolites as key regulators. Microbiome 2021; 9: 162. https://doi.org/10.1186/s40168-021-01093-y.

Hardie DG, Ashford ML. AMPK: regulating energy balance at the cellular and whole body levels. Physiology (Bethesda) 2014 Mar; 29(2): 99–107. https://doi.org/10.1152/physiol.00050.2013.

Huynh MK, Kinyua AW, Yang DJ, Kim KW. Hypothalamic AMPK as a Regulator of Energy Homeostasis. Neural Plast 2016; 2016: 2754078. https://doi.org/10.1155/2016/2754078.

Inutsuka A, Yamanaka A. The physiological role of orexin/hypocretin neurons in the regulation of sleep/wakefulness and neuroendocrine functions. Front Endocrinol (Lausanne) 2013 Mar 6; 4: 18. https://doi.org/10.3389/fendo.2013.00018.

Johnson RJ, Lanaspa MA, Sanchez-Lozada LG, et al. The fructose survival hypothesis for obesity. Philos Trans R Soc Lond B Biol Sci 2023 Sep 11; 378(1885): 20220230. https://doi.org/10.1098/rstb.2022.0230.

Li H, Zhang L, Li J, et al. Resistant starch intake facilitates weight loss in humans by reshaping the gut microbiota. Nat Metab 2024 Mar; 6(3): 578–597. https://doi.org/10.1038/s42255-024-00988-y.

Mattace Raso G, Santoro A, Russo R, et al. Palmitoylethanolamide Prevents Metabolic Alterations and Restores Leptin Sensitivity in Ovariectomized Rats. Endocrinology 2014; 155(4): 1291–1301. https://doi.org/10.1210/en.2013-1823.

Moss A, Kromeyer-Hauschild K, Wabitsch M. Entwicklung der Prävalenzen von Übergewicht und Adipositas in Deutschland und international. In: Wabitsch M, Hebebrand J, Kiess W, Reinehr T, Wiegand S (eds.): Adipositas bei Kindern und Jugendlichen. Berlin, Heidelberg: Springer; 2022. https://doi.org/10.1007/978-3-662-59216-8_3.

Perry RJ, Wang Y, Cline GW, et al. Leptin Mediates a Glucose-Fatty Acid Cycle to Maintain Glucose Homeostasis in Starvation. Cell 2018 Jan 11; 172(1–2): 234–248.e17. https://doi.org/10.1016/j.cell.2017.12.001.

Peters A. The selfish brain: Competition for energy resources. Am J Hum Biol 2011 Jan-Feb; 23(1): 29–34. https://doi.org/10.1002/ajhb.21106.

Saner C, Senior AM, Zhang H, et al. Evidence for protein leverage in a general population sample of children and adolescents. Eur J Clin Nutr 2023 Jun; 77(6): 652–659. https://doi.org/10.1038/s41430-023-01276-w.

Schienkiewitz A, Kuhnert R, Blume M, Mensink GBM. Overweight and obesity among adults in Germany – Results from GEDA 2019/2020-EHIS. J Health Monit 2022 Sep 14; 7(3): 21–28. https://doi.org/10.25646/10293.

Shimabukuro M. Leptin Resistance and Lipolysis of White Adipose Tissue: An Implication to Ectopic Fat Disposition and Its Consequences. J Atheroscler Thromb 2017 Nov 1; 24(11): 1088–1089. https://doi.org/10.5551/jat.ED083.

Turenius CI, Htut MM, Prodon DA, et al. GABA(A) receptors in the lateral hypothalamus as mediators of satiety and body weight regulation. Brain Res 2009 Mar 25; 1262: 16–24. https://doi.org/10.1016/j.brainres.2009.01.016.

Van Hul M, Cani PD. The gut microbiota in obesity and weight management: microbes as friends or foe? Nat Rev Endocrinol 2023; 19: 258–271. https://doi.org/10.1038/s41574-022-00794-0.

Voigt JP, Fink H. Serotonin controlling feeding and satiety. Behav Brain Res 2015 Jan 15; 277: 14–31. https://doi.org/10.1016/j.bbr.2014.08.065.

KAPITEL

5 Einfluss von Arzneimitteln

5.1 Einfluss auf die Verdauungsfunktion

Bei oral eingenommenen Arzneimitteln kommt es nicht selten zu Nebenwirkungen, die die Verdauungsfunktion betreffen. Häufig verzeichnete Nebenwirkungen, die den Verdauungstrakt betreffen, sind Sodbrennen, Bauchschmerzen, Übelkeit und Erbrechen, Durchfälle oder Obstipation. So können z. B. mehr als 700 Arzneimittel Durchfälle auslösen, wobei die zugrundeliegenden Mechanismen sehr verschieden sein können. ➤ Abbildung 5.1 zeigt die wichtigsten Arzneistoffe, die die Verdauungsfunktion negativ beeinflussen können. Besonders bei langfristiger Einnahme von Arzneimitteln oder Polypharmazie können negative Effekte auftreten. Kommt es zu Nebenwirkungen, die den Verdauungstrakt betreffen, sollten

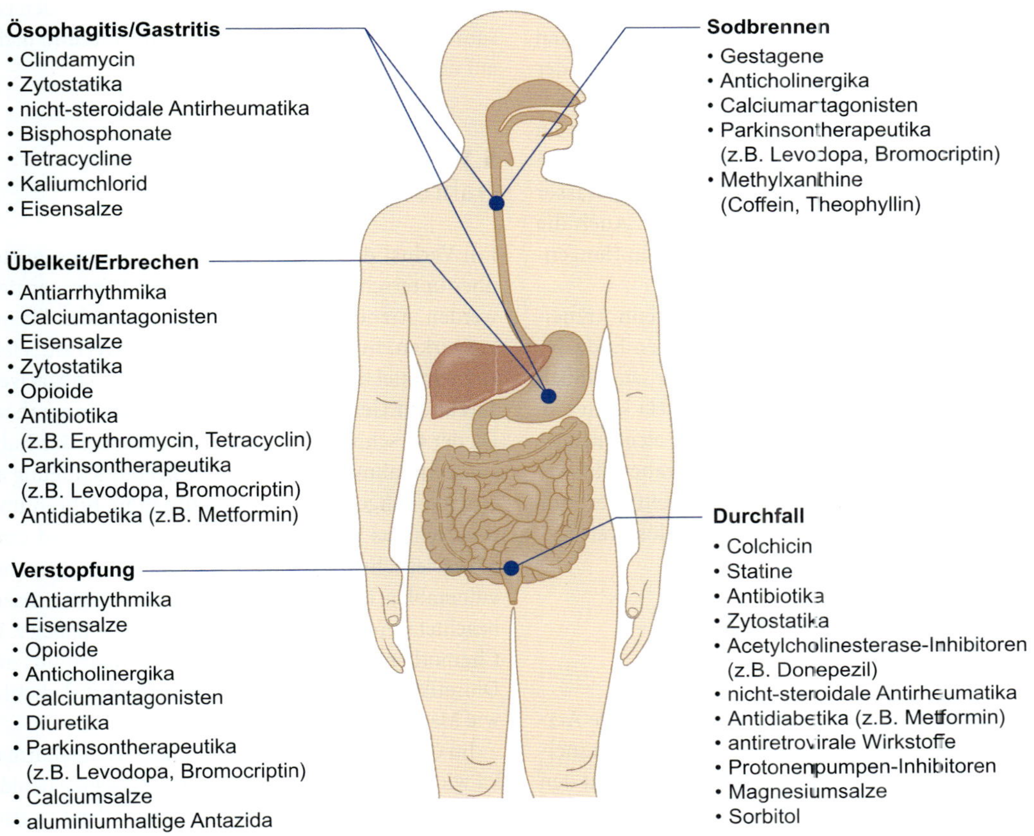

Abb. 5.1 Arzneimittel mit möglichen gastrointestinalen Nebenwirkungen. [L231]

auch Hilfsstoffe in Arzneimitteln, wie z. B. die Lactose oder Zuckeralkohole betrachtet werden. Bei Personen mit Intoleranzen können auch diese ursächlich für die Beschwerden sein.

In diesem Kapitel wird auf die einzelnen Nebenwirkungen sowie einige Mechanismen genauer eingegangen.

5.1.1 Einfluss auf die Speiseröhre und Sodbrennen

Arzneimittel, die oral in Form von Kapseln oder Tabletten aufgenommen werden, passieren zunächst die Speiseröhre. Bereits hier können verschiedene Arzneistoffe negative Effekte auslösen. Besonders betroffen ist häufig die **Schleimhaut der Speiseröhre,** die z. B. durch nicht-steroidale Antirheumatika (NSAR), saure Wirkstoffe wie Tetracycline oder auch Ascorbinsäure, Kaliumchloridpräparate, Bisphosphonate oder Zytostatika gereizt werden kann. Häufig treten die Schleimhautschädigungen am mittleren Teil der Speiseröhre am Punkt der **Aortenenge** auf. Da der Aortenbogen hier die Speiseröhre verengt, besteht ein erhöhtes Risiko, dass Tabletten oder Kapseln hängen bleiben, besonders, wenn sie mit zu wenig Wasser oder im Liegen eingenommen wurden. Auch die Beschaffenheit des Arzneimittels kann ein Hängenbleiben in der Speiseröhre beeinflussen.

Zu **Sodbrennen** kann es kommen, wenn Arzneistoffe den Tonus des Muskels am unteren Ende der Speiseröhre negativ beeinflussen und der saure Inhalt des Magens aufsteigen kann. Dieser Effekt kann z. B. durch Anticholinergika wie Biperiden, Calciumkanalblocker wie Verapamil, Parkinsontherapeutika wie Bromocriptin, Methylxanthine wie Koffein oder auch orale Kontrazeptiva mit Gestagen ausgelöst werden.

5.1.2 Einfluss auf den Magen – Gastritis

Auch die Magenschleimhaut wird durch einige Arzneimittel angegriffen, wodurch es zu einer arzneimittelinduzierten Gastritis kommen kann. Zu den Arzneimitteln gehören u. a. NSAR, Bisphosphonate, Tetracycline, Eisensulfat oder Zytostatika. Eine **Schädigung der Magenschleimhaut** kann sich durch Symptome wie Appetitlosigkeit, Magenschmerzen, Übelkeit oder Erbrechen äußern.

Die NSAR führen, wie beschrieben, bereits in der Speiseröhre zur Reizung der Schleimhäute. Im Magen werden durch NSAR zusätzlich Cyclooxygenasen (COX) gehemmt. Die COX-Enzyme sind für die Synthese von Prostaglandinen und Thromboxanen verantwortlich (➤ Kap. 1.2.2). Besonders betroffen ist die COX-1, die für die Integrität der Magen- und Darmschleimhaut relevant ist. Wenn durch NSAR **weniger Prostaglandine synthetisiert** werden, werden im Magen mehr Säure und weniger Hydrogencarbonat (HCO_3^-) und Schleim produziert. Folge ist eine gereizte Magenschleimhaut, in schwerwiegenden Fällen kann es zu Ulzerationen oder Blutungen kommen. Die zusätzliche Einnahme von Glucocorticoiden kann das Risiko für die NSAR-induzierte Schädigung und Ulzeration erhöhen. Wichtig ist, dass die verringerte Synthese der Prostaglandine sich negativ auf den gesamten Verdauungstrakt auswirken kann und nicht auf den Magen beschränkt ist.

5.1.3 Einfluss auf Appetit und Nahrungsaufnahme

Ein Verlust des Appetits kann durch Arzneimittel über unterschiedliche Mechanismen hervorgerufen werden. Arzneimittel, die sich negativ auf den Magen auswirken, führen häufig zum Appetitverlust. Viele Arzneimittel können darüber hinaus einen **negativen Effekt auf Geruchs- und Geschmackssinn** haben. Da der Geschmack eine wichtige Rolle bei der Nahrungsaufnahme spielt, kann eine Beeinträchtigung zu einer verringerten Nahrungsaufnahme führen und dadurch das Risiko für Gewichtsverlust und eine Mangelernährung erhöhen. Dies sollte besonders bei vulnerablen, älteren Patienten und bei Polypharmazie beachtet werden. Einen negativen Einfluss haben z. B. Chemotherapeutika, Antibiotika wie Metronidazol, Diuretika, Statine, ACE-Hemmer oder Antidiabetika wie Metformin.

Im Gegensatz dazu sind z. B. einige Psychopharmaka wie trizyklische Antidepressiva, Glucocorticoide oder Neuroleptika mit einer Zunahme des Appetits und des Gewichts assoziiert.

5.1.4 Erbrechen und Übelkeit als Nebenwirkung

Übelkeit und Erbrechen werden bei vielen Medikamenten als Nebenwirkung aufgeführt. Besonders Patientinnen und Patienten, die mit Chemotherapeutika, Zytostatika oder Opioiden behandelt werden, klagen über diese Nebenwirkung.

Chemotherapeutika führen zu Übelkeit und Erbrechen, indem sie die **neuroendokrinen enterochromaffinen Zellen** im Epithelgewebe des Darms angreifen und die Ausschüttung von Serotonin auslösen. Serotonin bindet dann an 5-HT3-Rezeptoren in der Darmwand und sendet über Vagusafferenzen Reize an das Brechzentrum. Zytostatika stimulieren darüber hinaus die **Chemorezeptoren-Triggerzone im Brechzentrum** des Gehirns, genauer in der Area postrema. Auch Opioide, einige Antibiotika oder selektive Serotonin-Wiederaufnahmehemmer (SSRI) senden Reize an die Chemorezeptoren-Triggerzone. Bei Einnahme von NSAR kann es zu Übelkeit oder Erbrechen **als Symptom der lokal reizenden Wirkung** im Verdauungstrakt kommen. Gleiches gilt bei oralen Kontrazeptiva durch Reizung des Magens. Bei der Parkinsontherapie werden dopaminerge Wirkstoffe eingesetzt, die über vermehrte Bindung an Dopaminrezeptoren in der Area postrema zu Übelkeit und Erbrechen führen können.

Die zugrundeliegenden Mechanismen, die zu Übelkeit und Erbrechen führen, sind bei einigen Arzneimitteln weiterhin unbekannt. Hierzu gehören u. a. Antiarrhythmika, Antihypertensiva wie Betablocker oder Diuretika, Antibiotika wie Tetracycline oder Antidiabetika. Zu beachten ist, dass auch einige Nahrungsergänzungsmittel wie Eisenpräparate die Magenschleimhaut reizen und zu Beschwerden führen können. Abhilfe kann hier die Einnahme zusammen mit einer Mahlzeit schaffen.

5.1.5 Durchfall

Die Mechanismen, die bei Einnahme von Arzneimitteln zu Durchfällen führen können, sind vielfältig. Zum Beispiel können schlecht absorbierbare und osmotisch aktive Stoffe wie Magnesiumsalze, Lactulose oder Zuckeralkohole Wasser binden und so zu einer **osmotischen Diarrhö** führen. Über eine Dysbalance der Aufnahme und Ausscheidung von Ionen können z. B. Digoxin, Chemotherapeutika, NSAR oder Metformin **sekretorische Diarrhöen** auslösen. Das Antidiabetikum Metformin kann darüber hinaus mit dem **Mikrobiom** interagieren und über diesen Weg Durchfälle begünstigen. Gleiches gilt für Antibiotika (➤ Kapitel 5.2). Bei der **exsudativen Diarrhö** weist die Darmschleimhaut eine starke Entzündung auf, was z. B. durch Chemotherapeutika, das Antibiotikum Clindamycin, NSAR oder Protonenpumpeninhibitoren (PPIs) ausgelöst werden kann. Greifen Arzneimittel in die Verstoffwechselung von Nährstoffen ein, wie z. B. der Lipasehemmer Orlistat, kann auch eine **Malabsorption** zu Durchfällen führen. Ein weiterer Mechanismus ist die Beeinflussung der Darmmotilität, also der Bewegung des Darms. Die **Motilität** wird z. B. durch Acetylcholinesterasehemmer wie Donezepil, Erythromycin oder L-Thyroxin gesteigert, während Anticholinergika oder trizyklische Antidepressiva die Darmmotilität verringern können. Eine geringere Motilität begünstigt im Allgemeinen eher Verstopfungen, kann aber durch die Vermehrung von Bakterien im Dünndarm auch Durchfälle auslösen.

5.1.6 Obstipation

Zu Verstopfung kommt es häufig, wenn Arzneimittel mit der **Darmmotilität** interferieren. So können Anticholinergika wie Amantadin oder Opioidanalgetika wie Morphin oder Codein zu einer verringerten Darmbewegung und dadurch zu Verstopfungen führen. Auch im Bereich der Psychopharmaka können trizyklische Antidepressiva oder Antipsychotika über anticholinerge Wirkung Obstipation begünstigen. Calciumantagonisten können über die Entspannung der Darmmuskulatur zu Verstopfungen führen. Weitere Arzneimittel mit Verstopfung als Nebenwirkung sind Antiarrhythmika wie Propafenon, Parkinsontherapeutika wie Levodopa oder Diuretika wie Furosemid. Bei Diuretika-Einnahme kann es zu einer **Dehydratation** und dadurch zur Obstipation kommen, wenn zu wenig Flüssigkeit aufgenommen wird. Um Verstopfungen vorzubeugen, sollten Patientinnen und Patienten auf eine ausreichende Ballaststoff- und Flüssigkeitszufuhr achten und sich vermehrt bewegen.

LITERATURVERZEICHNIS UND WEITERFÜHRENDE LITERATUR

Aung TY, Soo S. Drugs Induced Nausea and Vomiting: an Overview. IOSR Journal of Pharmacy and Biological Sciences (IOSR-JPBS) 2016; 11(3): PP05-09. https://doi.org/10.9790/3008-1103020509.

Berthon BS, MacDonald-Wicks L, Wood LG. A systematic review of the effect of oral glucocorticoids on energy intake, appetite, and body weight in humans. Nutr Res 2014; 34(3): 179–190. https://doi.org/10.1016/j.nutres.2013.12.006.

Daubitz T. Das schlägt auf den Magen: Gastrointestinale Nebenwirkungen bleiben vielfach unerkannt. Deutsche Apotheker Zeitung 2023; 2: 30. https://www.deutsche-apotheker-zeitung.de/daz-az/2023/daz-2-2023/das-schlaegt-auf-den-magen (letzter Zugriff 20.08.2024).

Goriacko P, Veltri KT. Adverse Drug Effects Involving the Gastrointestinal System (Pharmacist Perspective). In: Pitchumoni C, Dharmarajan T (eds.): Geriatric Gastroenterology. Cham: Springer eBooks 2020; 1–44). https://doi.org/10.1007/978-3-319-90761-1_10-1.

Mazereel V, Detraux J, Vancampfort D, Van Winkel R, De Hert M. Impact of Psychotropic Medication Effects on Obesity and the Metabolic Syndrome in People With Serious Mental Illness. Front Endocrinol (Lausanne) 2020; 11: 573479. https://doi.org/10.3389/fendo.2020.573479.

McCreight L, Bailey CJ, Pearson ER. Metformin and the gastrointestinal tract. Diabetologia 2016; 59(3): 426–435. https://doi.org/10.1007/s00125-015-3844-9.

Philpott H, Nandurkar S, Lubel JS, Gibson PR. Drug-induced gastrointestinal disorders. Frontline Gastroenterol 2013; 5(1): 49–57. https://doi.org/10.1136/flgastro-2013-100316.

Schmiedel K. Nebenwirkung Durchfall: Richtig beraten bei Arzneimittel-induzierter Diarrhö. Deutsche Apotheker Zeitung 2019; 45. https://www.deutsche-apotheker-zeitung.de/daz-az/2019/daz-45-2019/nebenwirkung-durchfall (letzter Zugriff 20.08.2024).

Wang T, Glendinning JI, Grushka M, Hummel T, Mansfield K. Drug-Induced Taste Disorders in clinical practice and preclinical safety evaluation. Toxicol Sci 2017; 156(2): 315–324. https://doi.org/10.1093/toxsci/kfw263.

Wanitschke R. Pathophysiologie arzneimittelbedingter Durchfälle. Pharmazie in Unserer Zeit 1975; 4(2): 50–55. https://doi.org/10.1002/pauz.19750040203.

5.2 Einfluss auf das Mikrobiom

Die Relevanz und Funktion des Mikrobioms wurden bereits in ➤ Kapitel 3.6 ausführlich beschrieben. Im folgenden Kapitel soll der Einfluss einiger Arzneimitteln auf das Mikrobiom betrachtet werden.

Die bekanntesten Arzneimittel mit Einfluss auf das menschliche Mikrobiom sind die **Antibiotika.** Unterschieden wird hier zwischen bakteriostatischen Antibiotika, die das Wachstum und die Vermehrung von Bakterien hemmen können, sowie bakterizid wirkenden Antibiotika, die die Krankheitserreger zusätzlich abtöten. Werden Antibiotika häufiger eingenommen, schädigen die Arzneimittel allerdings nicht nur pathogene Bakterien, sondern auch die nützlichen Bakterien unserer Darmflora. Es kann zu einer Dysbiose kommen, die die Vermehrung schädlicher Bakterien im Darm sowie Entzündungsprozesse im Körper begünstigt.

Neben den Antibiotika können aber auch andere Arzneimittel wie z. B. **Protonenpumpenhemmer (PPIs)** oder **nicht-steroidale Antirheumatika (NSAR)** das Mikrobiom beeinflussen und eine Dysbiose mit ihren Folgen begünstigen. Die ➤ Tab. 5.1 zeigt eine Übersicht über die wichtigsten Medikamente mit Einfluss auf die Darmbakterien.

Erwähnenswert ist auch, dass nicht nur Arzneimittel Einfluss auf das Mikrobiom ausüben können. Auch die Mikroorganismen selbst können den Stoffwechsel und die Wirkung von Arzneimitteln im Körper beeinflussen.

5.2.1 Einfluss von Antibiotika auf das Mikrobiom

Bei Antibiotika handelt es sich um Arzneistoffe, die nicht spezifisch gegen einen Erreger wirken, sondern über verschiedene Wege pathogene, aber auch nützliche Bakterien bekämpfen können.

Tab. 5.1 Arzneimittel und das Mikrobiom

Arzneimittel mit negativem Einfluss auf das Mikrobiom
• Antibiotika • Protonenpumpenhemmer • Nicht-steroidale Antirheumatika • Serotonin-Wiederaufnahmehemmer-(SSRI-)Antidepressiva • Atypische Antipsychotika • Laxative • Orale Steroide • Krebsmedikamente

INFO

Wirkmechanismen von Antibiotika

- Hemmung des Zellwandaufbaus
- Hemmung der Proteinsynthese
- Störung von Struktur und Funktion der DNA
- Folsäureantagonisten

Über die verschiedenen Wirkmechanismen können Antibiotika das menschliche Mikrobiom negativ beeinflussen und zu **Dysbiosen** führen. Häufige Nebenwirkungen sind daher vor allem gastrointestinale Beschwerden. Etwa ⅓ der mit Antibiotika behandelten Patientinnen und Patienten beklagen Diarrhöen als Nebenwirkungen, die weiterführend zu Malabsorption und Maldigestion und damit einhergehend zu einer geringeren Bioverfügbarkeit von Mikronährstoffen führen können.

Bei einer Dysbiose können sich unerwünschte Bakterien leichter vermehren. So auch *Clostridium difficile,* dessen Toxine bei etwa 20 % der Patientinnen und Patienten nach einer Antibiotika-Einnahme nachweisbar sind. *Clostridium difficile* kann über Aktivierung von NF-κB die Synthese proinflammatorischer Zytokine wie TNF-alpha oder IL-6 erhöhen und so Entzündungen im Darm begünstigen.

Viele Arzneistoffe in Antibiotika wirken gegen anaerobe Bakterien des Mikrobioms, die für die Produktion von kurzkettigen Fettsäuren (SCFA) verantwortlich sind. SCFA haben zahlreiche positive Effekte auf das Darmepithel und das Immun- und Nervensystem (➤ Kapitel 3.6). Ein verändertes Mikrobiom kann sich durch eine verringerte SCFA-Synthese negativ auf die Gesundheit auswirken. Anaerobe Bakterien wie die *Bacteroides* bilden außerdem eine Kolonisationsresistenz und schützen so vor Krankheitserregern.

Der Einfluss eines Antibiotikums auf das menschliche Mikrobiom ist abhängig vom **Wirkspektrum** des Arzneistoffs, der **Dauer der Einnahme** und der **Dosierung** sowie von pharmakokinetischen und pharmakodynamischen Charakteristika des Arzneistoffs. Besonders Patientinnen und Patienten, die häufiger Antibiotika einnehmen, sind von negativen Folgen auf das Mikrobiom betroffen. So konnten Dethlefsen und Relman (2011) zeigen, dass sich das Mikrobiom von Patientinnen und Patienten nach einer zweiten Antibiotika-Einnahme innerhalb eines halben Jahres selbst zwei Monate nach Therapieende nicht erholte.

Praxistipp

Probiotika

Um den negativen Folgen einer Antibiotika-Einnahme auf das Mikrobiom vorzubeugen, können **Probiotika** aus Lactobacillen, Bifidobakterien oder Hefen eingesetzt werden. Hierbei sollte ein Einnahmeabstand von 2–3 Stunden nach dem Antibiotikum eingehalten werden. Auch nach der Antibiotika-Einnahme kann ein Probiotikum den Aufbau des Mikrobioms und des darmassoziierten Immunsystems weiter unterstützen.

5.2.2 Einfluss von Protonenpumpenhemmern auf das Mikrobiom

Bei Protonenpumpenhemmer (PPIs) wie Omeprazol, Pantoprazol oder Rabeprazol handelt es sich um Arzneimittel, die die Sekretion von Magensäure hemmen sollen und z. B. bei Refluxkrankheiten eingesetzt werden. Die Erhöhung des pH-Wertes im Magen kann zu einem **veränderten Dünndarmmilieu** führen, wodurch sich einige Bakterien wie z. B. Enterokokken, *E. coli,* aber auch Bakterien aus dem Mundraum leichter ansiedeln können. Als Folge kann es zu Bauchschmerzen, Blähungen oder Durchfällen kommen. Das veränderte Mikrobiom des Dünndarms kann Infektionen mit *Clostridium difficile* oder Salmonellen begünstigen, welche bei langfristiger Einnahme der Säureblocker häufiger zu beobachten sind. Neben der Veränderung des Mikrobioms können PPIs auch zu einer **Abnahme der Bakterienvielfalt** um bis zu 20 % führen.

5.2.3 Einfluss von NSAR auf das Mikrobiom

Nicht-steroidale Antirheumatika (NSAR) können direkt und indirekt auf die Zusammensetzung des Mikrobioms wirken. Der **direkte Einfluss** basiert auf den antibakteriellen Eigenschaften der Arzneimittel, die den Stoffwechsel sowie das Wachstum der Bakterien beeinflussen können. **Indirekte Effekte** auf das Mikrobiom können beispielsweise über die Beeinflussung der Darmintegrität und -permeabilität ausgelöst werden.

LITERATURVERZEICHNIS UND WEITERFÜHRENDE LITERATUR

Dethlefsen L, Relman DA. Incomplete recovery and individualized responses of the human distal gut microbiota to repeated antibiotic perturbation. Proc Natl Aca Sci U S A 2011; 108 (Suppl 1): 4554–4561. https://doi.org/10.1073/pnas.1000087107.

Freedberg DE, Lebwohl B, Abrams JA. The impact of proton pump inhibitors on the human gastrointestinal microbiome. Clin Lab Med 2014; 34(4): 771–785. https://doi.org/10.1016/j.cll.2014.08.008.

Gröber U. Arzneimittel und Mikronährstoffe: Medikations-orientierte Supplementierung. 4. überarb. und aktual. Auflage. Stuttgart: Wissenschaftliche Verlagsgesellschaft; 2018.

Maier L, Pruteanu M, Kuhn M, et al. Extensive impact of non-antibiotic drugs on human gut bacteria. Nature 2018; 555(7698): 623–628. https://doi.org/10.1038/nature25979.

Maseda D, Ricciotti E. NSAID–Gut microbiota interactions. Front Pharmacol 2020; 11: 1153. https://doi.org/10.3389/fphar.2020.01153.

Rogers MAM, Aronoff DM. The influence of non-steroidal anti-inflammatory drugs on the gut microbiome. Clin Microbiol INfect 2016; 22(2): 178.e1–178.e9. https://doi.org/10.1016/j.cmi.2015.10.003.

Vila AV, Collij V, Sanna S, et al. Impact of commonly used drugs on the composition and metabolic function of the gut microbiota. Nat Commun 2020; 11(1): 362. https://doi.org/10.1038/s41467-019-14177-z.

5.3 Einfluss auf die Mitochondrien

Wie bereits in vorangegangenen Kapiteln erläutert, ist die Funktion der Mitochondrien über die Energiegewinnung hinaus für die Gesundheit des Menschen essenziell. Fehlfunktionen und Mitochondriopathien sind hierbei mit der Pathogenese unterschiedlichster Erkrankungen assoziiert.

Eine regelmäßige Einnahme von Arzneimitteln kann die Funktion der Mitochondrien sowie die Energieproduktion negativ beeinflussen. Die **Schädigung der Mitochondrien** erfolgt über verschiedene Mechanismen. Eine Übersicht liefert die ➤ Abb. 5.2. Wesentlich sind hierbei die Lipidperoxidation, die Entkopplung der Elektronentransportkette, die Störungen der Membranpermeabilität und -integrität, die Inhibierung der ß-Oxidation von Fettsäuren, die Depletion der mtDNA sowie die direkte Hemmung von Enzymkomplexen der oxidativen Phosphorylierung. Auf einige dieser Mechanismen soll im Folgenden genauer eingegangen werden.

5.3.1 Einfluss auf die ß-Oxidation von Fettsäuren

Wird die ß-Oxidation der Fettsäuren bzw. der zelluläre Energiestoffwechsel in den Mitochondrien durch Arzneimittel negativ beeinflusst, kann es zu arzneimittelinduzierten Lebererkrankungen (Hepatopathien) wie einer nicht-alkoholischen Steatohepatitis (NASH), einer mikrovesikulären Steatose oder einer Phospholipidose kommen. Eine hohe Hepatotoxizität weisen unter anderem Antiepileptika wie die Valproinsäure, Antibiotika wie Amoxicillin, Clavulansäure oder Tetracyclin, Tuberkulostatika wie Isoniazid, Heparine und Zytostatika wie Dacarbazin auf.

Die **NASH** kennzeichnet sich durch Fetteinlagerungen in der Leber mit gleichzeitig auftretender Entzündung. Ist die ß-Oxidation gestört, kommt es zu einer Steigerung der Synthese reaktiver Sauerstoffspezies (ROS) aus freien Fettsäuren, die wiederum die Atmungskette hemmen und Entzündungen über Zytokine wie TNF-alpha begünstigen können. Arzneimittel greifen in die ß-Oxidation durch Hemmung von Enzymen ein. Einige Arzneistoffe beeinflussen die Energieproduktion bereits zu Beginn der Atmungskette und hemmen die Acyl-CoA-Dehydrogenase. Andere Arzneistoffe führen zu einer abnehmenden Funktion der Carnitin-Palmitoyl-Transferase I (CPT I), welche der Bildung von Acylcarnitin und Coenzym A dient. Das Acylcarnitin gelangt durch die Mitochondrienmembran und wird dort durch die Carnitin-Palmitoyl-Transferase II wieder in Acyl-CoA für die ß-Oxidation umwandelt.

Zu den Medikamenten, die die Entstehung einer NASH begünstigen, gehören Amiodaron, Corticoide, Glitazone, Tamoxifen, Tetracycline und Valproinsäure.

Das Antiepileptikum **Valproinsäure** ist eine verzweigtkettige Fettsäure, die unter anderem über die ß-Oxidation und Delta-Dehydrierung in den Mitochondrien der Leber metabolisiert wird. Die Hepatotoxizität der Valproinsäure entsteht vor allem durch Bildung von kleinen Fetttröpfchen in den Leberzellen

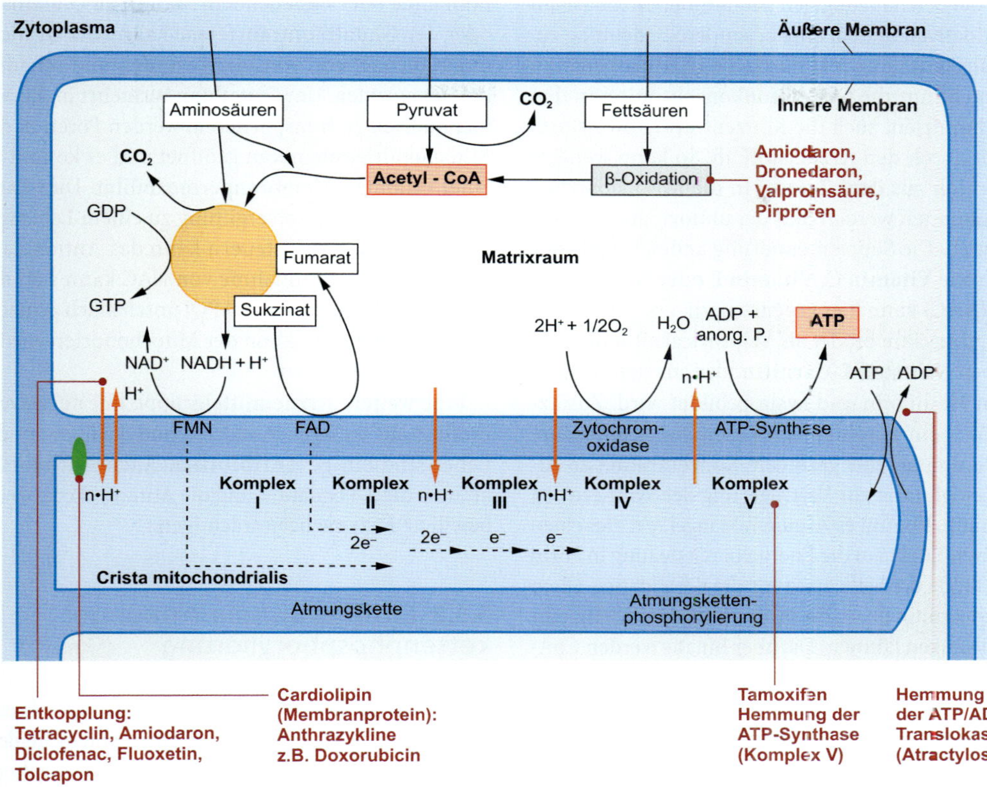

Abb. 5.2 Arzneimittelinduzierte mitochondriale Toxizität: Angriffspunkte (Gröber 2018).
ADP: Adenosindiphosphat; ATP: Adenosintriphosphat; CoA: Coenzym A; Cyt C: Cytochrom C; DNA: Desoxyribonukleinsäure; ETK: Elektronentransportkette; H: Wasserstoff; mtDNA: mitochondirale DNA; P: Phosphat. [L231]

– der mikrovesikulären Steatose. Einen negativen Einfluss auf die Mitochondrien übt Valproinsäure über verschiedene Mechanismen aus. Sie hemmt die ß-Oxidation und sorgt für eine Abnahme der Coenzym-A-(CoA-)Konzentration und damit zur Abnahme von Acetyl-CoA. Dadurch werden die ß-Oxidation, aber auch die Fettsäurebiosynthese, die Gluconeogenese, die Ketogenese und der Harnstoffzyklus herabgesetzt. Durch Erhöhung der Membranpermeabilität entkoppelt Valproinsäure die oxidative Phosphorylierung und sorgt dadurch für ein weiteres Energiedefizit.

Definition

Entkoppler

Als **Entkoppler** werden Stoffe bezeichnet, die den Protonengradienten der Atmungskette und die ATP-Synthese voneinander trennen. Die Protonen können entlang des Gradienten über die innere Mitochondrienmembran zurückströmen. Die Energie wird hier also nicht in Form von ATP gespeichert, sondern als Wärme freigesetzt.

Zusätzlich kommt es zur erhöhten Lipidperoxidation und das antioxidative System der Leber, insbesondere **Glutathion,** nimmt ab. Durch das Fehlen des Enzyms Katalase in der Leber kommt dem Glutathion sowie der selenabhängigen Glutathionperoxidase im antioxidativen System eine besondere Bedeutung zu. Die Valproinsäure senkt durch die Lipidperoxidation aber nicht nur die Glutathionkonzentration in den Mitochondrien, auch die Konzentration im Zytosol nimmt durch den Arzneistoff ab. So kann weniger Glutathion aus dem Zytosol in die Mitochondrien aufgenommen werden und der antioxidative Schutz nimmt ab. Die Supplementierung anderer Antioxidanzien wie **Vitamin C, Vitamin E oder N-Acetylcystein (NAC)** kann hier gegensteuern.

Valproinsäure bindet als Valproylcarnitin den mitotropen Nährstoff **L-Carnitin,** der aus den Aminosäuren Methionin und Lysin gebildet wird. Zusätzlich führt ein erhöhter Verbrauch der Aminosäure Methionin und eine geringere Konzentration an Alpha-Ketoglutarat zur Verringerung der Synthese von L-Carnitin. Kommt es zu einem Mangel, hat dies einen negativen Effekt auf die Energiebereitstellung in Form von ATP, da die Fettsäuren für die ß-Oxidation allein als Acylcarnitin durch die innere Mitochondrienmembran gelangen können. Darüber hinaus werden CoA-abhängige Stoffwechselmechanismen wie die CPT I gehemmt. Außerdem erhöht ein Carnitinmangel selbst die mitochondriale Toxizität von Arzneimitteln. Daher sollte bei Einnahme von Valproinsäure an eine Supplementierung von L-Carnitin gedacht werden.

Die negativen Effekte von Valproinsäure auf die Leber können durch einige Arzneimittel verstärkt werden. Hierzu gehören z. B. Acetylsalicylsäure, Carbamazepin, Erythromycin oder Zidovudin.

Auch **nicht-steroidale Antirheumatika** (NSAR) können sich negativ auf die ß-Oxidation und die Energiegewinnung der Mitochondrien auswirken. In Tierversuchen konnte gezeigt werden, dass **Ibuprofen** zu einer Verringerung der ß-Oxidation führt (Browne et al. 1999) und eine mikrovesikuläre Steatose begünstigen kann (Pessayre et al. 2010). Auch **L-Carnitin**-abhängige Stoffwechselprozesse können negativ beeinflusst werden, weshalb bei langfristiger Ibuprofeneinnahme eine L-Carnitin-Supplementierung angeraten werden sollte.

Neben Ibuprofen kann **Paracetamol** über den hochreaktiven Metaboliten N-Acetyl-p-benzochinonimin (NAPQI) hepatotoxisch wirken, der beim oxidativen Abbau des Arzneistoffs über das Cytochrom-P450-System gebildet wird. Bei langfristiger Einnahme oder bestehendem Mangel an Glutathion oder der Glutathiontransferase kann NAPQI nicht mehr ausreichend eliminiert werden und schädigt die Hepatozyten. Um Glutathion vermehrt in die Mitochondrien zu transportieren, werden Poren in der Mitochondrienmembran geöffnet und es kommt zu einer erhöhten Membranpermeabilität. Dies kann bei einer Paracetamolvergiftung zu einem Leberversagen führen. Gegensteuern kann das Antioxidans **NAC.** Durch die Einnahme von NAC kann sich der Glutathion-Pool erholen, NAPQI unschädlich gemacht werden und die Funktion der Mitochondrien wieder aufgenommen werden.

Eine weitere Arzneimittelgruppe mit negativem Einfluss auf die Mitochondrien und darüber auf die Leber sind einige **Antibiotika.** Auch Antibiotika können die ß-Oxidation und die Atmungskette sowie beteiligte Enzyme beeinträchtigen.

5.3.2 Einfluss auf die Atmungskettenphosphorylierung

Arzneimittel mit Einfluss auf die Atmungskette lassen sich auf Basis ihrer Wirkmechanismen unterscheiden. So hemmen einige Arzneistoffe die Atmungskette über die Inhibition der Enzymkomplexe, einige über die Hemmung der oxidativen Phosphorylierung und weitere wirken als Entkoppler der oxidativen Phosphorylierung.

Der **Komplex I der Atmungskette** ist die NADH-Ubichinon-Oxidoreduktase oder NADH-Dehydrogenase. Der Komplex nimmt Elektronen von NADH auf und überträgt sie über andere Moleküle auf Ubichinon (Coenzym Q10). Aus Ubichinon wird so Ubichinol. Außerdem erfolgt der Transport von Protonen aus der Mitochondrienmatrix in den Intermembranraum. Der Komplex I wird durch **orale Antidiabetika** wie das Biguanid Metformin oder Glitazone gehemmt. Durch ihre lipophilen Eigenschaften gelangen Biguanide in die Mitochondrienmembran, wo sie die Komplex-I-Atmung hemmen und dadurch die Atmungskette zum Teil von der oxidativen Phosphorylierung entkoppeln. Durch einen Anstieg des AMP/ATP-Quotienten kommt es zur erhöhten Aktivität der AMP-abhängigen Kinase (AMPK). Dies führt dazu, dass die Energiegewinnung vermehrt über die weniger effiziente anaerobe Glykolyse verläuft. Die vermehrte Glykolyse führt wiederum zu einem Anstieg an Lactat, was vor allem bei Patientinnen und Patienten mit eingeschränkter Nierenfunktion zu Komplikationen führen kann.

Glitazone als weiteres orales Antidiabetikum hemmen ebenfalls den Komplex I der mitochondrialen Atmungskette sowie die ß-Oxidation. Zusätzlich können sie einen Mangel an Succinat im Citratzyklus führen und so die Phosphorylierung der Atmungskette entkoppeln. Durch die Hemmung des Komplexes I in der Atmungskette kann es wie bei einer erhöhten Permeabilität der Mitochondrienmembran zu einem höheren Risiko für Leber- und Herzmuskelschäden sowie Lungenödemen, osteoporotischen Frakturen und Makulaödemen kommen.

Einige Arzneimittel wie die **Statine,** die zur Senkung des Cholesterinspiegels eingesetzt werden, können **mehrere Komplexe der Atmungskette** sowie die Synthese von mitotropen Nährstoffen wie z. B. das **Coenzym Q10** hemmen. Statininduzierte Schädigungen der Muskulatur können u. a. durch Störungen in der Funktion der Mitochondrien entstehen. So kann das lipophile Arzneimittel **Simvastatin** in die Mitochondrienmembran gelangen und dort alle Komplexe der Atmungskette hemmen und so die Energieproduktion negativ beeinflussen. **Pravastatin** und **Lovastatin** führen zu einer Abnahme von Coenzym Q10. Coenzym Q10 spielt eine wichtige Rolle im muskulären Energiestoffwechsel. Ein (statininduzierter) Mangel des Nährstoffs kann mit Symptomen wie Müdigkeit, Schwäche, aber auch Schmerzen in der Muskulatur oder Myopathien verknüpft sein. Nicht selten kommt es durch die Einnahme von Statinen zu Symptomen im Bereich der Muskulatur. Bei statinassoziierten Muskelsymptomen (SAMS) sollte neben einer ausreichenden Versorgung mit Coenzym Q10 auf eine gute Versorgung mit Vitamin D geachtet werden.

Eine **Entkopplung der oxidativen Phosphorylierung** kann durch das Antiestrogen **Tamoxifen** begünstigt werden, welches in der Mammakarzinomtherapie eingesetzt wird. Auch Tamoxifen inhibiert Komplexe der Atmungskette und führt darüber hinaus zur Entkopplung der oxidativen Phosphorylierung, so dass die ATP-Konzentration in den Mitochondrien sinkt und das Membranpotenzial abnimmt.

5.3.3 Oxidativer Stress, Lipidperoxidation und Interaktion mit Cardiolipin

Beim Einsatz der antibiotischen **Aminoglykoside** kann es durch einen **ototoxischen Effekt** der Arzneimittel zur teils irreversiblen Schädigung der äußeren Haarzellen kommen. Dies kann negative Folgen für das Hör- und Gleichgewichtsorgan nach sich ziehen. Aminoglykosid-Eisen-Komplexe können im Körper mit Lipiden in der Zellmembran reagieren. Durch Reaktion z. B. mit der inflammatorischen Arachidonsäure können ROS entstehen, die die Schädigungen der Haarzellen induzieren. In Tierversuchen konnte die ototoxische Wirkung von Aminoglykosiden durch den mitotropen Mikronährstoff **Alpha-Liponsäure** gelindert werden (Conlon et al. 1999). Auch auf eine ausreichende Versorgung mit weiteren Antioxidanzien wie **Selen, Vitamin E, N-Acetylcystein** oder **L-Glutathion** sollte bei Einnahme von Aminoglykosiden geachtet werden.

Auch weitere Antibiotika wie die **Anthrazykline** oder **Trastuzumab** können den oxidativen Stress im Körper erhöhen und unmittelbar an der Mitochondrienmembran zur **Lipidperoxidation** führen. Da das zelluläre Membranlipid **Cardiolipin** einen hohen Gehalt an mehrfach ungesättigten Fettsäuren aufweist, ist die Reaktion mit den Arzneimitteln hoch. Cardiolipin ist vermehrt in der mitochondrialen Innenmembran zu finden und sorgt hier für einen reibungslosen Ablauf der Atmungskette. Kommt es zur Abnahme von Cardiolipin oder zu einer veränderten Zusammensetzung des Membranlipids, führt dies zu Störungen der mitochondrialen Funktion sowie des Energiestoffwechsels. Darüber hinaus bewirkt die Oxidation von Cardiolipin eine Hemmung des Komplexes I der Atmungskette sowie eine Verringerung von Cytochrom C. Einen positiven Effekt auf das Cardiolipin hat **L-Carnitin.**

Eine Übersicht der Arzneimittel mit Einfluss auf die Mitochondrien ist in ➤ Tab. 5.2 dargestellt.

5

Tab. 5.2 Arzneimittel mit Einfluss auf die Funktion der Mitochondrien

Wirkung auf die Mitochondrien	Arzneimittel
Hemmung der ß-Oxidation von Fettsäuren	• Antiepileptika (z. B. Valproinsäure) • Antibiotika (z. B. Amoxicillin, Clavulansäure, Tetracyclin) • Tuberkulostatika (z. B. Isoniazid) • Heparine • Zytostatika (z. B. Dacarbazin) • Antiarrhythmika (z. B. Amiodaron) • Corticoide • Orale Antidiabetika (z. B. Glitazone) • Antiestrogene (z. B. Tamoxifen) • Nicht-steroidale Antirheumatika (z. B. Ibuprofen, Paracetamol)
Hemmung der Atmungskettenphosphorylierung	• Orale Antidiabetika (z. B. Metformin, Glitazone) • Statine (z. B. Simvastatin, Pravastatin, Lovastatin) • Antiestrogene (z. B. Tamoxifen)
Oxidativer Stress	• Antibiotika (z. B. Aminoglykoside, Anthrazykline, Trastuzumab)

LITERATURVERZEICHNIS UND WEITERFÜHRENDE LITERATUR

Aires CCP, IJlst L, Stet FS, et al. Inhibition of hepatic carnitine palmitoyl-transferase I (CPT IA) by valproyl-CoA as a possible mechanism of valproate-induced steatosis. Biochem Pharmacol 2010; 79(5), 792–799. https://doi.org/10.1016/j.bcp.2009.10.011.

Andrzejewski S, Gravel S, Pollak M, St-Pierre J. Metformin directly acts on mitochondria to alter cellular bioenergetics. Cancer Metab 2014; 2: 12. https://doi.org/10.1186/2049-3002-2-12.

Browne GS, Nelson C, Nguyen TA, Ellis BA, Day RO, Williams KM. Stereoselective and substrate-dependent inhibition of hepatic mitochondrial β-oxidation and oxidative phosphorylation by the non-steroidal anti-inflammatory drugs ibuprofen, flurbiprofen, and ketorolac. Biochem Pharmacol 1999; 57(7): 837–844. https://doi.org/10.1016/s0006-2952(98)00342-6.

Chen Y, Johansson E, Yang Y, et al. Oral N-acetylcysteine rescues lethality of hepatocyte-specific Gclc-knockout mice, providing a model for hepatic cirrhosis. J Hepatol 2010; 53(6): 1085–1094. https://doi.org/10.1016/j.jhep.2010.05.028.

Conlon BJ, Aran J, Erre J, Smith DW Attenuation of aminoglycoside-induced cochlear damage with the metabolic antioxidant α-lipoic acid. Hear Res 1999; 128(1–2): 40–44. https://doi.org/10.1055/a-2186-7930.

Cotariu D, Zaidman JL. Valproic acid and the liver. Clin Chem 1988; 34(5): 890–897. https://doi.org/10.1093/clinchem/34.5.890.

De Lorgeril M, Salen P, Defaye P, Rabaeus M. Recent findings on the health effects of omega-3 fatty acids and statins, and their interactions: do statins inhibit omega-3? BMC Med 2013; 11(1): 5. https://doi.org/10.1186/1741-7015-11-5.

Dykens JA, Will Y. Drug-Induced Mitochondrial Dysfunction. John Wiley & Sons, Inc. eBooks; 2008. https://doi.org/10.1002/9780470372531.

Fréneaux E, Fromenty B, Berson A, et al. Stereoselective and nonstereoselective effects of ibuprofen enantiomers on mitochondrial beta-oxidation of fatty acids. J Pharmacol Exp Ther 1990; 255(2): 529–535. PMID: 2123005.

Gröber U. Interactions between drugs and micronutrients. Trace Elements and Electrolytes 2010; 27(01): 1–9. https://doi.org/10.5414/tep27001.

Gröber U. Supportiver Einsatz mitotroper Mikronährstoffe: Mitochondriale Toxizität von Zytostatika. Zeitschrift für Orthomolekulare Medizin 2011; 9(01): 10–14. https://doi.org/10.1055/s-0030-1270829.

Gröber U. Arzneimittel und Mikronährstoffe: Medikationsorientierte Supplementierung. 4. überarb. und aktual. Auflage. Stuttgart: Wissenschaftliche Verlagsgesellschaft; 2018.

Gröber U, Schütz B. Update 2023: Die mitochondriale Toxizität von Arzneimitteln. Zeitschrift für Orthomolekulare Medizin 2023; 21(04): 16–24. https://doi.org/10.1055/a-2186-7930.

Owen MR, Doran E, Halestrap AP. Evidence that metformin exerts its anti-diabetic effects through inhibition of complex 1 of the mitochondrial respiratory chain. Biochem J 2000; 348(3): 607–614. https://doi.org/10.1042/bj3480607.

Pessayre D, Mansouri A, Berson A, Fromenty B. Mitochondrial Involvement in Drug-Induced Liver Injury. In: Uetrecht J (ed.): Adverse Drug Reactions. Handbook of Experimental Pharmacology. Vol. 196. Berlin, Heidelberg: Springer 2010; 311–365). https://doi.org/10.1007/978-3-642-00663-0_11.

Silva MFB, Aires CCP, Luis PB, et al. Valproic acid metabolism and its effects on mitochondrial fatty acid oxidation: A review. J Inherit Metab Dis 2008; 31(2): 205–216. https://doi.org/10.1007/s10545-008-0841-x.

5.4 Einfluss auf Mikronährstoffe

Da oral applizierte Arzneimittel über den Verdauungstrakt aufgenommen werden, können sie die Verdauungsfunktion und auch die Nährstoffaufnahme beeinflussen – je nach Arzneistoff unterschiedlich stark. Besondere Beachtung sollte dem Einfluss von Arzneimitteln auf die Mikronährstoffaufnahme gewidmet werden. Da ähnliche Mechanismen zur **Resorption, Metabolisierung sowie Elimination** genutzt werden, besteht das Risiko eines negativen Einflusses von Arzneimitteln auf die Mikronährstoffaufnahme, aber auch andersherum. In welchem Maße Mikronährstoffe aufgenommen werden können, kann z. B. durch Komplexbildung mit Arzneimitteln negativ beeinflusst werden. Auch eine Beeinflussung des Stoffwechsels, wie z. B. des Fettstoffwechsels bei Cholesterinsenkern, kann sich negativ auf die Mikronährstoffresorption auswirken. Im weiteren Verlauf können Arzneimittel sich z. B. durch einen Einfluss auf die Synthese verschiedener Enzyme auf die Metabolisierung von Mikronährstoffen auswirken. So sollte z. B. bei der Einnahme von Antiepileptika der Vitamin-D-Spiegel im Serum regelmäßig überprüft werden, da es durch eine gesteigerte Synthese des Cytochrom-P450-Isoenzyms in der Leber zu einem verstärkten Abbau des Vitamins kommen kann. Auch die Ausscheidung von Mikronährstoffen kann durch verschiedene Arzneimittel beeinflusst werden. So können Diuretika die renale Ausscheidung von wasserlöslichen Vitaminen oder einigen Mineralstoffen erhöhen.

Im folgenden Kapitel werden die negativen Effekte einiger häufig verschriebener Medikamente genauer betrachtet.

5.4.1 Analgetika

Analgetika sind Arzneimittel mit schmerzlindernder oder schmerzstillender Wirkung. Bekannte Analgetika sind z. B. die Acetylsalicylsäure (ASS), auch als Aspirin bekannt, oder nicht-steroidale Antirheumatika (NSAR) wie Diclofenac oder Ibuprofen. Eine langfristige und regelmäßige Einnahme von NSAR kann zu gastrointestinalen Störungen führen (➤ Kapitel 5.1). Dies kann sich negativ auf die Aufnahme und damit die Bioverfügbarkeit von **Folsäure** und **Vitamin B_{12}** auswirken. ASS führt zusätzlich zu einer Steigerung der renalen Ausscheidung von Folsäure.

Auch die Absorption von **Eisen** kann durch NSAR und ASS negativ beeinflusst werden. Außerdem kann es durch die Beeinträchtigung des Gastrointestinaltraktes zu Mikroblutungen kommen, die über die verminderte Absorption hinaus zu einem erhöhten Eisenverlust führen können. Da auch Eisenpräparate selbst die Magen- oder Darmschleimhaut reizen können, sollten sie nicht gemeinsam mit NSAR, sondern im Abstand von 2–3 Stunden eingenommen werden.

Deweiteren kann es durch Paracetamol-induzierte Schädigung der DNA in den Leberzellen zu einem gesteigerten Abbau von NAD und dadurch zu einem Mangel an **Nicotinamid** und einer Erhöhung des oxidativen Stresses kommen. Daher sollte bei regelmäßiger Paracetamoleinnahme auf die positiven Effekte einer Supplementierung antioxidativer Substanzen hingewiesen werden. In ➤ Tab. 5.3 sind sowohl die durch Analgetika negativ beeinflussten Mikronährstoffe als auch protektiv wirkende Substanzen zusammengefasst.

Ein weiterer Mikronährstoff, der von NSAR wie z. B. Ibuprofen beeinflusst wird, ist das **Kalium.** Durch den negativen Einfluss auf die Funktion der Nieren und dadurch einer verminderten Ausscheidung kann es zu einem Anstieg der Kaliumspiegel kommen. Wird bei langfristiger NSAR-Therapie Kalium supplementiert, sollte der Kaliumspiegel regelmäßig überprüft werden, um eine Hyperkaliämie zu vermeiden.

Tab. 5.3 Mikronährstoffe und Analgetika

Negativer Einfluss von Analgetika auf	Protektiv wirkende Substanzen bei Analgetika-Einnahme
Vitamin C durch erhöhten Verbrauch und erhöhte Ausscheidung	Vitamin C als antioxidativer Schutz vor ROS und Schutz vor gastrointestinalen Nebenwirkungen durch ASS
Folsäure und Vitamin B_{12} durch verminderte Resorption	N-Acetylcystein vermindert gemeinsam mit Alpha-Liponsäure und L-Methionin die Hepatotoxizität von Paracetamol
Eisen durch verminderte Resorption und erhöhte Ausscheidung	Nicotinamid kann die Toxizität von Methotrexat verringern
Nicotinamid durch erhöhten Verbrauch	–
Kalium durch verminderte Exkretion	–

ASS: Acetylsalicylsäure; ROS: reaktive Sauerstoffspezies.

5

5.4.2 Protonenpumpenhemmer

Protonenpumpenhemmer (PPI) vermindern die Sekretion von Magensäure und werden z. B. bei Sodbrennen eingesetzt. Sie können die Aufnahme sowie Verstoffwechselung und damit die Funktion von einigen Mikronährstoffen negativ beeinflussen. Eine Übersicht über die betroffenen Mikronährstoffe zeigt ➤ Tab. 5.4. Durch die Hemmung der Bildung von Magensäure kann weniger **Vitamin B_{12}** aus der Proteinbindung in Nahrungsmitteln freigesetzt werden und das Risiko für einen Vitamin-B_{12}-Mangel steigt. Gleichzeitig sinkt auch die Konzentration des Intrinsic Factors (IF) im Magensaft, da diese mit dem pH-Wert im Magen korreliert. Da ein Vitamin-B_{12}-Mangel oft mit einem Mangel an **Folsäure** einhergeht, haben Personen mit regelmäßiger Einnahme von PPI ein erhöhtes Risiko einer **Hyperhomocysteinämie,** da der Abbau von Homocystein gestört wird. Bei einer oralen Supplementierung ist zu beachten, dass die IF-unabhängige Aufnahme von Vitamin B_{12} nur sehr gering ist und entsprechend hohe Dosierungen aufgenommen werden müssen.

Neben Vitamin B_{12} sind auch andere Mikronährstoffe, die eine wichtige Rolle für die Knochengesundheit spielen, von einer langfristigen Einnahme von PPI negativ betroffen. Hierzu gehören z. B. **Calcium, Vitamin D oder Vitamin C,** deren Resorption und Verstoffwechselung negativ beeinflusst wird. Daher steigt mit der Zeit das Risiko für Osteoporose und Frakturen an. Außerdem kann es durch PPI zu schweren **Hypomagnesiämien** kommen, da die Aufnahme des Mineralstoffs durch das Arzneimittel verringert wird, während die Exkretion gleichzeitig erhöht wird.

Tab. 5.4 Protonenpumpenhemmer (PPI) und Mikronährstoffe

Mikronährstoffe, die durch PPI negativ beeinflusst werden
• Vitamin B_{12} • Calcium • Vitamin D • Vitamin C • Magnesium • Nicht-Hämeisen

5.4.3 Antidiabetika

Das Antidiabetikum Metformin kann durch Verringerung der freien **Calciumionen** zu einer verschlechterten Absorption des IF-Vitamin-B_{12}-Komplexes und damit zu einer verminderten Bioverfügbarkeit des **Vitamins B_{12}** beitragen. Durch den engen Zusammenhang zwischen Vitamin B_{12} und **Folsäure** kann es ebenfalls zu verringerten Folsäurespiegeln kommen, weshalb eine Supplementierung mit Vitamin B_{12} und Folsäure bei Metformineinnahme anzuraten ist. Die gleichzeitige Einnahme von Calcium kann zusätzlich die Absorption von Vitamin B_{12} verbessern.

Neben der verringerten Konzentration freier Calciumionen kann Metformin auch eine verringerte **Magnesium**-Konzentration sowie eine erhöhte renale Ausscheidung von Magnesium hervorrufen. Dies kann sich negativ auf das C-reaktive Protein (CRP) auswirken, dessen Konzentration bei einem Magnesiummangel ansteigt.

5.4.4 Antihypertonika

Auch Antihypertonika interagieren mit verschiedenen Mikronährstoffen. So besteht z. B. bei Einnahme von Spironolacton zusammen mit ACE-Hemmern oder Angiotensin-1-(AT1-)Rezeptorblockern ein erhöhtes Risiko einer **Hyperkaliämie,** die sich in neuromuskulären Symptomen, Herzrhythmusstörungen oder im schlimmsten Fall einem Herzstillstand äußern kann. Daher sollte vor der Einnahme von Kaliumpräparaten bei gleichzeitiger Therapie mit dem kaliumsparenden Diuretikum Spironolacton immer der Kaliumspiegel überprüft werden. Im Gegensatz dazu besteht bei Thiaziden und Schleifendiuretika eher die Gefahr einer **Hypokaliämie.**

Das Antihypertonikum Losartan ist mit einer erhöhten **Zink**-Ausscheidung assoziiert. Auch Captopril und Enalapril können durch die Bildung von Komplexen mit dem Mineralstoff zu einem Zinkmangel beitragen. Daher ist eine Supplementierung mit Zink anzuraten, wobei zu beachten ist, dass Zink nicht zeitgleich mit den ACE-Hemmern eingenommen werden sollte.

Die ➢ Tab. 5.5 zeigt Mikronährstoffe, die den Bedarf an Antihypertonika durch Unterstützung der blutdrucksenkenden Wirkung verringern können.

Tab. 5.5 Antihypertonika und Mikronährstoffe

Mikronährstoffe mit positivem Einfluss auf die Einnahme von Antihypertonika
• Magnesium • Vitamin D • L-Arginin

Praxistipp

Calciumantagonisten und Grapefruit

Nimmt eine Patientin oder ein Patient Calciumantagonisten zur Behandlung einer Hypertonie ein, sollte darauf hingewiesen werden, dass auf **Grapefruitsaft** verzichtet werden sollte. Das Dihydroxybergamottin aus dem Grapefruitsaft hemmt das Enzym CYP3A4 und verhindert dadurch die Verstoffwechselung von Calciumantagonisten. Als Folge steigt die Konzentration des Arzneimittels an, die blutdrucksenkende Wirkung wird verstärkt und es kann vermehrt zu Nebenwirkungen durch einen zu niedrigen Blutdruck kommen.

5.4.5 Antikoagulanzien

Antikoagulanzien wirken der Bildung von Blutgerinnseln entgegen. Da **Vitamin K** für die Blutgerinnung mitverantwortlich ist, gehören die Vitamin-K-Antagonisten zur Gruppe der Antikoagulanzien und können die Verfügbarkeit von Vitamin K verringern und darüber hinaus z. B. auch die Gefäß- oder Knochengesundheit beeinflussen. Auch das Antikoagulans Heparin sorgt bei längerfristiger Einnahme für ein erhöhtes Osteoporoserisiko.

5.4.6 Antirheumatika und Antiphlogistika

Arzneimittel, die zur Gruppe der Antirheumatika und Antiphlogistika gehören, können verschiedene Mikronährstoffe beeinflussen. So kann es durch Einnahme von Methotrexat (MTX) durch Hemmung von Enzymen zu einem Mangel an **Folsäure** kommen, die wiederum eine **Hyperhomocysteinämie** begünstigt. Der Folsäuremangel bedingt Nebenwirkungen wie Störungen des Gastrointestinaltrakts oder eine Schädigung der Schleimhäute. Durch Supplementierung von Folsäure gemeinsam mit Vitamin B_{12} und Vitamin B_6 können Nebenwirkungen verringert und kann die vermehrte Bildung des gefäß- und neurotoxischen Homocysteins vermieden werden.

5.4.7 Corticosteroide

Corticosteroide können sich negativ auf die **Calciumhomöostase** auswirken. Durch eine Verringerung der intestinalen Aufnahme von Calcium und gleichzeitiger Erhöhung der Ausscheidung von Calcium über die Nieren sinkt die Calciumkonzentration im Körper. Dies kann bei langfristiger Einnahme das Risiko für Osteoporose erhöhen, weshalb bei Einnahme von Corticosteroiden auf eine calciumreiche Ernährung oder eine Supplementierung von Calcium und Mikronährstoffen mit positivem Einfluss auf die Knochengesundheit geachtet werden sollte. So besteht z. B. auch ein gesteigerter Bedarf an **Vitamin D.**

Die renale Ausscheidung ist unter Einnahme von Corticosteroiden auch für **Kalium, Magnesium, Zink und auch Vitamin C** erhöht.

5.4.8 Zusammenfassung

Verschiedene Arzneistoffe interagieren auf diversen Ebenen mit unterschiedlichen Mikronährstoffen und können zum Teil zu erheblichen Mangelzuständen und schwerwiegenden Symptomen führen. Bei langfristiger Einnahme von Medikamenten sollte ein möglicher Einfluss auf den Mikronährstoffstatus stets überprüft werden. Eine gezielte Supplementierung kann sich förderlich auf den Gesundheitszustand auswirken und die Medikation ggf. sogar unterstützen. Wichtig ist hierbei immer, den Blutstatus sowie mögliche Wechselwirkungen zu überprüfen und ggf. ärztlich abklären zu lassen.

LITERATURVERZEICHNIS UND WEITERFÜHRENDE LITERATUR

Alter HJ, Zvaifler NJ, Rath CE. Interrelationship of rheumatoid arthritis, folic acid, and aspirin. Blood 1971; 38(4): 405–416. https://doi.org/10.1182/blood.v38.4.405.405.

Cabassi A, Tedeschi S, Perlini S, et al. Non-steroidal anti-inflammatory drug effects on renal and cardiovascular function: from physiology to clinical practice. Eur J Prev Cardiol 2020; 27(8): 850–867. https://doi.org/10.1177/2047487319848105.

Candelario-Jalil E, Akundi RS, Bhatia HS, et al. Ascorbic acid enhances the inhibitory effect of aspirin on neuronal cyclooxygenase-2-mediated prostaglandin E2 production. J Neuroimmunol 2006; 174(1–2): 39–51. https://doi.org/10.1016/j.jneuroim.2006.01.003.

Gröber U. Arzneimittel und Mikronährstoffe: Medikationsorientierte Supplementierung. 4. überarb. und aktual. Auflage. Stuttgart: Wissenschaftliche Verlagsgesellschaft; 2018.

Gröber U, Schmidt J, Kisters K. Important drug-micronutrient interactions: A selection for clinical practice. Crit Rev Food Sci Nutr 2020; 60(2): 257–275. https://doi.org/10.1080/10408398.2018.1522613.

Inayet N, Poullis A, Hayat J. Micronutrient consequences of long term proton pump inhibitor therapy. J Adv Med Med Res 2017; 22(10), 1–7. https://doi.org/10.9734/jammr/2017/34805.

Kröger H, Hauschild A, Ohde M, et al. Nicotinamide and methionine reduce the liver toxic effect of methotrexate. Gen Pharmacol 1999; 33(2): 203–206. https://doi.org/10.1016/s0306-3623(98)00232-8.

Mitra RS. Adverse effects of corticosteroids on bone metabolism: a review. PM R 2011; 3(5): 466–471. https://doi.org/10.1016/j.pmrj.2011.02.017.

Niafar M, Hai F, Porhomayon J, Nader ND. The role of metformin on vitamin B12 deficiency: a meta-analysis review. Intern Emerg Med 2015; 10(1): 93–102. https://doi.org/10.1007/s11739-014-1157-5.

Samaras D, Samaras N, Lang P, Genton L, Frangos E, Pichard C. Effects of widely used drugs on micronutrients: A story rarely told. Nutrition 2013; 29(4): 605–610. https://doi.org/10.1016/j.nut.2012.11.011.

Signorelli SS, Scuto S, Marino E, Giusti M, Xourafa A, Gaudio A. Anticoagulants and osteoporosis. Int J Mol Sci 2019; 20(21): 5275. https://doi.org/10.3390/ijms20215275.

Suliburska J, Bogda⊠ski P, Szuli⊠ska M, Pupek-Musialik D. The influence of antihypertensive drugs on mineral status in hypertensive patients. Eur Rev Med Pharmacol Sci 2014; 18(1): 58–65. PMID: 24452943.

Van Oijen MGH, Laheij RJF, Peters WHM, Jansen JBMJ, Verheugt FWA. Association of aspirin use with vitamin B12 deficiency (Results of the BACH study). Am J Cardiol 2004; 94(7): 975–977. https://doi.org/10.1016/j.amjcard.2004.06.047.

Wakeman M, Archer D. Metformin and Micronutrient Status in Type 2 Diabetes: Does Polypharmacy Involving Acid-Suppressing Medications Affect Vitamin B12 Levels? Diebetes Metab Syndr Obes 2020; 13: 2093–2108. https://doi.org/10.2147/dmso.s237454.

KAPITEL

6 Beratungsstrategien

Um die vorangegangenen Ernährungsstrategien zu den einzelnen Krankheitsbildern erfolgreich vermitteln zu können, soll im folgenden Kapitel ein Überblick über die Ernährungspsychologie, Modelle der Verhaltensänderung sowie Beratungsstrategien und -aufbau vermittelt werden. Der Begriff **Beratung** kann folgendermaßen definiert werden:

„Auf einer allgemeinen Ebene kann man [...] Beratung verstehen als zwischenmenschlichen Prozess, in welchem eine Person (Ratsuchender, Klient) in und durch die Interaktion mit einer anderen Person (Berater) mehr Klarheit über eigene Probleme und Bewältigungsmöglichkeiten gewinnt."

Rechtien und Irsch 2006

In der Beratung geht es also vor allem darum, Patientinnen und Patienten in ihrer eigenen Kompetenz und Selbstwirksamkeit zu stärken, so dass Probleme gelöst werden können – eine **Hilfe zur Selbsthilfe.** Durch Einsatz unterschiedlicher Mittel, wie verbaler und nonverbaler Kommunikation oder Infomaterialien, soll die Beraterin/der Berater die Ressourcen der Patientin oder des Patienten aktivieren und die Erreichung eines definierten Ziels unterstützen und im Kontext der Ernährungsberatung zu einer besseren Gesundheit beitragen. Zur Initiierung einer Verhaltensänderung ist vor allem wichtig, dass Patienten die Verantwortlichkeit für ihre eigene Gesundheit erkennen und basierend darauf die Motivation fassen, gesundheitsschädigende Verhaltensweisen zum Positiven zu verändern.

Eine professionelle Beratung ist durch folgende Punkte charakterisiert:

Definition

Charakteristika einer professionellen (Ernährungs-)Beratung

- Strukturiertes und zielgerichtetes Vorgehen
- Professionalität (z. B. Einhaltung der Schweigepflicht)
- Evidenzbasierte Informationen
- Partizipative Gestaltung
- Unabhängigkeit/Neutralität
- Qualitätskontrolliert
- Interdisziplinäre Ausrichtung

Der Begriff der Ernährungsberatung ist nicht geschützt, daher kann es für Patientinnen schwierig sein, eine professionelle Beratung von einer laienhaften zu unterscheiden. Der Anspruch an die eigene Beratung sollte hierbei stets sein, die eigenen Kompetenzen, aber auch Grenzen zu erkennen, um die Patienten bestmöglich unterstützen zu können.

6.1 Ernährungspsychologie und Patientenedukation

6.1.1 Entwicklung und Veränderung des Essverhaltens

Das Essverhalten wird durch verschiedene Faktoren beeinflusst, die oft unterbewusst ablaufen und zum Großteil bereits aus der Kindheit stammen. Gerade die Unbewusstheit von psychologischen Einflussfaktoren und Hintergründen kann eine Herausforderung in der Ernährungsberatung darstellen, weshalb im Folgenden Theorien der Entwicklung des Essverhaltens dargestellt werden.

Die **Nahrungsaufnahme** ist **im Kindesalter** zunächst vor allem durch innere Einflüsse bestimmt. Bereits während der Schwangerschaft kann sich die Nahrungsauswahl der Mutter auf Geschmackspräferenzen des Kindes auswirken und die spätere Akzeptanz für Nahrungsmittel beeinflussen. Genetisch bedingt ist die **Neophobie,** die Angst vor Neuem oder Unbekanntem, und eine generelle **Präferenz für süße Lebensmittel.** Da es keine von Natur aus süßlich schmeckende Gifte gibt, suggerieren süße Lebensmittel zum einen Sicherheit und liefern zum anderen die zum Wachsen wichtige Energie. Die Neophobie ist zwar genetisch bedingt, ist aber bei gestillten Kindern weniger ausgeprägt. Auch ein frühes und vielfältiges Beikostangebot kann die Akzeptanz für Nahrungsmittel bei Kleinkindern erhöhen.

INFO

Mere-Exposure-Effekt

Der **Mere-Exposure-Effekt** beschreibt, dass häufiges Anbieten (zwischen 10- und 16-mal) eines Nahrungsmittels dessen Akzeptanz erhöht. Häufig werden Nahrungsmittel aber bereits nach drei bis vier Ablehnungen nicht weiter angeboten. Der Mere-Exposure-Effekt sollte auch bei der Einführung neuer gesunder Lebensmittel im Rahmen der Ernährungsberatung beachtet werden.

Während der Kindheit ist das Essverhalten vor allem durch **familiäre Aspekte** und das **Lernen durch Beobachtung** gesteuert. Das Nahrungsangebot, das elterliche Essverhalten oder auch die Steuerung von Situationen der Nahrungsaufnahme können die Nahrungsauswahl und -aufnahme bis ins Erwachsenenalter hinein prägen. So können z. B. Süßigkeiten als Belohnung in der Kindheit dazu führen, dass die erwachsene Person in stressigen Situationen dazu geneigt ist, Süßigkeiten zu verzehren, um das positive Gefühl aus der Kindheit hervorzurufen **(erlernte Entspannung).** Die gemeinsame Nahrungsaufnahme kann die Vorbildwirkung der Eltern unterstützen und das Erlernen von Essverhalten durch Beobachtung ermöglichen. Unbewusste Mechanismen aus der Kindheit sollten im Rahmen der Ernährungsberatung hinterfragt werden, um ein gesünderes Essverhalten zu etablieren. Hinzu kommen im Laufe des Lebens immer mehr äußere Reize und Einflussfaktoren. Das Essverhalten einer erwachsenen Person ist z. B. auch durch gesellschaftliche Aspekte wie Bildung, Einkommen, Werbung und die Nahrungsmittelverfügbarkeit geprägt. ➤ Abb. 6.1 zeigt die Einflussfaktoren auf das Essverhalten im Laufe des Lebens.

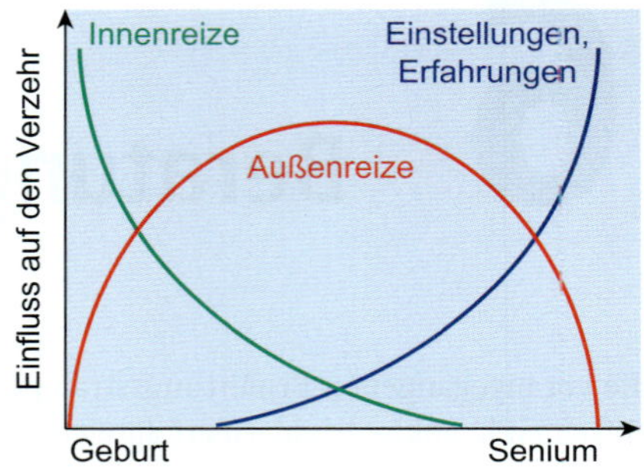

Abb. 6.1 Einflüsse auf das Essverhalten im Laufe des Lebens nach Ellrott (2009) und Pudel (2003). [L231]

Tab. 6.1 Motive der Nahrungsaufnahme

Motiv	Beispiel
Sensorische Erfahrung	Die Erdbeeren finde ich mit Schlagsahne köstlich.
Hunger	Ich habe Hunger und muss jetzt etwas essen.
Appetit	Ich habe Appetit auf etwas Süßes, deshalb habe ich den Kuchen gegessen.
Ökonomische Hintergründe	Das Eis ist im Sonderangebot, daher nehme ich direkt mehrere Packungen mit.
Kulturelle Hintergründe	In asiatischen Ländern werden zum Frühstück herzhafte Suppen gegessen.
Tradition	Bei uns gibt es zu Weihnachten immer Würstchen mit Kartoffelsalat.
Gewohnheiten	Ich trinke meinen Kaffee immer mit Milch.
Emotionen	Süßigkeiten helfen mir in stressigen Situationen.
Soziale Aspekte	Ich verabrede mich mit meinen Freunden zum Grillen.
Verfügbarkeit	In der Kantine kann ich nur zwischen zwei Gerichten auswählen.
Wunschdenken	Wasser mit Gurke hilft mir beim Abnehmen.
Ethische oder politische Hintergründe	Ich esse kein Fleisch, da ich Mitleid mit den Tieren habe.

Die ➤ Tab. 6.1 zeigt verschiedene Motive der Nahrungsaufnahme, die während der Ernährungsberatung erörtert werden sollten, um Verhaltensänderungen anzustoßen.

Durch die Verfügbarkeit von Nahrungsmitteln und das vielfältige Angebot umfasst Ernährung heute häufig nicht mehr nur die Nahrungsaufnahme, sondern wird darüber hinaus als Teil der **Identität** und des **Selbstkonzeptes** angesehen. Die Nahrungsauswahl dient nicht nur der Versorgung des Körpers, sondern auch der Bestärkung von eigenen Werten und der Selbstverwirklichung. Wenn die Ernährung als Teil der Identität angesehen wird, kann dies das Annehmen von Ernährungsempfehlungen erschweren – das bestehende Selbstkonzept soll aufrechterhalten und geschützt werden, da der Identitätserhalt zu den grundlegenden Bedürfnissen eines Menschen zählt. Dieser Selbstschutz kann die Aufnahme und Akzeptanz von Informationen, die den aktuellen Verhaltensweisen widersprechen, selektiv beeinflussen. Informationen, die mit dem Selbstkonzept übereinstimmen, werden leichter aufgenommen und gespeichert als Informationen, die dem Selbstkonzept entgegenstehen.

Um die Aufnahme und Speicherung von Informationen zu unterstützen, sollten Ernährungsempfehlungen also möglichst in alltägliche Situationen und die subjektive Lebenswelt der Patientinnen eingebettet werden. Im Rahmen der Ernährungsberatung sollten Patienten aufgefordert werden, möglichst eigene Beispiele und Handlungsschritte aus den Empfehlungen zu formen. Dies hat zum einen den Effekt, dass die Identifikation mit der Verhaltensänderung leichter fällt, zum anderen die kognitive Aufmerksamkeit und Informationsaufnahme gefördert wird, wenn die Patientinnen sich selbst gedanklich mit möglichen Situationen und Lösungen auseinandersetzen. Auch die Selbstwirksamkeitserwartung und Motivation zur Verhaltensänderung steigt, da die detaillierte Ausarbeitung der Handlungsschritte die Empfehlungen umsetzbarer erscheinen lassen. Auch können auftauchende Herausforderungen direkt in der Beratung besprochen werden, um diesen im Vorfeld entgegenzuwirken.

INFO

Priming

Als **Priming** wird die Aktivierung von kognitiven Konzepten oder Verhaltensweisen auf einen Reiz hin verstanden. Als Reiz können z. B. Begriffe, Bilder oder auch Gerüche oder Geschmäcker dienen. Priming wird z. B. in der Werbung verwendet, kann aber auch in der Ernährungsberatung gezielt eingesetzt werden, um Informationen zu vermitteln und direkt zu verknüpfen.

Um Priming in der Ernährungsberatung zu nutzen, kann z. B. nach Assoziationen mit Ernährungsbegriffen gefragt werden, wie mit Vitaminen, antientzündlicher Ernährung oder Kalorien. Auf die genannten Assoziationen kann dann im Rahmen der Beratung weiter eingegangen werden. Die Verknüpfung mit bereits gespeicherten Informationen hilft, das neue Wissen besser zu verarbeiten. Auch die Frage „Was ist gesunde Ernährung?" und die Frage nach den Motiven der Nahrungsaufnahme (> Tab. 6.1) helfen, die Patienten besser zu verstehen und bei der Umsetzung der Ernährungsempfehlungen unterstützen zu können. Wichtig ist hierbei, dass bereits vorhandene richtige und gute Assoziationen noch einmal bestärkt werden sollten, um unter anderem das Gefühl der Selbstwirksamkeitserwartung zu stärken.

Eine erfolgreiche Ernährungsberatung basiert allerdings nicht nur auf psychologischen und zwischenmenschlichen Aspekten, sondern vor allem auch auf der **Wissensvermittlung** der in den vorangegangenen Kapiteln erläuterten Ernährungsempfehlungen. Hierbei ist es essenziell, das Ernährungswissen in einfache Worte zu verpacken und Zusammenhänge für die Patientinnen nachvollziehbar zu erklären. Das Verständnis der Empfehlungen bildet die Basis für die darauffolgende Verhaltensänderung. Hindernisse können die subjektive Empfindung und das emotionale Verständnis eines Patienten darstellen. Die eigene Sichtweise und das Empfinden des Patienten sollten zunächst nicht in Frage gestellt werden, um eine Abwehrhaltung und die Aktivierung des Selbstschutzes zu vermeiden. Auch hier kann die gemeinsame Erarbeitung von Handlungsempfehlungen basierend auf den alltäglichen Situationen des Patienten helfen, um nicht nur Wissen zu vermitteln, sondern auch ein emotionales Verständnis zu erreichen.

6.1.2 Modelle der Verhaltensänderung

Verhaltensänderungen können durch verschiedene Modelle beschrieben werden. Die Modelle helfen dabei, Patientinnen in der Ernährungsberatung bei der Umsetzung von Ernährungsempfehlungen zu unterstützen und Strategien für verschiedene Phasen der Verhaltensänderung zu liefern. Die wichtigsten Theorien werden im Folgenden dargestellt.

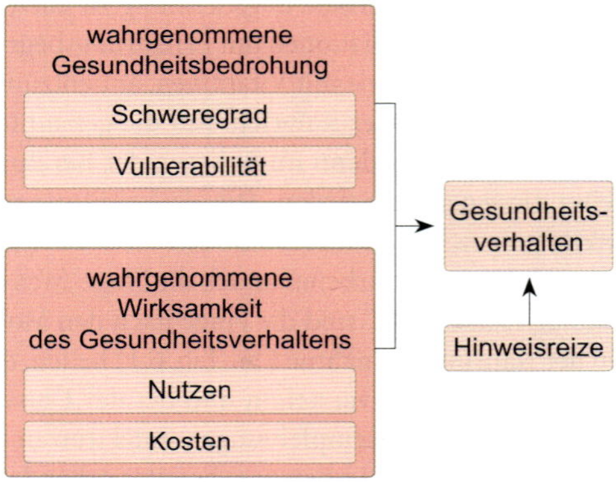

Abb. 6.2 Health-Belief-Modell. [L231]

Ein Modell zur Vorhersage der Verhaltensänderung ist das **Health-Belief-Modell** (➤ Abb. 6.2), welches sich auf die Motivationsbildung bezieht. Das Health-Belief-Modell beschreibt, dass eine Person ihr Verhalten ändert, wenn die Bedrohung z. B. einer Erkrankung als stark wahrgenommen wird. Aber auch die zu erwartende Wirksamkeit der präventiven Maßnahme spielt eine wesentliche Rolle bei der Verhaltensänderung. Der Nutzen einer Maßnahme wird hier also mit den Kosten abgewogen. Ein Beispiel wäre der Erfolg einer Gewichtsreduktion durch die Ernährungsberatung mit Verringerung von physischen Beschwerden, aber auch ein erhöhtes körperliches und psychisches Wohlbefinden im Verhältnis zur Anstrengung des Verzichts oder auch zur Sorge vor finanziellen Kosten einer gesunden Ernährung.

Die **Selbstbestimmungstheorie** nach Edward Deci und Richard Ryan beschäftigt sich ebenfalls mit der Motivation, die einem Verhalten zugrunde liegt. Die Motivationsbildung basiert in diesem Modell auf drei universellen psychologischen Grundbedürfnissen – der sozialen **Verbundenheit,** der eigenen **Kompetenz** und dem **Bedürfnis nach Autonomie.** Die Motivation als Auslöser einer Handlung kann entweder extrinsisch oder intrinsisch definiert sein. Bei **extrinsischer Motivation** besteht ein äußerer Reiz, eine bestimmte Handlung auszuführen, wie z. B. eine Belohnung oder auch die Vermeidung von negativen Folgen. Die **intrinsische Motivation** entstammt aus einer Person selbst. So kann eine intrinsisch motivierte Handlung z. B. durch Freude an der Sache, das Gefühl von Erfüllung oder die Bedeutung, die einer Handlung zugeschrieben wird, getrieben sein. Die Einflussfaktoren auf die intrinsische Motivation lassen sich weiter aufteilen in identifizierbare Einflussfaktoren, die dem Selbstbild oder den Werten einer Person entsprechen, oder integrierte Einflussfaktoren, bei denen Informationen und Handlungsempfehlungen in das Selbstkonzept integriert werden. Obwohl es sich bei den integrierten Einflussfaktoren zunächst um extrinsische Faktoren handelt, werden diese durch Integration in das Selbstkonzept zu intrinsischen Faktoren, die die Motivation beeinflussen. Das stärkste Autonomiegefühl entsteht bei Handlungen, die auf intrinsischen Einflussfaktoren allein basieren. Bei intrinsisch motivierten Handlungen wird kein innerer oder äußerer Druck empfunden, sich auf eine bestimmte Art und Weise verhalten zu müssen. Im Kontext der Ernährungsberatung wäre dies z. B. die Freude am Kochen und an gesunder Ernährung an sich. Für eine erfolgreiche Verhaltensänderung müssen nach der Selbstbestimmungstheorie die psychologischen Bedürfnisse erfüllt sein, um ein Verhalten langfristig aufrecht zu erhalten. Um eine gesunde Ernährungsweise zu unterstützen, könnten nach der Selbstbestimmungstheorie das Angebot von Auswahlmöglichkeiten, aussagekräftige Informationen, die Orientierung an den intrinsischen Zielen einer Person oder auch die gemeinsame Planung von konkreten Handlungsschritten wirksame Strategien sein.

Wichtig ist auch, dass keine **Demotivation** aufkommt. Diese kann entstehen, wenn langfristig gegen die intrinsischen Ziele gearbeitet wird bzw. mehr extrinsische als intrinsische Motivationsfaktoren bestehen.

In der **sozial-kognitiven Theorie** nach Albert Bandura lernen Menschen vor allem durch Beobachtung und eine dynamische und reziproke Interaktion mit ihrer Umwelt. Dabei basiert die Theorie auf sechs Einflussfaktoren. Der **reziproke Determinismus** beschreibt den wechselseitigen Einfluss einer Person durch und auf ihre Umwelt. Der Rahmen der **Verhaltenskapazität** legt fest, inwieweit eine Person die Fähigkeiten und Kompetenzen besitzt, sich bestimmte Verhaltensweisen anzueignen. Die sozial-kognitive Theorie basiert außerdem auf dem Konzept des **observierenden Lernens,** welches beschreibt, dass Verhalten durch Beobachtung und Reproduktion entstehen kann. Wichtig ist die **Verstärkung** von Verhaltensweisen durch innere Reflektion, aber auch

Rückmeldung von außen. Dies sollte vor allem auch im Rahmen einer Ernährungsberatung beachtet werden. Das Beobachten von Verhaltensweisen ist wichtig für das Erlernen, aber auch die **Erwartungen** einer Person, die das Verhalten betreffen. Werden negative Folgen erwartet oder sogar beobachtet, wird ein Verhalten weniger wahrscheinlich übernommen werden. Gleichzeitig können positive Erwartungen das Erlernen einer Verhaltensweise verstärken. Ein wichtiges Konstrukt der sozial-kognitiven Theorie ist außerdem die **Selbstwirksamkeit.** Die Selbstwirksamkeit beschreibt den Glauben einer Person, dass durch eigene Kompetenzen und Fähigkeiten eine bestimmte Handlung erlernt und ausgeübt werden kann. Sie kann auch durch äußere Faktoren, wie z. B. Arbeitslosigkeit, Multimorbiditäten oder fehlende Unterstützung, beeinträchtigt werden. Die Selbstwirksamkeit spielt auch bei der Umsetzung und Etablierung von Ernährungsempfehlungen eine entscheidende Rolle, da sie einer Verhaltensänderung meist voraus geht. Daher sollte sie durch konkrete Maßnahmen gestärkt werden.

Das **Rubikon-Modell** von Heinz Heckhausen und Peter Gollwitzer untersucht nicht nur die Phase der Intentionsentstehung und Motivationsbildung, sondern darüber hinaus auch die Phase der Verhaltensänderung an sich. Nach dem Rubikon-Modell startet eine Person in der **motivationalen Phase,** in der die Entscheidung zur Verhaltensänderung noch aussteht und positive und negative Aspekte gegeneinander abgewogen werden. Für die Intentionsbildung ist es wichtig, dass die Person das Ziel als realisierbar ansieht, um die Entscheidung zur Verhaltensänderung zu treffen. Kommt es zur Verhaltensänderung, folgt auf die motivationale Phase die **volitionale Phase.** In dieser Phase sollte die Planung von Handlungsschritten im Fokus stehen, die zum Erreichen des angestrebten Ziels führen, und die Verhaltensänderung gestartet werden. An die volitionale Phase schließt die **postaktionale Phase** an, in der das Ziel im optimalen Fall erreicht wurde und die Verhaltensänderung und Handlung reflektiert und bewertet werden kann.

Im **Transtheoretischen Modell (TTM)** von James Prochaska und Carlo Di Clemente wird der Prozess der Verhaltensänderung in verschiedene Stufen unterteilt. ➢ Abb. 6.3 zeigt die qualitativen Stufen, die im TTM durchlaufen werden, mit Beispielen für eine Verhaltensänderung zur gesunden Ernährung. Um von einer Stufe in die darauffolgende zu wechseln, spielen unter anderem die **Selbstwirksamkeitserwartung,** die **Handlungs-Ergebnis-Erwartung** und auch die **Unterstützung** durch das soziale Umfeld sowie durch Fachpersonal eine wichtige Rolle.

Die Verhaltensänderung beginnt hier mit der **Absichtslosigkeit** *(precontemplation).* Das gesundheitsschädigende Verhalten bzw. die ungünstige Ernährung wird nicht als problematisch angesehen und es wird zeitnah zu keiner Veränderung kommen. Auf die Phase der Absichtslosigkeit folgt die **Absichtsbildung** *(contemplation),* das Bewusstwerden des problematischen Verhaltens. In dieser Phase wägt die Person wie z. B. im Health-Belief-Modell den Nutzen und die Kosten der Veränderung gegeneinander ab. In diesem Kontext spielt auch die Handlungs-Ergebnis-Erwartung eine wichtige Rolle. Die Handlungs-Ergebnis-Erwartung beschreibt, inwiefern eine Person davon überzeugt ist, durch eigenes Handeln ein bestimmtes Ergebnis zu erzielen. Wenn der Entschluss zur Verhaltensänderung gefasst wurde, folgt die Phase der **Vorbereitung** *(preparation).* In dieser Phase können ein genaues Ziel definiert sowie einzelne Handlungsschritte geplant werden. Es kommt zu ersten Schritten der Verhaltensänderung und das gewünschte Verhalten soll innerhalb der nächsten 30 Tage umgesetzt werden. Das gesundheitsförderliche Verhalten wird während der ersten sechs Monate der Phase der **Handlung** *(action)* zugeordnet. Nach sechs Monaten folgt die Phase der **Aufrechterhaltung** *(maintenance),* nach fünf Jahren die Phase der **Stabilisierung** *(termination).* In der letzten Phase konnte das Risiko für Rückfälle minimiert werden und das gesundheitsförderliche Verhalten ist etabliert.

Beim **Health Action Process Approach (HAPA)** von Ralf Schwarzer spielt die **Selbstwirksamkeitserwartung** eine zentrale Rolle. In der **Motivationsphase** werden Intentionen durch das Zusammenspiel von **Risikowahrnehmung, Handlungs-Ergebnis-Erwartung und Selbstwirksamkeitserwartung** gebildet. Die Risikowahrnehmung wird durch das subjektive Empfinden des Schweregrades eines Risikos beeinflusst. Je nach empfundenem Schweregrad und eigenen Konsequenzen kann die Risikowahrnehmung die Intentionsbildung unterstützen. Bei der Handlungs-Ergebnis-Erwartung werden wie auch beim TTM die Kosten der Veränderung mit dem Nutzen abgewogen. Das Aufzeigen von verschiedenen Handlungsmöglichkeiten kann zur Erhöhung der Hand-

6

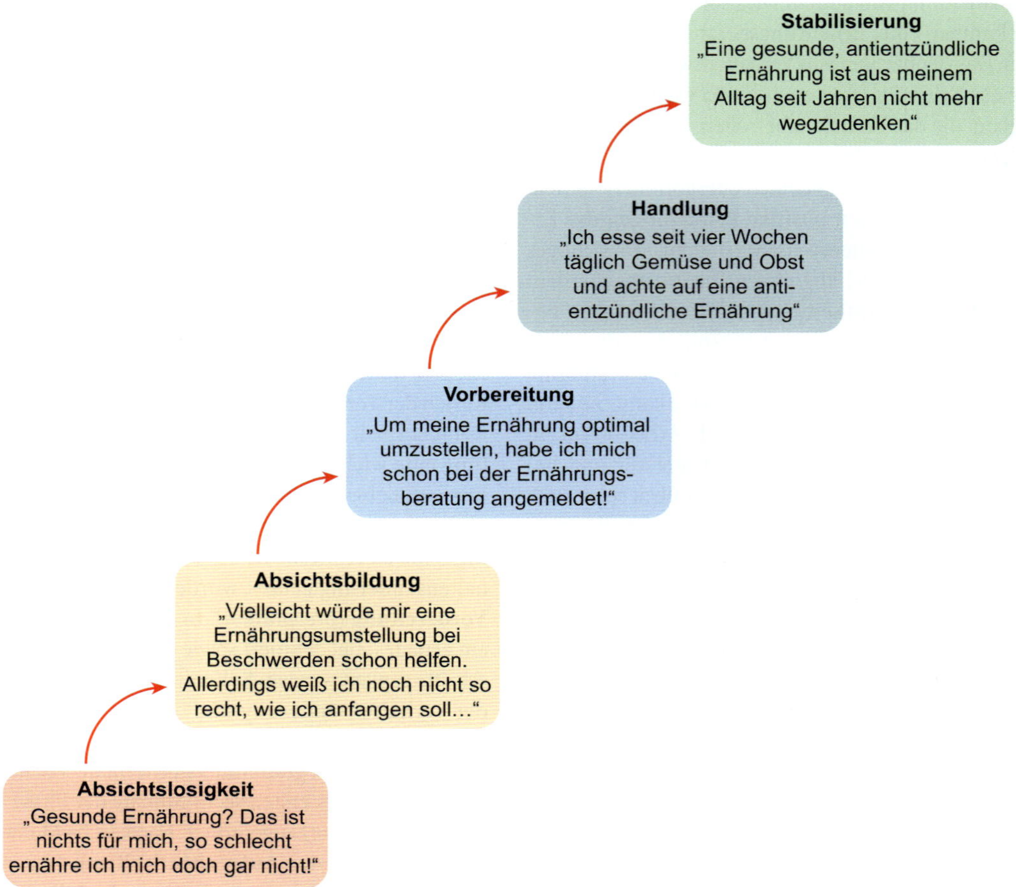
Stabilisierung
„Eine gesunde, antientzündliche Ernährung ist aus meinem Alltag seit Jahren nicht mehr wegzudenken"
Handlung
„Ich esse seit vier Wochen täglich Gemüse und Obst und achte auf eine antientzündliche Ernährung"
Vorbereitung
„Um meine Ernährung optimal umzustellen, habe ich mich schon bei der Ernährungsberatung angemeldet!"
Absichtsbildung
„Vielleicht würde mir eine Ernährungsumstellung bei Beschwerden schon helfen. Allerdings weiß ich noch nicht so recht, wie ich anfangen soll…"
Absichtslosigkeit
„Gesunde Ernährung? Das ist nichts für mich, so schlecht ernähre ich mich doch gar nicht!"

Abb. 6.3 Stufen des Transtheoretischen Modells am Beispiel gesunder Ernährung. [L231]

lungs-Ergebnis-Erwartung beitragen. Hat die Person das Gefühl, die Veränderung mit eigenen Ressourcen gut umsetzen und aufrechterhalten zu können, wird von einer positiven Selbstwirksamkeitserwartung gesprochen. Dies unterstützt den Prozess der Intentionsbildung ebenfalls. Wurde der Entschluss zur Verhaltensänderung gefasst, folgt die **Volitionsphase.** Hierbei stehen die Umsetzung der Veränderung und konkrete Handlungen im Vordergrund. In dieser Phase ist es auch wichtig, die Handlungsschritte konkret zu planen, wie z. B.: „Ich bereite mir bereits am Vorabend gesunde Snacks für die Arbeit vor. Die Zutaten hierfür habe ich bereits bei meinem Wocheneinkauf besorgt." Auf eine gute Planung folgen die regelmäßige Ausführung und Aufrechterhaltung der Handlung. Auch hier spielt die Selbstwirksamkeitserwartung eine wichtige Rolle. Eine Person, die an ihren Fähigkeiten zweifelt, wird durch Rückschläge oder Barrieren eher negativ beeinflusst werden als eine Person mit einer hohen Selbstwirksamkeitserwartung. Auch im HAPA sollten eine **Handlungsbewertung** und die Reflektion des eigenen Verhaltens erfolgen, um die Handlungsschritte gegebenenfalls anzupassen und das Ziel zu erreichen.

Die wichtigsten Erkenntnisse der Modelle zur Verhaltensänderung für die Ernährungsberatung sind in ➤ Tabelle 6.2 dargestellt.

6

Tab. 6.2 Theorien der Verhaltensänderungen in Bezug zur Ernährungsberatung (modifiziert nach Karloh et al. 2023)

Theorie	Wichtige Erkenntnisse für die Ernährungsberatung
Health-Belief-Modell	• Die Risiken und Schwere einer Erkrankung darlegen und Patientinnen und Patienten helfen, diese zu erkennen • Präventive Maßnahmen bestärken • Mögliche Schwierigkeiten und die empfundenen Kosten der Verhaltensänderung besprechen • Konkrete Handlungsschritte planen und Selbstwirksamkeit stärken
Selbstbestimmungstheorie	• Verständnis für die (un-)bewussten Einflussfaktoren auf die Motivation der Patientinnen entwickeln • Die psychologischen Grundbedürfnisse der Patienten beachten, um die Entwicklung von intrinsischer Motivation und autonomem Verhalten zu unterstützen • Patientinnen sollten eigene Vorschläge und Entscheidungen zur Verhaltensänderung einbringen, um das Bedürfnis nach Autonomie zu befriedigen und Präferenzen sollten von der beratenden Person berücksichtig werden • Entwicklung der Kompetenzen der Patienten durch Informationen und Feedback fördern • Ein positives, unterstützendes, gemeinschaftliches Umfeld schaffen, das eine soziale Zugehörigkeit und ein Gefühl der Verbundenheit stärkt
Sozial-kognitive Theorie	• Patientinnen bestärken, durch Beobachten von anderen zu lernen • Selbstwirksamkeitsgefühl durch geeignete Maßnahmen stärken • Realistische Ziele gemeinsam mit dem Patienten/der Patientin definieren. • Positive Veränderungen herausheben • Interaktion von persönlichen, umweltbezogenen und verhaltensbezogenen Faktoren beachten
Rubikon-Modell	• Gemeinsam positive und negative Aspekte einer Verhaltensänderung ausarbeiten • Mit dem Patienten/der Patientin ein realistisches Ziel definieren • Planung von konkreten Handlungsschritten, um das Ziel zu erreichen • Selbstmonitoring und Reflektion des eigenen Verhaltens während der Umsetzung der Verhaltensänderung bestärken
Transtheoretisches Modell	• Interventionen und Strategien an die Phase der Patientinnen anpassen • Unterstützung, um die positiven und negativen Aspekte einer Verhaltensänderung herauszustellen • Selbstwirksamkeit der Patienten stärken • Rückschläge und Hürden thematisieren
Health Action Process Approach (HAPA)	• Die Risiken der Erkrankung darlegen und Patientinnen unterstützen, diese zu erkennen • Kosten und Nutzen der Veränderung mit den Patienten ausarbeiten • Unterschiedliche Handlungsmöglichkeiten eruieren, um die Selbstwirksamkeitserwartung zu steigern • Gemeinsam konkrete Handlungsschritte planen • Rückschläge und Hürden thematisieren • Handlungsbewertung und Reflektion des eigenen Verhaltens während der Umsetzung der Verhaltensänderung bestärken

6

6.1.3 Der Prozess der Veränderung

Auch wenn viele unterschiedliche Modelle zur Verhaltensänderung existieren, ähneln sich viele in ihren Kernpunkten.

Praxistipp

Positiv auf eine Verhaltensänderung wirken sich aus

- Eine positive Selbstwirksamkeitserwartung
- Eine hohe Handlungs-Ergebnis-Erwartung
- Eine hohe Risikowahrnehmung
- Eine klare Zieldefinition und detaillierte Planung von Handlungsschritten

Wichtig für den Veränderungsprozess ist eine generelle **Veränderungsbereitschaft.** Diese kann durch ein Erkennen der Diskrepanz zwischen Ist-Zustand und gewünschtem Verhalten und einer Priorisierung des Lebensbereiches, in dem die Verhaltensänderung angestrebt wird, charakterisiert werden.

6

Ernährung als Auswahl und Aufnahme von Nahrungsmitteln ist vor allem durch Gewohnheiten und auch unbewusste Verhaltensweisen geprägt, welche, wie bereits beschrieben, zum Teil Prägungen aus der Kindheit entspringen.

Definition

Gewohnheiten

Gewohnheiten sind definiert als erlerntes Verhalten einer Person. In einer bestimmten Situation bzw. auf einen bestimmten Reiz folgend wird eine automatische Handlung ausgeführt. Gewohnheiten sind wichtig, um den Menschen im Alltag zu unterstützen und das Gehirn zu entlasten. Durch die starke innere Verankerung kann es besonders schwer sein, etablierte Gewohnheiten zu verändern.

Eine **Gewohnheit** folgt immer auf einen **Kontext oder Reiz** und wird mit einer **Belohnung oder positivem Feedback** verbunden. Beispiele für diese Beziehung sind z. B. das Zähneputzen morgens nach dem Aufstehen mit einem frischen Geschmack im Mund als Belohnung oder das Essen von Süßigkeiten auf dem Sofa vor dem Fernseher und einem guten Gefühl der Entspannung nach der Arbeit.

Im Rahmen der Ernährungsberatung kann am Aufbau von neuen, gesundheitsfördernden Gewohnheiten und am Abbau von alten, gesundheitsschädigenden Verhaltensweisen gearbeitet werden. Bei der Etablierung von neuen Gewohnheiten kommt besonders der Belohnung bzw. dem positiven Feedback eine entscheidende Rolle zu. Bleibt dies aus, ist es weniger wahrscheinlich, dass die Gewohnheit etabliert wird und eine Verhaltensänderung fällt deutlich schwerer. Soll die Verhaltensänderung langfristig bestehen, ist es also wichtig, eine starke Belohnung für das gesunde Verhalten zu etablieren. Möglichkeiten sollten gemeinsam in der Ernährungsberatung erörtert werden. Beispielsweise kann der ungesunde Snack auf der Couch durch den Lieblingstee, leckere Beeren oder Nüsse ersetzt werden oder das Trinkverhalten durch das Führen eines Trink-Logs gesteigert werden. Motivierend kann auch das Selbstmonitoring über Apps sein, in denen die Verhaltensänderung erfasst wird oder langfristige Belohnungen, z. B. darf ein Wunsch erfüllt werden nach einer Woche Verzicht auf Süßigkeiten oder ungesunde Lebensmittel. Hier sind die Kreativität und der Austausch mit den Patienten gefragt, um die Belohnung möglichst individuell anzupassen. Neben einer attraktiven Belohnung kann auch der Reiz verändert oder eliminiert werden, was vor allem beim Abbau von unerwünschten Gewohnheiten eine wesentliche Rolle spielt. So könnte nach der Arbeit statt dem Gang zum Sofa zunächst ein Spaziergang gemacht werden, um die auslösende Situation zu verändern. Gesunde Entscheidungen sollten möglichst einfach gestaltet werden, z. B. kann Gemüse und Obst als gesunde Alternative für zwischendurch bereits vorbereitet im Kühlschrank warten oder die Schale mit ungesalzenen Nüssen auf dem Wohnzimmertisch als Snack stehen. Ungesunde Lebensmittel sollten möglichst schwer zu bekommen sein – entweder gar nicht zur Verfügung stehen oder mit einem größeren Aufwand der Bereitstellung verbunden sein.

Durch die Neugestaltung von Reizen und Feedback können sich positive Verhaltensweisen und eine gesunde Ernährung langfristig in den Alltag integrieren lassen. Nach einer gewissen Zeit sollte das Verhalten zur Gewohnheit werden und nahezu automatisch ablaufen, so dass ein gesunder Lebensstil mit einem geringen Aufwand verbunden ist.

INFO

Klassische Konditionierung

Das Prinzip der **klassischen Konditionierung** wurde von Iwan Pawlow entwickelt. Pawlow entdeckte, dass ein zunächst neutraler Reiz durch Konditionierung zu einer bestimmten Reaktion führen kann. In seinem Experiment wurde bei einem Hund durch Futter die Speichelproduktion als **unbedingter Reflex** ausgelöst. Zeitgleich zur Futtergabe wurde eine Glocke zunächst als **neutraler Reiz** geläutet. Durch Wiederholung begann der Hund das Glockenläuten mit dem Futter zu assoziieren, so dass nach einiger Zeit der Speichelfluss als **bedingter Reflex bzw. konditionierte Reaktion** auch durch das Glockenläuten ohne Futter ausgelöst wurde. Außerdem konnte eine **Generalisierung** beobachtet werden, da der Hund nicht mehr nur auf das Glockenläuten mit Speichelfluss reagierte, sondern auch auf ähnliche Reize. Zur Konditionierung existiert als Gegensatz auch die Gegenkonditionierung, bei der eine erlernte Assoziation neu konditioniert werden kann.

Um den Prozess der Verhaltensänderung möglichst effektiv zu gestalten, sollte ein besonderes Augenmerk auf die Zieldefinition gelegt werden. Eine Verhaltensänderung kann durch konkret formulierte Ziele unterstützt werden, die eine genaue Planung und Handlung ermöglichen und leichter überprüft werden können. Hierbei kann die **Zielformulierung** nach der **SMART**-Regel helfen.

Praxistipp

SMART-Regel

S = Spezifische, individuelle Ziele formulieren
M = Messbare Ziele formulieren
A = Ausführbare Ziele formulieren
R = Realistische Ziele formulieren
T = Terminierte Ziele formulieren

Das Ziel sollte immer der Ausgangslage der Person entsprechen. Wenn zu Beginn der Beratung kein Obst und Gemüse gegessen wurde, ist die Wahrscheinlichkeit, am Tag direkt fünf Portionen Obst und Gemüse zu essen, eher gering. Hier könnte das Ziel zunächst als 1–2 Portionen am Tag definiert werden, mit langfristiger Steigerung auf fünf Portionen Obst und Gemüse täglich.

Am Beispiel der SMART-Regel könnte das Ziel folgendermaßen definiert werden: „Am Tag esse ich zwei Portionen Obst und Gemüse. Die erste Portion esse ich bereits zum Frühstück. Zur Arbeit nehme ich mir eine zweite Portion mit, die ich bereits am Vorabend vorbereite. Die neue Gewohnheit verfolge ich in einem Habit-Tracker."

Bei der Formulierung des Ziels und der Handlungsplanung sollte im Rahmen einer Ernährungsberatung möglichst ausführlich und detailliert auf die einzelnen Schritte eingegangen werden. Wichtig ist, auf die individuellen Vorlieben und Alltagssituationen der Person einzugehen und eine gesunde Ernährung in der Beratungssitzung in die etablierten Situationen zu integrieren. Der Bezug zu bereits Bekanntem unterstützt auch dabei, das gewünschte Verhalten in der kognitiven Präsentation zu aktivieren und die Wahrscheinlichkeit der Umsetzung zu erhöhen. Eine gute Planung hilft außerdem, offene Fragen oder aufkommende Hürden im Vorfeld zu besprechen und kann so die Selbstwirksamkeits- und Handlungs-Ergebnis-Erwartung der Person steigern.

Allerdings kommt es trotz guter Vorbereitung und Planung bei den meisten Personen, die eine Verhaltensänderung anstreben, auch immer wieder zu Rückschlägen. Die menschliche Aufmerksamkeit ist begrenzt und so können gerade im Anfangsstadium der Verhaltensänderung Stress, Belastungen oder Sorgen die Etablierung von neuen Gewohnheiten erschweren. Wichtig ist es, Patientinnen und Patienten auf diesen Umstand vorzubereiten und Ablenkungs- und Verhaltensstrategien in diesen Situationen im Vorfeld zu besprechen. Sollte die Umsetzung des neuen Verhaltens in bestimmten Situationen unmöglich vorkommen, kann z. B. zunächst auch mit Mengenreduzierungen gearbeitet werden. Diese sollten zwar nicht das Ziel sein, können aber zumindest unerwünschte gesundheitliche Folgen etwas abmildern.

6.1.4 Kommunikationsmodelle

Es gibt verschiedenste Kommunikationsmodelle, die zum Teil gleiche, aber auch unterschiedliche Ansätze der Kommunikation beleuchten.

Ein bekanntes Modell sind die **Fünf Axiome der menschlichen Kommunikation von Paul Watzlawick,** die in ➤ Tab. 6.3 dargestellt werden. Mithilfe der Axiome versucht Watzlawick die Grundsätze der menschlichen Kommunikation sowie ihre Paradoxie darzustellen.

Ein weiteres bekanntes Kommunikationsmodell wurde von Friedemann **Schulz von Thun** entwickelt, welches auch als **Vier-Ohren-Modell** bekannt ist. Schulz von Thun beschreibt in seinem Modell, dass Kommunikation auf vier Ebenen stattfindet und von Sender und Empfänger auf den einzelnen Ebenen unterschiedliche gedeutet werden kann. Die ➤ Abb. 6.4 zeigt die vier Kommunikationsebenen.

Die **Sachebene** transportiert die Information bzw. die Fakten, die übermittelt werden sollen. Die Senderin/der Sender sollte hierbei auf klare und verständliche Formulierungen achten.

Die **Selbstkundgabe** sagt etwas über die Person an sich aus und gibt Hinweise auf die Persönlichkeit, Werte oder auch Bedürfnisse. Je nach Formulierung gibt die Senderin/der Sender Informationen über sich selbst preis, die bei der Empfängerin/beim Empfänger unterschiedlich aufgenommen werden können.

Auf der **Beziehungsebene** ist vor allem erkennbar, in welchem Verhältnis die Gesprächspartner zueinanderstehen. Um die Beziehung zwischen zwei Personen zu interpretieren, sollte vor allem auch auf nonverbale Kommunikation einschließlich Mimik,

Tab. 6.3 Die Fünf Axiome der menschlichen Kommunikation von Paul Watzlawick

Axiom	Bedeutung	Kontext der Ernährungsberatung
1. Man kann nicht nicht kommunizieren.	Menschen kommunizieren über jegliches Verhalten oder Handeln. Auch ein Nicht-Handeln sendet eine Nachricht und gehört zur Kommunikation. Sowohl verbale als auch nonverbale Kommunikation tragen eine Bedeutung.	In der Beratung sollte auch auf nonverbale Kommunikation und nicht nur verbale Aussagen geachtet werden.
2. Jede Kommunikation hat einen Inhalts- und einen Beziehungsaspekt.	Auf der Inhaltsebene der Kommunikation werden Informationen zum Thema an sich vermittelt (Was wird gesagt?). Die Beziehungsebene verdeutlicht hingegen Informationen zum Verhältnis, in dem die Gesprächspartner zueinanderstehen.	Der Inhalt sollte im Beratungskontext klar formuliert werden. Die Beziehungsebene sollte professionell sein.
3. Die Interpunktion der Kommunikationsabläufe definiert die Beziehung.	Der Ablauf der Kommunikation wird von jedem Gesprächspartner unterschiedlich festgelegt. Jede Person hat einen eigenen Startpunkt, allerdings ist Kommunikation allgemein kreisförmig und hat keinen definierten Anfang.	Auch wenn die Beratung an sich einen definierten Zeit- und Endpunkt hat, geht die Verhaltensänderung und der Kommunikationskontext vor allem bei den Patientinnen und Patienten über die Beratungssitzung hinaus und hat in den meisten Fällen auch im Vorfeld schon begonnen.
4. Kommunikation kann digital oder analog erfolgen.	Digitale Kommunikation in Form von Wörtern oder Symbolen ist eindeutig und bietet wenig Interpretationsspielraum. Analoge Kommunikation hingegen ist durch Entsprechungen und Analogien nicht eindeutig interpretierbar und kann daher als kongruent oder inkongruent wahrgenommen werden.	Wichtige Botschaften sollten in der Beratung klar formuliert und im besten Fall schriftlich dokumentiert werden. Erklärende Worte sind oft eindeutiger, aber auch Zeichnungen und Abbildungen können das Ernährungswissen und die Zusammenhänge klar darstellen.
5. Kommunikation verläuft entweder symmetrisch oder komplementär.	Symmetrische Kommunikation findet auf Augenhöhe statt, die Gesprächspartner haben ein gleichrangiges Verhältnis. Komplementäre Kommunikation hingegen ist durch einen Unterschied zwischen den Gesprächspartnern gekennzeichnet, indem sich eine Person über- und eine unterordnet.	Die Kommunikation in der Beratung sollte generell symmetrisch auf Augenhöhe stattfinden. Die Patientinnen und Patienten sollen bei der Verhaltensänderung unterstützt, jedoch nicht bevormundet werden.

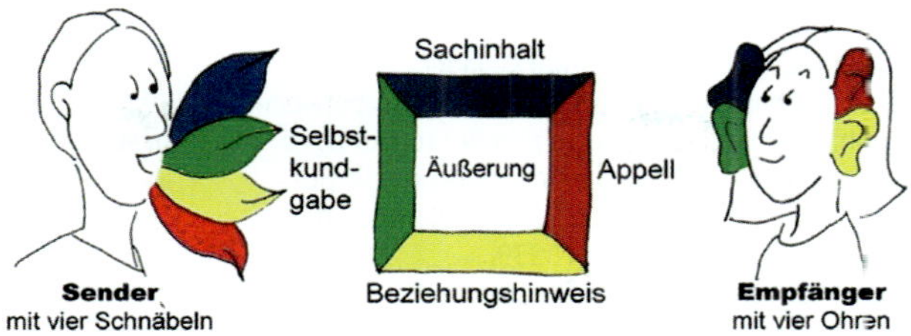

Abb. 6.4 Kommunikationsmodell nach Schulz von Thun. [T605]

Gestik oder auch den Tonfall geachtet werden. Nonverbale Kommunikation kann im Beratungskontext bewusst gesteuert werden. So kann die Beraterin/der Berater gerade zu Beginn der Ernährungsberatung Verständnis suggerieren, indem eine ähnliche Position oder Körperhaltung eingenommen wird. Das Angleichen bzw. Spiegeln einer anderen Person wird auch als **Pacing** bezeichnet. Im Laufe der Beratung kann die Beraterin oder der Berater das Gespräch durch das aufgebaute Vertrauen in eine gewollte Richtung lenken. Die Übernahme der Gesprächsführung und -lenkung wird als **Leading** bezeichnet. Aber auch subtilere Gestiken und Mimiken wie zustimmendes Nicken oder ein zugewandter Blick können auf der nonverbalen Ebene einen positiven Beratungsverlauf unterstützen.

Die letzte Ebene ist der **Appell,** der vom Sender an den Empfänger übermittelt wird. Im Rahmen der Ernährungsberatung sollten die Empfehlungen und Aufforderungen zur Verhaltensänderung klar und offen formuliert werden, um Missinterpretationen auf der Empfängerseite zu vermeiden.

6.1.5 Zusammenfassung

Das Essverhalten und die zugrundeliegende Ernährungspsychologie sind ein vielschichtiges und komplexes Gebiet, die eine Verhaltensänderung hin zu gesundheitsförderlichem Verhalten erschweren können. Im Rahmen der Ernährungsberatung und Vermittlung von Ernährungsempfehlungen sollte versucht werden, zugrundeliegende Verhaltensmuster und Mechanismen zu durchschauen und gemeinsam mit den Patientinnen und Patienten aufzulösen. Verschiedene Modelle der Verhaltensänderungen können Ansätze und Vorschläge für Strategien zur Unterstützung der Patientinnen liefern. Wichtig ist immer, die individuellen Bedürfnisse der zu beratenden Person zu beachten, klare Ziele zu definieren und die einzelnen Handlungsschritte an Alltagssituationen der Patienten anzupassen. Die Beraterin/der Berater sollte stets versuchen, den Patienten/die Patientin in der eigenen Selbstwirksamkeit zu unterstützen und Hilfe zur Selbsthilfe zu bieten.

LITERATURVERZEICHNIS UND WEITERFÜHRENDE LITERATUR

Ellrott T. Einflussfaktoren auf die Entwicklung des Essverhaltens im Kindesalter. Oralprophylaxe und Mundhygiene 2009; 31(02): 78–85.

Ellrott T. Wie Kinder essen lernen. Ernährung 2007; 1(4): 167–173. https://doi.org/10.1007/s12082-007-0041-3.

Ellrott T. Psychologische Aspekte der Ernährung. Diabetologie und Stoffwechsel 2013; 8(06): R57–R70. https://doi.org/10.1055/s-0033-1356280.

Flaherty SJ, McCarthy M, Collins A, McAuliffe FM. Can existing mobile apps support healthier food purchasing behaviour? Content analysis of nutrition content, behaviour change theory and user quality integration. Public Health Nutr 2018; 21(2): 288–298. https://doi.org/10.1017/s1368980017002889.

Karloh M, Matias TS, De Oliveira JM, et al. Breaking barriers to rehabilitation: the role of behavior change theories in overcoming the challenge of exercise-related behavior change. Braz J Phys Ther 2023; 27(6): 100574. https://doi.org/10.1016/j.bjpt.2023.100574.

Nilsen P, Roback K, Broström A, Ellström P. Creatures of habit: accounting for the role of habit in implementation research on clinical behaviour change. Implement Sci 2012; 7(1): 53. https://doi.org/10.1186/1748-5908-7-53.

Pudel V, Westenhöfer J. Ernährungspsychologie. Eine Einführung. 3. Auflage. Hogrefe Verlag; 2003.

Pudel V, Westenhöfer J. Ernährungspsychologie. Eine Einführung. Hogrefe Verlag für Psychologie; 1998.

Rechtien, W und Irsch, J. Lexikon Beratung. München: Profil; 2006 ISBN 978-3-89019-502-5

Renneberg B, Hammelstein P. Gesundheitspsychologie. Berlin, Heidelberg: Springer; 2006.

Schwarzer R, Schüz B, Ziegelmann JP. Gesundheitspsychologie. In: Pawlik K (Hrsg.): Handbuch Psychologie.

6

Wissenschaft – Anwendung – Berufsfelder. Springer eBooks 2006; 673–685.
Van der Heijden A, Mölder H, De Graaf C, Jager G. Healthy is (not) tasty? Implicit and explicit associations between food healthiness and tastiness in primary school-aged children and parents with a lower socioeconomic position. Food Qual Prefer 2020; 84: 103939. https://doi.org/10.1016/j.foodqual.2020.103939.
Warschburger P. Beratungspsychologie. Berlin, Heidelberg: Springer Science & Business Media; 2009.

6.2 Der Beratungsprozess, individuelle Beratung und Grenzen der Beratung

Die Ernährungsberatung soll Patientinnen dazu befähigen, eine gesundheitsförderliche Ernährungsweise zu etablieren und diese langfristig beizubehalten. Wie bereits beschrieben, gilt stets der Satz: Hilfe zur Selbsthilfe. Die Patienten sollen ein Gefühl von Verantwortlichkeit für ihr Gesundheitsverhalten bekommen. Durch die Vermittlung von Wissen, das gemeinsame Arbeiten an der Verhaltensänderung und die Stärkung von individuellen Ressourcen sollen die Ernährungsempfehlungen und -strategien innerhalb mehrerer Sitzungen vermittelt werden. Im Rahmen der Physiotherapie und Osteopathie kann dies während der physiotherapeutischen Sitzungen oder in zusätzlichen Terminen erfolgen. Hier kommt es auch auf das Vorwissen und die vorhandene Veränderungsbereitschaft der Patientinnen an. Im folgenden Kapitel werden wichtige Beratungsansätze, Kompetenzen und Fähigkeiten der beratenden Person sowie Beratungsabläufe beschrieben.

6.2.1 Arten der Beratung

Der Prozess der Beratung kann als interdisziplinäre Interventionsform angesehen werden. Es geht nicht allein um die Vermittlung von Fachwissen und Empfehlungen, die das Krankheitsbild und Symptome verbessern sollen. Auch das Training und die Schulung der Patienten sind Teil der Beratung und können je nach Ausgangslage mehr oder weniger aufwändig sein.

Je nach Orientierung und Fokus lassen sich bestimmte Arten der Beratung unterscheiden, die zum Teil dem psychotherapeutischen Kontext entspringen. Die **psychoanalytisch orientierte Beratung** befasst sich vor allem mit dem Unterbewusstsein und unbewussten Verhaltensweisen. Es geht darum, den Patientinnen einen Zugang zu unbewussten Bedürfnissen oder auch zugrundeliegenden Werten und Normen zu verschaffen. Im Kontext der Ernährungsberatung ist es wichtig, unbewusste Verhaltensweisen und Motive der Nahrungsaufnahme gemeinsam mit dem Patienten/der Patientin zu erörtern. So können Strategien entwickelt werden, um diese zu durchbrechen und gesundheitsförderliche Verhaltensweisen zu etablieren.

Die **lerntheoretisch orientierte Beratung** sieht den Menschen als Gesamtheit seiner Lerngeschichte. Der Mensch ist geprägt durch Erfahrungen und erlerntes Verhalten, das aber auch wieder verlernt werden kann. Theoretische Grundlage liefert hier die klassische Konditionierung nach Pawlow (siehe ➤ Kapitel 6.1). Die Nahrungsaufnahme und Ernährungsweise werden im Kindesalter zunächst durch die Eltern bestimmt und durch beobachtendes Lernen übernommen. Dabei können die Verhaltensweisen durch Verstärkung positiv (z. B. Lob) oder negativ (z. B. Ärger) beeinflusst werden. Die negative Verstärkung lässt sich unterteilen in direkte Bestrafung (z. B. Schmerz) und die indirekte Bestrafung (z. B. Fernsehverbot). Auch können Verknüpfungen zwischen bestimmten Lebensmittelgruppen und Situationen geprägt werden. Wurde in der Kindheit positives Verhalten häufig mit Süßigkeiten belohnt, kann eine Verknüpfung zwischen den Süßigkeiten und positiven Gefühlen bestehen. Dies kann manche Personen auch im Erwachsenenalter dazu verleiten, besonders in negativen oder stressigen Situationen zu Süßigkeiten zu greifen, in der Hoffnung, die positiven Gefühle aus der Kindheit wieder hervorzuholen. Das Beispiel verknüpft den psychoanalytischen Ansatz des unbewussten Verhaltens mit dem lerntheoretischen Ansatz. In der Ernährungsberatung ist der lerntheoretische Beratungsansatz vor allem wichtig, um zu zeigen, dass gesundheitsförderliche Verhaltensweisen erlernt bzw. gesundheitsschädigende Verhaltensweisen auch wieder verlernt werden können.

Das Selbstkonzept des Menschen steht im Ansatz der **humanistisch orientierten Beratung** im Mittelpunkt. Probleme entstehen nach diesem Ansatz, wenn Erfahrungen nicht mit den persönlichen Vorstellungen und Werten, also dem Selbstkonzept und

Selbstbild übereinstimmen. Wichtig ist hier, dass die beratende Person vor allem unterstützend fungiert und auf einer wertschätzenden und akzeptierenden Basis gemeinsam mit dem Patienten/der Patientin individuelle Möglichkeiten zur Verhaltensänderung erörtert. Der Patient/die Patientin soll in der eigenen Selbstwirksamkeit gestärkt werden und das Konzept der Hilfe zur Selbsthilfe wird großgeschrieben.

In der **systemisch orientierten Beratung** werden die Probleme der Patienten und Patientinnen als von der Umgebung verursacht angesehen. Es wird weniger nach individuellen Verhaltensweisen und Mustern geschaut. Stattdessen wird der Fokus auf die systemischen Faktoren gelegt, die ein gesundheitsschädliches Verhalten begünstigen. Generell sollte die Verantwortlichkeit für das eigene Verhalten bei einer guten und zielführenden Ernährungsberatung immer mit im Fokus stehen. Der systemisch orientierte Beratungsansatz macht aber deutlich, dass auch die Umgebung der Patienten betrachtet werden sollte. Hierzu gehört z. B. die Situation der Nahrungsaufnahme auf der Arbeit – Was für Möglichkeiten werden geboten? Gibt es eine Kantine und wenn ja, wie ist diese aufgestellt? Wie kann der Alltag strukturiert werden, um das Vorbereiten von Mahlzeiten zu erleichtern? Auch das Aufstellen von Regeln im eigenen Haushalt kann eine Veränderung der Ernährungsweise unterstützen und zu langfristigem Erfolg beitragen.

Auch die **ressourcenorientierte Beratung** beschäftigt sich mit Faktoren, die auf die Patientinnen einwirken und das Gesundheitsverhalten beeinflussen. Dabei werden eigene Ressourcen wie Kompetenzen oder die Selbstwirksamkeitserwartung betrachtet, die die Bewältigung von Problemen und Herausforderungen für eine langfristig gesundheitsförderliche Verhaltensänderung ermöglichen. Aber auch externe Ressourcen wie soziale Kontakte sollten mit den Patienten besprochen werden. Ein gutes soziales Netzwerk kann die Verhaltensänderung enorm unterstützen und sollte daher neben den internen Ressourcen Kern der ressourcenorientierten Beratung sein.

6.2.2 Kompetenzen der beratenden Person

Um Patientinnen erfolgreich beraten und unterstützen zu können, braucht die beratende Person verschiedene Fähigkeiten und Kompetenzen.

Wichtig ist zunächst die **Fachkompetenz.** Als Expertin bzw. Experte im Gesundheitsbereich sollte das Fachwissen evidenzbasiert und stets auf dem neuesten Stand gehalten werden. Das Verständnis der zugrundeliegenden Stoffwechselmechanismen, Krankheitsbilder und Ernährungsempfehlungen hilft bei der Vermittlung des Wissens an die Patientinnen und Patienten. Auch die Verknüpfung von Informationen und die Diagnosefähigkeit wird durch entsprechende Fachkompetenz gestärkt. Das Fachwissen sollte einfach und verständliche formuliert werden können. Hierfür ist eine kognitive Flexibilität der beratenden Person relevant.

WICHTIG

Die eigene Fachkompetenz sollte realistisch eingeschätzt werden können und bei mangelhafter Kenntnis erweitert oder interdisziplinär durch Kollegen und Kolleginnen im Gesundheitswesen unterstützt werden.

Um eine Beratungssituation zielführend zu gestalten und eine Verhaltensänderung und die Umsetzung von Ernährungsempfehlungen zu unterstützen, ist die **Methodenkompetenz** eine relevante Fähigkeit der beratenden Person. Einen Überblick über wichtige Theorien der Verhaltensänderung wurde bereits in ➤ Kapitel 6.1 vermittelt. Diese sollten je nach Bedarf flexibel angewendet und angepasst werden können. Dafür ist es wichtig, die aktuelle Situation des Patienten/der Patientin zu analysieren und den Beratungsprozess mit Interventionsmaßnahmen entsprechend anzupassen. Auch die Kenntnis von Kommunikationsmethoden gehört zur Methodenkompetenz. Die Methodenkompetenz der beratenden Person liefert verschiedene Werkzeuge zur erfolgreichen Lösung des Problems der Patientinnen.

Die **Sozialkompetenz** der beratenden Person beschreibt die Fähigkeiten, die im sozialen Miteinander von Bedeutung sind. Hierzu gehören z. B. Empathie, Kommunikationsfähigkeiten oder persönliche Integrität. Die Beziehung zwischen der beratenden Person und den Patienten findet auf professioneller Ebene statt, trotzdem wird im Rahmen der Ernährungsberatung häufig auch über persönliche Themen des Patienten/der Patientin gesprochen. Ein empathisches Auftreten hilft, das Vertrauen der Patientinnen zu gewinnen und die Ernährungsempfehlungen und Verhaltensveränderungen besser vermitteln zu können.

Nicht nur die Patientinnen und Patienten sollten ihr Verhalten im Beratungsprozess reflektieren und evaluieren. Auch die beratende Person sollte das eigene Auftreten im Beratungskontext immer wieder reflektieren. Dies wird durch den Begriff der **Evaluationskompetenz** beschrieben. Wichtig ist auch, Kritik und Feedback von den Patienten anzunehmen, ohne direkt in eine abwehrende Haltung zu fallen. Anmerkungen sollten nach der Beratungssitzung noch einmal reflektiert werden, um sich selbst und die eigene Beratung stets zu verbessern. Auf der Evaluationskompetenz basiert die Qualitätssicherung und letztlich auch die Professionalität einer Beratung.

Die Kenntnis über die eigenen Kompetenzen und auch die eigenen Defizite hilft bei der Gestaltung einer guten Beratung. Der ehrliche Umgang mit Defiziten und Wissenslücken ist wichtig für die stetige Verbesserung, um den Patienten optimal helfen zu können.

6.2.3 Gesprächsmethoden

Um das Beratungsgespräch zielführend zu gestalten und lenken zu können, sollte die beratende Person einen Überblick über Methoden der Gesprächsführung aufweisen. Generell sollte sowohl durch die verbale als auch durch die nonverbale Kommunikation eine akzeptierende und professionelle Gesprächsatmosphäre geschaffen werden. Dies ermöglicht es den Patientinnen und Patienten, sich im Rahmen der Ernährungsberatung zu öffnen und über Probleme, aber auch Sorgen in Bezug auf die Verhaltensänderung zu sprechen. Im Kontext der Physiotherapie werden viele Patientinnen oft über einen längeren Zeitraum behandelt, so dass bereits eine Vertrauensbasis zwischen Patient und Therapeutin/Therapeut besteht. Dies kann die Vermittlung von Ernährungsempfehlungen enorm erleichtern.

Im Rahmen des Beratungsgesprächs sollte stets **aktiv und verständnisvoll zugehört** werden. Die Aussagen des Patienten/der Patientin sollten zunächst nicht bewertet werden, um einen offenen und vertrauensvollen Austausch zu ermöglichen. Aktives Zuhören kann z. B. durch Kopfnicken oder einen zugewandten Blick suggeriert werden.

Um Missverständnisse zu vermeiden, sollten die wichtigsten Aussagen des Patienten/der Patientin **paraphrasiert** werden. Das Wiederholen der Aussage in eigenen Worten gibt die Möglichkeit zur Korrektur. Gleichzeitig fördert es das Gefühl des Verstandenseins und unterstützt so die Beratungsatmosphäre. Das Paraphrasieren kann auch in die andere Richtung eingesetzt werden. Um das Verständnis für die Ernährungsempfehlungen und die kognitive Speicherung zu erhöhen, sollte der Patient/die Patientin die wichtigsten Informationen am Ende der Beratungssitzung noch einmal zusammenfassen. Auch hier kann die beratende Person bei Fehlern oder Missverständnissen korrigieren.

Da Ernährung und Essverhalten auch ein sehr persönliches und emotionales Thema sein können, sollte die beratende Person auf direkte oder indirekte Emotionen vorbereitet sein. Eine Strategie zum Umgang mit Emotionen durch die beratende Person kann das **Verbalisieren von emotionalen Inhalten** darstellen. Die beratende Person kann wahrgenommene indirekte Gefühle aussprechen, um sie für den Patienten/die Patientin greifbarer zu machen. Es ist wichtig, nur das auszusprechen, was beobachtet werden kann und Interpretationen vorsichtig zu formulieren. Beispielsweise kann bei einer ausschweifenden Erläuterung zur Situation der Nahrungsaufnahme auf der Arbeit ein Gefühl von Stress und Unzufriedenheit mitschwingen, die zu einem gesteigerten Verzehr von Süßigkeiten führen. Dieser Zusammenhang ist dem Patienten/der Patientin nicht klar und könnte von der beratenden Person verbalisiert werden. Das Formulieren von Fragen kann dem Patienten/der Patientin helfen, mögliche Zusammenhänge alleine zu erkennen. Zum Beispiel könnte die beratende Person folgende Aussage treffen: „Ich habe das Gefühl, dass Sie die Situation auf der Arbeit unzufrieden macht. Würden Sie das bestätigen?“. Beim Bejahen durch den Patienten/die Patientin kann dann weiter erörtert werden: „Können Sie für sich einen Zusammenhang zwischen der Nahrungsaufnahme auf der Arbeit und dem Gefühl der Unzufriedenheit erkennen?“. Sollte der Patient/die Patientin keinen Zusammenhang erkennen, kann die beratende Person Beobachtungen in Ich-Botschaften verpacken: „Wenn ich von außen auf

Ihre Situation blicke, sieht es für mich so aus, dass… Was denken Sie dazu? Könnte das sein?". Die Rückversicherung durch den Patienten/die Patientin spielt auch hier eine wichtige Rolle, da stets die Möglichkeit einer falschen Interpretation besteht und der Patient/die Patientin sich niemals bevormundet fühlen sollte.

Insgesamt ist es in der Beratung also vor allem wichtig, **offene Fragen** zu stellen. Die Fragen sollten den Patienten/die Patientin auch dazu anleiten, sich mit der Situation und den neuen Ernährungsempfehlungen auseinanderzusetzen. Das Ziel der gestellten Fragen sollte also sowohl Informationsgewinnung als auch Informationserzeugung sein. Die ➤ Tab. 6.4 gibt einen Überblick über unterschiedliche **systemische Fragen** und ihren Nutzen.

6.2.4 Der Prozess der Beratung

Der Ablauf einer Ernährungsberatung unterscheidet sich individuell je nach Patient, zugrundeliegender Erkrankung und dem bereits vorhandenen Vorwissen. Auch wenn sich der Therapeut/die Therapeutin flexibel auf den Patienten/die Patientin einstellen sollte, hilft ein Grundgerüst für den Beratungsprozess, um die Umsetzung der Ernährungsempfehlungen und Verhaltensänderung strukturiert zu verfolgen.

Zu **Beginn der Beratung** geht es zunächst darum, den Patienten/die Patientin kennenzulernen und ein **Vertrauensverhältnis** als Basis für die Unterstützung zur Verhaltensänderung und Umsetzung der Ernährungsempfehlungen zu schaffen. Zunächst sollten die **Rahmenbedingungen** wie die Dauer und der Aufwand der Beratung oder auch finanzielle Kosten besprochen werden. Möglicherweise sind auch zusätzliche Termine nötig, um die Patientin/den Patienten optimal begleiten zu können. Sind die Rahmenbedingungen geklärt, liegt der Fokus in der ersten Sitzung auf der Identifizierung und der Analyse der zugrundeliegenden Erkrankung, der Symptomatik sowie der Probleme des Patienten/der Patientin. Um sich einen Überblick über die Erkrankung und wichtige Faktoren für die Ernährungsweise des Patienten/der Patientin zu verschaffen, kann der **Ernährungsanamnesebogen** im Anhang unterstützend genutzt werden. Möglicherweise kann es auch hilfreich sein, dem Patienten/der Patientin bereits im Vorfeld ein **Ernährungsprotokoll** mitzugeben. Das Ernährungsprotokoll gibt einen Überblick über die aktuelle Ernährungsweise des Patienten/der Patientin. Es kann entweder im Vorfeld durch den Therapeuten/

Tab. 6.4 Systemische Fragetypen in der Ernährungsberatung und ihr Nutzen im Beratungskontext

Fragetypen	Nutzen
Eröffnungsfragen	• Hilft, die Erwartungen des Patienten/der Patientin im Vorfeld zu klären
Fragen zum Auftragskontext	• Klärung des Hintergrundes der Beratung (eigene Motivation, ärztliche Anweisung) • Ebenfalls wichtig, um im Vorfeld Erwartungen zu klären
Fragen zum Problem und zum Problemkontext	• Erkennen des Problems sowie der Hintergründe • Bedeutung des Problems
Fragen nach Unterschieden	• Macht auf unterschiedliche Sichtweisen aufmerksam • Verdeutlicht unterschiedliche Reaktionen auf das Problem
Klassifikationsfragen	• Einordnung des Problems • Einordnung von Einflussfaktoren und Zusammenhängen • Einordnungen von Beziehungen
Skalierungsfragen	• Hilft, Ambivalenzen aufzudecken
Frage nach Ausnahmen	• Ermöglicht neue Sichtweisen und zeigt Handlungsmöglichkeiten auf
Frage nach Ressourcen	• Verdeutlicht eigene Ressourcen und kann die Selbstwirksamkeitserwartung stärken • Bewusstmachen von externen Ressourcen zur Unterstützung
Hypothetische Fragen	• Möglichkeit, um Situationen der Verhaltensänderung durchzuspielen • Hilft, Hürden und mögliche Probleme bei der Umsetzung aufzudecken
Abschlussfragen	• Zusammenfassung von neuen Informationen • Klärung offener Fragen zum Ende der Sitzung

die Therapeutin analysiert werden oder im Rahmen der ersten Beratungssitzung gemeinsam mit dem Patienten/der Patientin besprochen werden. Dies kann individuell gehandhabt werden, hängt aber auch von der Zeit ab, die der Therapeut/die Therapeutin zusätzlich in die Betreuung der Patienten/Patientinnen investieren kann. Neben dem Ernährungsanamnesebogen und dem Ernährungsprotokoll können auch diagnostische Hilfen wie die **Bristol-Stuhlskala** oder **Laborparameter** eingesetzt werden. Entsprechende Vorlagen befinden sich im ➢ Anhang. Wichtig ist auch die **Aufklärung über das Krankheitsbild** durch den Therapeuten/die Therapeutin. Ein Verständnis für die Erkrankung und den umfassenden Einfluss der Ernährung auf das Krankheitsgeschehen kann die Verhaltensänderung enorm unterstützen.

Nachdem das Erkrankungsbild, Symptome und Beschwerden und die aktuellen Arzneimittel besprochen wurden, sollte das **Ernährungsverhalten** in der ersten Sitzung analysiert werden. Gemeinsam mit dem Patienten/der Patientin sollte auf die zugrundliegenden Hintergründe der Nahrungsaufnahme geschaut werden sowie auf das daraus resultierende Verhalten. Folgende Fragen sollten hierbei beantwortet werden: Warum ernährt sich die Person, wie sie sich ernährt? Welche Aspekte der Ernährung sind bereits gut, an welchen sollte angepasst werden? In welchen Situationen gelingt eine gesunde Ernährung? Welche Situationen erschweren eine gesunde Ernährung? Wie wird die Nahrungsaufnahme durch externe Faktoren beeinflusst (z. B. Arbeit, Familie)? Es geht insgesamt also darum, die Ist-Situation des Patienten/der Patientin gemeinsam zu erarbeiten und als beratende Person die subjektive Sichtweise der Patienten/Patientinnen zu verstehen. Neben dem Ernährungsverhalten sollte auch die **Motivation für die Ernährungsumstellung** erfragt werden. Gemeinsam mit den Ernährungsempfehlungen durch die beratende Person kann dann ein Ziel oder können mehrere Ziele definiert werden. Ziele können z. B. nach der SMART-Regel gemeinsam erarbeitet werden (siehe ➢ Kapitel 6.1). Wichtig ist, dass das persönliche „Warum" des Patienten/der Patientin für die Ernährungsumstellung groß genug ist, um langfristigen Erfolg zu erreichen. Basierend auf den Zielen sollten dann gemeinsam Handlungsschritte für die **Interventionsphase** erarbeitet werden. Als Therapeutin/Therapeut empfiehlt es sich, bereits im Vorfeld mögliche Handlungsschritte und Themenfelder für einzelne Krankheitsbilder zu erarbeiten, um eine mögliche Struktur für die Beratungssitzungen vorschlagen zu können. Diese sollten anschließend individuell an die Patientinnen/Patienten angepasst werden. Die Handlungsschritte können dann auf einzelne Beratungssitzungen aufgeteilt werden. Strategien zur Gestaltung des Prozesses der Verhaltensänderung können ➢ Kapitel 6.1 entnommen werden. Im Rahmen der Intervention sollte bei jeder Beratungssitzung auch eine **Evaluation** der aktuellen Handlungsschritte erfolgen. Sollten Hürden oder Rückfälle aufgetreten sein, können diese gemeinsam erörtert und gelöst werden. ➢ Tab. 6.5 zeigt mögliche Methoden, die in den einzelnen Motivationsphasen der Verhaltensänderung angewendet werden können. Da Patientinnen und Patienten im Rahmen der Physiotherapie möglichweise initial noch keinen Entschluss zur Ernährungsumstellung gefasst haben, obwohl der Therapeut/die Therapeutin dies als sinnvoll erachtet, sind auch Methoden für die Phase der Absichtslosigkeit und Abwägung mit angegeben.

Im Rahmen der Intervention sollte bei jeder Beratungssitzung auch eine Evaluation der aktuellen Handlungsschritte erfolgen. Sollten Hürden oder Rückfälle aufgetreten sein, können diese gemeinsam erörtert und gelöst werden.

In ➢ Tab. 6.6 ist eine mögliche Aufteilung von Handlungsschritten und Themenschwerpunkten auf einzelne Beratungssitzungen im Abstand von ca. vier Wochen dargestellt. Die Beispielperson ist leicht übergewichtig und an rheumatoider Arthritis erkrankt.

6.2.5 Probleme im Rahmen der Beratung

Während der Beratung können durch unterschiedlichste Gründe auch immer wieder Probleme auftreten. Daher soll im Folgenden vorbeugend auf einige mögliche Konflikte im Rahmen der Ernährungsberatung eingegangen werden.

Auch wenn Patientinnen und Patienten einer Ernährungsberatung zunächst offen gegenüber scheinen, kann die Planung einer konkreten Verhaltensänderung in der Beratungssitzung zu einer Abwehrhaltung führen. Um dies zu vermeiden, sollte bereits einleitend auf eine mögliche **kognitive Dissonanz** des Patienten/der Patientin geachtet werden

Tab. 6.5 Methoden in verschiedenen Motivationsphasen während der Beratung

Motivationsphase	Methode
Phase der Absichts-losigkeit	• Neutrale Rückmeldung zum aktuellen Gesundheitszustand und zum Einfluss der Ernährung durch die beratende Person • Informationen zu möglichen Risiken und Folgen • Zweifel fördern und Möglichkeit zur Selbsterkenntnis geben • Nicht direkt von einer Verhaltensänderung sprechen • Offene Fragen stellen und aktiv zuhören • Einen neuen Termin vereinbaren
Phase der Abwägung	• Erstellen von Pro-Contra-Listen, um Kosten und Nutzen abzuwägen • Bestärkung des Problembewusstseins • Risiken und negative Folgen erkennen lassen • Patienten/Patientinnen nach Gründen für eine Ernährungsumstellung suchen lassen • Offene Fragen stellen, paraphrasieren und Gesagtes zusammenfassen
Phase der Vorbereitung	• Hilfe zur Entscheidungsfindung geben • Gemeinsame Zieldefinition • Gemeinsame Planung und Strukturierung von Handlungsschritten • Ressourcen aktivieren (z. B. Familie, Freunde, Arbeitsumfeld) • Offene Fragen stellen, aktiv zuhören und zusammenfassen
Phase der Intervention	• Mögliche Barrieren oder den Umgang mit Rückfällen besprechen • Motivation bestärken • Strategien zum Selbstmonitoring und zur Reflektion besprechen
Phase der Aufrecht-erhaltung	• Lob und Anerkennung für umgesetzte Ernährungsempfehlungen und Verhaltensänderung geben • Weitere Unterstützung der Verhaltensänderung • Selbstwirksamkeit verstärken • Rückfallvermeidung
Phase des Rückfalls	• Demotivation verhindern (Rückfall als normales Ereignis) • Umstände des Rückfalls erörtern, Schlüsse ziehen und Unterstützung bieten • Motivation verstärken

und durch Methoden aus der Phase der Absichtslosigkeit oder Abwägung die Motivation zur Verhaltensänderung gestärkt werden. Letzten Endes gelingt eine Ernährungsumstellung allerdings nur, wenn der Patient/die Patientin intrinsisch motiviert und von der eigenen Selbstwirksamkeit und Handlungs-Ergebnis-Erwartung überzeugt ist. Ist dies (noch) nicht der Fall, könnte eine Ernährungsberatung auch erst zu einem späteren Zeitpunkt sinnvoll sein.

Als beratende Person ist es essenziell, das Fachwissen so zu gestalten, dass es leicht verständlich und in bestehendes Wissen integrierbar vermittelt werden kann. Je nach Vorkenntnissen können Patientinnen und Patienten unterschiedlich viel Wissen in einer Beratungssitzung aufnehmen und verarbeiten. Daher ist es wichtig, die Menge und Komplexität der Ernährungsempfehlungen an die individuellen Voraussetzungen des Patienten/der Patientin anzupassen. Auch wenn wissenschaftliche Erklärungen den Therapeuten/die Therapeutin kompetent und intelligent erscheinen lassen, kann im Kontext der Ernährungsberatung eine Vereinfachung der Inhalte und eine verständliche Formulierung für eine erfolgreiche Umsetzung zielführender sein.

Ein weiteres Problem, das häufig von Patientinnen und Patienten angebracht wird, ist eine fehlende **direkte Kausalität** in der Ernährungswissenschaft. Einige Menschen ernähren sich sehr ungesund und entwickeln trotzdem keine ernährungsbedingten Erkrankungen, andere wiederum leben sehr gesund und erkranken dennoch. Die subjektive Empfindung des Patienten/der Patientin kann nicht immer durch wissenschaftliche Erkenntnisse entkräftet werden. Hier könnte es helfen, sich auf das individuelle Problem des Patienten/der Patientin zu fokussieren und die

Tab. 6.6 Beratungsbeispiel rheumatoide Arthritis und Übergewicht

Beratungseinheit	Themen
1. Sitzung	• Kennenlernen • Ernährungsanamnese: Übergewicht, rheumatoide Arthritis • Analyse des Ernährungsprotokolls: Patient isst zu viele Kohlenhydrate, zu wenig mehrfach ungesättigte Fettsäuren, zu viele Mahlzeiten • Aufklärung über das Krankheitsbild (siehe ➤ Kapitel 4.1) • Ziel-Definition: Patient möchte abnehmen und etwas gegen die entzündliche Erkrankung tun • Grobe Planung von Handlungsschritten: Reduzierung des Kohlenhydratanteils in der Ernährung; Senkung der Mahlzeitenfrequenz; Erhöhung des Proteinanteils zur Gewichtsabnahme; Etablierung einer antientzündlichen Ernährung durch bewussten Verzehr von EPA und DHA sowie sekundären Pflanzenstoffen
2. Sitzung (1–2 Wochen später)	• Makronährstoff Kohlenhydrate (Ernährungswissen) • Ziel ist die Reduzierung des Kohlenhydratanteils in der Ernährung • Aufgaben: Bewusster Konsum von Kohlenhydraten (Was auf dem Teller gehört dazu?); eine kohlenhydratarme Mahlzeit am Tag etablieren (z. B. Saatenbrot statt Weißbrot verwenden, resistente Stärke); 2–3 Mahlzeiten am Tag, Snacks vermeiden
3. Sitzung (4–6 Wochen später)	• Makronährstoff Proteine (Ernährungswissen) • Ziel ist der Verzehr von hochwertigen Proteinen, um Sättigung zu erhöhen und Muskulatur bei Gewichtsabnahme zu erhalten • Aufgaben: Bewusster Konsum von Proteinen (Welche Proteinquellen werden verzehrt?); Variieren von verschiedenen Proteinquellen (pflanzliche und tierische)
4. Sitzung (4–6 Wochen später)	• Makronährstoff Fett (Ernährungswissen) • Ziel ist vor allem der Verzehr von antientzündlichen, mehrfach ungesättigten Fettsäuren • Aufgaben: Bewusster Konsum von Fetten; 2–3-mal pro Woche Fisch verzehren; ungesunde Fette vermeiden
5. Sitzung (4–6 Wochen später)	• Relevante Mikronährstoffe und sekundäre Pflanzenstoffe besprechen • Ziel ist es, das antientzündliche Potenzial der Ernährung zu optimieren • Aufgabe: Integration von antientzündlichen Nährstoffen in die tägliche Ernährung

Ernährungsempfehlungen auf die Optimierung des eigenen Verhaltens zu beziehen.

Um Problemen in der Ernährungsberatung vorzubeugen, ist häufig die Gesprächsführung entscheidend. Daher ist die Kommunikationsfähigkeit der beratenden Person eine wichtige Fähigkeit und sollte stets evaluiert und weiter ausgebaut werden.

LITERATURVERZEICHNIS UND WEITERFÜHRENDE LITERATUR

Fine J. An integrated approach to nutrition counseling. Topics in Clinical Nutrition 2006; 21(3): 199–211. https://doi.org/10.1097/00008486-200607000-00007.

Holli BB. Using behavior modification in nutrition counseling. J Am Diet Assoc 1988; 88(12), 1530–1536. https://doi.org/10.1016/s0002-8223(21)08057-3.

Lückerath E, Müller S. Diätetik und Ernährungsberatung: Das Praxisbuch. 5., aktualisierte Auflage. Haug; 2013.

Methner A, Melzer C, Popp K. Kooperative Beratung. Kohlhammer; 2013.

Spahn J, Reeves RS, Keim KS, et al. State of the evidence regarding behavior change Theories and strategies in nutrition counseling to facilitate health and food behavior change. J Am Diet Assoc 2010; 110(6): 879–891. https://doi.org/10.1016/j.jada.2010.03.021.

Warschburger P. Beratungspsychologie. Berlin, Heidelberg: Springer Science & Business Media; 2009.

Weisbach C, Sonne-Neubacher P. Professionelle Gesprächsführung: Ein praxisnahes Lese- und Übungsbuch. Beck im dtv; 2022.

Anhang

Die Anamnesebögen und Checklisten auf den nachfolgenden Seiten stehen Ihnen unter https://else4.de/45059_Herberhold als PDF zum Download zur Verfügung.

Ernährungsanamnese

Anamnesebogen Ernährungstherapie (1/4)

Ärztliche Diagnose:

Soziale Situation:
- ☐ Ledig
- ☐ Verheiratet
- ☐ In einer Partnerschaft
- ☐ Geschieden
- ☐ Verwitwet

Haushalt:
- ☐ Ich lebe im HH meiner Eltern
- ☐ Ich habe ___ Kinder
- ☐ Ich lebe alleine
- ☐ Ich lebe mit meinem Partner

Berufliche Situation:
- ☐ Berufstätig
  Beruf: ______________________________
  Arbeitszeit pro Woche: ___ h
- ☐ Selbstständig
- ☐ Schichtarbeit
- ☐ In Ausbildung
- ☐ Im Studium,
  Studiengang: ______________________________
- ☐ In Rente
- ☐ Arbeitsunfähig
- ☐ Arbeitslos

Anthropometrie/Ernährungszustand:
- ☐ Untergewicht
- ☐ Normalgewicht
- ☐ Übergewicht
- ☐ Adipositas

Körpergröße: ___ cm
Körpergewicht: ___ kg
Bauchumfang: ___ cm
BMI: ___ kg/m²
Grundumsatz: ___ kcal

Psyche:
- ☐ Ich fühle mich im Alltag oft gestresst (Skala 1–10: ___)
- ☐ Ich bin mit meiner beruflichen Situation zufrieden (Skala 1–10: ___)
- ☐ Ich kann nach der Arbeit gut abschalten/gut entspannen (Skala1–10: ___)
- ☐ Ich habe genug Zeit für mich und für Dinge, die mir gut tun/mir Spaß bringen (Skala 1–10: ___)
- ☐ Ich fühle mich in meinem sozialen/familiären Umfeld gut aufgehoben und integriert (Skala 1–10: ___)
- ☐ Ich habe folgende Hobbys: ______________________________
  ____

Stresssymptome:
- ☐ Heißhungerattacken
- ☐ Zähneknirschen
- ☐ Verspannungen
- ☐ Verdauungsbeschwerden (Durchfälle, Übelkeit, Erbrechen, etc.)
- ☐ Flache Atmung
- ☐ Nervosität

Aktuelles Beschwerdebild: ______________________________
____
____

Medikamente und Nahrungsergänzungsmittel (2/4)

Wirkstoff	Dosis	x-x-x	Darreichung	Seit

Erkrankungen (Erstdiagnose)

- ☐ Stoffwechselerkrankungen (z. B. Diabetes, Gicht, Hypercholesterinämie, Hyperlipidämie): ____________
- ☐ Gastroenterologie:
  - Mund: ____________
  - Magen: ____________
  - Darm: ____________
  - Leber/Gallenblase: ____________
  - Pankreas: ____________
- ☐ Atemtrakt:
  - Raucher: ____________
  - Herz-Kreislauf-System: ____________
- ☐ Neurologie: ____________
- ☐ Nephro-/Urologie: ____________
- ☐ Endokrinologie: ____________
- ☐ Immunologie: ____________
- ☐ Schilddrüse: ____________
- ☐ Orthopädische Erkrankungen: ____________
- ☐ Infektiologie: ____________
- ☐ Infektanfälligkeit: ____________
- ☐ Dermatologie: ____________
- ☐ HNO: ____________
- ☐ Malignes Geschehen: ____________
- ☐ Psychische Erkrankungen: ____________
- ☐ Sonstige Erkrankungen: ____________

Allergien und Unverträglichkeiten (Erstdiagnose):

Familienanamnese:

Auffällige Laborwerte:

Verdauungsbeschwerden:

☐ Völlegefühl	☐ Erbrechen	☐ Geschmacksveränderungen
☐ Blähungen	☐ Diarrhö	☐ Bauchschmerzen
☐ Inappetenz	☐ Obstipation	☐ Kaustörungen
☐ Übelkeit	☐ Sodbrennen	

(3/4)

Stuhl:

- Frequenz: ______
- Konsistenz: ______
- Farbe: ______

☐ Schmerzen
☐ Blutbeimengungen

Urin:

- Frequenz: ______
- Konsistenz: ______
- Farbe: ______

☐ Nykturie ☐ Beschwerden
☐ Trübung ☐ Ödeme

Schlaf:

- Bettgehzeit: ______
- Einschlafen: ______
- Durchschlafen: ______
- Stundenanzahl: ______
- Energie-Level am Morgen: ______ %
- Schnarchen (selbst, Partner): ______

Vegetativum:

☐ Schwindel
☐ Allgemeine Nervosität
☐ Konzentration

Sport:

- Häufigkeit: ______
- Art: ______
- Länge: ______
- PAL: ______

Ernährungsverhalten

Persönlicher Stellenwert: ___ %
Ernährungsform: ______

Ernährungsverhalten:

- Mahlzeiten (Anzahl)/Tag:
  - ☐ Frühstück: ______ Uhr
  - ☐ Mittagessen: ______ Uhr
  - ☐ Abendessen: ______ Uhr
  - ☐ Snacks/Tag: ______
    Wann: ______
    Welche: ______
- Wird selber gekocht? ☐ Nein
  ☐ Ja: ______
- Regelm. Essen? ☐ Nein
  wenn nein, warum? ______
- Schnelles Essen: ☐ Nein
  ☐ Ja: ______
- Regelm. Essen außerhalb: ☐ Nein
  ☐ Ja: ______
- Regelm. Essen von Fastfood? ☐ Nein
  ☐ Ja: ______
- Essen mit Ablenkung: ☐ Nein
  ☐ Ja: ______
- Essen in Gesellschaft: ☐ Nein
  ☐ Ja: ______
- Essen über den Hunger hinaus: ☐ Nein
  ☐ Ja: ______

☐ Konsum von Süßigkeiten/Knabbereien?
Was: ______

Beschwerden:

☐ Mehrmals am Tag
☐ 1 × am Tag
☐ 2–3 × am Tag
☐ 1 × pro Woche
☐ Seltener

☐ Verzehr von Vollkornprodukten?
Was: ______
Wann: ______
Beschwerden: ______

(4/4)

Verzehr von

☐ Gemüse?
Was: ______
Menge: ___ Portionen/Tag
Wann: ______
Beschwerden: ______

☐ Rohkost?
Was: ______
Wann: ______
Beschwerden: ______

☐ Hülsenfrüchten?
Was: ______
Wann: ______
Beschwerden: ______

☐ Obst?
Was: ______
Menge: ___ Portionen/Tag
Wann: ______
Beschwerden: ______

☐ Smoothies?
Was: ______
Beschwerden: ______

☐ Sauermilchprodukten?
Was: ______
Wann: ______
Beschwerden: ______

☐ (fettreduzierten) Milchprodukten?
Was: ______
Wann: ______
Beschwerden: ______

☐ Fleisch?
Was: ______
Menge: ___ pro Woche
Wann: ______
Beschwerden: ______

☐ Wurst?
Was: ______
Wann: ______
Beschwerden: ______

☐ Fisch?
Was: ______
Menge: ___ pro Woche
Wann: ______
Beschwerden: ______

☐ Butter oder ☐ Margarine? ______

☐ Verwendung von Speiseöl?
Was: ______
Menge: ___ Esslöffel

☐ Verwendung von Salz?
Was: ______
Menge: ___ Teelöffel

Trinkverhalten:

- Was: ______
- Menge: ___ Liter/Tag
- Häufigkeit: ______

Warum essen Sie:

☐ Hunger
☐ Appetit
☐ Gelüste
☐ Langeweile
☐ Einsamkeit
☐ Trost
☐ Genuss
☐ Ablenkung von Problemen
☐ Stress
☐ Sonstiges: ______

Genussmittel/Suchtmittel:

☐ Alkohol?
Wann: ______ Wie oft: ______
Was: ______

☐ Nikotin? Wie oft: ______

☐ Ich stehe nachts auf, um mir etwas zu Essen zu holen: ______

- Ich habe Heißhungerattacken: ☐ Nein ☐ Ja, ______

Bisherige Diäten: ______
Abnehmziel: ______
Wünsche an Ernährungsberatung: ______
Sonstige Anmerkungen: ______
Weiteres Prozedere: ______

______
Datum und Uhrzeit

______
Untersucher und Unterschrift

Ernährungsprotokoll

Ernährungsprotokoll

Person

Name: ____________________
Geb.: ____________________
Beruf: ____________________
Geschlecht: ☐ W ☐ M ☐ D

Gesundheit

Krankheiten: ____________________
Medikamente: ____________________
Beschwerden: ____________________

Ziele

Zielsetzung: ____________________
Wünsche: ____________________
Datum: ____________________

Ernährungsprotokoll

☐ Mo ☐ Di ☐ Mi ☐ Do ☐ Fr ☐ Sa ☐ So

Uhrzeit (Wann habe ich etwas gegessen?)	Nahrungsmittel/Mahlzeiten (Was habe ich gegessen?)	Menge (in g)	Getränke (Was und wie viel habe ich getrunken?)	Verträglichkeit (Sind Beschwerden aufgetreten?)

Arbeitszeiten: ____________________
Bewegung, was: ____________________
Schlaf: ____ Std. Schlafqualität: ____________________

Funktionelle Parameter

Funktionelle Parameter

Fatty-Liver-Index (FLI) – Beurteilung NAFLD-Risiko

Der Fatty-Liver-Index (FLI) errechnet aus dem Body-Mass-Index (BMI), dem Taillenumfang, den γ-GT- und Triglyzerid-Werten die Wahrscheinlichkeit für das Vorhandensein einer nicht-alkoholischen Fettleber-Erkrankung (NAFLD). Zur Berechnung: Online-Rechner notwendig

- FLI < 3 0: NAFLD unwahrscheinlich
- FLI 30–59: ansteigendes Risiko
- FLI > 6 0: NAFLD wahrscheinlich

Waist-Hip-Ratio (WHR) – Beurteilung Herzinfarkt-Risiko

Verhältnis zwischen Taille und Hüftumfang. So berechnet sich der WHR:
WHR = Umfang der Taille in cm/Umfang der Hüfte in cm

Grenzwert WHR: 0,83 für Frauen und 0,9 für Männer

Waist-Height-Ratio (WHtR) – Beurteilung Risiko Herz-Kreislauf-Erkrankungen

Die WHtR setzt den Taillenumfang in Verhältnis zur Körpergröße. Nach aktueller Evidenz hat die WHtR die größte Aussagekraft, was die Gesundheitsgefährdung durch Übergewicht angeht. So berechnet sich die WHtR:
WHtR = Bauchumfang in cm/Körpergröße in cm

- Optimal: 0,4–0,49
- Erhöhtes Risiko: 0,5–0,59
- Höchstes Risiko ab 0,6

Triglyceride-Glucose-Index (TyG) – Beurteilung Insulinresistenz und NAFLD

Der TyG-Index setzt sich aus den Nüchternwerten für Triglyceride und Glucose zusammen und wird folgendermaßen berechnet:
TyG = Ln [Nüchtern-Triglycerid-Wert (mg/dl) × Nüchtern-Glucose-Wert (mg/dl)]/2

Positiv bei Werten oberhalb 4,49

Triglyceride/HDL-Ratio – Beurteilung Herz-Kreislauf-Risiko

Das TG:HDL-Verhältnis wird berechnet, indem man den Triglyceridspiegel durch den HDL Wert teilt, z. B. 120:40 = 3:1.

- Optimal: 1:1 oder weniger
- Leicht erhöhtes Risiko: 2:1–3:1
- Hohes Risiko: 4:1 oder höher

LITERATURVERZEICHNIS

Bedogni G, Bellentani S, Miglioli L, et al. The Fatty Liver Index: a simple and accurate predictor of hepatic steatosis in the general population. BMC Gastroenterol 2006; 6: 33. https://doi.org/10.1186/1471-230X-6-33.

Browning LM, Hsieh SD, Ashwell M. A systematic review of waist-to-height ratio as a screening tool for the prediction of cardiovascular disease and diabetes: 0·5 could be a suitable global boundary value. Nutr Res Rev 2010; 23(2): 247–269. https://doi.org/10.1017/S0954422410000144.

da Luz PL, Favarato D, Faria-Neto JR Jr, Lemos P, Chagas AC. High ratio of triglycerides to HDL-cholesterol predicts extensive coronary disease. Clinics (Sao Paulo) 2008; 63(4): 427–432. https://doi.org/10.1590/s1807-59322008000400003.

Kosmas CE, Rodriguez Polanco S, Bousvarou MD, et al. The Triglyceride/High-Density Lipoprotein Cholesterol (TG/HDL-C) Ratio as a Risk Marker for Metabolic Syndrome and Cardiovascular Disease. Diagnostics (Basel) 2023; 13(5): 929. https://doi.org/10.3390/diagnostics13050929.

Murray S. Is waist-to-hip ratio a better marker of cardiovascular risk than body mass index? CMAJ 2006; 174(3): 308. https://doi.org/10.1503/cmaj.051561.

Salazar J, Bermúdez V, Calvo M, et al. Optimal cutoff for the evaluation of insulin resistance through triglyceride-glucose index: A cross-sectional study in a Venezuelan population. F1000Res 2017; 6: 1337. https://doi.org/10.12688/f1000research.12170.3.

Insulinresistenz (IR) – Checkliste

Die nachfolgenden Checklisten helfen in der Befunderhebung dabei, mögliche Probleme im Bereich der Darmfunktion oder einen Zustand der Insulinresistenz zu detektieren. Gemeinsam mit den funktionellen Parametern und weiteren Laborwerten können diese eine Verdachtsdiagnose erhärten.

Insulinresistenz (IR) – Checkliste

- ☐ Täglicher Konsum kohlenhydratlastiger Lebensmittel (Müsli, Brot, Kekse, Kuchen, Süßigkeiten, Nudeln, Fast Food)?
- ☐ Häufiges Verlangen nach Zucker oder Kohlenhydraten (Cravings)?
- ☐ Plötzliche Müdigkeit, insbesondere nach den Mahlzeiten?
- ☐ Gereiztheit bei Hungergefühlen?
- ☐ Niedriger Blutzuckerspiegel oder Unterzuckerung bekannt?
- ☐ Kopfschmerzen, Zittern, Nervosität, insbesondere bei längerem Ausbleiben einer Mahlzeit?
- ☐ Schwitzen oder regelmäßiger Durst im Laufe der Nacht?
- ☐ Tagsüber ständiges Durstgefühl und/oder häufiger Toilettengang?
- ☐ Lust auf Süßes in stressigen Situationen?
- ☐ Mehr als 10 kg über dem Idealgewicht?
- ☐ Gibt es in der Familie Diabetes, Bluthochdruck oder erhöhte Cholesterinspiegel?
- ☐ Schwierigkeiten, abzunehmen?
- ☐ Erhöhte Blutzuckerspiegel bekannt?
- ☐ Erhöhte Blutfettwerte, insbesondere Triglyceride und Cholesterin?

Darm-Checkliste

Darm-Checkliste

- ☐ Stuhl
  Farbe, Form, Frequenz, Geruch
  (siehe auch Abbildung unten)
- ☐ Regelmäßig Verstopfung oder Durchfall (auch im Wechsel)
- ☐ Flatulenz (Blähungen)
- ☐ Juckreiz am After
- ☐ Unverträglichkeit von bestimmten Lebensmitteln
- ☐ Unverträglichkeit bestimmter Chemikalien, wie Waschmittel oder Tabakrauch
- ☐ Allergische Reaktionen
- ☐ Häufige Infektionen der Schleimhäute von Nase und/oder Mund
- ☐ Kopfschmerzen, Migräne
- ☐ Hautirritationen
- ☐ Belegte Zunge
- ☐ Häufige und/oder chronische Ermüdung

Besonderheiten Männer:

- ☐ Häufige Entzündungen der Vorsteherdrüse (Prostata) oder der Blase

Besonderheiten Frauen:

- ☐ Juckreiz an den Schamlippen
- ☐ Veränderung Vaginalsekret
- ☐ Häufige Entzündungen der Blase
- ☐ Gefühl, Blase nicht vollständig entleeren zu können
- ☐ Unterleibskrämpfe
- ☐ Prämenstruelles Syndrom

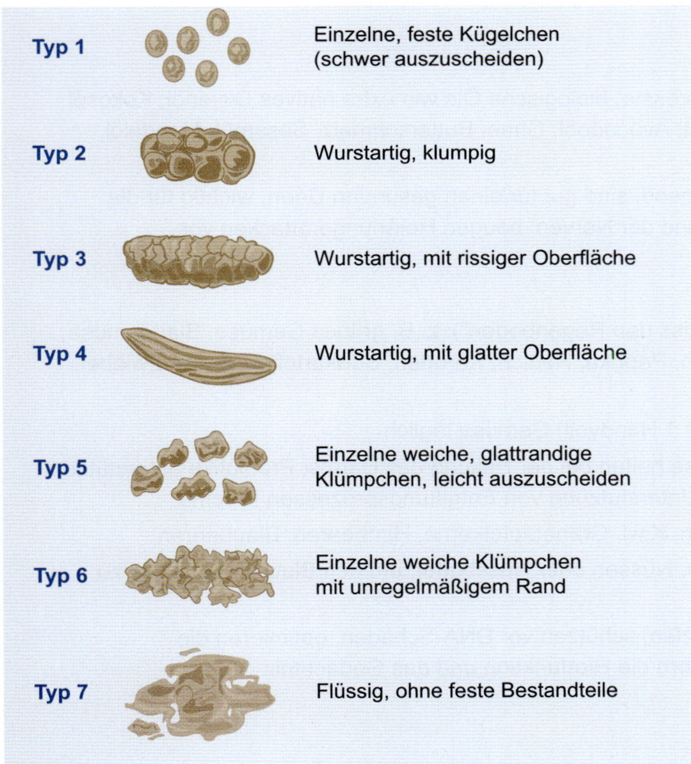

Abb. 7.1 Bristol Stool Scale (Bristol-Stuhlformen-Skala). [L141]

Eliminationsdiät

Eliminationsdiät (1/2)

- Dauer: 3 Wochen
- Vor und nach der Eliminationsdiät sollten Symptome notiert werden
- Auf regelmäßige Mahlzeitenfrequenz achten – drei Mahlzeiten täglich, kein Snacken
- Nach der Eliminationsdiät folgt schrittweise die Wiedereinführungsphase einzelner Nahrungsmittel
- Wird das Nahrungsmittel gut vertragen, kann es weiterhin verzehrt werden
- Provoziert das Nahrungsmittel Symptome, wird es (zunächst) wieder gestrichen

Was darf gegessen werden?

Proteine

- Z. B. quecksilberarme Fische wie Heilbutt, Hering, Makrele, Lachs, Sardinen; Wild, Geflügel (Huhn, Pute); Hülsenfrüchte, Linsen, Erbsen; Proteinpulver (Hanf, Erbse, Reis)
- Stabilisierung des Blutzuckerspiegels; Aminosäuren unterstützen den Entgiftungsprozess; Unterstützung des Immunsystems

Fette und Öle

- Minimal raffinierte, kaltgepresste, biologische Öle wie extra natives Olivenöl; Kokosöl für mittelkettige Fettsäuren; Avocadoöl, Ghee, Butterschmalz, Sesamöl, Mandelöl, Leinsamenöl, Hanföl
- Wirken entzündungshemmend, sind gut für einen gesunden Darm, wichtig für die Gesundheit des Gehirns und der Nerven, beugen Heißhungerattacken vor

Gemüse

- Gemüse in allen Farben („iss den Regenbogen"): z. B. grünes Gemüse, Blattgemüse, grüne Kräuter, Rote Rüben, Paprika, Rettich, Karotten, Süßkartoffel, Weiße Zwiebel, Knoblauch
- Vier Portionen (1 Portion = 1 Handvoll) Gemüse täglich
- Phytonährstoffe im Gemüse helfen bei der Heilung des Darms; Präbiotika unterstützen eine gesunde Darmflora; Unterstützung von Entgiftungsprozessen Früchte
- Brombeeren, Heidelbeeren, Kiwi, Granatapfelkerne, Himbeeren, Blaubeeren
- Kombination mit Proteinen, Nüssen oder Nussbutter, um den Blutzuckerspiegel zu stabilisieren
- Enthalten viele Antioxidanzien, schützen vor DNA-Schäden, optimieren die Cholesterinwerte, verbessern die Hirnfunktion und das Gedächtnis

Eliminationsdiät (2/2)

Früchte

- Brombeeren, Heidelbeeren, Kiwi, Granatapfelkerne, Himbeeren, Blaubeeren
- Kombination mit Proteinen, Nüssen oder Nussbutter, um den Blutzuckerspiegel zu stabilisieren
- Enthalten viele Antioxidanzien, schützen vor DNA-Schäden, optimieren die Cholesterinwerte, verbessern die Hirnfunktion und das Gedächtnis

Glutenfreies Getreide

- Z. B. Amaranth, Buchweizen, Hirse, Quinoa, Reis
- Ballaststoffe unterstützen die Darmgesundheit, Phytonährstoffe unterstützen den Entgiftungsprozess, Stabilisierung des Blutzuckerspiegels,
- Optimierung von HDL-Cholesterin

Nüsse und Samen

- Täglich ca. 1 Handvoll
- Sehr nährstoff reich, enthalten Omega-3-Fettsäuren und wirken entzündungshemmend, verbessern die Gehirnfunktion und Blutzucker- und Blutfettwerte

Diese Nahrungsmittel sollten vermieden werden:

- Alkohol, Kaffee, Soft Drinks, Mais, Milchprodukte, Eier, glutenhaltige Getreide, Erdnüsse, Rindfleisch, verarbeitetes Fleisch, Schalentiere, Soja und Sojaprodukte, Zucker in allen Varianten

Darmprotokoll

Darmprotokoll

Vorbereitung (Dauer 20 Tage)

Schleimhaut vorbereiten

- **Nahrungsauflagen:** Trigger wie Gluten, Casein, rotes Fleisch, Nachtschattengewächse, stark frittiertes Essen vermeiden; max. 3 Mahlzeiten am Tag
- **Toxine entfernen bzw. vermeiden** (z.B. Medikamente, Plastik, BPA, Rauchen, Alkohol, industriell verarbeitete Lebensmittel)
- **Dentalhygiene** zur Vorbereitung und Unterstützung empfehlen (Zähneputzen, Zahnseide, Zungenschaber)
- **Lactoferrin:** Immunmodulator zur Unterstützung des intestinalen Immunsystems, morgens nüchtern und abends vor dem Schlafengehen je 2 Kapseln
- **Omega 3:** 4–6 g antientzündlich bei Bedarf
- **Curcuma:** 1–20 g antientzündlich bei Bedarf

Energie aufbauen (optional)

- **Q10:** 100 mg
- **Magnesium**: 300 mg vor dem Schlafengehen
- **Ribose**: 5–10 g (kann Nervosität verursachen, nicht zu kurz vor dem Schlafen einnehmen)
- **Aerobes Trainingsprogramm** empfehlen

7

Enterozyten und Tight Junctions regenerieren (Dauer mind. 6 Wochen)

- **Glutamin:** 2 × täglich 15–20 g in Wasser oder etwas Fruchtsaft einrühren und trinken
- **Vitamin D:** als Cofaktor, 1 × täglich 1.000–2.000 IE
- **Ribose:** 2 × täglich 5 g zum Glutamin ins Wasser rühren
- **Lactoferrin:** wie oben beschrieben

Präbiotika (Dauer 5 Tage, danach weiter bis Ende der Packung)

- Nahrungsfasern als Nahrung für bereits physiologische Bakterienstämme im Darm
- Jeweils 2 × täglich zum Essen in lauwarmes Wasser einrühren und trinken

Probiotika (Dauer 60–90 Tage)

- Probiotikum jeweils morgens nüchtern, 1 × am Tag und 1 × abends nach dem Zähneputzen
- In lauwarmes Wasser einrühren, etwas stehen lassen und dann trinken
- Flüssigkeit kurz im Mund behalten

Antientzündliche Lebensmittel

Antientzündliche Lebensmittel	
Kategorie	**Lebensmittel**
Früchte	Tomaten, Trauben, Beeren (Erdbeeren, Blaubeeren, Brombeeren, Himbeeren, Cranberries, Heidelbeeren, Marionbeeren, Stachelbeeren), Kirschen, Orangen, Wassermelone, Äpfel, Ananas, Avocados, Kiwis Aprikosen, Pfirsiche, Pflaumen, Granatapfel
Gemüse	Spinat, alle Kohlsorten (Grünkohl, Weißkohl, Chinakohl, etc.), Rucola, Mangold, Rote-Bete-Blätter, Steckrübenblätter, Brokkoli, Kohlrabi, Rosenkohl, Paprika, Pilze, Rote Beete, Steckrüben, Süßkartoffeln, Karotten, Spargel, Sellerie, Aubergine, Grüne Bohnen, Blumenkohl, Erbsen, Pastinaken, Zwiebeln, Pak Choi
Lebensmittel	Lachs, Thunfisch, Makrele, Sardinen, Kabeljau, Hering, Sardellen, Kichererbsen, Schwarze Bohnen, Linsen, Rote Kidney-Bohnen, Bio-Eier
Kräuter und Gewürze	Kurkuma, Ingwer, Knoblauch, Zimt, Schwarzer Pfeffer, Nelke, Cayenne-Pfeffer, Kardamom, Rosmarin, Koriander, Kamille, Ginseng, Grüner Tee
Nüsse und Samen	Chiasamen, Mandeln, Walnüsse, Haselnüsse, Pekan-Nüsse, Pistazien, Leinsamen
Fette	Natives Olivenöl extra, Kokosöl, Fischöl, Algenöl, hochwertiges und kaltgepresstes Rapsöl und Leinöl
Sonstiges	Kakao und dunkle Schokolade (ab 80 %), Hafer

Entzündungsfördernde Lebensmittel

Entzündungsfördernde Lebensmittel

Zucker
- Raffinierter und prozessierter Zucker
- Zuckeraustauschstoffe
- Süßstoffe
- Natürliche Süßungsmittel wie Honig, Agavendicksaft o. ä. sollten minimiert werden
- So wenig Zucker wie möglich verzehren (natürlich vorkommender Zucker in Lebensmitteln wie Obst oder Gemüse ausgenommen)

Einfache Kohlenhydrate/raffinierte Kohlenhydrate
- Mehl, Backwaren, Gebäck
- Weißer Reis
- Cerealien

Gluten

Öle
- Maiskeimöl
- Erdnussöl
- Sonnenblumenöl
- Sojaöl
- Traubenkernöl
- Mayonnaise und fertige Dressings

Trans-Fette
- In weiterverarbeiteten und frittierten
- Lebensmitteln wie Snacks, Backwaren/
- Gebäck, Kuchen, Tiefkühlpizza, Keksen,
- Margarine

Gesättigte Fettsäuren
- Rotes Fleisch
- Milchprodukte
- Butter

Geröstete und gesalzene Nüsse

Verarbeitetes Fleisch
- Geräuchertes, gesalzenes, gepökeltes, getrocknetes Fleisch
- Z. B. Würstchen, Speck, Salami

Zusatzstoffe
- Produkte mit E-Nummern

Fettreduzierte Produkte

Alkohol

Register